Obesidade e Diabetes: Fisiopatologia e Sinalização Celular

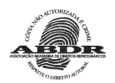

Obesidade e Diabetes:
Fisiopatologia e Sinalização Celular

Dennys Esper Cintra
Eduardo Rochete Ropelle
José Rodrigo Pauli

Sarvier, 1ª edição, 2011

Projeto Gráfico
CLR Balieiro Editores

Capa
Dirceu Bento Júnior
Eduardo Rochete Ropelle
José Rodrigo Pauli

Revisão
Maria Ofélia da Costa
Hilda Oliveira Rodrigues

Ilustração
Dirceu Bento Júnior
Impressão/Acabamento
Digitop Gráfica

Direitos Reservados
Nenhuma parte pode ser duplicada ou
reproduzida sem expressa autorização do Editor.

sarvier

Sarvier Editora de Livros Médicos Ltda.
Rua dos Chanés 320 – Indianópolis
04087-031 – São Paulo – Brasil
Telefax (11) 5093-6966
sarvier@uol.com.br
www.sarvier.com.br

Dados Internacionais de Catalogação na Publicação (CIP)
(Câmara Brasileira do Livro, SP, Brasil)

Cintra, Dennys Esper
    Obesidade e diabetes : fisiopatologia e
sinalização celular / Dennys Esper Cintra,
Eduardo Rochete Ropelle, José Rodrigo Pauli. --
São Paulo : SARVIER, 2011.

    Bibliografia
    ISBN 978-85-7378-209-7

    1. Biologia molecular 2. Diabetes 3. Diabetes –
Tratamento 4. Fisiologia patológica 5. Obesidade
6. Obesidade – Tratamento I. Ropelle, Eduardo Rochete. II.
Pauli, José Rodrigo. III. Título.

	CDD-616.07
10-06310	NLM-QZ 140

Índices para catálogo sistemático:

1. Obesidade e diabetes : Fisiopatologia e
sinalização celular : Medicina   616.07

Obesidade e Diabetes: Fisiopatologia e Sinalização Celular

DENNYS ESPER CINTRA

Professor do Curso de Nutrição da Faculdade de Ciências Aplicadas da Universidade Estadual de Campinas (FCA-UNICAMP). Pesquisador do Instituto Nacional de Obesidade e Diabetes. Pesquisador Associado do Laboratório de Sinalização Celular da Faculdade de Ciências Médicas (FCM-UNICAMP). Doutor e Pós-Doutor em Clínica Médica pela Universidade Estadual de Campinas (UNICAMP). Mestre em Ciência da Nutrição pela Universidade Federal de Viçosa (UFV-MG). Graduado em Nutrição pela Universidade de Alfenas (UNIFENAS-MG).

EDUARDO ROCHETE ROPELLE

Professor do Curso de Ciências do Esporte da Faculdade de Ciências Aplicadas da Universidade Estadual de Campinas (FCA-UNICAMP). Pesquisador Associado do Laboratório de Sinalização Celular da Faculdade de Ciências Médicas (FCM-UNICAMP). Pesquisador do Instituto Nacional de Obesidade e Diabetes. Doutor em Fisiopatologia Médica pela Universidade Estadual de Campinas (UNICAMP). Mestre em Clínica Médica pela Universidade Estadual de Campinas (UNICAMP). Especialista em Fisiologia do Exercício pela Uni/FMU. Graduado em Educação Física pela Pontifícia Universidade Católica de Campinas (PUC-Campinas).

JOSÉ RODRIGO PAULI

Professor do Programa de Pós-Graduação Interdisciplinar em Saúde da Universidade Federal de São Paulo (UNIFESP-CBS). Professor do Curso de Ciências do Esporte da Faculdade de Ciências Aplicadas da Universidade Estadual de Campinas (FCA-UNICAMP). Pesquisador do Instituto Nacional de Obesidade e Diabetes. Pesquisador Associado ao Laboratório de Sinalização Celular da Faculdade de Ciências Médicas (FCM – UNICAMP). Doutor e Pós-Doutor em Clínica Médica pela Universidade Estadual de Campinas (UNICAMP). Mestre em Ciências da Motricidade pela Universidade Estadual Paulista (UNESP-RC). Graduado em Educação Física pela Universidade Estadual Paulista (UNESP-RC).

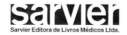
Sarvier Editora de Livros Médicos Ltda.

COLABORADORES

Adelino Sanchez Ramos da Silva

Professor Doutor da Escola de Educação Física e Esporte de Ribeirão Preto (EEFERP) da Universidade de São Paulo (USP). Pós-Doutor em Clínica Médica pela Universidade Estadual de Campinas (UNICAMP). Doutor em Ciências da Motricidade pela Universidade Estadual Paulista (UNESP-RC). Graduado em Educação Física pela Universidade Estadual Paulista (UNESP-RC).

Aline De Piano

Mestre em Ciências pela Universidade Federal de São Paulo (UNIFESP). Graduada em Nutrição pela Universidade São Camilo.

Ana Dâmaso

Professora Livre-Docente do Departamento de Biociências da Universidade Federal de São Paulo – Escola Paulista de Medicina (UNIFESP-EPM-BS). Coordenadora do Programa de Atendimento Multidisciplinar ao Adolescente Obeso do Grupo de Estudo da Obesidade (GEO) do CEPE da UNIFESP. Professora visitante do Adipositas Rehabilitation Zentrum – Equipe Multidisciplinar em Obesidade Extrema e Mórbida (INSULA), Alemanha. Pós-Doutora em Pediatria pela UNIFESP-EPM. Doutora em Nutrição pela UNIFESP-EPM. Mestre em Biodinâmica do Movimento Humano pela Universidade de São Paulo (EEFUSP). Graduada em Educação Física pela Universidade de Goiás (UFG).

Antônio Carlos Boschero

Professor Titular da Universidade Estadual de Campinas (UNICAMP). Doutor em Ciências Biológicas pela Universidade Estadual de Campinas (UNICAMP). Graduado em História Natural pela UNICAMP.

Bruno Geloneze

Endocrinologista e Doutor em Clínica Médica pela UNICAMP. Coordenador do Laboratório de Investigação em Diabetes e Metabolismo – LIMED – UNICAMP. Pesquisador do INCT em Obesidade e Diabetes.

Claudio Teodoro de Souza

Professor Titular do Programa de Pós-Graduação em Ciências da Saúde da Universidade do Extremo Sul Catarinense (UNESC). Doutor e Pós-Doutor em Clínica Médica pela Universidade Estadual de Campinas (FCM – UNICAMP). Mestre em Ciências do Movimento Humano pela Universidade Estadual Paulista (UNESP). Graduado em Educação Física pela Universidade Estadual Paulista (UNESP-RC).

Eliana Pereira de Araujo

Professora Doutora do Curso de Enfermagem da Universidade Estadual de Campinas – UNICAMP. Doutora em Fisiopatologia Médica pela Faculdade de Ciências Médicas da Universidade Estadual de Campinas – UNICAMP. Mestre em Biologia Molecular e Funcional pelo Departamento de Fisiologia e Biofísica do Instituto de Biologia da Universidade Estadual de Campinas (UNICAMP).

Felipe Osório Costa

Médico Assistente da Faculdade de Ciências Médicas da Universidade Estadual de Campinas (UNICAMP). Residência em Cancerologia Clínica pela Universidade Estadual de Campinas (UNICAMP). Residência em Medicina Interna pela Universidade Estadual de Campinas (UNICAMP). Graduado em Medicina pela Universidade Estadual de Campinas (UNICAMP).

Fernando Ganzarolli de Oliveira

Pesquisador Colaborador no Laboratório de Sinalização Celular – Universidade Estadual de Campinas (UNICAMP). Doutor em Clínica Médica pela Universidade Estadual de Campinas (UNICAMP). Mestre em Clínica Médica pela Universidade Estadual de Campinas (UNICAMP). Especialista em Cardiologia e Medicina Interna. Graduado em Medicina pela Universidade Estadual de Campinas (UNICAMP).

Guilherme Zweig Rocha

Doutorando em Fisiopatologia Médica pela Universidade Estadual de Campinas (UNICAMP). Mestre em Fisiopatologia Médica pela Universidade Estadual de Campinas (UNICAMP). Graduado em Ciências Biológicas pela Universidade Estadual de Campinas.

José Barreto Campello Carvalheira

Coordenador do Laboratório de Oncologia Molecular da Faculdade de Ciências Médicas da Universidade Estadual de Campinas (UNICAMP). Professor Associado do Departamento de Clínica Médica (FCM-UNICAMP). Doutor (PhD) em Clínica Médica pela Universidade Estadual de Campinas. Graduado em Medicina pela Universidade Federal de Pernambuco (UFPE).

José Carlos Pareja

Professor Adjunto do Curso de Medicina da Universidade Estadual de Campinas (UNICAMP). Doutor em Medicina pela Universidade Estadual de Londrina (UEL). Graduado em Medicina pela Universidade de São Paulo (USP).

Juliana Contin Moraes Martins

Pesquisadora Associada ao Laboratório de Sinalização Celular da Faculdade de Ciências Médicas da Universidade Estadual de Campinas (UNICAMP). Doutora em Clínica Médica pela Universidade Estadual de Campinas (UNICAMP). Mestre em Clínica Médica pela Universidade Estadual de Campinas (UNICAMP). Graduada em Ciências Biológicas pela Universidade Estadual de Campinas (UNICAMP).

Lício A. Velloso

Coordenador do Laboratório de Sinalização Celular da Faculdade de Ciências Médicas da Universidade Estadual de Campinas (UNICAMP). Professor Associado do Departamento de Clínica Médica (FCM-UNICAMP). Pós-Doutorado em Medicina pela UNICAMP e Harvard Medical School. Doutor PhD em Medicina pela Universidade de Uppsala, Suécia.

Marcelo Macedo Rogero

Professor Doutor do Departamento de Nutrição da Faculdade de Saúde Pública da Universidade de São Paulo – USP. Pós-Doutor em Ciência dos Alimentos pela Faculdade de Ciências Farmacêuticas da Universidade de São Paulo – USP. Doutor em Ciência dos Alimentos pela Faculdade de Ciências Farmacêuticas da Universidade de São Paulo – USP. Mestre em Ciência dos Alimentos pela Faculdade de Ciências Farmacêuticas da Universidade de São Paulo – USP. Especialista em Nutrição em Esporte pela Associação Brasileira de Nutrição – ASBRAN. Graduado em Nutrição pela Faculdade de Saúde Pública da Universidade de São Paulo – USP.

Márcio Alberto Torsoni

Professor do Ciclo Básico Geral Comum da Faculdade de Ciências Aplicadas da Universidade Estadual de Campinas (FCA-UNICAMP). Doutor em Bioquímica pela Universidade Estadual de Campinas (UNICAMP). Mestre em Bioquímica pela Universidade Estadual de Campinas (UNICAMP). Graduado em Ciências Biológicas – Instituto de Biociências, Letras e Ciências Exatas – IBILCE (UNESP).

Marco Antônio de Carvalho Filho

Professor Adjunto da Faculdade de Ciências Médicas da Universidade Estadual de Campinas (FCM-UNICAMP). Doutor em Clínica Médica pela Universidade Estadual de Campinas (UNICAMP). Graduado em Medicina pela Universidade Estadual de Campinas (UNICAMP).

Maria Esméria Corezola do Amaral

Professora do Curso de Pós-Graduação em Ciências Biomédicas do Centro Universitário Hermínio Ometto – UNIARARAS, SP. Mestre e Doutora em Biologia Funcional e Molecular pela Universidade Estadual de Campinas (UNICAMP). Graduada em Ciências Farmacêuticas e Bioquímica pela Pontifícia Universidade Católica de Campinas (PUCCAMP).

Marília Meira Dias

Doutora em Fisiopatologia Médica pela Universidade Estadual de Campinas (UNICAMP). Graduada em Ciências Biológicas pela Universidade Estadual de Campinas.

Mario José Abdalla Saad

Coordenador do Laboratório de Investigação da Resistência à Insulina da Faculdade de Ciências Médicas da Universidade Estadual de Campinas (UNICAMP). Professor Titular da Faculdade de Ciências Médicas (UNICAMP-SP). Pós-Doutorado em Medicina pela Harvard Medical School. Doutor em Clínica Médica pela Universidade de São Paulo (USP). Mestre em Clínica Médica pela Universidade de São Paulo (USP). Graduado em Medicina pela Universidade Federal do Triângulo Mineiro (UFTM).

Mirian Ueno

Pesquisadora Colaboradora do Laboratório de Investigação da Resistência à Insulina – Faculdade de Ciências Médicas da Universidade Estadual de Campinas (UNICAMP). Doutora e Pós-Doutora em Ciências Médicas pela Universidade Estadual de Campinas (UNICAMP). Mestre em Ciências da Nutrição pela Faculdade de Engenharia de Alimentos da Universidade Estadual de Campinas (UNICAMP). Graduada em Nutrição pela Pontifícia Universidade Católica de Campinas (PUCCAMP).

Patrícia de Oliveira Prada

Professora Doutora do Curso de Nutrição da FCA (Faculdade de Ciências Aplicadas) da UNICAMP (Universidade Estadual de Campinas). Pesquisadora da FCM (Faculdade de Ciências Médicas) da UNICAMP (Universidade Estadual de Campinas). Pós-Doutorado em Medicina pela Harvard Medical School. Doutora em Ciências pela Faculdade de Medicina da Universidade de São Paulo (USP). Graduada em Nutrição pela Universidade Estadual do Rio de Janeiro (UERJ).

Regina S. Moisés

Professora Associada Livre-Docente da Disciplina de Endocrinologia, Universidade Federal de São Paulo (UNIFESP). Pós-Doutora pela University of Califórnia San Diego, Estados Unidos. Doutora em Medicina pela Universidade Federal de São Paulo (UNIFESP). Mestre em Endocrinologia pela Universidade Federal de São Paulo (UNIFESP). Graduada em Medicina pela Escola Paulista de Medicina, Universidade Federal de São Paulo (UNIFESP).

Wilson Nadruz Junior

Professor do Departamento de Clínica Médica da Faculdade de Ciências Médicas da Universidade de Campinas (UNICAMP). Doutor em Clínica Médica pela Universidade de Campinas (UNICAMP). Graduado em Medicina pela Universidade Federal de Pernambuco (UFPE).

AGRADECIMENTOS

A CONCRETIZAÇÃO DESTE livro culmina em um desejo nascido em 2006, que foi quando nos foi apresentado o inusitado mundo dos acontecimentos moleculares. Até então, a maioria das obras médicas que retratavam a obesidade e o diabetes apresentava sobrecarregados dados clínicos, no entanto, uma lacuna imensa era observada quanto aos eventos de ordem molecular diretamente relacionados ao desenvolvimento dessas doenças. Daí surgiu, mais do que uma ideia, uma necessidade acadêmica para o preenchimento desse espaço. Dentre os ambientes acadêmicos de relevante produção científica no País, referentes ao avanço do conhecimento sobre essas doenças, três se destacavam sob a batuta de um grupo de pesquisadores da Universidade Estadual de Campinas. Eram eles o Laboratório de Investigação dos Mecanismos Moleculares da Resistência à Insulina, Laboratório de Sinalização Celular e Laboratório de Oncologia Molecular, chefiados pelos professores Mario José Adalla Saad, Lício Augusto Velloso e José Barreto Campello Carvalheira. A convivência com esses professores, numa relação muito além das que ocorrem entre mestres e aprendizes, com discussões, reflexões e pesquisa aplicada, permitiu um denso aprofundamento do conhecimento na área de obesidade e diabetes e um maior entendimento da dimensão dos mecanismos moleculares relacionadas a essas doenças. Portanto, nossos primeiros agradecimentos são todos eles direcionados aos professores Mário, Lício e José Barreto, a quem somos gratos pelos ensinamentos acadêmicos e científicos. Não poderíamos deixar de agradecer aos colegas dos mesmos laboratórios e as preciosas colaborações de pesquisadores de outras instituições que permitiram a concretização desta obra. Elaborada com entusiasmo por toda a equipe, os agradecimentos não poderiam tomar outro rumo que não a dedicação com que todos os colaboradores empenharam para o avanço do conhecimento e o esforço em traduzir os complexos eventos moleculares em quase poéticas aulas. A recompensa é grande quando consolidamos uma obra dessa magnitude, principalmente quando, ao nosso lado, figuram ótimos professores e pesquisadores de diversas universidades do País. Ressaltamos aqui a contribuição valiosa de nossos mestres Mario, Lício e José Barreto, pois, além de enfrentarem este desafio com dedicação e seriedade, mantiveram, conosco, um enriquecedor relacionamento científico e de cordial amizade. Temos a convicção de que a capacidade intelectual e científica de todos esses profissionais, materializadas em parte nesta obra, proporcionará ao leitor a aquisição de novos conhecimentos de maneira prazerosa, clara e objetiva.

Os autores

PREFÁCIO

Na sua primeira edição, o livro "Obesidade e Diabetes: Fisiopatologia e Sinalização Celular" vem com uma proposta diferente daquelas encontradas em textos tradicionais sobre o assunto. Dirigido aos profissionais de saúde trata-se de um livro abrangente contendo o pensamento multidisciplinar de profissionais especializados na área e preocupados com o tratamento e mesmo com a cura dessas doenças. No livro, os autores se preocupam em integrar os conhecimentos básicos do ponto de vista molecular com a fisiopatologia das doenças. Nos vários capítulos estão delineados os mecanismos moleculares necessários para o entendimento da mecânica celular dessas duas patologias, atualmente em grande evidência. Além disso, o livro traz em seu bojo a capacidade de despertar novas perguntas. Após capítulo introdutório, o texto segue com outros quatro capítulos básicos, nos quais são explorados, a fundo, assuntos tais como: Etiologia, Bioquímica, Bases Moleculares e Fisiopatologia das doenças. Seguem-se dois capítulos muito importantes que discorrem sobre os mecanismos da fome e a função das adipocinas nas duas doenças, completados com o estudo sobre o processo da inflamação. A seguir, são explorados assuntos clínicos de alta relevância associados às duas doenças, tais como dislipidemias e riscos cardiometabólicos. Vale salientar a associação interessante, ainda não muito bem explorada, entre obesidade e câncer, assunto contido em capítulo à parte. Esse conjunto de informações é completado com um capítulo sobre a pertinência do tratamento cirúrgico na obesidade. Na parte final do livro são explorados assuntos relacionados aos possíveis benefícios (e os mecanismos de ação) do exercício físico e da nutrição aos pacientes obesos e diabéticos. O livro trata ainda da importância do envolvimento de especialistas de várias áreas da saúde no tratamento da obesidade e diabetes. Exercício e sinalização intracelular bem como Nutrigenômica também são abordados no texto. Finalmente, o texto é coroado por um capítulo sobre a genética da obesidade, no qual conceitos modernos sobre o assunto são adequadamente explorados. No final, discute-se sobre as perspectivas futuras sobre os temas. O livro em si está muito bem escrito, contém conceitos moleculares modernos associados aos conhecimentos básicos sobre obesidade e diabetes. Nesse sentido, creio servirá como fonte de ensinamentos sobre os temas abordados, bem como fonte de referências e consulta aos profissionais que trabalham nas diferentes áreas associadas às duas doenças em tela.

Prof. Dr. Antonio Carlos Boschero
Departamento de Anatomia, Biologia
Celular e Fisiologia e Biofísica
Instituto de Biologia, Universidade Estadual
de Campinas (UNICAMP), Campinas SP.

APRESENTAÇÃO

O conteúdo apresentado neste livro é fruto de um extenso acumulado de evidências científicas minuciosamente selecionadas e explanadas por excelentes docentes e pesquisadores vinculados ao fascinante mundo que compreende, sob uma perspectiva multidisciplinar, a prevenção, a fisiopatologia e o tratamento de duas importantes doenças do mundo atual, a obesidade e o diabetes. Esta obra representa o epílogo de um enredo iniciado há aproximadamente cinco anos na Universidade Estadual de Campinas, mais precisamente na Faculdade de Ciências Médicas, no laboratório coordenado pelo professor Dr. Mario José Abdalla Saad, quem consideramos ser credor de nossa sincera admiração e gratidão.

"Obesidade e Diabetes – fisiopatologia e sinalização celular" reúne a visão de colaboradores nutricionistas, educadores físicos, biólogos, biomédicos, enfermeiros, médicos e farmacêuticos das melhores universidade do País e é destinado a praticamente todos os profissionais da saúde que se interessam por essas áreas de conhecimento.

A biologia molecular é fascinante, talvez pela "densidade" de ocorrências mecanísticas que a permeiam. Contudo, muitas vezes isso pode causar estranheza e certo afastamento desse conhecimento pelo público menos familiarizado. Os profissionais convidados para a elaboração desta obra envolveram-se com a proposta de desmistificar o tema, transcrevendo-o de forma mais alusiva às práticas das diversas profissões.

Inicialmente, o leitor é convidado a um intrigante mergulho no passado, a fim de explorar e entender como foram elaboradas as teorias que ajudaram a construir os pilares que sustentam a etiopatogenia da obesidade. Os primeiros capítulos são destinados à compreensão dos aspectos fisiopatológicos, bioquímicos e moleculares acerca da obesidade e do diabetes. Na segunda parte do livro, o fascinante controle da homeostase energética, mediado pelo sistema nervoso central, é abordado de forma elegante e ilustra bem por que o hipotálamo passou a ser considerado o órgão-chave no desenvolvimento da obesidade. No decorrer de todo o livro, os orquestramentos bioquímicos e moleculares, ricamente ilustrados, são capazes de permear facilmente o entendimento da complexa mecânica celular ante tais doenças. Adicionalmente, as comorbidades associadas à obesidade, como, por exemplo, hipertensão arterial, risco cardiometabólico, dislipidemia e câncer, são descritas de maneira concisa e atual, abordando desde conceitos bem estabelecidos até o limite do conhecimento em cada área. Por fim, descrevemos como a ciência aliada à engenharia genética e às novas técnicas de biologia molecular poderá contribuir, em diferentes áreas, para a criação de novas estratégias, modelos e paradigmas biológicos envolvendo a obesidade e o diabetes.

"Obesidade e Diabetes – Fisiopatologia e Sinalização Celular" é um abrangente livro que traz consigo o pensamento multi e interdisciplinar, com a proposta de abordar as bases fisiopatológicas e os mecanismos bioquímicos e moleculares relacionados a estas doenças. Nesta primeira edição gostaríamos de compartilhar com o leitor nosso entusiasmo diante das mais novas descobertas nesta área.

Os autores

CONTEÚDO

PARTE I

Novas Perspectivas Moleculares na Compreensão e Tratamento da Obesidade e Diabetes

1. Obesidade e Diabetes: da Origem ao Caos 3
   Marco Antonio de Carvalho Filho • José Rodrigo Pauli • Eduardo Rochete Ropelle
   • Dennys Esper Cintra

2. Impacto do Estilo de Vida na Prevalência de Obesidade e Diabetes 11
   José Rodrigo Pauli • Eduardo Rochete Ropelle • Dennys Esper Cintra

3. Bioquímica da Obesidade 36
   Márcio Alberto Torsoni

4. Bases Moleculares da Sinalização da Insulina 50
   Patrícia Oliveira Prada • Mario José Abdalla Saad

5. Obesidade e Diabetes: Bases Moleculares da Etiopatogenia 74
   José Rodrigo Pauli

PARTE II

Cérebro e a Integração Sistêmica no Controle da Homeostase Energética

6. Controle da Fome e do Gasto Energético pelo Hipotálamo 103
   Lício A. Velloso

7. Adipocinas e Controle da Ingestão Alimentar 116
   Eliana Pereira de Araujo • Juliana Contin Moraes

8. Sistema Nervoso Central e Inflamação: Descontrole nos Mecanismos de Fome e Saciedade 130
   Juliana Contin Moraes • Marcelo Macedo Rogero • Claudio Teodoro de Souza

PARTE III

Obesidade, Diabetes e suas Comorbidades: Fisiopatologia e Sinalização Celular

9. Hipertensão Arterial 153
   Wilson Nadruz Junior

10. Dislipidemia 170
Fernando Ganzarolli de Oliveira • Dennys Esper Cintra

11. Risco Cardiometabólico.. 189
Mario José Abdalla Saad

12. Câncer.. 196
Guilherme Zweig Rocha • Marília Meira Dias • Felipe Osório Costa
• José Barreto Campello Carvalheira

PARTE IV

Ações Terapêuticas no Controle da Obesidade e Diabetes

13. Controle da Obesidade e do Diabetes: Tratamentos Clínicos e
    Cirúrgicos Atuais.. 215
Bruno Geloneze • José Carlos Pareja • Lício A. Velloso

14. Efeitos do Exercício Físico na Obesidade e Diabetes................. 237
Eduardo Rochete Ropelle

15. Efeitos da Nutrição na Obesidade e Diabetes............................ 257
Dennys Esper Cintra

16. Tratamento Interdisciplinar na Obesidade e Diabetes............... 286
Ana Dâmaso • Aline De Piano • José Rodrigo Pauli • Dennys Esper Cintra

PARTE V

Novas Perspectivas Moleculares na Compreensão e Tratamento da Obesidade e Diabetes

17. Restrição Alimentar e Longevidade 317
Mirian Ueno • Maria Esméria Corezola do Amaral

18. Sinalização Celular e Exercício Físico.. 336
Eduardo Rochete Ropelle • Dennys Esper Cintra • Adelino Sanches Ramos da Silva
• Claudio Teodoro de Souza • José Rodrigo Pauli

19. Interface Alimento e Célula: Nutrigenômica.............................. 352
Dennys Esper Cintra • Eduardo Rochete Ropelle • José Rodrigo Pauli

20. Genética no Entendimento da Obesidade e do Diabetes............. 366
Regina S. Moisés

21. Considerações Finais e Perspectivas Futuras 381
José Rodrigo Pauli • Eduardo Rochete Ropelle • Dennys Esper Cintra

Bibliografias Sugeridas para Leitura.. 393

Índice Remissivo.. 397

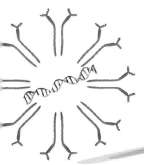

Parte I

NOVAS PERSPECTIVAS MOLECULARES NA COMPREENSÃO E TRATAMENTO DA OBESIDADE E DIABETES

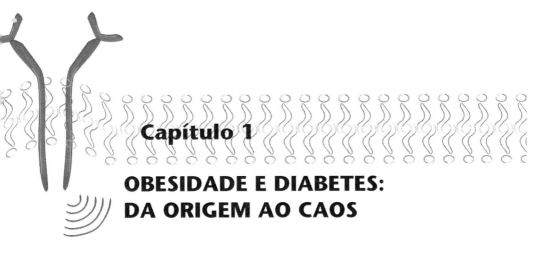

Capítulo 1

OBESIDADE E DIABETES: DA ORIGEM AO CAOS

Marco Antonio de Carvalho Filho
José Rodrigo Pauli
Eduardo Rochete Ropelle
Dennys Esper Cintra

ADMIRÁVEL? MUNDO NOVO

Nem mesmo o famoso ensaista literário Aldous Huxley*, munido de suas teorias quase premonitivas, seria capaz de imaginar o rumo que tomaria a evolução humana no que tange o desenvolvimento de doenças com fundo genético, contudo fortemente ligadas ao comportamento social, como é o caso da obesidade e diabetes.

Não é difícil, mesmo para o leigo, concluir, a partir de uma observação fortuita das pessoas que transitam pelas ruas, que a obesidade é hoje um dos mais importantes problemas de saúde pública no mundo, podendo ser considerada um dos mais importantes fenômenos clínico-epidemiológicos da atualidade. Fatores como a mudança do hábito alimentar e o estilo de vida sedentário, aliados a determinantes genéticos ainda pouco conhecidos, desempenham um papel relevante na gênese desta doença. Estimativas recentes indicam um futuro nada animador em relação à prevalência da obesidade e às doenças associadas. Projeções da Organização Mundial da Saúde (OMS) apontam para prevalências de obesidade da ordem de 50% nos Estados Unidos, podendo ultrapassar a barreira dos 25% no Brasil, até 2025. Essas estimativas nos dão a clara demonstração de que as estratégias atualmente utilizadas para combater a epidemia de obesidade são insatisfatórias.

---

*Aldous Huxley foi consagrado pela criação de sua obra-prima intitulada: "Admirável Mundo Novo". De forma surpreendente, Huxley praticamente "prevê" um futuro distante para ele e atual para nós, no qual a manipulação genética poderia determinar o futuro da raça humana.

Por que apesar do entendimento fisiopatológico moderno ainda não temos um tratamento eficiente para a obesidade? Por que estamos passando por este processo? Por que os obesos têm tanta dificuldade em aderir à dieta? Será que o apetite é somente resultado da nossa vontade? A hipótese do "genótipo econômico", teorizada há cerca de 50 anos, tem fundamento científico? E a teoria da "libertação do predador" de fato existe? Como a obesidade favorece o desenvolvimento de diabetes? Será que a vida intrauterina pode modular nossa capacidade de acumular energia? Será o tecido adiposo um órgão inerte? As bactérias que habitam nosso intestino são inquilinos, saprófitos ou simbiontes? Por que nosso sistema imune, tão imprescindível à nossa sobrevivência, teria implicações negativas sobre o metabolismo em condição de fartura alimentar? O exercício físico e os alimentos funcionais são salvação ou ilusão? A cirurgia bariátrica é um componente importante ao tratamento da obesidade mórbida? Será possível o desenvolvimento de novos tratamentos para um velho problema? Neste capítulo, o leitor é convidado a voltar no tempo e a passear pelas teorias evolutivas e dados históricos que norteiam o pensamento moderno a respeito da obesidade e diabetes, pois entender o processo evolutivo da humanidade talvez seja o primeiro passo na tentativa de frear o caos imposto por duas doenças que acometem milhões de pessoas em todo o globo: obesidade e diabetes.

ESTIGMATIZAÇÃO DA OBESIDADE

O obeso geralmente é vítima de um julgamento perverso por parte da sociedade e eventualmente por profissionais da área de saúde ainda pouco informados.

No passado, outras doenças também passaram por processos semelhantes. Os esquizofrênicos já foram julgados possuídos por demônios. Tratados como loucos esses eram acalmados com severas surras, na maioria das vezes com o uso de pedaços de pau. Foi dessa forma absurda de "tratamento" que surgiu o jargão popular "pau de amansa louco"; a úlcera já foi uma doença do estresse; o mal de Hansen, castigo divino. A Aids foi estigmatizada como doença dos desregrados, mesmo quando acometia mães dedicadas. Até mesmo o câncer era motivo de vergonha e embaraço, trazendo dificuldades para pacientes em aceitar a doença e seu tratamento. Foi o entendimento das fisiopatologias destas doenças que libertou os acometidos destes preconceitos. Hoje, sabemos que muitas de nossas ações compulsivas têm origem orgânica e por isso não devem ser entendidas simplesmente como desvios de caráter. Certamente o comportamento preconceituoso que envolve a obesidade é resultado da falta de saber sobre os mecanismos etiológicos e fisiopatológicos desta doença.

O conceito de que a obesidade é uma doença da falta de vontade para comer menos e praticar mais exercícios físicos é antiga e nos remete a Galeno. Mas o fato é que a obesidade é tão geneticamente determinada quanto a altura de um indivíduo. Além disso, a obesidade depende mais da herança genética do que várias outras doenças, como esquizofrenia, doenças do coração ou câncer de mama. Possuímos uma rede genética que regula nosso peso corporal com uma precisão de 4,5 até 9 quilos. Sempre que diminuímos a ingestão calórica, esta rede é mobilizada para reduzir o gasto energético, ao mesmo tempo que estimula a fome.

Temos a responsabilidade de, a partir do entendimento fisiopatológico da obesidade, reformular todo o processo de tratamento do obeso, a começar pelo julgamento que fazemos destas pessoas. O obeso tem tanto controle sobre sua adiposidade, quanto o hipertenso sobre seus níveis pressóricos. Para o controle pressórico já desenvolvemos vasta farmacopeia, mas infelizmente ainda não temos drogas ou estratégias eficazes para o tratamento da obesidade. Para iniciar o entendimento da origem da obesidade, mergulharemos na história da humanidade em que foram extraídas algumas das teorias mais aceitas e que formam os pilares da etiopatogenia da obesidade.

A PANDEMIA DA OBESIDADE E A TEORIA DO "GENÓTIPO ECONÔMICO"

A obesidade é considerada uma doença integrante do grupo de doenças crônicas não transmissíveis, as quais são de difícil conceituação, gerando aspectos polêmicos quanto à sua própria denominação, seja como doenças não infecciosas, seja como doenças crônicas degenerativas ou doenças crônicas não transmissíveis, sendo esta última a conceituação atualmente mais utilizada. As doenças crônicas não transmissíveis podem ser caracterizadas por doenças com história natural prolongada, multifatorial, fatores etiológicos desconhecidos, longo período de latência, longo curso assintomático, curso clínico em geral lento, prolongado e permanente, manifestações clínicas com períodos de remissão e de exacerbação, lesões celulares muitas vezes irreversíveis e evolução para diferentes graus de incapacidade ou para a morte. Entretanto, identificar a etiologia da obesidade não parece ser simples e objetivo. Muitos cientistas se dedicaram a tentar encontrar na história da humanidade possíveis explicações para a origem da doença.

Em 1962, em publicação no *American Journal of Human Genetics*, Neel et al. desenvolveram pela primeira vez o conceito do "genótipo econômico". O autor da teoria explorou a ideia de que indivíduos com maior capacidade de acumular energia em períodos de escassez alimentar estariam mais aptos a sobreviver naquelas condições. Apesar de hipotética, esta teoria é bastante aceita.

Em suma, a teoria do "genótipo econômico" estabeleceu que, em tempos de carência alimentar, os indivíduos que possuíam maior capacidade de absorver e estocar os nutrientes ingeridos sobreviveriam. Com base na teoria evolutiva, os indivíduos mais adaptados foram naturalmente selecionados e geraram herdeiros com as mesmas características genéticas. Acredita-se que ao longo de milhares de anos essas características genotípicas relacionadas ao balanço energético foram essenciais no processo evolutivo do homem. Dessa forma, postula-se que a rede genética conhecida como "genes econômicos" ainda esteja presente em nosso organismo, sendo responsável por:

- Grande capacidade de acumular energia em forma de adiposidade.
- Capacidade de poupar energia em períodos críticos.
- Habilidade de "desligar" passagens metabólicas não essenciais.
- Capacidade de ingerir grande quantidade de alimento sempre que este estiver disponível.

Mediante este cenário, não é difícil constatar que a prevalência destas características genéticas, que outrora foram essenciais para a sobrevivência, pode ser considerada um desastre nos dias atuais.

Talvez o marco inicial para a pandemia da obesidade mundial tenha ocorrido durante o século XVIII com a invenção da máquina a vapor, símbolo máximo da revolução industrial. A brusca mudança dos hábitos de vida ocorrida nos últimos 300 anos, em virtude da revolução tecnológica, certamente não foi acompanhada pela adaptação genética, devido ao curto espaço de tempo. Estima-se que serão necessários milhares de anos para que nosso organismo possa se readaptar geneticamente às facilidades do mundo moderno, principalmente à fartura de alimentos e aos baixos níveis de atividade física.

Em linhas gerais, os "genes econômicos" foram importantes para a sobrevivência, porém se tornam desfavoráveis em condição de plenitude alimentar. É possível observar que a essência desta teoria remonta às bases da teoria evolutiva.

> *"O homem ainda traz em sua estrutura física a marca indelével de sua origem primitiva".*
>
> Charles Darwin

A "LIBERTAÇÃO DO PREDADOR": UMA NOVA TEORIA

Muito se discute que, além dos hábitos alimentares, os níveis de atividade física também são determinantes para a prevalência da obesidade. Embora a teoria do "genótipo econômico" seja bem aceita, alguns estudiosos questionam que o fator "atividade física" não foi considerado durante sua elaboração. O exemplar de novembro de 2004 da revista científica *Nature* traz na capa o seguinte título, *Born to Run* (Nascido para correr). Um artigo de revisão descreve a importância da evolução da estrutura corporal e do desempenho físico de nossos ancestrais. Segundo o artigo, essas características foram determinantes no processo evolutivo.

Recentemente, uma nova teoria foi criada na tentativa de complementar a teoria do "genótipo econômico" e ainda responder algumas questões relacionadas aos níveis de atividade física e a suscetibilidade ao ganho de peso. Em 2007, o biólogo John Speakman publicou a teoria chamada "teoria da libertação do predador". Esta teoria é fundamentada em estudos antropológicos, evidências epidemiológicas, rastreamento genético e pesquisas experimentais. Basicamente, esta teoria preconiza que uma rede genética foi importante para manter o desempenho físico de nossos ancestrais, mantendo a capacidade para a busca de alimentos e fuga de predadores. Material fóssil encontrado do *Australopithecus afarensis*, um dos primeiros ancestrais do homem (por volta de cinco milhões de anos atrás), continha sinais evidentes de predadores. Desse modo, postula-se que maior destreza proporcionada por menor peso corporal teria sido decisiva para a seleção dos sobreviventes. Estudos antropológicos demonstraram que, após a descoberta do fogo no período paleolítico, houve aumento significativo do peso corporal ao longo dos tempos. Acredita-se que esse fato tenha ocorrido não apenas pela capacidade de cozimento e palatabilidade conferidos aos alimentos, mas principalmente por manter seus principais predadores afastados, reduzindo significativamente o gasto energético ao longo dos anos, daí o nome da teoria (Figura 1.1).

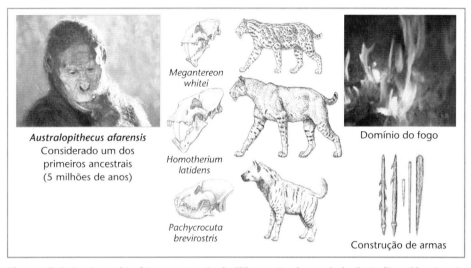

Figura 1.1. Registros históricos e a teoria da "libertação do predador". Análises fósseis e de hábitos de vida dos ancestrais indicam que o ser humano teve que se confrontar com seus predadores naturais. A descoberta do fogo e a criação de ferramentas de proteção são registros evolutivos clássicos de defesa do homem e de aumento no índice de massa corporal. Antes, porém, a proteção e a sobrevida do ser humano foram atreladas à capacidade física e, sobretudo, de fuga dos seus predadores, o que justifica um genótipo magro.

Esta teoria sugere que mamíferos, quando retirados de seu *habitat* natural, ficando longe de seus predadores, tendem a ganhar peso. Comparações entre ratazanas e ratos de laboratório, animais com semelhança genética, mostram que os roedores selvagens apresentam menor conteúdo de gordura corporal. A ratazana, vivendo em um meio repleto de predadores, adquiriu resistência para ganhar peso. Já os animais de laboratório, livres de seus predadores naturais, tornaram-se mais suscetíveis ao ganho permissivo de gordura. Esses achados apontam claramente que o ambiente pode influenciar a composição corporal de mamíferos e sugere que o afastamento de seus predadores naturais pode ter modificado as características genéticas do homem ao longo do tempo (Figura 1.2).

De forma bastante interessante, alguns estudos antropológicos mostram características marcantes provavelmente resultantes de adaptação biológica em populações africanas. Uma das evidências demonstrou que tribos isoladas na região do Quênia e da Etiópia, que mantiveram hábitos de vida muito semelhantes aos nossos ancestrais (nômades,

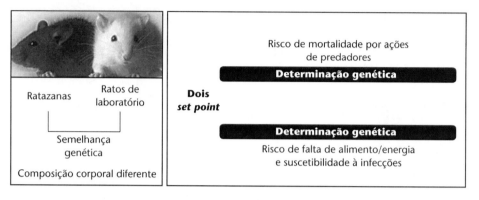

Figura 1.2. Característica genotípica determinada pelo ambiente – a teoria do *set point*. A composição corporal de ratos e ratazanas é distinta, embora existam semelhanças genéticas entre eles. Tais discrepâncias, segundo pesquisadores, estariam relacionadas ao ambiente de cada animal, sendo que a ratazana precisa fugir de seus predadores e o mesmo perigo não ocorre no hábitat do rato de laboratório. Isso talvez tenha proporcionado o desenvolvimento de dois *set point*, um que prioriza e determina um genótipo magro e de fuga, e outro, o genótipo de armazenamento de energia e obesidade. Contudo, ambos apresentam o mesmo propósito: garantir a sobrevivência da espécie.

caçadores e agricultores), apresentam um índice de massa corporal (IMC) entre 17,8 e 19,1, valores considerados abaixo dos níveis tidos como normais para a população atual. A estimativa é de que os membros dessas tribos passem cerca de 8 horas por dia executando tarefas de rotina que exigem resistência física e força. Apenas para se ter uma ideia, o volume de exercício praticado por esses indivíduos chega a ser 16 vezes maior do que se aconselha hoje para a manutenção da saúde (30 minutos por dia, 5 vezes por semana).

Sabe-se que o aumento no peso corporal gera repercussões no desempenho físico. Geralmente, pessoas obesas apresentam menor consumo máximo de oxigênio ($VO_{2máx}$) e menor agilidade e velocidade. Tais adaptações não seriam nem um pouco vantajosas para indivíduos que viviam em constante perigo inseridos em uma cadeia alimentar. Ser hábil para caçar e fugir dos predadores foi essencial. Talvez por isso, mesmo enfrentando restrições alimentares, nossos ancestrais podem ter desenvolvido um mecanismo natural de controle da manutenção do peso corporal. Coletivamente, esta teoria sugere que a rede genética responsável por essas características tenha sido suprimida e perdida ao longo dos milênios. No entanto, vale destacar que, embora tenha sido formulada baseada em dados científicos consistentes, esta teoria apresenta lacunas a serem elucidadas.

O SISTEMA IMUNE NO DESENVOLVIMENTO DA OBESIDADE: UMA SÓLIDA CONEXÃO

Durante a história identificamos diversas infecções que acometeram desde hominídeos ancestrais até o homem moderno. A peste negra, a gripe espanhola e outras epidemias mataram milhares de pessoas. Não havia vacinas e tampouco antibióticos para a contenção dessas doenças e, por isso, acredita-se que os sobreviventes a todas estas enfermidades foram indivíduos com maior capacidade de combater infecções, ou seja, indivíduos com um sistema imune capaz de reconhecer e destruir agentes invasores.

Nesse contexto, indivíduos que apresentavam genótipo eficiente em armazenar energia em épocas de penúria alimentar e de se proteger contra patógenos sobreviveram, reproduziram e deixaram descendentes. No entanto, qual seria a relação entre o sistema imune e o desenvolvimento da obesidade? Essa questão passou a ser explorada somente no início deste século e, embora não esteja totalmente elucidada, os mais novos descobrimentos apontam uma estreita relação entre o sistema imune e o ganho de peso.

Por trás da estrutura organizacional quase rudimentar da *Drosophila* esconde-se uma massa branca, chamada de corpo gorduroso. Essa massa é responsável pela regulação de quase todas as funções orgânicas da mosca, incluindo o fornecimento de energia e a defesa contra micro-organismos invasores. Portanto, apenas uma única estrutura era responsável tanto pelo fornecimento de energia quanto pelo sistema de defesa do inseto. Durante o processo evolutivo, houve uma especialização dos organismos, em que ficou reservado para tecidos ou sistemas específicos, funções e atividades também específicas. Teria então o tecido adiposo tornado-se o principal responsável pelo estoque e fornecimento energético, e o sistema imunológico, o responsável principal pela defesa do organismo. Acredita-se hoje que exista no tecido adiposo uma "memória" ancestral, sendo justamente esta a conexão entre o sistema imunológico e o desenvolvimento da obesidade.

Até pouco tempo o tecido adiposo era conhecido como um simples reservatório energético. Hoje, sabe-se que este possui a capacidade de produzir substâncias, que até então eram classicamente produzidas pelo sistema imunológico. As investigações têm apontado para uma família de proteínas de membrana chamada *Toll-like receptors* (TLRs), e que talvez esses receptores sejam o elo entre o sistema imune e o sistema metabólico. Inicialmente, a descoberta em moscas *Drosophilas*, esses receptores são capazes de reconhecer patógenos e iniciar a resposta imune. Adicionalmente, descobriu-se que os TLRs são capazes de responder tanto ao lipolissacarídeo (LPS) – substância presente na parede de bactérias gram-negativas – quanto a alguns tipos de ácidos graxos (Figura 1.3).

Alguns ácidos graxos presentes no LPS de bactérias são capazes de ativar a resposta imunológica por meio da ativação dos TLRs. De forma similar e devido à abundância alimentar e ao consumo excessivo de gorduras, ácidos graxos provenientes da ingestão alimentar e semelhantes aos encontrados na parede de bactérias parecem ser os principais responsáveis na ativação do sistema imunológico. O tecido adiposo hipertrofiado é suscetível à lipólise, que amplia ainda mais o conteúdo desses ácidos graxos. Ao se ligar ao TLR-4, uma das formas de TLR, moléculas de gordura podem desencadear uma resposta imune, provocando inflamação de baixo grau, embora o organismo não esteja sendo efetivamente invadido por nenhum agente estranho. A inflamação gerada pelo sistema imune em resposta ao excesso de nutrientes (ácidos graxos) foi demonstrada em sistema de cultura de células, modelos experimentais de obesidade e em seres humanos. Uma das evidências mais claras de que o TLR-4 exerce papel determinante no desenvolvimento da obesidade e do diabetes foi demonstrada em camundongos com ausência dessa proteína

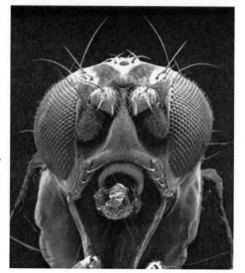

Figura 1.3. Família de receptores *Toll-like* foi identificada em 1996, em moscas *Drosophilas*. Quando este gene foi nocauteado, era evidente que essas moscas de fruta sucumbiam à infecção. Em mamíferos existem fortes evidências de que esses receptores conectam o sistema imunológico à resistência à insulina e à obesidade.

(animais *knockouts*). Esses animais ficaram protegidos de desenvolver a inflamação subclínica e a resistência à insulina quando submetidos à dieta rica em gordura.

Embora seja frequentemente observada em indivíduos obesos e diabéticos, a inflamação é inicialmente assintomática, pois difere dos padrões clássicos de inflamação. Entretanto, a inflamação de baixo grau ou inflamação subclínica, como é conhecida, está estreitamente relacionada com um dos fenômenos mais importantes para o desenvolvimento da obesidade, a resistência à insulina.

Neste capítulo, apresentamos as teorias evolutivas mais aceitas como responsáveis pelo desenvolvimento dos desarranjos metabólicos evidenciados pela obesidade e diabetes. Diante das prováveis "Origens" desses infortuitos metabólicos, convidamos à leitura dos demais capítulos para a compreensão do "caos" e para as mais novas descobertas acerca da prevenção, diagnóstico e tratamento da obesidade e do diabetes.

BIBLIOGRAFIA

1. Bramble DM, Lieberman DE. Endurance running and the evolution of homo. Nature 2004;432(7015):345-52.
2. Kopelman PG. Obesity as a medical problem. Nature 2000;404:635-43.
3. Lemaitre B, Nicolas E, Michaut L, Reichhart JM, Hoffmann JA. The dorsoventral regulatory gene cassette spätzle/Toll/cactus controls the potent antifungal response in Drosophila adults. Cell 1996;86(6):973-83.
4. Neel JV. Diabetes mellitus: a "thrifty" genotype rendered detrimental by "progress"? Am J Hum Genet 1962;14:353-62.
5. Speakman JR. A nonadaptive scenario explaining the genetic predisposition to obesity: the "predation release" hypothesis. Cell Metab 2007;6(1):5-12.
6. Tsukumo DM, Carvalho-Filho MA, Carvalheira JB, Prada PO, Hirabara SM, Schenka AA et al. Loss-of-function mutation in Toll-like receptor 4 prevents diet-induced obesity and insulin resistance. Diabetes 2007;56(8):1986-98.

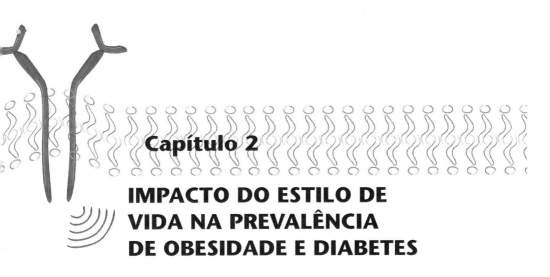

Capítulo 2
IMPACTO DO ESTILO DE VIDA NA PREVALÊNCIA DE OBESIDADE E DIABETES

José Rodrigo Pauli
Eduardo Rochete Ropelle
Dennys Esper Cintra

EPIDEMIA

Este capítulo direciona a atenção para a epidemia de obesidade e *diabetes mellitus* tipo 2 (DM tipo 2), um fenômeno chamado "diabesidade". Este termo tem sido utilizado para descrever o súbito e rápido aumento da prevalência destas duas íntimas doenças nas últimas décadas e que, indubitavelmente, continuam em franco crescimento até o momento. Considerando-se que não houve tempo para alterações no patrimônio genético da espécie humana neste curto intervalo de tempo, certamente os fatores ambientais devem explicar esta epidemia. A hipótese mais aceita para este crescimento epidêmico de obesidade e diabetes no mundo considera que mudanças demográficas, com uma proporção maior de indivíduos alcançando a senescência, período que tais enfermidades se manifestam com maior frequência e as alterações do padrão alimentar e de atividade física das pessoas sejam os aspectos que contribuem para a maior incidência das doenças crônicas não transmissíveis da atualidade, pois tem como desdobramento o aumento de peso corporal (maior adiposidade) e vários desfechos desfavoráveis à saúde, incluindo o desenvolvimento do diabetes. Por outro lado, estudos mostram que a adoção de um estilo de vida adequado com ênfase no aspecto nutricional e na prática de atividade física regular possibilita a intervenção primária, sendo eficazes, portanto, na prevenção e no retardo da progressão da obesidade e diabetes. Estas e outras questões, incluindo o diagnóstico e a classificação da obesidade e do diabetes, serão abordadas a seguir, dando suporte ao entendimento das demais discussões deste livro.

EPIDEMIOLOGIA DA OBESIDADE NO MUNDO

A Organização Mundial da Saúde (OMS) classifica a obesidade de acordo com as faixas de índice de massa corporal (IMC), que é uma forma prática de avaliar a obesidade, calculado pela divisão da massa corporal (em quilogramas) pela estatura ao quadrado (em metros). Contudo, há o inconveniente de não informar a distribuição de gordura corporal (Quadro 2.1).

Quadro 2.1. Classificação da obesidade segundo a Organização Mundial da Saúde (OMS).

IMC (kg/m²)	Classificação
< 18,5	Baixo peso
18,5-24,9	Peso normal
25,0-29,9	Sobrepeso
30,0-34,9	Obesidade classe I
35,0-39,9	Obesidade classe II
≥ 40	Obesidade classe III Extremamente obeso

Na atualidade, a obesidade representa uma séria ameaça para a saúde da população em quase todos os países do mundo. A escalada vertiginosa desta doença em diferentes populações, incluindo países industrializados e economias em transição, como o Brasil, levanta a questão de quais fatores podem determinar esta epidemia. Estima-se que perto de 1 bilhão de adultos em todo o mundo apresentem obesidade (IMC $\geq$ 30 kg/m²) ou sobrepeso (IMC entre 25 e 30 kg/m²), o que equivale a aproximadamente 28% da população mundial. Com base em tais dados, a OMS fez projeções para um futuro próximo, às quais apontam para prevalências maiores que 50% nos Estados Unidos da América (EUA) e maiores que 25% no Brasil para 2025.

A prevalência de obesidade aumentou também entre as crianças e os adolescentes. Segundo a OMS, cerca de 10% dos indivíduos entre 5 e 17 anos estão acima do peso, sendo que de 2 a 3% são obesos. Isso correspondeu, em 2000, a 155 milhões de crianças com excesso de peso e de 30 a 45 milhões de crianças obesas em todo o mundo. A prevalência de obesidade nos EUA entre 1980 e 2000 mostrou que o crescimento no número de obesos no país foi acelerado, afetando crianças e adultos de ambos os sexos. Em análise, verifica-se que, antes de 1980, aproximadamente 15% dos adultos e 5% das crianças e adolescentes da população americana eram obesas. No entanto, de 1988 a 1994 foi notado um salto na taxa de obesidade para 23% entre os adultos e em torno de 10% entre as crianças e adolescentes. Por fim, em 2000, diversas análises apontam para uma prevalência maior que 30% entre os adultos e em torno de 15% para a população infantil (Figura 2.1). Baseados em tais fatos, atualmente muitos são os estudos que elegem as mudanças combinadas entre nutrição e redução na atividade física, juntamente com a atuação de que genes de suscetibilidade sejam o determinante principal da prevalência

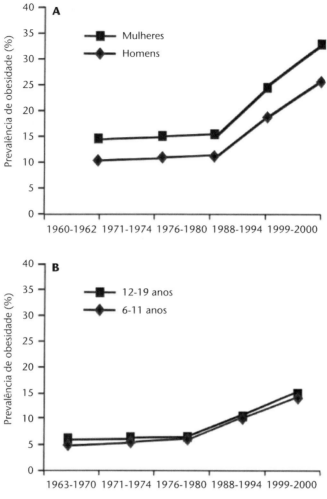

Figura 2.1. Taxa de prevalência de obesidade ao longo das últimas décadas segundo a *National Health and Nutrition Examination Surveys* (NHANES). **A)** Porcentagem de obesidade para adultos. **B)** Porcentagem de obesidade para crianças e adolescentes entre 1960 e 2000 nos Estados Unidos da América (EUA). Adaptado de Hill et al., 2006.

epidêmica de obesidade. De acordo, vários outros países do globo acompanharam a semelhante propagação da obesidade no mesmo período, indicando que alterações no estilo de vida apresentam real impacto sobre essa epidemia nas últimas décadas.

Novas projeções epidemiológicas indicam que o número de obesos continua crescendo em diferentes regiões do planeta. A obesidade é menos frequente nos países da África, onde a miséria e a desnutrição ainda são questões não solucionadas.

Na Ásia, sua prevalência é mais elevada na população urbana. Em regiões economicamente avançadas, os padrões de prevalência podem ser tão altos quanto em países industrializados. Nas Américas, estudos informativos demonstram que o padrão de obesidade para ambos os sexos vem aumentando, tanto em países desenvolvidos quanto em países em desenvolvimento. Países como Chile, Paraguai, Colômbia e Bolívia expressam valores por volta de 8 a 11% de obesidade na população. Na Europa, verificou-se em 10 anos um aumento entre 10 e 40% de obesidade na maioria dos países, destacando-se a Inglaterra. Porém, países como Dinamarca, Alemanha e Portugal assistem a um aumento de obesidade nunca antes observado na história. Outros países, como Austrália, Japão e China também apresentaram aumento da prevalência de obesidade, apesar de a China e o Japão ainda apresentarem as mais baixas prevalências. Em suma, a obesidade é crescente no mundo, e o alerta de urgência para a criação de estratégias de combate a essa epidemia de obesidade é máximo.

ASPECTOS EPIDEMIOLÓGICOS DA OBESIDADE E SUA RELAÇÃO COM O DM TIPO 2

A OMS nomeou a obesidade como fator mais importante no desenvolvimento de DM tipo 2. Estudos nos últimos anos mostraram claramente essa relação entre a obesidade e o aparecimento de resistência à insulina (condição pré-diabética) e de diabetes. Um famoso estudo que acompanhou mais de 87.000 enfermeiras americanas durante 14 anos, com idades entre 30 e 35 anos, verificou que o IMC é um preditor para o risco de DM tipo 2. Em mulheres, o risco aumenta para um IMC acima de 22 kg/m^2, com um aumento de cinco vezes para um IMC de 25 kg/m^2, um aumento do risco de 28 vezes para um IMC de 30 kg/m^2 e um aumento de 93 vezes para um IMC superior a 35 kg/m^2. Tal tentativa de analogia e interpretação pode ser reforçada pelas evidências encontradas em um estudo com 51.529 indivíduos do sexo masculino, com idade entre 40 e 75 anos, que foram acompanhados durante cinco anos. Em homens, o risco ajustado para a idade foi duas vezes superior para aqueles com um IMC entre 25 e 26,9, este aumento subiu 6,7 vezes para aqueles com um IMC entre 29 e 30,9 kg/m^2 e 42 vezes para um IMC maior do que 35 kg/m^2. Isso mostra que o ganho de peso em ambos os sexos consiste em fator independente para o desenvolvimento de DM tipo 2. Segundo dados da OMS, os valores de IMC entre 25 e 30 kg/m^2 são responsáveis pela maior parte do impacto do sobrepeso sobre certas comorbidades associadas à obesidade. Isso quer dizer que mulheres e homens poderiam prevenir a doença se tivessem um IMC menor ou igual a 25 kg/m^2. Além disso, o maior risco para o diabetes ocorre quando o valor de IMC é superior a 35 kg/m^2, havendo aumento do risco em 93 vezes para mulheres e 42 vezes para os homens em relação ao indivíduo de peso normal.

EPIDEMIOLOGIA DO DM TIPO 2 NO MUNDO

As especulações não são animadoras quanto à prevalência de DM tipo 2 para os próximos anos. Com a manutenção ou progressiva acentuação deste estilo de vida que não é dotado de atividade física e alimentação saudável, o prognóstico é de aumento das taxas de prevalência de obesidade e doenças associadas a ela. Do ponto de vista clínico, a obesidade é definida como um estado de elevado peso corporal, mais especificamente de tecido adiposo, de magnitude suficiente para produzir consequências adversas à saúde, entre elas o DM tipo 2. Aproximadamente 90% dos indivíduos com DM tipo 2 apresentam excesso de gordura corporal. Vale lembrar que 197 milhões de pessoas em todo o mundo apresentam intolerância à glicose (resposta anormal a uma sobrecarga de glicose por via oral), comportamento metabólico que antecede o desenvolvimento do diabetes. A previsão para o futuro próximo é de aumento, e a incidência desta doença deve chegar a 420 milhões até 2025. Este aumento pronunciado de casos de DM tipo 2 deve acontecer também em crianças e adolescentes, onerando ainda mais os gastos com a saúde pública.

No público jovem, o aumento da incidência de obesidade foi observado inicialmente em certas minorias étnicas, como os índios Pima, de origem mexicana, que se instalaram no estado do Arizona (EUA). Nesse povoado, observou-se a frequência acima de 1% de indivíduos diabéticos na população com idade entre 15 e 24 anos, em sua maioria não dependente de insulina exógena, apresentando associação significativa com a obesidade. Posteriormente, prevalências elevadas da doença foram descritas em populações nativas, onde foi registrado um aumento de 10 vezes a incidência de DM tipo 2 entre o início e o meio das décadas de 1980 e 1990, respectivamente. Em 1994, essa forma da doença correspondia a 33% dos casos de diabetes entre os indivíduos de 10 e 19 anos. Tais prognósticos são observados mesmo em países onde a incidência de DM tipo 2 tenha sido rara nas décadas passadas. Isso mostra que os índios Pima, tradicionalmente uma comunidade rural, quando em seu meio, com hábitos de vida saudáveis, incluindo alimentação adequada e altos níveis de atividade física, apresentam baixa incidência de DM tipo 2. No entanto, os Pimas, ao migrarem do México para o Arizona, encontraram uma sociedade caracteristicamente ocidental e com estilo de vida sedentário e de alimentação inadequada, tiveram um rápido aumento na incidência de DM tipo 2. Isso claramente evidenciou genótipo suscetível à doença que essa comunidade possuía, porém, isso se manifestava de forma grave no ambiente obesogênico.

Não obstante, informações da população japonesa em idade escolar mostram que a incidência em 20 anos elevou-se, de 0,2 para 7,6 por 100 mil indivíduos. O aumento na prevalência da obesidade na adolescência, apontado no final do último século e contínuo aumento no século XXI, explicaria, em grande parte, o avanço do DM tipo 2 em populações jovens. Estudos relacionam as elevadas taxas de obesidade na infância e adolescência também ao sedentarismo e à mudança nos hábitos alimentares, frequentemente com dietas mais ricas em calorias e em gordura e com atividades do dia a dia cada vez menos ativas.

DADOS EPIDEMIOLÓGICOS DE OBESIDADE NO BRASIL

O Brasil, assim como outros países em desenvolvimento, passa por um período de transição epidemiológica que se caracteriza por uma mudança no perfil dos problemas relacionados à saúde pública, com predomínio das doenças crônicas não transmissíveis e redução das doenças infectocontagiosas. Essa transição vem acompanhada de modificações demográficas e de estilo de vida caracterizado por inatividade física e hábitos alimentares que predispõem ao acúmulo de gordura corporal. Além disso, a crescente incidência e prevalência são atribuídas ao envelhecimento populacional e aos avanços terapêuticos no tratamento das doenças, permitindo maior expectativa de vida, embora isso não represente uma velhice com qualidade e de forma ativa.

Informações sobre dados antropométricos em âmbito nacional são baseadas de um único inquérito realizado pelo Instituto Brasileiro de Geografia e Estatística (IBGE), em pesquisa sobre padrões de vida, ocorrida no final da década de 1990, nas Regiões Nordeste e Sudeste. As investigações permitem avaliar, de modo bastante razoável, a presença e a tendência secular da obesidade no Brasil. Segundo os dados coletados, seria de aproximadamente 10% a população de adultos obesos no País, prevalência esta bastante distante dos cerca de um terço de obesos nos EUA. Contudo, isso ainda é cerca de 20 a 30% superior à média observada em outros países desenvolvidos, como a Holanda, a Suécia e a França, e sendo quatro vezes superior à prevalência da obesidade no Japão. Além disso, tendências contínuas de aumento da obesidade são observadas em todos os estratos socioeconômicos e geográficos da população adulta brasileira, sendo esperado crescimento na prevalência de obesidade entre a população de crianças e adolescentes.

Estes dados são preocupantes, sobretudo porque a aquisição de gordura excessiva na infância se refere à precocidade com que podem surgir efeitos danosos à saúde. Além disso, existe forte relação entre obesidade adquirida na infância e sua persistência na vida adulta. Segundo estimativas, o risco de desenvolvimento de obesidade aos 35 anos de idade é superior a 80% em indivíduos que foram obesos quando crianças. Além disso, a obesidade continuada é um fator importante para o desenvolvimento de doenças cardiovasculares e problemas de saúde de início precoce no futuro, dentre estas o DM tipo 2.

Vale destacar que, no Brasil, os resultados da Pesquisa de Orçamento Familiar (POF) de 2002 e 2003 revelaram crescimento rápido do excesso de peso desde 1974. Em 30 anos, sua prevalência entre homens elevou-se de 16 para 41%, entre as mulheres, de 29 para 40%. Reconhecendo que faltam investigações mais contundentes acerca da causalidade de obesidade e diabetes no País, o Ministério da Saúde aprovou em 2008 a realização do Estudo Longitudinal de Saúde do Adulto, conhecido como ELSA Brasil. Considerado o maior estudo epidemiológico da América Latina, trata-se de uma pesquisa pioneira sobre doenças crônicas, como diabetes e doenças cardiovasculares, e seus fatores de risco na população brasileira.

A possibilidade de se estudar uma nação heterogênea permitirá que sejam incluídos fatores ainda pouco explorados na epidemiologia da obesidade e do diabetes. Além disso, o estudo proporcionará a análise conjunta de marcadores bioquímicos e anatômicos da doença cardiovascular e do diabetes, ao mesmo tempo que são avaliadas variáveis sociais e psicológicas. Cabe destacar que obesidade, diabetes e doenças cardiovasculares apresentam componentes patológicos comuns, com destaque a resistência à insulina, adiposidade central, disfunção endotelial e inflamação. Todos esses aspectos são abordados em outros capítulos deste livro.

DADOS EPIDEMIOLÓGICOS DE DM TIPO 2 NO BRASIL

No que se refere ao diabetes, segundo censo do IBGE realizado em 1988, em nove capitais, a prevalência desta doença entre adultos de 30 a 60 anos no Brasil era de aproximadamente 7,6%, com igualdade em ambos os sexos. Maior número de casos foi registrado em cidades como São Paulo e Porto Alegre, sugerindo o papel da urbanização e industrialização no desenvolvimento precoce do DM tipo 2. Curiosamente, metade dos indivíduos diagnosticados diabéticos não sabia que tinham a enfermidade. Este dado torna-se relevante, pois é indicativo de que os serviços de saúde diagnosticam tardiamente os casos de DM tipo 2 e também que as pessoas fazem poucos exames de rotina, dificultando o sucesso do tratamento em termos de prevenção das complicações crônicas.

Como consequência, este desconhecimento sugere que o número de pessoas acometidas pela moléstia seja maior que o predito. Partindo deste pressuposto, um estudo corroborativo conduzido na cidade de Ribeirão Preto mostrou que a prevalência de diabetes em indivíduos entre 30 e 69 anos de idade foi de 12,1%, sugerindo, de fato, que a doença deve estar tornando-se mais prevalente, pelo menos na população adulta brasileira residente no Estado de São Paulo. Perspectivas projetam a permanência do Brasil para 2025 entre os 10 países no mundo com maior número de casos de diabetes, atrás da Índia, China, EUA, Paquistão, Indonésia, Rússia e México. A doença é crescente também na população jovem, acompanhando o aumento epidemiológico de obesidade entre crianças e adolescentes no País.

Dados curiosos foram obtidos de estudo que estimou a prevalência de obesidade e diabetes na população de nipo-brasileiros. Estes indivíduos de ascendência japonesa apresentam pelo menos o dobro da prevalência de DM tipo 2 quando comparado à população geral brasileira e isto tem sido atribuído tanto ao ambiente ocidental como à predisposição genética. Investigações de nipo-brasileiros residentes na cidade de Bauru no interior de São Paulo mostraram que esta população tende a acumular gordura na região abdominal, independente de obesidade, um fator de risco para doenças interligadas à resistência à insulina, como o DM tipo 2 e a aterosclerose.

Segundo a comunidade científica que vem acompanhando as adaptações de populações estrangeiras no Brasil, mudanças socioculturais sofridas pelos japoneses imigrantes, incluindo modificações nos hábitos alimentares e na atividade física, servem para explicar o acúmulo de adiposidade abdominal e as manifestações do risco cardio-metabólico (hipertensão arterial, hiperglicemia e dislipidemia). Em relação ao diabetes, componentes da dieta dos nipo-brasileiros residentes na cidade de Bauru não se associaram a alterações da tolerância à glicose, mas sim a um menor grau de atividade física. Em conjunto, estes dados sugerem que, além dos fatores ambientais, deve-se considerar não menos importante a predisposição genética para a gênese da obesidade e DM tipo 2. De acordo com esses elementos, é possível predizer que uma parcela dos nipo-brasileiros é geneticamente predisposta a ganhar peso e a desenvolver a resistência à insulina, e quando submetidos a ambiente desfavorável exibiriam alterações metabólicas com implicações negativas à saúde. Em caráter de emergência, programas educacionais e de mudanças de estilo de vida mostram-se essenciais para essas populações.

Sendo a obesidade e o DM tipo 2 importantes fatores de risco para doenças crônicas não transmissíveis, como as cardiovasculares e alguns tipos de câncer, compreender as causas e os fatores determinantes de seu incremento epidemiológico torna-se imprescindível, na busca de soluções para retardar ou reverter a progressão desta alarmante realidade epidêmica.

FATORES DE RISCO ASSOCIADOS À OBESIDADE E DM TIPO 2

As doenças crônicas não transmissíveis são de etiologia multifatorial e compartilham diversos fatores de riscos modificáveis, como a alimentação inadequada, a obesidade, o tabagismo e a dislipidemia. Por exemplo, dados epidemiológicos evidenciam que as doenças cardiovasculares são causas relativamente raras na ausência dos principais fatores de risco. Além disso, alguns dados mostram que a maioria dos novos casos dessas doenças ocorridas nos países desenvolvidos, a partir da década de 1980, poderia ser explicada por alimentação inadequada, sedentarismo, piora do perfil lipídico, adiposidade corporal acentuada e níveis pressóricos elevados, associados ao tabagismo.

As projeções para as próximas décadas não são animadoras e indicam um crescimento epidêmico das doenças crônicas não transmissíveis e suas comorbidades na maioria dos países, incluindo o Brasil. Os principais determinantes desse crescimento esperado são: a) a transição nutricional, com aumento na ingestão de caloria e alimentos ricos em gordura e açúcares, junto com o aumento expressivo de obesidade, em particular da gordura localizada na região abdominal; b) o sedentarismo, eminente no estilo de vida moderno, com implicações importantes no gasto energético, na aptidão funcional e sobre o metabolismo intermediário; c) o fenômeno da senescência em massa, com períodos mais longos de exposição a fatores de risco e maior probabilidade de as doenças se manifestarem com maior frequência nesse período da vida.

Todos estes fatores são cruciais e em conjunto favorecem o nível epidêmico da obesidade e DM tipo 2, reduzindo significativamente a qualidade e a expectativa de vida das pessoas. Além disso, o tabagismo e o alcoolismo são fatores que, quando associados aos outros três, agravam a condição de saúde das pessoas e, por isso, devem também ser combatidos. Ainda, deve-se levar em conta que o consumo destes produtos vem aumentando em muitos países, havendo, inclusive, um considerável aumento entre indivíduos do sexo feminino.

ALIMENTAÇÃO INADEQUADA

O desenvolvimento da obesidade tem uma relação estreita com as alterações no padrão alimentar do homem moderno. Cabe destacar que o aumento da ingestão calórica pode ser decorrente tanto em resposta à elevação quantitativa do consumo de alimentos como de mudanças na composição da dieta (valor qualitativo). Isso pode ser caracterizado pela incorporação de alimentos com maior densidade energética ou pela combinação dos dois.

O processo de industrialização dos alimentos é apontado como um dos principais responsáveis pelo crescimento energético da dieta da maioria das populações do Ocidente. Isto é facilmente percebido por meio de investigações evolutivas, que demonstram que o consumo de alimentos ricos em gordura aumentou ao longo da história e isto está associado com o crescimento da prevalência de obesidade (Figura 2.2).

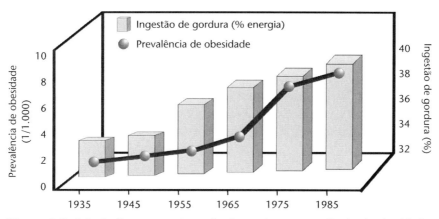

Figura 2.2. Relação linear entre ingestão de gordura e prevalência de obesidade. Adaptado de Eaton e Konner, 1985.

Além disso, verifica-se uma mudança na qualidade do lipídio consumido. Houve um aumento considerável da ingestão de gordura saturada e de ácidos graxos do tipo ômega-6 em relação aos do tipo ômega-3, entre os períodos pré-agricultura e industrial (Figura 2.3). O ácido graxo ômega-3, encontrado, por exemplo, no óleo de soja, canola e também nos óleos de peixe, é constituinte importante da dieta que ajuda a reduzir a inflamação e o processo aterosclerótico. Embora os efeitos funcionais dos alimentos sejam discutidos em outros capítulos deste livro, é certo que as gorduras saturadas acentuam as propriedades inflamatórias e as gorduras *trans* reduzem os efeitos do ômega-3 no organismo, contribuindo no desenvolvimento de obesidade, resistência à insulina e DM tipo 2.

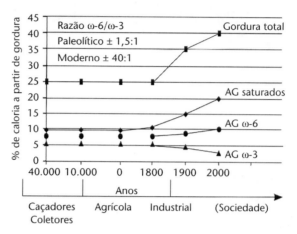

Figura 2.3. Mudança na ingestão de gordura na evolução do *Homo sapiens*. AG = ácidos graxos. Adaptado de Golay e Bobbioni, 1997.

Historicamente, o período industrial é muito importante no entendimento dessa mudança epidemiológica nutricional. O aumento na produção de alimentos processados, de fácil acessibilidade e densos em calorias, pobres em fibras e ricos em açúcares simples, tornou-se parte da mesa civilizada. Estima-se, por exemplo, que nos EUA o consumo de gorduras tenha aumentado em 67% e o de carboidrato em 64% nos últimos 100 anos. Por outro lado, o consumo de verduras e legumes diminuiu 26%, e o de fibras, 18%, mostrando nítida alteração nos hábitos alimentares das pessoas. Essa transição nutricional deve-se muito em parte ao crescimento progressivo das porções de alimentos ao longo das últimas décadas. Um dos fatores determinantes para o aumento da ingestão calórica vem do crescimento no consumo de bebidas como refrigerantes, sucos processados e bebidas alcoólicas em vez de água.

A televisão e os meios de comunicação contribuem nesse processo por meio da propaganda dos alimentos, exercendo inclusive interferência nas preferências alimentares das crianças. A oferta de brindes e prêmios associados à compra de alimentos dificulta a orientação educacional dos pais, e também deve ser combatido. Por conseguinte, o aumento no consumo de caloria, associado à redução na atividade física, favorece o balanço energético positivo e o ganho de peso.

SEDENTARISMO

A relação entre obesidade e sedentarismo torna-se mais compreensível quando analisamos nosso passado evolutivo. A característica de vida e de relação social passou por vários estágios de desenvolvimento. Tais relações estiveram presentes desde as sociedades de caçadores e coletores, com um modo de vida nômade, até aos agricultores, responsáveis pelo início do declínio do trabalho físico e criação dos primeiros aglomerados urbanos. Em seguida, uma nova transição, e surge as sociedades tipicamente industrializadas, característica atualmente predominante, em que o sedentarismo impera e favorece o acúmulo de energia.

As sociedades primitivas eram altamente dependentes da caça de animais e da coleta de alimentos vegetais, como frutas, raízes, gramíneas, folhas, entre outros, o que implicava intenso esforço físico diário. O armazenamento de alimento não era possível, em especial a carne dos animais caçados, sobretudo pela própria concepção da caça para essas civilizações. De modo geral, o animal era considerado sagrado, e por respeito era caçado apenas o essencial para alimentação do dia, não havendo desperdício ou excedentes. Além disso, nesse período o homem não dominava as técnicas de conservação de alimento, como o armazenamento em gordura e o uso do sal ou gelo.

Na rotina diária, os homens eram responsáveis pela caça, e as mulheres desempenhavam o papel de coletoras dos alimentos, a base alimentar desta comunidade. Segundo registros históricos, em média, o nível de atividade física era bastante alto, superior a 8 horas por dia. A colheita de alimentos era diária, e geralmente transportada por longas distâncias (2-20 km/dia), sendo o peso carregado em cerca de 5 a 25 kg ou até mais. Por outro lado, na sociedade moderna, o tempo gasto com atividade física nos afazeres cotidianos e de trabalho é em média inferior a 30 minutos, para aproximadamente 70% ou mais da população.

A tomada de um estilo de vida tipicamente mais sedentário acontece com o aparecimento da agricultura. Nessa ocasião, o ambiente permite plantar e colher em menores distâncias, sendo os campos de cultivo normalmente próximos das habitações. Mesmo assim, até há pouco tempo a atividade agrícola exigia muito trabalho manual, requerendo para isso grande dispêndio de energia. Em algumas comunidades mais rudimentares isto ainda prevalece. Porém, a revolução industrial trouxe a modernidade e a mecanização das tarefas, facilitando o trabalho e minimizando o esforço físico. São exemplos típicos dessa mudança os eletrodomésticos, a comunicação via computadores, a locomoção via transportes públicos e privados, a mecanização do trabalho antes exclusivo da mão de obra humana e agora feito por máquinas e robôs. As transições entre as sociedades inicialmente nômades, depois rurais e operárias, e por isso trabalhadora e fisicamente ativa, provocaram o surgimento de uma população urbana e industrializada com pouca ou nenhuma oportunidade de desenvolver atividade física, reduzindo significativamente a quantidade de energia despendida durante o dia.

O maior tempo gasto diante dos aparelhos eletrônicos (televisão, computador e vídeo-*game*) são fatores culturais adquiridos, em que as pessoas escolhem como forma de passar o tempo livre. Os problemas de segurança na cidade podem reduzir em muito a extensão com que as crianças brincam na rua, tornando-as forçosamente menos ativas. As consequências desta alteração no estilo de vida são evidentes ao se relacionarem os valores de prevalência de obesidade com o número de horas em que os jovens passam em frente à televisão, um indicador do seu nível de sedentarismo. De maneira linear, mais horas de televisão implica maior obesidade. Em todos os ambientes, seja na escola, seja dentro do apartamento, na escada rolante de um *shopping*, a oportunidade de realizar atividade física foi consideravelmente reduzida.

Não obstante, o excessivo ganho de peso da sociedade moderna deve-se muito à própria alteração na forma de criação dos animais, antes selvagens e atualmente confinados e com teor superior de gordura na carne. Por fim, a eficiência em armazenar energia fez parte do sucesso evolutivo dentro dos diferentes modos de subsistência, no qual imperava a incerteza da dieta. Assim, esta adaptação teve um valor de sobrevivência imprescindível e, por isso, teria sido adaptativo. Do contrário, um menor nível de atividade física e o aumento na oferta energética favorecem, nesse momento, o acúmulo de energia e o aparecimento de doenças relacionadas à obesidade, em particular o DM tipo 2.

SENESCÊNCIA EM MASSA

O envelhecimento é um processo universal em todas as formas de vida. A definição atual e mais aceita para o envelhecimento humano é que existe perda progressiva da função do organismo, que é acompanhada pela diminuição da fertilidade e aumento da mortalidade com o avanço da idade. Uma consequência óbvia e comumente reconhecida do envelhecimento é o declínio do gasto energético, uma consequência da diminuição da função e da massa muscular, com efeito em vários aspectos da vida humana.

Uma redução na capacidade funcional do músculo esquelético tem repercussões evidentes nas atividades de vida diária e de ocupação, como caminhar, correr, subir escadas, amarrar os sapatos, escovar os dentes, atravessar a rua, lavar a roupa, entre outras. Em países ocidentalizados, este declínio é gradual e torna-se muito mais notificável após a quinta década de vida, com perda acelerada após os 60 anos, quando há diminuição individual e progressiva até à morte. Entretanto, o envelhecimento é um processo lento e gradual que permite oportunidades de intervenções capazes de desacelerar o processo, sobretudo, melhorando e aumentando a capacidade funcional do organismo.

O Brasil, à semelhança dos demais países em desenvolvimento, vem apresentando, desde a década de 1970, envelhecimento rápido e crescente de sua população e, segundo estimativas, em 2025, serão mais de 30 milhões de indivíduos com 60 anos ou mais e a maioria deles, em torno de 85%, apresentarão pelo menos uma doença crônica não transmissível. Entre as doenças, a obesidade e o DM tipo 2 representam duas condições de risco importantes às doenças cardiovasculares, que constituem a principal causa de morte dos indivíduos idosos, de alto custo econômico e social. Este número crescente de idosos no País reflete a menor mortalidade infantil, o número reduzido de nascimentos nas últimas décadas e os avanços científicos de todas as áreas da saúde no tratamento de inúmeras doenças.

Entretanto, a velhice, *per se*, está mais suscetível ao aumento de peso corporal e ao aparecimento de doenças crônicas não transmissíveis e de suas complicações associadas. Em geral, a fisiologia do envelhecimento é acompanhada por diversas transformações,

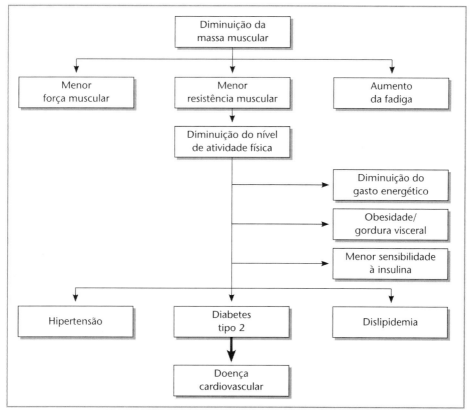

Figura 2.4. Efeito da diminuição da massa muscular que ocorre com o envelhecimento e as mudanças metabólicas associadas com o risco aumentado de doença cardiovascular.

em particular perda de massa muscular, acúmulo de gordura na região abdominal e enrijecimento das artérias, fatores estes relacionados ao aumento do risco de desenvolvimento de DM tipo 2, dislipidemia e hipertensão, todas estas características futuras do risco cardiometabólico (Figura 2.4).

Desse modo, o fenômeno da senescência em massa, associado à modificação do estilo de vida, condições características da sociedade do século XXI, tornaram a obesidade e o DM tipo 2 os dois mais graves problemas de saúde pública, particularmente no Brasil. As razões que conduzem ao dimensionamento epidêmico devem-se justamente à alta prevalência e ao importante fator de risco cardiovascular, a principal causa de morte da atualidade.

Por outro lado, como veremos, estudos de grande porte, conduzidos em diferentes partes do mundo, provaram que hábitos de vida mais saudáveis, com dieta equilibrada e rica em fibras, visando ao peso corporal realisticamente adequado, associada à atividade física regular são capazes de prevenir obesidade e o diabetes.

ESTRATÉGIAS DE INTERVENÇÃO NA PREVENÇÃO DA OBESIDADE E DO DM TIPO 2 COM MODIFICAÇÃO DO ESTILO DE VIDA

Como previamente apresentado, a incidência de obesidade e DM tipo 2 na atualidade atinge proporções epidêmicas, o que demanda um alto custo, tanto econômico quanto social. Nesse sentido, atenção é dispensada aos diferentes níveis preventivos da doença. A prevenção terciária, em que complicações já ocorreram, é, ainda hoje, a que consome a maior parte dos investimentos, prejudicando o desenvolvimento econômico dos países. Já a prevenção secundária, com vista ao tratamento do obeso e do diabético, tem sido tema dos mais diversos encontros científicos e das revistas de saúde, com o propósito de cuidados a esses pacientes ainda sem complicações associadas. Modificações no estilo de vida nesse período mostram-se importantes, reduzindo gastos com internações, diagnósticos sofisticados e provendo maior independência de vida. A prevenção primária, de interesse mais recente aos serviços de saúde, tem como finalidade impedir o aparecimento da doença. Torna-se mais econômico realizar programas preventivos, incluindo orientação nutricional e de prática de atividade física à população do que tratar e fazer uso de medicamentos, que em muitas condições traz efeitos colaterais.

A OMS cita ainda como primordial evitar o surgimento de fatores de risco para obesidade e DM tipo 2. Como veremos em outros capítulos, a instalação da obesidade, por exemplo, tem implicações importantes no sistema hipotalâmico de controle da fome e saciedade. Quando este sistema é alterado, como acontece com o acúmulo expressivo de gordura, perde-se a função dos agentes bioquímicos que induzem saciedade e potencializam-se aqueles que provocam a fome. Esta condição associada a um meio ambiente obesogênico favorece o consumo indiscriminado de calorias, o que dificulta o tratamento da doença. Por essa razão, a melhor estratégia é combater com veemência os fatores de risco, evitando a instalação do problema.

PREVENÇÃO E TRATAMENTO

Na evolução clínica do paciente com diabetes, percebe-se que complicações macrovasculares (comprometimento dos grandes vasos) se iniciam prematuramente, enquanto as microvasculares (que afetam pequenos vasos) aparecem quando já existem elevações nas glicemias. Portanto, existe a necessidade de intervenção precoce para a prevenção da doença macrovascular antes das alterações glicêmicas. Nesse sentido, a ênfase deve ser dada às modificações da qualidade ou do estilo de vida nos programas de atenção primária. No que tange à prevenção secundária, a redução do peso corporal e em particular da gordura abdominal nos indivíduos recém-diagnosticados é de grande relevância clínica.

Existem estudos científicos bem controlados que mostram controle glicêmico ou mesmo reversão do diabetes em pacientes obesos mórbidos submetidos à cirurgia bariátrica. A perda de 5 a 10% de peso, além de possibilitar o alcance das metas glicêmicas, retarda a progressão, reduz as necessidades de insulina e permite a retirada do tratamento farmacológico.

Diversos são os ensaios clínicos que demonstram que há possibilidade do tratamento adequado e intensivo, mesmo em fase de doença instalada, em prevenir ou retardar o surgimento das complicações. No entanto, a melhor estratégia para a saúde das pessoas e aos cofres públicos é o afastamento dos fatores de risco, que consiste na modificação do estilo de vida inadequado da grande maioria da população. Realizar o diagnóstico precoce nos portadores de intolerância à glicose e estimulá-los a agir preventivamente praticando atividades físicas regularmente e mantendo o peso saudável fazem com que os riscos de se tornarem diabéticos reduzam em 58%.

PREVENÇÃO DOS FATORES DE RISCO

Fator de risco significa maior probabilidade de desenvolver a doença e suas complicações. Em relação à obesidade, incluem-se modificações no padrão alimentar e a realização de atividade física. Os fatores de risco modificáveis no DM tipo 2 são particularmente o sobrepeso e o sedentarismo. A pesquisa com enfermeiras previamente comentada demonstrou que o incremento do índice de massa corporal aumenta a incidência ou o risco de se desenvolver diabetes. Outro dado obtido desse acompanhamento evidenciou que quanto maior o ganho de peso na vida adulta, maior o risco de se adquirir diabetes, inclusive indivíduos que iniciaram o estudo com peso adequado.

A distribuição abdominal de gordura também assume um papel importante na gênese do diabetes. Estudos mostram que indivíduos com IMC normal, porém com acúmulo de gordura localizada na região do abdômen, apresentam risco aumentado de apresentar a doença. A relação entre gordura abdominal e o diabetes é apresentada no capítulo 5, em que os detalhes desta fascinante e perigosa relação podem ser mais bem compreendidos. O gasto energético constitui-se em outro fator de risco modificável imprescindível na prevenção das doenças. Estudos mostram que quanto menor o gasto energético por meio da atividade física, maior o risco de se desenvolver DM tipo 2. Um dos motivos é que o músculo esquelético se constitui no principal tecido consumidor de energia e de glicose do organismo. Portanto, todos esses fatores são possíveis de intervenção para reverter o processo epidêmico de obesidade e DM tipo 2.

ALTERAÇÃO NOS FATORES DE RISCO MODIFICÁVEIS

Os efeitos do exercício físico regular e da intervenção dietética na prevalência de diabetes são explorados intensivamente em diversos estudos nacionais e internacionais como importantes alternativas preventivas. Estas pesquisas demonstram que mudanças no estilo de vida, incluindo exercícios regulares e dietas equilibradas, são ótimas alternativas terapêuticas, com resultados satisfatórios na prevenção da obesidade e diabetes e suas comorbidades relacionadas.

Recentemente, obteve-se comprovação de que alterações no estilo de vida (exercício físico regular e redução de peso) podem reduzir a incidência de DM tipo 2 em indivíduos com intolerância à glicose. Um estudo clínico examinou os efeitos de três intervenções, incluindo dieta intensiva e exercício físico, metformina (fármaco hipoglicemiante) e placebo no risco de desenvolvimento de diabetes entre indivíduos com intolerância à glicose. Neste estudo, os resultados mostraram que a intervenção sobre o estilo de vida foi significativamente mais efetiva do que o uso da metformina em prevenir o desenvolvimento de DM tipo 2. Tal estudo de grande repercussão científica demonstrou que mudanças nos hábitos de vida contribuem de maneira mais efetiva do que a intervenção somente farmacológica na prevenção ao desenvolvimento de diabetes.

Resultados semelhantes foram encontrados por estudo finlandês, após investigação por 3,2 anos, o qual mostrou redução de 58% no risco de desenvolvimento de DM tipo 2, tanto em homens quanto em mulheres que modificaram o estilo de vida, com realização de pelo menos 30 minutos de exercício de intensidade moderada, redução de 5% do peso corporal, de 30% da ingestão calórica e de 10% do conteúdo de gordura saturada. Na mesma direção, outros trabalhos demonstram que o controle de alguns fatores de risco modificáveis, como peso, alimentação habitual, uso do tabaco e prática de atividades físicas podem possuir potencial de redução de até 88% no risco de desenvolver o diabetes em indivíduos com história familiar.

Corroborando tais dados, o estudo de Pittsburgh, com indivíduos entre 40 e 55 anos e com excesso de peso, além de história familiar de diabetes (7% de mulheres), foram distribuídos aleatoriamente em grupos controle exercício, dieta e dieta mais exercício, avaliados em seis meses, por um e dois anos. Notou-se que, embora não tenham ocorrido modificações no grupo apenas exercitado, para os grupos dieta e dieta mais exercício houve reduções importantes no peso corporal e, consequentemente, na incidência do diabetes.

Em relação ao público jovem, os maiores estudos sobre prevenção de DM tipo 2 foram realizados nos índios Pima, por tratar-se de um grupo com a maior incidência dessa doença em todas as faixas etárias. Para avaliar a efetividade de um programa de prevenção sobre o DM tipo 2, escolares de uma tribo indígena com alta prevalência dessa doença foram selecionados. As crianças com glicemia superior a 200 mg/dL, duas horas após a sobrecarga de glicose, eram encaminhadas para tratamento. Aquelas com glicemia após sobrecarga de glicose entre 140 e 200 mg/dL eram encaminhadas para um programa de educação dirigida (dieta e exercício físico) em casa e na escola, além de estimular a participação destas crianças de risco em acampamentos educativos com crianças diabéticas. Para esse grupo, o programa mostrou-se eficaz para melhorar a aptidão física dessas crianças, além de ajudar no controle do peso corporal.

No Brasil, estudos interdisciplinares têm promovido avanços substanciais no tratamento da obesidade e do DM tipo 2. A aplicação interdisciplinar na prevenção e tratamento destas doenças é fundamental. É importante que todos os membros da equipe apresentem uma linguagem coesa e elaborada, para que as estratégias de implementação sejam pontuais para cada indivíduo, com consequente adoção de um estilo de vida de maior qualidade e por longo prazo. Nesse contexto, educadores físicos, nutricionistas, psicólogos, médicos, fisioterapeutas, terapeutas ocupacionais, dentistas, assistentes sociais, entre outros profissionais, trabalham de forma interdisciplinar e modificam, sobretudo, o estilo de vida sedentário e dotado de alimentação inadequada. Considerações acerca dos efeitos a longo prazo de programas interdisciplinares sobre a qualidade de vida de indivíduos obesos são apresentadas com mais detalhes no capítulo 16.

De modo geral, programas que incluem modificações nutricionais e atividade física têm, em grau variável, encontrado modificações favoráveis no estilo de vida, como menor ingestão de gordura e maior consumo de vegetais, aumento da atividade física supervisionada, de tempo livre e da vida diária, diminuição no tempo assistindo à televisão e de entretenimento com jogos eletrônicos. A partir desses resultados, estratégias no âmbito de saúde pública podem ser estabelecidas, visando à prevenção da doença. A modificação no estilo de vida deve atingir principalmente os jovens, devendo ser criadas intervenções nas creches e escolas que valorizem hábitos alimentares adequados e de atividade física, e um estilo de vida saudável e com saúde. Aos adultos e idosos, os programas tornam-se importantes, reduzindo as comorbidades associadas à obesidade e ao DM tipo 2.

EFEITOS DO ESTILO DE VIDA NA LONGEVIDADE E QUALIDADE DE VIDA

De fato, os estudos mostram que indivíduos idosos fisicamente ativos mostram melhor capacidade física, maior independência e menor número de consultas médicas, de internações e gastos com cuidados médicos quando comparados a seus pares não fisicamente ativos. A prática regular de exercícios propicia melhoras na aptidão funcional e é reconhecida como um dos fatores que auxiliam o sucesso de programas de emagrecimento e de manutenção da massa corporal. Um bom nível de aptidão física está associado a melhores marcadores de bioquímica sanguínea (colesterol total, triacilglicueróis, glicemia etc.) e, consequentemente, menor incidência de doenças coronarianas e melhor qualidade de vida.

Os estudos são concisos em mostrar que um estilo de vida fisicamente ativo tem efeito preventivo sobre a obesidade e DM tipo 2, corroborando o gasto energético, favorecendo a função mitocondrial e a oxidação de gorduras, e uma maior captação de glicose pela contração muscular. O cuidado com a qualidade da alimentação é outro item imprescindível à saúde. Maior ingestão de fibras, verduras e legumes associados a dieta equilibrada em carboidrato, proteína e gordura mostra-se capaz de proteger o organismo contra o aparecimento das doenças crônicas não transmissíveis. Porém, não só a qualidade, mas a quantidade de alimento mostra-se importante na prevenção de doenças e na longevidade.

Importante estudo mostrou que a restrição calórica (RC), sem má nutrição, retarda o envelhecimento e aumenta a expectativa de vida em primatas. Um estudo experimental, longitudinal com macacos Rhesus, mostrou que a RC de início na fase adulta reduziu a incidência de doenças relacionadas ao envelhecimento. O estudo reportou que 50% dos animais do grupo controle sobreviveram se comparado com 80% de sobrevivência dos submetidos à RC no mesmo período. Além disso, a RC adiou o aparecimento de doenças associadas ao envelhecimento. Especificamente, a RC reduziu a incidência de diabetes, câncer, doenças cardiovasculares e atrofia cerebral. Em conjunto, os dados demonstram que a RC torna o processo de envelhecimento mais lento em espécies primatas. Outras evidências sobre este tópico pode ser revisada no capítulo 17.

EFEITOS DA OBESIDADE E DM TIPO 2 NA SAÚDE

A obesidade e o DM tipo 2 constituem-se em dois grandes problemas de saúde, estando associados às principais causas de morte nas sociedades modernas: as doenças cardiovasculares, o DM tipo 2 e alguns tipos de câncer. Além disso, ambas as condições contribuem para elevados custos individuais e sociais, com impacto significativo na qualidade de vida pessoal e na economia dos países. Há ainda aumento de risco para várias doenças e morte, redução da perspectiva de emprego, com sensação de desconforto e inutilidade social. Por exemplo, obesidade e diabetes contribuem para o aumento global de hipertensão. Estimou-se que 1 bilhão de pessoas tinham hipertensão em 2000, e 1,56 bilhões de pessoas deverão apresentar esta condição em 2025. Lamentavelmente, obesidade, diabetes e hipertensão também afetam os rins. Um em cada três pacientes com diabetes desenvolve nefropatia diabética, e a incidência está aumentando rapidamente em todo o mundo. Doravante, o risco de desenvolvimento de outras comorbidades incluindo dislipidemia, doença coronariana, insuficiência cardíaca, acidente vascular cerebral, infarto do miocárdio, esteato-hepatite gordurosa não alcoólica, osteoartrite, apneia do sono, doenças neurodegenerativas (Alzheimer) e alguns tipos de câncer, como o de mama, próstata e de cólon, substancialmente só aumentam com o agravo e o não controle da obesidade e do diabetes. As consequências disto são tratadas ao longo dos demais capítulos deste livro, dando a real dimensão do prejuízo que estas doenças trazem para a saúde do indivíduo e no desenvolvimento dos países.

DIAGNÓSTICO E TIPO DE OBESIDADE

De forma simples, o diagnóstico de obesidade é baseado na história, no exame físico geral e em dados antropométricos do paciente. Os exames secundários podem ser utilizados para a obtenção de dados mais precisos sobre a composição corporal, como, por exemplo, a localização de gordura no corpo (central ou periférica), para investigação de possíveis causas secundárias e para o diagnóstico das repercussões metabólicas mais comuns da obesidade. Entre as alterações associadas à enfermidade estão: hiperglicemia, dislipidemia, hipertensão arterial, resistência à insulina, esteatose hepática gordurosa não alcoólica, síndrome da apneia obstrutiva do sono e síndrome dos ovários policísticos.

A obesidade é caracterizada pelo excesso de gordura corporal. A forma mais simples de definir obesidade no adulto é por meio do uso do índice de massa corporal (IMC).

Por meio desta avaliação é definido como sobrepeso pessoas com IMC de 24 a 30 kg/m² e obesos indivíduos com IMC de 30 kg/m² ou acima deste valor. Além disso, a obesidade pode ser dividida em outras classes de acordo com o valor do IMC, como foi observado no quadro 2.1.

Nas crianças e adolescentes, obesidade e sobrepeso são definidos com base em percentis do IMC. No entanto, existem diferentes valores de IMC e percentis para definir o excesso de peso e a obesidade. Por essa razão, não existe ainda uma definição consensual na literatura, e a variabilidade de métodos aplicados e os diferentes pontos de cortes empregados dificultam a comparação dos resultados obtidos nos estudos. Utilizando-se como referenciais os instrumentos propostos pela OMS, são considerados peso excessivo nesta população os valores acima do percentil 85 e obesidade grave os valores acima do percentil 97 do IMC para idade e sexo.

Outras técnicas mais sofisticadas e precisas, porém exigentes de equipamentos específicos e, por isso, mais onerosas, capazes de identificar o conteúdo de gordura corporal, como a bioimpedância, a absorpciometria à dupla energia de raios X (DXA) e a água corporal total, podem ser utilizadas. A identificação da localização da gordura tem um motivo especial, pois prediz o risco de doenças cardiovasculares, sendo aquela localizada na região visceral a mais perigosa.

CLASSIFICAÇÃO DA OBESIDADE CONFORME A LOCALIZAÇÃO DA GORDURA

Além da identificação do conteúdo de massa adiposa presente em cada indivíduo, é necessário identificar sua localização no corpo. O excesso de gordura pode estar mais concentrado na região abdominal ou no tronco, o que define obesidade tipo android e ou intra-abdominal (tipo maçã), mais frequente, mas não exclusiva no sexo masculino. Contudo, a gordura pode estar predominantemente localizada na região dos quadris, o que define obesidade tipo ginoide, subcutânea e gluteofemoral (tipo pera), mais frequente, mas não exclusiva do sexo feminino. A importância dessa determinação se dá pelo fato de a obesidade androide ter maior correlação com as complicações cardiovasculares e metabólicas que a obesidade ginoide, que apresenta como doenças associadas complicações vasculares periféricas e problemas ortopédicos e estéticos.

A identificação do acúmulo de gordura na região visceral pode ser conseguida por diversos métodos, e os mais precisos são a tomografia computadorizada e a ressonância magnética, que são mais onerosos e nem sempre disponíveis para este propósito. Uma alternativa mais viável e prática é a medida da cintura ou relação cintura-quadril. Além disso, outro método de fácil aplicação e custo barato é o da medida das pregas cutâneas, que permite também uma avaliação regional da adiposidade. Para isto, são necessários um adipômetro e treinamento prévio com o aparelho.

A medida da cintura é obtida por meio do uso simples de fita métrica, sendo considerada a menor circunferência entre a última costela e a crista ilíaca, horizontalmente com o indivíduo em pé. É considerado limite normal a circunferência < 95 cm para homens e < 80 cm para mulheres. O risco de existir pelo menos um fator clássico de risco coronariano aumenta substancialmente quando a medida em homens ultrapassa 102 cm e em mulheres os 88 cm. Vale ressaltar que o risco associado com a circunferência abdominal difere entre as populações, o que dificulta desenvolver pontos de corte universalmente aplicáveis, embora a maioria dos estudos epidemiológicos em populações ocidentais situe o nível de risco entre 90 e 100 cm. Na infância e adolescência, entretanto, a escassez de estudos prospectivos a longo prazo não permite a simples extrapolação desse conhecimento. Somado a isso, o fato de essa medida apresentar variação, em razão do crescimento físico, faz com que os pontos de corte, quando existentes, tenham de ser diferentes para cada faixa etária, devendo, por isso, ser utilizados cautelosamente.

Já a circunferência do quadril é feita na altura do trocanter do fêmur com o indivíduo na posição previamente descrita, podendo ser calculada então a relação cintura-quadril, sendo o resultado obtido do quociente entre ambas as medidas. Quanto maior a relação ou a medida da cintura, maior o risco de doenças cardiovasculares e DM tipo 2. Relação cintura-quadril superior a 0,8 em mulheres e 0,9 em homens define distribuição central de gordura e, estatisticamente, correlaciona-se com maior quantidade de gordura visceral, medida por métodos de imagem. Apesar da impressão de fragilidade do método, este é fundamental, uma vez que os aparelhos de diagnóstico de obesidade central muitas vezes limitam a inserção e a acomodação do indivíduo obeso em seu espaço interno, o que impossibilita ou dificulta o processo.

DIAGNÓSTICO E TIPO DE DIABETES

Diabetes mellitus é um grupo de condições metabólicas crônicas caracterizadas pelo elevado nível de glicose no sangue resultante da inabilidade do corpo em produzir insulina ou da resistência à ação deste hormônio, ou ambos. Este grupo de condições pode ser subdividido clinicamente em quatro tipos distintos:

1. Tipo 1, que resulta da destruição autoimune das células beta do pâncreas e é caracterizado pela completa falta de produção de insulina.
2. Tipo 2, que se desenvolve quando existe aumento anormal da resistência à ação da insulina no corpo e a produção de insulina não é suficiente para sobrepor à resistência. Em geral, está fortemente associada à obesidade.
3. Diabetes gestacional, que é uma forma de intolerância à glicose e que afeta algumas mulheres durante a gravidez.
4. Um grupo de outros tipos de diabetes, causado especificamente por defeitos genéticos da função das células beta ou ação da insulina, doenças do pâncreas, ou drogas e substâncias químicas.

O *diabetes mellitus* tipo 1 (DM tipo 1) representa 5 a 10% de todos os casos. Entre os principais fatores de risco estão autoimunidade, suscetibilidade genética e meio ambiente. Para o DM tipo 1 ainda não são conhecidos meios de prevenção.

O DM tipo 2 é responsável por 90 a 95% de todos os casos de diabetes diagnosticados. Essa forma de diabetes geralmente tem início com resistência à insulina, e a ineficiência do corpo em produzir insulina em quantidades satisfatórias para compensar a resistência leva o pâncreas a reduzir sua produção de insulina ou eventualmente cessar essa produção.

Outro dado relevante diz respeito ao diabetes gestacional. Mulheres obesas, com histórico familiar de obesidade, e que tiveram diabetes gestacional em outra gravidez fazem parte de um grupo de alto risco se comparado a outras mulheres para o desenvolvimento de diabetes gestacional. Para essas, um controle rígido da glicemia e cuidados com o diabetes gestacional são necessários para prevenir complicações no nascimento e no desenvolvimento infantil. Além do mais, as mulheres que tiveram diabetes gestacional apresentam risco aumentado de 20 a 50% em desenvolver DM tipo 2 de início tardio na vida.

Assim, o diabetes tipos 1 e 2 são os mais frequentes. Porém, o tipo 2 é o mais prevalente, compreendendo cerca de 90% dos casos, com íntima relação com excesso de gordura corporal. Embora o diagnóstico e os sintomas para ambos os tipos de diabetes sejam semelhantes, a altíssima prevalência de DM tipo 2 na população atual dirige todas as atenções para a compreensão dessa forma de diabetes.

SINAIS E SINTOMAS DO DIABETES PARA O DIAGNÓSTICO

Os sinais e os sintomas do diabetes dependem principalmente da hiperglicemia. Diante dos elevados níveis de glicose circulantes no sangue, parte desse açúcar é eliminado na urina (glicosúria), carregando consigo água em excesso (diurese osmótica). Isso significa que a eliminação de água renal junto com a glicose provoca aumento na frequência de micção, estado classicamente denominado de poliúria, um importante sinal de diabetes. A eliminação de líquidos é compensada pelo aumento da ingestão de água (polidipsia) mediada por mecanismos que controlam a sede. A dificuldade em captar e armazenar nutrientes em tecidos e órgãos e a perda destes pela urina causam redução do peso corporal, fraqueza (fadiga) e fome excessiva (polifagia).

A manutenção da hiperglicemia provoca danos aos tecidos glicose-dependente, em especial as células oculares e nervosas. As primeiras, em resposta ao fluxo sanguíneo alterado e à neovascularização (vasos frágeis), sofrem hemorragias e deslocamento da retina (vista embaçada e perda gradativa de visão). Os neurônios sofrem desmielinizações e lesões axonais (neuropatia periférica e autonômica), com consequente perda de sensibilidade nas extremidades, que, em conjunto com a redução do fluxo sanguíneo, torna o organismo suscetível ao desenvolvimento de úlceras neuroisquêmicas (pé diabético), causa mais comum de amputação não traumática. Além disso, a alteração funcional do sistema nervoso autônomo provoca alterações, por exemplo, do controle do ritmo cardíaco (arritmias) e dos mecanismos essenciais de homeostase hídrica (desidratação). Por fim, e não menos importante, a condição de hiperglicemia causa também danos aos rins, com evolução que parte de microalbuminúria persistente para proteinúria intermitente, até a insuficiência renal crônica (nefropatia diabética), uma das principais causas de diálise no Brasil.

No entanto, muitos desses sinais e sintomas não são percebidos pelo doente e a doença costuma ter progressão lenta, podendo manter-se assintomática por vários anos, o que caracteriza a insidiosidade da doença e dificulta seu diagnóstico, contudo não justifica seu atraso.

A confirmação do diagnóstico clínico é feita por meio de alguns exames laboratoriais adicionais, sendo utilizados, na maioria das vezes, a glicemia de jejum ou os valores de glicemia após sobrecarga por via oral de glicose para a identificação da doença (teste de tolerância à glicose oral), como sugerido no quadro 2.2.

Quadro 2.2. Critérios de diagnóstico do diabetes. Valores de glicemias (mg/dL, segundo a Associação Americana de Diabetes e Sociedade Brasileira de Diabetes).

Categorias	Glicemia de jejum (mg/dL)	Glicemia 2 horas após 75 g de glicose oral
Normal	Até 100	Até 140
Glicemia de jejum alterada	≥ 100 e < 126	< 140
Tolerância à glicose alterada	< 126	≥ 140 e < 200
Diabetes	≥ 126	≥ 200

Outras formas de determinação e controle se dão por meio da mensuração da hemoglobina glicosilada ou glicada (dosagem laboratorial que permite saber como esteve o controle do diabetes nos últimos 60 a 90 dias), ou avaliação da presença de glicosúria. O teste de hemoglobina glicosilada é considerado de extrema relevância ao controle do diabetes. As hemoglobinas glicadas são formadas pela adição espontânea de glicose ao grupo aminoterminal das proteínas hemoglobínicas. Como a vida útil dessas células é por volta de 8 a 12 semanas, é possível acompanhar o controle individual da doença nesse período, permitindo ajustes no tratamento quando necessários.

O diagnóstico precoce é imprescindível à prevenção das complicações crônicas do diabetes, já que a hiperglicemia e as alterações metabólicas associadas causam diversas avarias à saúde, previamente apresentadas, que alteram negativamente a qualidade e a expectativa de vida das pessoas.

PATOGÊNESE DO DM TIPOS 1 E 2

O DM tipo 1 é a condição de deficiência na produção de insulina causada pela destruição das células beta. Este tipo de diabetes é comumente conhecido como uma doença autoimune, na qual o corpo falha no reconhecimento das células beta como próprias do organismo e as destrói por meio de anticorpos produzidos por células do sistema imune. Isso resulta em deficiência absoluta de insulina e tendência à cetoacidose.

O DM tipo 1 é uma doença complexa, cujo início, em indivíduos geneticamente suscetíveis, é algumas vezes precedido por uma infecção viral ou disparada por fatores comportamentais e nutricionais. Como os portadores de DM tipo 1 apresentam deficiência na produção de insulina ou sua ausência, o único tratamento é por meio do uso regular de insulina por via exógena. Embora a obesidade e a consequente resistência à insulina possam coexistir com o DM tipo 1, esta associação é incomum antes do tratamento. Os marcadores da destruição autoimune das células beta são os autoanticorpos para células de ilhotas (ICA), para insulina (IAA), para descarboxilase do ácido glutâmico (GAD 65) e para tirosina fosfatase (IA2 e IA2b). Devido à incidência ser maior na infância e na adolescência, na faixa etária que abrange dos 10 aos 14 anos, o DM tipo 1 foi por muito tempo conhecido como diabetes juvenil, no entanto, não é exclusivo dessa faixa etária.

O DM tipo 2 constitui-se na forma mais comum da doença, sendo que as etiologias não estão bem estabelecidas. Obesidade, inatividade física, alimentação inadequada, envelhecimento e ainda um componente genético maldefinido aceleram o aparecimento e o desenvolvimento da doença. A gênese da hiperglicemia envolve uma tríade de anormalidades, que inclui o aumento da produção hepática de glicose (glicogenólise e gliconeogênese) e a diminuição na secreção e ação da insulina (resistência à insulina), reduzindo a utilização e o armazenamento de glicose pelo organismo. O ganho excessivo de peso na forma de gordura, em particular da adiposidade abdominal, é frequente e agrava a resistência à insulina, sendo fator determinante do aparecimento dessa forma de diabetes.

O tecido adiposo produz citocinas (fator de necrose tumoral-alfa, interleucinas) e ácidos graxos, que comprometem a secreção e a ação da insulina. A participação do tecido adiposo na promoção de resistência à insulina e, consequentemente, DM tipo 2 constitui-se em marco importante à compreensão da etiologia da doença e por isso será abordado com mais detalhes no capítulo 5.

Na fase inicial do DM tipo 2, a resistência à ação da insulina é compensada pelo aumento da sua secreção e tolerância normal à glicose. À medida que se agrava a resistência, a capacidade secretora torna-se cada vez mais inadequada e insuficiente, resultando em hiperglicemia, principalmente após as refeições, culminando em intolerância à glicose. O posterior declínio da secreção de insulina e a crescente produção de glicose pelo fígado acabam por elevar a glicemia de jejum. As características do DM tipos 1 e 2 são sumarizadas no quadro 2.3.

CONSIDERAÇÕES FINAIS

Obesidade e diabetes são duas doenças altamente prevalentes na sociedade e com espera de aumento no número de pessoas acometidas nas próximas décadas. Seden-

Quadro 2.3. Principais características do diabetes tipos 1 e 2.

Características	Diabetes tipo 1	Diabetes tipo 2
Idade e biótipo	Crianças e adolescente magros	Adultos com idade superior a 40 anos, obesos (especialmente com excesso de gordura na região central)
Produção de insulina	Baixa ou ausente	Normal ou elevada
Autoanticorpos Antiproteínas pancreáticas	Presentes	Ausentes
Complicação aguda Tendência a cetoacidose	Frequentemente	Rara
História familiar	Rara (menos de 6%)	Frequente (20-40%)
Frequência	5-10% dos casos de diabetes	90-95% dos casos de diabetes
Prevalência na população	0,1-0,3%	7,4%
Sinais e sintomas da doença	Geralmente presentes	Assintomático em até 50% dos casos
Tratamento	Insulina	Hipoglicemiantes orais, fármacos antiobesidade, exercício físico regular e nutrição adequada, insulina é necessária após anos da doença

tarismo e má alimentação são considerados mudanças-chave que ocorreram no estilo de vida ao longo dos anos da história do homem para o progresso epidêmico dessas doenças. Por outro lado, estudos longitudinais e bem controlados proveem evidências da eficácia da educação do estilo de vida para indivíduos com alto risco para obesidade e DM tipo 2, na aquisição de melhor qualidade de vida e redução das comorbidades vinculadas a ambas as doenças. Por meio da modificação do estilo de vida, baseada em atividade física e alimentação balanceada, observa-se redução do risco de desenvolver obesidade e DM tipo 2 nas diferentes fases do ciclo vital. Tal fato indica que programas educacionais e de intervenção, para a mudança do estilo de vida de crianças, adultos e idosos, devem ser criados com emergência para que se consiga nos próximos anos reduzir e modificar a velocidade de evolução dessa epidemia de obesidade e diabetes, tão onerosa à sociedade e dramática à saúde das pessoas que desenvolvem a doença.

BIBLIOGRAFIA

1. Atkinson MA, Eisenbarth GS. Type 1 diabetes: new perspectives on disease pathogenesis and treatment. Lancet 2001;358(9277):221-9.
2. Brown T, Edmunds LD, Moore H, Whittaker V, Avery L, Summerbell C. Systematic review of long-term lifestyle interventions to prevent weight gain and morbidity in adults. Obes Rev 2009;10(6):627-38.
3. Chan JM et al. Obesity, fat distribution and weight gain as risk factors for clinical diabetes in men. Diabetes Care 1994;17(9):961-9.
4. Christensen K, Doblhammer G, Rau R, Vaupel J. Ageing populations: the challenge ahead. Lancet 2009;374(9696):1196-208.
5. Colditz GA, Willett WC, Rotnitzky A, Manson JE. Weight gain as risk factor for clinical diabetes mellitus in women. Annu Intern Med 1995;122(7):481-6.
6. Colman RJ, Anderson RM, Johnson SC, Kastman EK, Kosmatka KJ, Beasley M et al. Caloric restriction delays onset and mortality in Rhesus monkeys. Science 2009;325 (5937):201-4.
7. DeFronzo RA, Bonadonna RC, Ferrannini E. Pathogenesis of NIDDM. A balanced overview. Diabetes Care 1992;15(3):318-68.
8. Eaton SB, Konner M. Paleolithic nutrition. A consideration of its nature and current implications. N Engl J Med 1985;312(5):283-9.
9. Fretts AM, Howard BV, Kriska AM, Smith NL, Lumley T, Lee ET et al. Physical activity and incident diabetes in American Indians: the Strong Heart Study. Am J Epidemiol 2009;70(5):632-9.
10. Golay A, Bobbioni E. The role of dietary fat in obesity. Int J Obes Relat Metab Disord 1997;3(Suppl):S2-11.
11. Hill JO. Undertanding and addressing the epidemic of obesity: an energy balance perspective. Endocr Rev 2006;27(7):750-61.
12. Hossain P, Kawar B, El Nahas M. Obesity and diabetes in the development world: a growing challenge. N Engl J Med 2007;356 (3):213-5.
13. Hu FB, Manson JE, Stampfer MJ, Colditz G, Liu S, Solomon CG, Willet WC. Diet, lifestyle, and the risk of diabetes mellitus in women. NEJM 2001;345(11):790-7.
14. Jung RT. Obesity as a disease. Br Med Bull 1997;53(2):307-21.
15. Katz DL. School-based interventions for health promotion and weight control: not just waiting on the world to change. Annu Rev Public Health 2009;29(30):253-72.
16. Knowler WC, Barret-Connor E, Fowler SE. Reduction in the incidence of type 2 diabetes with lifestyle intervention or metformin. N Engl J Med 2002;346(6):393-403.
17. Tuomilehto J, Lindstrom J, Eriksson JG, Valle TT, Hämäläinen H, Ilanne-Parikka P et al. Prevention of type 2 diabetes mellitus by changes in lifestyle among subjects with impaired glucose tolerance. N Engl J Med 2001;344(18):1343-50.
18. Wing RR, Venditti E, Jakicic JM, Polley BA, Lang W. Lifestyle intervention in overweight individuals with a family history of diabetes. Diabetes Care 1998;21(3):334-5.

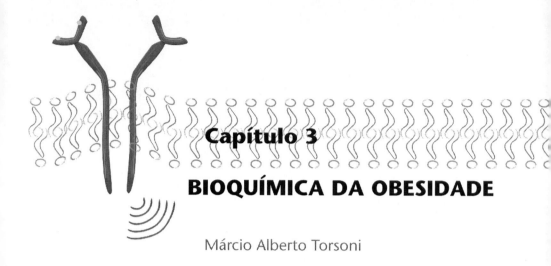

Capítulo 3
BIOQUÍMICA DA OBESIDADE

Márcio Alberto Torsoni

VIAS METABÓLICAS DA OBESIDADE

O acúmulo de gordura depende do balanço entre a sua síntese (lipogênese) e a degradação (lipólise e oxidação de ácidos graxos). O depósito de gordura é resultado de um balanço energético positivo crônico que leva a aumento gradual da massa de tecido adiposo branco. Este balanço energético é realizado por um complexo mecanismo bioquímico que modula a fome e o gasto energético a partir de alterações hormonais, indução e repressão da expressão gênica, além da inibição e ativação de proteínas sinalizadoras. O sistema nervoso central, as glândulas exócrinas e endócrinas e tecidos, tais como músculo, fígado e adiposo, desempenham papéis fundamentais no controle dos depósitos de gordura do corpo. As funções desempenhadas por estes tecidos envolvem a percepção do estado energético e o controle da produção de hormônio se há resposta metabólica diante do estado nutricional, seja de jejum seja pós-prandial.

De maneira geral, o jejum resulta em menor gasto energético e aumento da fome para restabelecer o equilíbrio energético. Por outro lado, em períodos pós-prandiais, o gasto energético aumenta e os sinais de saciedade são desencadeados. Explorar as nuances destes mecanismos e compreender como a atividade do sistema nervoso central, os hormônios e as vias metabólicas são modulados nos diferentes tecidos envolvidos na síntese e armazenamento de lipídios seria tão complexo quanto estimulante. Entretanto, a compreensão de maneira detalhada destes processos traria benefícios para o desenvolvimento de condutas nutricionais e farmacológicas para o tratamento da obesidade e das doenças associadas.

A capacidade de armazenar energia foi muito importante durante a evolução da espécie humana. Para os nossos ancestrais era imprescindível que a capacidade de se defender de predadores, caçar e também de procriar fosse mantida, mesmo em períodos de escassez de alimentos. Nestes indivíduos, as vias metabólicas responsáveis pelo armazenamento de energia atribuíam uma vantagem evolutiva muito grande, mas que na sociedade moderna vêm contribuindo para o armazenamento excessivo de gordura (aspectos discutidos no capítulo 5).

O metabolismo de gordura envolve basicamente três processos, a lipogênese, a lipólise e a oxidação das gorduras, que serão abordados em pontos diferentes neste capítulo.

A lipogênese envolve o processo de síntese do ácido graxo e do triacilglicerol e ocorre principalmente no tecido adiposo e no fígado. Este processo não deve ser confundido com a adipogênese, que se refere à diferenciação de pré-adipócitos em adipócitos.

No tecido adiposo os triacilgliceróis estão armazenados em grandes vacúolos que representam cerca de 90% do volume da célula adiposa. Neste tecido, encontramos 95% dos lipídios do corpo estocados. O restante é encontrado em outros tecidos, tais como fígado e músculos, e apenas uma pequena parte é encontrada no plasma. O triacilglicerol armazenado é obtido principalmente da dieta (transportados por quilomícrons), mas os ácidos graxos também podem ser obtidos a partir da síntese que ocorre no fígado e adipócitos, utilizando como substrato aminoácidos e principalmente os carboidratos da dieta (síntese *de novo*). No fígado, os ácidos graxos sintetizados são esterificados a glicerol, dando origem ao triacilglicerol, que é exportado através da lipoproteína de muito baixa densidade (VLDL) para ser incorporado às reservas de triacilglicerol no tecido adiposo. Estas reservas podem ser mobilizadas para fornecer substrato energético (ácidos graxos) para outros tecidos. Este processo é conhecido como lipólise e envolve a hidrólise do triacilglicerol pela lipase hormoniossensível (HSL) e a triacilglicerol lipase do tecido adiposo (ATGL). Os produtos da hidrólise do triacilglicerol, o ácido graxo e o glicerol, são transportados pelo sangue e captados pelos tecidos. O glicerol, devido a sua polaridade, é transportado livremente pelo sangue e pode ser captado pelo fígado para ser utilizado como substrato da gliconeogênese (produção de glicose a partir de substratos que não são carboidratos). Os ácidos graxos são transportados ligados à albumina e podem ser captados pelo fígado, musculatura e tecido adiposo. Na musculatura e no fígado, os ácidos graxos poderão ser oxidados para a obtenção de energia, ou até mesmo reesterificados a triacilglicerol, como ocorre no tecido adiposo e, em menor grau, no fígado.

O controle do armazenamento e da mobilização dos triacilgliceróis é realizado por hormônios, principalmente insulina, leptina e catecolaminas, mas outros fatores tais como o estado nutricional e o exercício físico também podem direcionar o metabolismo para o armazenamento do triacilglicerol. A integridade dos processos que controlam a síntese e a degradação de gorduras nos adipócitos e no fígado é essencial para a manutenção da homeostase energética. O descontrole deste processo tem importante papel na gênese da obesidade, resistência à insulina, esteatose hepática e diabetes tipo 2.

LIPÓLISE

Como descrito acima, a partir da lipólise são liberados ácidos graxos e glicerol no tecido adiposo. A enzima limitante neste processo é a HSL, que sofre intensa regulação através de fosforilação reversível promovida pela proteína quinase A (PKA) no resíduo de Ser-563 e pela proteína quinase ativada por AMP (AMPK) no resíduo de Ser-565. O primeiro sítio de fosforilação (Ser-563) é fosforilado em resposta ao estímulo lipolítico, promovido principalmente pelas catecolaminas, adrenalina (via circulação geral) ou noradrenalina (via inervação simpática do tecido). As catecolaminas, por meio de receptores β-adrenérgicos (β1, β2, β3) acoplados a proteínas G-estimulatórias, ativam a adenilato ciclase elevando os níveis de AMPc no citoplasma, promovendo, dessa maneira, a ativação da PKA, responsável pela fosforilação da HSL (Ser-563). Receptores do tipo α1-adrenérgicos também podem estimular a lipólise por meio da ativação da fosfolipase C-β3 (PLC-β3) que, por sua vez, produz elevação dos níveis de IP3 e de Ca^{2+} intracelular, ativação da proteína quinase C (PKC) e aumento da atividade lipolítica. Por outro lado, os receptores do tipo α2-adrenérgicos acoplados a proteínas G inibitórias podem inibir a adenilato ciclase e os passos seguintes que ativam a HSL no tecido adiposo.

Outra proteína importante para o processo de lipólise é a perilipina que se encontra associada aos depósitos de gordura no citoplasma dos adipócitos. Essa proteína tem papel importante na arquitetura desses depósitos, impedindo o acesso da HSL aos triacilgliceróis. Contudo, a fosforilação de vários resíduos de serina pela PKA promove alterações conformacionais na perilipina que permitem o acesso da HSL ao triacilglicerol. Em camundongos *knockout* para a proteína perilipina, a taxa de lipólise basal está aumentada e a massa de tecido adiposo apresenta-se reduzida. Por outro lado, a expressão ectópica da perilipina em pré-adipócitos resulta em numerosos depósitos de gordura no citoplasma com perilipina na superfície desses depósitos. Dessa maneira, tanto a fosforilação da HSL como da perilipina são fundamentais para o início da lipólise. Estudos mais recentes encontraram também que outros sítios podem ser fosforilados por isoproterenol (Ser-659 e Ser-660) e pela quinase ativada por sinal extracelular (ERK) (Ser-600), resultando em ativação da lipólise.

Em condições nutricionais e hormonais favoráveis, a lipólise é inibida, impedindo, dessa maneira, o fluxo de ácidos graxos pelo sangue. A inibição desse processo ocorre principalmente pela insulina através de seu receptor localizado na membrana celular. A ligação da insulina no receptor promove uma mudança conformacional do receptor que se autofosforila e subsequentemente fosforila em tirosina os substratos do receptor (conhecidos por IRS), conduzindo à ativação da fosfatidil-inositol-3-quinase (PI3-q). Esta cascata de fosforilação desencadeada pela insulina resulta na ativação da fosfodiesterase-3 (PDE3) que catalisa a degradação do AMPc, diminuindo, dessa maneira, o efeito estimulatório sobre a PKA.

Outro importante mecanismo de inibição da lipólise ocorre através da ativação da AMPK, uma serina/treonina quinase sensível aos níveis intracelulares de AMP. Em geral, sua atividade é aumentada quando a razão AMP/ATP está elevada e inibida quando a demanda por energia reduz e os níveis de ATP se encontram aumentados. A AMPK quando ativada estimula as vias catabólicas que produzem energia para a célula e inibe os processos anabólicos. Em contrapartida, no tecido adiposo a AMPK é capaz de fosforilar a Ser-565 da HSL, diminuindo a capacidade da PKA de fosforilar a

Ser-563 e, consequentemente, reduzindo a atividade lipolítica. Este efeito pode ser observado quando adipócitos são cultivados na presença de 5-aminoimidasol-4-carboxamida-ribonucleosídio (AICAR) ou metformina. Esses dois fármacos ativam a AMPK por mecanismos diferentes, mas ambos reduzem a atividade lipolítica desencadeada pelo isoproterenol, um agonista de receptores adrenérgicos do tipo β1 e β2.

Interessantemente, como será discutido no texto, a proteína AMPK também pode inibir a lipogênese por meio da inibição da enzima acetil-CoA carboxilase (ACC) e a redução da expressão de enzimas lipogênicas, tanto no fígado como no tecido adiposo.

Captação dos ácidos graxos pela célula e transporte para a mitocôndria

Como já citado anteriormente, os ácidos graxos são transportados no sangue, principalmente ligados à albumina. Cabe lembrar que os ácidos graxos provenientes da lipólise no tecido adiposo se direcionam principalmente para o fígado e o tecido muscular para serem oxidados no interior da mitocôndria. Para que a oxidação aconteça, o ácido graxo necessita ser captado pela célula e ativado no citoplasma, para posteriormente ser transportado para o interior da mitocôndria. Os ácidos graxos de cadeia longa não podem difundir de maneira passiva pela membrana e sua captação pela célula requer um mecanismo específico de transporte. Os diferentes tipos celulares apresentam transportadores que facilitam e regulam a entrada de ácidos graxos na célula. Entre estas proteínas podemos destacar a translocase de ácidos graxos (FAT), a proteína transportadora de ácidos graxos (FATP) e a proteína de ligação de ácidos graxos da membrana plasmática e citosólica (FABPpm e FABPc). A ação destas proteínas permite que o ácido graxo atravesse a membrana plasmática e seja transportado até a mitocôndria, onde será apresentado à enzima acil-CoA sintase (ACS), que está presa na membrana externa desta organela. Esta enzima é responsável pela ativação do ácido graxo, isto é, pela ligação da coenzima A (CoA) ao ácido graxo. A ACS catalisa a formação de uma ligação tioéster entre a carboxila do ácido graxo e o grupo sulfidrila da CoA e, para isso, consome energia de ATP citoplasmático que é convertido em AMP. A molécula de acil-CoA formada pode ser reconhecida pelo sistema que transporta ácidos graxos para o interior da mitocôndria. Este sistema é chamado de carnitina palmitoil transferase (CPT) e está localizado também na membrana da mitocôndria (Figura 3.1). Este sistema é constituído basicamente de duas isoformas da CPT (CPT-I e CPT-II), da translocase de ácido graxo e da carnitina.

A CPT-I, que está localizada no espaço entre as membranas da mitocôndria, realiza a transferência do acil (ácido graxo) do grupo sulfidril da CoA para a hidroxila da molécula de carnitina, formando a acilcarnitina. A acilcarnitina é transportada para a matriz mitocondrial por uma translocase localizada na membrana mitocondrial interna e, então, a CPT-II que também está localizada na membrana interna da mitocôndria transfere o grupo acil da acilcarnitina para uma molécula de coenzima A (CoA) mitocondrial, originando novamente a molécula de acil-CoA. A carnitina liberada é devol-

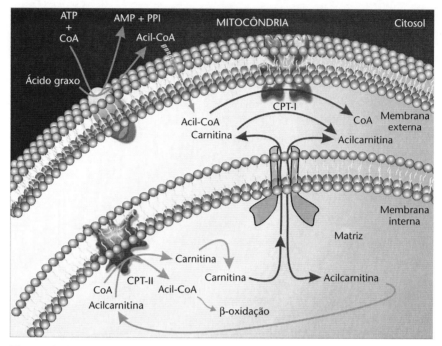

Figura 3.1. Ativação e transporte de ácidos graxos para o interior da mitocôndria através do sistema carnitina palmitoil transferase (CPT).

vida ao citoplasma através da mesma translocase que transporta a molécula de acilcarnitina para o interior da mitocôndria. A partir deste ponto, o ácido graxo será oxidado pelas enzimas que constituem a β-oxidação mitocondrial (cadeias longas).

Várias proteínas envolvidas com a captação, ativação, transporte para a mitocôndria e oxidação dos ácidos graxos têm seus genes regulados por fatores de transcrição conhecidos como PPAR (receptores ativados por proliferadores peroxissomais). Os PPARs podem ser ativados por ácidos graxos saturados e insaturados, mas alguns ligantes sintéticos, tais como os fibratos (clofibrato, fenofibrato e bezafibrato) e tiazolidinedionas (troglitazona, rosiglitazona e ciglitazona), foram desenvolvidos e têm sido utilizados na clínica médica. Estes ativadores de PPAR melhoram o perfil lipêmico, a sensibilidade à insulina e estudos moleculares têm mostrado que os ligantes de PPAR modulam positivamente a expressão de vários genes envolvidos com o metabolismo de lipídios, tais como HSL (PPAR-α e PPAR-γ), ACS (PPAR-α e PPAR-γ), CPT (PPAR-α e PPAR-γ) e genes envolvidos com a β-oxidação (PPAR-α).

β-oxidação

A oxidação dos ácidos graxos é chamada de β-oxidação e ocorre no interior das mitocôndrias, do retículo endoplasmático e dos peroxissomos. Os peroxissomos são organelas citoplasmáticas envoltas por uma membrana única e estão presentes em praticamente todas as células eucarióticas. Nos peroxissomos, os ácidos graxos de cadeia muito longa (> 20 carbonos) são oxidados de maneira similar à β-oxidação mitocondrial que será descrita adiante no texto. A β-oxidação peroxissômica encurta os ácidos graxos de cadeia muito longa e os direciona para as mitocôndrias, onde serão completamente oxidados. Uma característica importante da β-oxidação peroxissomal é a produção do peróxido de hidrogênio (H_2O_2), que é reduzido a H_2O e O_2 através da ação da enzima catalase.

Nas mitocôndrias, a β-oxidação é constituída por quatro reações enzimáticas que realizam o encurtamento do ácido graxo em 2 carbonos. Cada unidade de 2 carbonos liberada pelo processo de β-oxidação dá origem à acetil-CoA, além de reduzir uma molécula de NAD^+ e uma molécula de FAD. Esses produtos da β-oxidação são direcionados para o ciclo de Krebs (acetil-CoA) e a cadeia respiratória (NADH e $FADH_2$) para a produção de energia na célula. Este processo se repete até que o ácido graxo tenha sido totalmente oxidado.

A oxidação dos ácidos graxos no fígado produz uma grande quantidade de acetil--CoA que é convertida a corpos cetônicos (β-hidroxibutirato, acetoacetato e acetona) e liberada na corrente sanguínea. Este é um mecanismo bioquímico importante que permite ao fígado transferir para outros tecidos os carbonos oxidáveis (acetil-CoA) que foram produzidos durante a β-oxidação. Os tecidos que captam os corpos cetônicos podem utilizá-los como substratos do ciclo de Krebs e, portanto, gerar energia. Entretanto, o β-hidrobutirato e o acetoacetato representam as bases conjugadas do ácido β-hidroxibutírico e do ácido acetoacético e liberam prótons que podem contribuir para a redução do pH sanguíneo. Em algumas condições, a intensa degradação dos ácidos graxos pode ser percebida pela mudança no hálito do indivíduo decorrente da volatilização da acetona nos pulmões (hálito cetônico).

Nos indivíduos diabéticos não tratados, a intensa lipólise causada pela ausência da insulina (diabetes tipo 1) pode levar a um aumento exagerado na oxidação de ácidos graxos no fígado. Nessa situação, a produção e a liberação dos corpos cetônicos no sangue contribuem para a redução do pH sanguíneo, um quadro chamado de cetoacidose, que é acompanhado de cetonúria.

O controle da oxidação dos ácidos graxos, como já mencionado, pode ser realizado por meio da liberação de hormônios, principalmente insulina e glucagon, mas também de catecolaminas. Dentre as proteínas intracelulares que respondem tanto a sinais hormonais como nutricionais e tem a capacidade de modular a atividade de outras enzimas relacionadas à oxidação e à síntese de gordura, uma que apresenta papel fundamental é a AMPK, proteína quinase ativada por AMP.

Na célula muscular e hepática o controle da oxidação pode ser realizado por meio da proteína AMPK que é ativada pela leptina (através de seu receptor Ob-R), por estímulo central, atividade física e depleção de energia na célula. A AMPK ativada é responsável pela fosforilação da acetil-CoA carboxilase (ACC), inibindo-a. Neste ponto do texto, cabe uma sucinta explicação do papel da enzima ACC na síntese de ácidos graxos. Esta carboxilase é responsável pela carboxilação do acetil-CoA produzindo o malonil-CoA, que é o substrato da enzima ácido graxo sintase (FAS) durante a síntese citoplasmática de ácidos graxos. Entretanto, o malonil-CoA, produzido principalmente pela isoforma β (ACCβ), pode ligar-se a CPT-I, impedindo que o ácido graxo seja transportado para o interior da mitocôndria, diminuindo a β-oxidação. Dessa maneira, condições que resultem em ativação da AMPK (ativação de receptores adrenérgicos, leptina, exercício físico etc.) levam à fosforilação da Ser-79 da ACC, inativando-a e reduzindo os níveis de malonil-CoA disponíveis para a síntese e desbloqueando a atividade da CPT-I. Nessa condição, os ácidos graxos provenientes da lipólise podem ser transportados para o interior da mitocôndria e oxidados na β-oxidação (Figura 3.2).

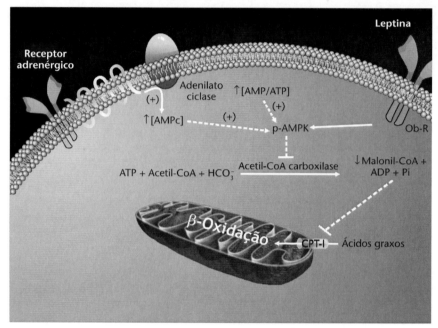

Figura 3.2. Mecanismo de controle da oxidação dos ácidos graxos pela AMPK.

LIPOGÊNESE

Em tecidos reconhecidamente lipogênicos, tais como o fígado e o tecido adiposo, a síntese de ácidos graxos ocorre com a finalidade de armazenamento de energia na forma de triacilglicerol. Contudo, a via de síntese de ácidos graxos não está apenas envolvida com a síntese de lipídios para o armazenamento ou constituição de membranas biológicas. As enzimas que participam da via de síntese de ácidos graxos (AMPK, ACC e FAS) e os metabólitos (malonil-CoA e ácidos graxos) desempenham funções importantes em mecanismos de sinalização celular. Estudos recentes em camundongos e ratos têm atribuído tanto às enzimas como aos metabólitos encontrados no tecido hipotalâmico funções importantes de controle do gasto energético e saciedade. Estes mecanismos serão mais explorados em um tópico em particular após a descrição dos mecanismos bioquímicos envolvidos com a lipogênese e da função de alguns componentes da dieta na modulação da lipogênese.

A lipogênese é um processo bioquímico sensível aos componentes nutricionais da dieta e à regulação hormonal. Entre os diferentes macronutrientes presentes em uma dieta, os carboidratos e os ácidos graxos são os que contribuem de maneira mais efetiva tanto para o ganho energético quanto para o controle da expressão gênica. Os ácidos graxos poli-insaturados estão envolvidos com a inibição da expressão de genes relacionados com a síntese de ácidos graxos, tais como os genes para as proteínas FAS e a estearoil-CoA-dessaturase (SCD). Por outro lado, uma dieta rica em carboidratos estimula a lipogênese no fígado e no tecido adiposo por meio da ativação de fatores de transcrição dependentes da glicose e/ou da insulina.

Embora a lipogênese seja um processo bioquímico ligado ao armazenamento de energia e isto, em um primeiro momento, só faz sentido em períodos de abundância de nutrientes, a lipogênese também pode ser observada durante o jejum. Este aparente paradoxo pode ser observado quando a lipólise é ativada no tecido adiposo e isto gera um aumento na concentração de ácidos graxos livres no sangue. Nessa condição, parte dos ácidos graxos que são captados pelo fígado é oxidada, mas parte é reesterificada, dando origem novamente aos triacilgliceróis, que podem depositar-se em vacúolos nas células hepáticas ou ser exportados novamente por lipoproteínas plasmáticas. A reesterificação de ácidos graxos e o depósito de triacilglicerol no fígado é um processo importante que pode originar uma condição clínica bastante comum em diabéticos, conhecida como fígado gorduroso (esteatose hepática). Apesar da intensa síntese de triacilgliceróis e seu depósito no fígado na condição acima estar ocorrendo, a síntese de novos ácidos graxos durante o jejum está inativada.

A síntese hepática de ácidos graxos é muito estudada, mas em humanos sadios a contribuição desse processo para a composição dos triacilgliceróis pode ser pequena, se comparada com a quantidade de triacilgliceróis obtidos por meio da dieta. Apesar de a síntese de ácidos graxos no fígado poder ser aumentada de duas a quatro vezes a partir do uso de dietas ricas em carboidratos, a síntese de novos ácidos graxos ainda será menor do que a quantidade de ácidos graxos que pode ser obtida por via oral por meio da dieta.

Como este texto é direcionado para os mecanismos bioquímicos relacionados à obesidade, podemos iniciar esta etapa avaliando o período pós-prandial. Nesse momento, a disponibilidade de glicose *per se* é um fator importante para a síntese de ácidos graxos. Primeiramente, porque a glicose será convertida em acetil-CoA, e posteriormente em malonil-CoA, o principal substrato para a lipogênese. Segundo, pela capacidade da glicose de induzir a expressão de genes lipogênicos e, finalmente, pelo fato de estimular a produção e secreção da insulina e inibir a produção do glucagon.

Do ponto de vista hormonal, a insulina é sem dúvida o principal hormônio lipogênico e desempenha seu papel por meio do aumento da captação de glicose pelo tecido adiposo, da modulação positiva da expressão gênica pela ativação dos fatores de transcrição SREBP-1c (fígado e adiposo) e PPAR-γ (adiposo) e também por meio do aumento da expressão e atividade da enzima glicoquinase. A glicoquinase é a enzima que catalisa a fosforilação (carbono-6) da glicose, dando origem à glicose-6-fosfato. Outro intermediário metabólico importante para o controle da expressão de genes lipogênicos é a xilulose-5-fosfato, que é produzida pela etapa não oxidativa da via das pentoses-fosfatos. Estes dois intermediários metabólicos auxiliam na modulação da expressão dos genes da piruvatoquinase (PK), FAS e ACC no fígado. A comunicação desses metabólitos com o DNA faz-se por meio da proteína de ligação ao elemento de resposta ao carboidrato (ChREBP) que pode migrar para o núcleo e se associar ao elemento de resposta ao carboidrato (ChoER) que está presente na região promotora de genes lipolíticos e lipogênicos.

A migração de ChREBP para o núcleo é alvo de muitos estudos que procuram entender os mecanismos bioquímicos envolvidos com a ativação da proteína ChREBP. Alguns autores apontam que este mecanismo seria dependente do processo de fosforilação/desfosforilação realizado pelo PKA e pela proteína fosfatase 2A (PP2A), respectivamente. De acordo com estes estudos, os resíduos-alvos da PKA seriam desfosforilados pela PP2A, que é ativada de maneira seletiva pela xilulose-5-fosfato, permitindo a migração da proteína ChREBP para o núcleo. Este mecanismo faz sentido se considerarmos que durante a síntese de ácidos graxos o consumo de NADPH aumenta e isto eleva a [NADP$^+$] no citoplasma. Como citado acima, a fonte de xilulose-5-fosfato na célula é a via das pentoses e a elevação dos níveis de NADP$^+$ é responsável pela ativação da glicose-6-fosfato desidrogenase, enzima regulatória da via das pentoses-fosfato. Entretanto, mutantes em que estão faltando vários sítios de fosforilação da PKA ainda apresentam a capacidade de responder a altas concentrações de glicose e ser inibidos pelo aumento dos níveis de AMPc. Além do efeito sobre expressão gênica, a xilulose--5-fosfato também pode modular, de maneira mais rápida, a velocidade da via glicolítica, por meio da desfosforilação da 6-fosfofrutoquinase-2/frutose-2,6-bifosfatase pela PP2A (Figura 3.3). Esta enzima sintetiza e degrada o 2,6-bifosfato, o mais potente ativador da fosfofrutoquinase, uma enzima-chave da via glicolítica.

Outro componente importante da dieta e que tem efeito significativo no metabolismo de gordura são os ácidos graxos poli-insaturados (PUFA) por reduzir a expressão dos genes da PK, ACC e FAS. Esses efeitos são decorrentes da alteração da expressão e atividade de vários fatores de transcrição, tais como PPAR, fator nuclear do hepatócito--4α (HNF-4α), SREBP-1c, ChREBP etc. Dietas ricas em PUFA reduzem a expressão de SREBP-1c por diferentes mecanismos, mas esse fator de transcrição parece não estar relacionado a controle da expressão da PK, desde que seu promotor não apresente um elemento de ligação para este fator de transcrição. Por outro lado, a presença de PUFA na dieta reduz a atividade de ChREBP e sua translocação para o núcleo, possivelmente através do efeito inibitório que o PUFA apresenta sobre a glicoquinase. A inibição da glicoquinase acarreta menor produção de xilulose-5-fosfato, menor ativação da PP2, menor desfosforilação de ChREBP e menor ativação da via glicolítica. Estes processos são bem caracterizados no fígado, mas nos adipócitos, especialmente os humanos, o controle da lipogênese é menos conhecido, apesar de os principais fatores de transcrição, SREBP-1c e ChREBP, estarem presentes nestas células.

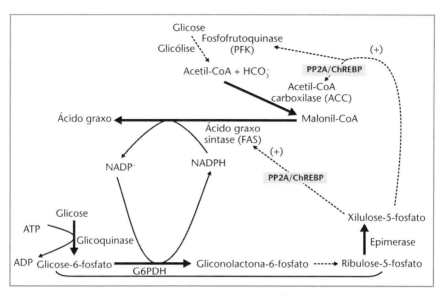

Figura 3.3. Mecanismo bioquímico de ativação da glicose-6-fosfato desidrogenase (G6PDH) pelo NADP+ gerado na síntese de ácidos graxos e a modulação da expressão das enzimas lipogênicas ACC e FAS pela xilulose-5-fosfato produzido na via das pentoses.

A literatura é clara em apresentar a importância tanto da insulina como da glicose na ativação completa da expressão de genes glicolíticos e lipogênicos e que diferenças na composição das gorduras da dieta também podem resultar em mudanças importantes no metabolismo que favoreçam a oxidação ou o armazenamento de gorduras. No entanto, para que a atividade dos fatores de transcrição responsáveis pela ativação da lipogênese possa resultar em mudanças metabólicas, as diferentes etapas do metabolismo citoplasmático e mitocondrial devem ajustar-se, favorecendo a síntese de gordura.

Uma condição indispensável para que a síntese de ácidos graxos ocorra é a de que a disponibilidade de ATP na célula e, mais precisamente, na mitocôndria seja satisfatória. A elevação dos níveis de ATP sinaliza a disponibilidade de energia na célula e isso acarreta a inibição da enzima isocitrato desidrogenase (IDH), uma enzima-chave no controle da velocidade do ciclo de Krebs. Como está esquematizado na figura 3.4, a redução na velocidade do ciclo de Krebs resultará em um efeito em cascata sobre várias proteínas celulares que permitirão que o nutriente seja estocado na forma de triacilgliceróis. Inicialmente, a redução na velocidade do ciclo resulta em aumento da concentração de citrato na matriz mitocondrial, primeiro intermediário do ciclo de Krebs, e que está sendo sintetizado a partir de acetil-CoA e oxaloacetato, mas que não está sendo oxidado no ciclo na mesma velocidade. Isso ocasiona a elevação da concentração de citrato na matriz mitocondrial e ativação de uma translocase de tricarboxilatos na

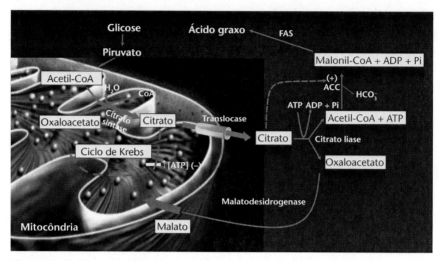

Figura 3.4. Vias metabólicas envolvidas com a saída de citrato da mitocôndria e síntese de ácidos graxos.

membrana interna da mitocôndria. Esta translocase direciona o citrato para o citoplasma, no qual ele é clivado pela enzima citrato liase, de maneira ATP-dependente, produzindo oxaloacetato e acetil-CoA.

A saída do citrato da mitocôndria é um evento bioquímico importante para a síntese de ácidos graxos devido ao fato de ele ativar alostericamente a enzima ACC, potencializando a conversão do acetil-CoA (proveniente do citrato mitocondrial) em malonil-CoA. Nessa condição, a síntese de malonil-CoA é favorecida e o próximo passo da síntese do ácido graxo pode ser iniciado. Um evento regulatório importante para a síntese de ácidos graxos é o efeito do malonil-CoA de bloquear a CPT-I e evitar que ácidos graxos recém-sintetizados sejam transportados para o interior da mitocôndria e oxidados.

O passo seguinte na biossíntese do ácido graxo de cadeia longa é catalisado pela enzima ácido graxo sintase (FAS) que está localizada no citoplasma e é responsável pela produção de ácidos graxos saturados de até 16 carbonos, o ácido palmítico. Apesar de a FAS utilizar malonil-CoA como doador de carbonos para a síntese, os dois primeiros carbonos da molécula de ácido graxo são fornecidos pelo acetil-CoA. O processo de síntese do ácido graxo utiliza grande quantidade de poder redutor que é obtido do NADPH produzido na via das pentoses-fosfato e na reação de conversão de malato a piruvato, catalisada pela enzima málica.

O ácido palmítico produzido no citoplasma, por meio da atividade da FAS, é o precursor para a síntese de ácidos graxos insaturados de cadeia mais longa. A elongação do ácido palmítico ocorre no retículo endoplasmático e na mitocôndria com pequenas diferenças bioquímicas entre eles. No retículo endoplasmático o doador de carbonos continua sendo o malonil-CoA, enquanto na mitocôndria passa a ser o acetil-CoA. O poder redutor é fornecido pelo NADPH no retículo e pelo NADPH e NADH na mitocôndria.

Apesar de a síntese de ácidos graxos ocorrer nas células de mamíferos e produzir ácidos graxos de cadeias muito longas, a insaturação destas cadeias envolve passos adicionais que, em alguns casos, não ocorrem em células de mamíferos. A insaturação de ácidos graxos pode ocorrer em seres humanos por meio da ação de enzimas chamadas de dessaturases que estão ligadas ao retículo endoplasmático e produzem insaturações nas posições $\Delta^4, \Delta^5, \Delta^6$ e Δ^9. Os principais ácidos graxos insaturados encontrados em mamíferos são o palmitoleico e o oleico, que são obtidos a partir da insaturação do Δ^9 do ácido palmítico (16C) e esteárico (18C), respectivamente. No entanto, os ácidos graxos que apresentam insaturações em carbono superior ao Δ^9, como, por exemplo, o Δ^{12} (ω^6) e o Δ^{15} (ω^3), são fundamentais para processos fisiológicos importantes e devem ser obtidos de óleos vegetais, desde que não podem ser obtidos pela síntese em nossas células.

No processo de insaturação dos ácidos graxos, vale apenas explorar a função da enzima esteroil-CoA dessaturase (SCD). Esta enzima é uma dessaturase que controla a síntese de ácidos graxos monoinsaturados a partir de palmitoil-CoA e esteroil-CoA e duas isoformas da SCD são encontradas em humanos, mas a SCD1 é a mais estudada. Em condições de dieta normal, a SCD1 é expressa no tecido adiposo branco e marrom e sua expressão é dramaticamente aumentada no fígado após dieta rica em carboidrato. A importância dessa enzima no metabolismo pode ser percebida avaliando a consequência metabólica para o organismo da sua ausência. Existem evidências de que animais deficientes em SCD1 ativam vias metabólicas que promovem a β-oxidação e inibem a lipogênese no fígado e músculo esquelético. Além disso, esses animais também apresentam maior gasto energético, adiposidade reduzida, maior sensibilidade à insulina e são resistentes à obesidade induzida por dieta.

A participação direta da proteína SCD1 nos mecanismos acima coloca esta proteína no centro dos processos bioquímicos que controlam o ganho de peso e o gasto energético. Neste sentido, a proteína SCD1 passa a ser também um importante alvo terapêutico de doenças, tais como obesidade, diabetes tipo 2 e esteatose hepática.

METABOLISMO DE ÁCIDOS GRAXOS NO HIPOTÁLAMO E CONTROLE DA FOME

Como será discutido no capítulo 6, o hipotálamo monitora o estado energético geral do corpo em mamíferos superiores. Regiões específicas dentro do hipotálamo percebem o estado energético e modulam a expressão de neuropeptídeos relacionados à fome e ao gasto energético. No sistema nervoso central, a proteína AMPK está presente e muitos estudos têm atribuído a ela a função de sensor energético celular, controle da fome e gasto energético e ainda o controle da produção de glicose pelo fígado. No hipotálamo, essa função se dá pelo efeito inibitório que a leptina, a insulina, a hiperglicemia e a realimentação têm sobre a AMPK. Por outro lado, condições como jejum, hipoglicemia, canabinoides e grelina podem ativar a AMPK. No hipotálamo, o efeito inibitório da leptina e nutrientes sobre a AMPK resulta na menor fosforilação (maior atividade) da enzima acetil-CoA carboxilase, como já demonstrado em outros tecidos. Nessa condição, os níveis de malonil-CoA se elevam e podem inibir a CPT-I, a oxidação dos ácidos graxos e reduzir a fome. Estudos recentes têm atribuído ao malonil-CoA o papel de intermediário metabólico mediador dos sinais que monitoram o estado energético da célula. No hipotálamo, as enzimas ACC e FAS são expressas em neurônios do núcleo arqueado, principal região hipotalâmica sensora do estado energético do corpo e produtora de neuropeptídios anorexigênicos (POMC/CART) e orexigênicos (NPY/AGRP). Em outros tecidos a participação do malonil-CoA como intermediário metabólico responsável pela modulação do metabolismo é bem explorada, mas o conhecimento dos papéis desempenhados pelo malonil-CoA nos neurônios hipotalâmicos ainda está longe de ser completamente conhecido. Por meio do uso de diferentes abordagens, tem sido demonstrado que condições que resultam em inibição da AMPK no hipotálamo elevam o nível de malonil-CoA, aumentam a expressão de POMC/CART, reduzem a expressão de NPY/AGRP, além de reduzir a fome.

O mecanismo pelo qual o malonil-CoA modula a expressão dos neuropeptídeos ainda permanece no campo das hipóteses, mas algumas possibilidades apresentadas merecem ser investigadas. Primeiramente, a possibilidade de um efeito direto do malonil-CoA sobre as proteínas de sinalização que regulam a expressão dos genes relacionados ao controle da fome. Outra possibilidade seria por meio do efeito indireto do malonil-CoA. De acordo com essa proposta, o malonil-CoA inibiria o sistema CPT, o que levaria ao acúmulo de ácidos graxos no citoplasma, os quais poderiam interagir com as proteínas de sinalização que controlam a expressão gênica. Esta possibilidade é reforçada por estudos que mostram a capacidade dos ácidos graxos administrados diretamente no hipotálamo de promover sinal de saciedade e ainda modular a produção de glicose pelo fígado.

Além do efeito sobre os sinais de saciedade, a proteína AMPK no hipotálamo também parece desempenhar papel importante no gasto energético em tecidos periféricos. Estudos recentes mostram que a inibição da AMPK no sistema nervoso central aumenta o gasto energético, a biogênese mitocondrial no tecido adiposo marrom e a conversão para fibras mais oxidativas no músculo. O aumento do gasto energético nos tecidos periféricos se dá principalmente pela elevação da expressão das proteínas desacopladoras mitocondriais (UCP), cuja atividade aumenta a dissipação de energia na forma de calor no tecido. Os estudos mais atuais não estabelecem uma relação clara entre a atividade da AMPK hipotalâmica e a modulação da proteína UCP na musculatura esquelética, mas as informações encontradas na literatura sugerem que o controle deste processo pode tornar-se importante área de estudo para a compreensão das modificações bioquímicas que levam à obesidade ou, até mesmo, o desenvolvimento de drogas com finalidades terapêuticas.

CONSIDERAÇÕES FINAIS

Com o avanço do conhecimento do metabolismo de lipídios em diferentes tipos celulares, novos alvos para o tratamento de dislipidemias, obesidade, resistência à insulina e diabetes tipo 2 têm sido apresentados aos pesquisadores interessados no desenvolvimento de novos fármacos e dietas. Os estudos têm mostrado que as proteínas relacionadas ao controle da síntese de ácidos graxos, principalmente dos processos oxidativos, são importantes para o controle do ganho excessivo de peso. A importância destas proteínas pode ser observada por meio das alterações no metabolismo periférico, tais como a captação de glicose e o aumento do gasto energético decorrentes da modulação hipotalâmica do metabolismo de ácidos graxos. O desenvolvimento de fármacos específicos que possam atingir o sistema nervoso central ou componentes nutricionais que possam modular o metabolismo de gordura constituem áreas importantes para o tratamento de doenças relacionadas à obesidade.

BIBLIOGRAFIA

1. Cesquini M, Stoppa GR, Prada PO, Torsoni AS, Romanatto T, Souza A, Saad MJ, Velloso LA, Torsoni MA. Citrate diminishes hypothalamic acetyl-CoA carboxylase phosphorylation and modulates satiety signals and hepatic mechanisms involved in glucose homeostasis in rats. Life Sci 2008;82(25-26): 1262-71.

2. Hotamisligil GS. Inflammatory pathways and insulin action. Int J Obes Relat Metab Disord 2003;27(suppl 3):S53-55.

3. Hu Z, Cha SH, Chohnan S, Lane D. Hypothalamicmalonyl-CoA as a mediator of feeding behavior. PNAS 12624-12629;100:22, 2003.

4. Obici S, Feng Z, Morgan K, Stein D, Karkanias G, Rossetti L. Central Administration of Oleic Acid Inhibits Glucose Production and Food Intake. Diabetes 2002;51:271-5.

5. Stoppa GR, Cesquini M, Roman EA, Prada PO, Torsoni AS, Romanatto T, Saad MJ, Velloso LA, Torsoni MA. Intracerebroventricular injection of citrate inhibits hypothalamic AMPK and modulates feeding behavior and peripheral insulin signaling. J Endocrinol 2008; 198(1):157-68.

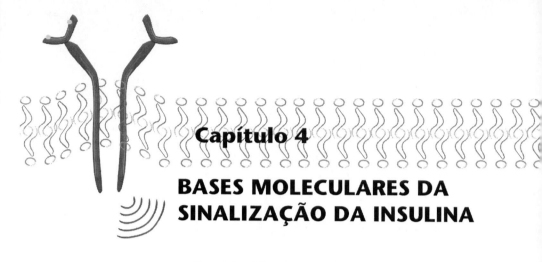

Capítulo 4
BASES MOLECULARES DA SINALIZAÇÃO DA INSULINA

Patrícia Oliveira Prada
Mario José Abdalla Saad

INTRODUÇÃO

A insulina é um hormônio anabólico com efeitos metabólicos potentes e diversos. Para que haja compreensão sobre como ocorrem os fenômenos desempenhados pela ação deste hormônio, é importante o pleno entendimento dos eventos que ocorrem imediatamente após o início da sinalização mediada pela insulina. Tais fenômenos são específicos e estritamente regulados. Atualmente, a definição das etapas que conduzem à especificidade deste sinal representa um desafio para as pesquisas biomoleculares, todavia, de forma constante, emerge, à luz da ciência, o desenvolvimento de novas abordagens terapêuticas para pacientes que se encontram sob o estado de resistência à transmissão do sinal emitido pela insulina e suas complicações, como o *diabetes mellitus* tipo 2 (DM tipo 2). O receptor de insulina pertence a uma família de receptores de fatores de crescimento que apresentam atividade da tirosina quinase intrínseca, ou seja, após a conexão da insulina com seu receptor, este sofre autofosforilação em múltiplos resíduos de tirosina. De forma geral, isto culmina com a ativação da função quinase do receptor, o qual propaga este sinal, fosforilando, consequentemente, seus substratos (substratos do receptor de insulina, conhecidos como IRS) em seus resíduos de tirosina também. De forma similar a outros fatores de crescimento, a insulina usa fosforilação e interações proteína-proteína como estratégias essenciais para transmitir o sinal. Estas interações proteína-proteína são fundamentais para a propagação do sinal do receptor em direção ao efeito celular final, tais como translocação de vesículas contendo transportadores de glicose (GLUTs) do meio intracelular para a membrana plasmática, ativação da síntese de glicogênio e de proteínas e transcrição de genes específicos.

São destacadas a seguir as principais vias moleculares de sinalização da insulina, as quais, bem compreendidas, exibem o motivo pelo qual há o fascínio científico na determinação de suas ações.

RESISTÊNCIA À INSULINA

A resistência à insulina é definida como um estado de menor resposta metabólica aos níveis circulantes de insulina. Atualmente é reconhecida como uma característica inerente do DM tipo 2 e contribui para as anormalidades em tecidos periféricos (músculo, fígado e tecido adiposo), no sistema nervoso central (neurônios hipotalâmicos envolvidos no controle da ingestão alimentar) e na célula beta-pancreática.

Vários estudos epidemiológicos prospectivos em diversos grupos populacionais indicaram que o DM tipo 2 progride em paralelo com a redução da ação da insulina, iniciando com resistência periférica a esse hormônio e terminando com a redução em sua secreção (Figura 4.1). Na maioria dos portadores do DM tipo 2, a resistência à insulina pode ser detectada muito antes da deterioração do metabolismo glicídico.

A resistência à insulina é um estado comum associado a obesidade, envelhecimento, hábito de vida sedentária e ainda predisposição genética. O desequilíbrio na regulação do metabolismo de carboidratos e lipídios decorrente da resistência à insulina gera um círculo vicioso com prejuízo na sensibilidade tecidual à insulina. As células beta-pancreáticas inicialmente compensam o estado de resistência à insulina, aumentando a secreção desse hormônio. Com o avançar da resistência, essas células falham em responder adequadamente à simples presença de glicose e conduzem o sistema ao estado de intolerância à glicose. Anualmente, 5 a 10% dos pacientes intolerantes à glicose desenvolvem diabetes com a intensificação da resistência à insulina.

Mesmo na ausência de diabetes, a resistência à insulina é uma característica marcante e associada ao perfil de outras doenças. O quadro de resistência à insulina associado à compensação de sua secreção (hiperinsulinemia) estão associados a anormalidades como: hipertrigliceridemia, baixos níveis de HDL-c, aumento na secreção de VLDL-c, distúrbios de coagulação, aumento da resistência vascular, mudanças nos níveis de hormônios esteroides e aumento de peso. Desse modo, a resistência à insulina é frequentemente associada a obesidade central, hipertensão, síndrome dos ovários

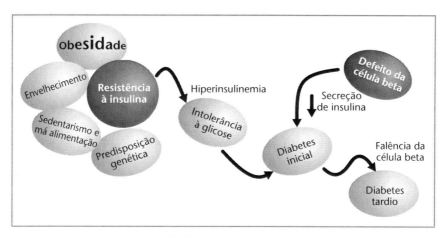

Figura 4.1. Desenvolvimento do DM tipo 2.

policísticos, dislipidemia e aterosclerose. Essa constelação de sinais e sintomas recebeu inicialmente denominações como síndrome plurimetabólica, síndrome X e síndrome metabólica, contudo, atualmente, há um consenso que a define como risco cardiometabólico. Neste livro, as questões referentes à síndrome plurimetabólica ou de risco cardiometabólico – denominação atual deste conjunto de alterações – são revisadas no capítulo 11. Não está claro se a resistência à insulina é a responsável direta por todos esses sintomas. Entretanto, a associação de resistência à insulina a essas alterações metabólicas é aceita universalmente.

Para a compreensão da fisiopatologia da resistência à insulina, é preciso considerarar as bases moleculares do seu sinal em células normais. Assim, este capítulo direciona a atenção para o mecanismo molecular de sinalização da insulina, que vai desde seu sinal celular com a ligação ao receptor específico de membrana até os efetores finais localizados tanto no citoplasma quanto no núcleo das células.

O HORMÔNIO INSULINA

A insulina é um hormônio polipeptídico anabólico com peso molecular de 5,8 kDa produzido pelas células beta do pâncreas, cuja síntese é ativada em resposta ao aumento nos níveis circulantes de glicose e aminoácidos após as refeições. A insulina atua por meio de um receptor próprio abundantemente expresso em vários tecidos, incluindo músculo, fígado e tecido adiposo, além do sistema nervoso central.

Seus efeitos metabólicos imediatos incluem: aumento da captação de glicose, principalmente no tecido muscular e adiposo, aumento da síntese de proteínas, ácidos graxos e glicogênio, bem como bloqueios da produção hepática de glicose (por meio da redução da neoglicogénese e glicogenólise), da lipólise e da proteólise. Além disso, a insulina tem efeitos na expressão de genes e síntese proteica, assim como na proliferação e diferenciação celulares. Outras funções da insulina incluem aumento da produção de óxido nítrico no endotélio, prevenção da apoptose, promoção da sobrevida celular e controle da ingestão alimentar no hipotálamo.

ETAPAS INICIAIS DA SINALIZAÇÃO DA INSULINA

RECEPTOR DE INSULINA (IR)

Os eventos que ocorrem após a ligação da insulina ao seu receptor são altamente regulados e específicos. A sinalização intracelular da insulina começa com seu acoplamento a um receptor específico de membrana, uma glicoproteína heterotetramérica com atividade de "quinase" intrínseca. Este receptor é ainda composto por duas subunidades α e duas subunidades β, ligadas por pontes dissulfeto (S–S), exercendo atividade como uma enzima alostérica na qual a subunidade α inibe a atividade da tirosina quinase da subunidade β.

A subunidade α é totalmente extracelular e é a porção que contém o sítio de ligação da insulina. A subunidade β é responsável pela transmissão do sinal, sendo uma proteína de localização transmembrânica, ou seja, que atravessa toda a membrana da célula. Uma propriedade importante da subunidade β do receptor de insulina deve-se ao fato de esta ser uma proteína com atividade quinase, estimulada pela insulina, e capaz de fosforilar a si própria e também outros substratos em aminoácidos tirosina.

Portanto, tudo começa quando a insulina se liga à subunidade α de seu receptor. O ATP atua como um doador de fosfato e a fosforilação ocorre exclusivamente em tirosina. Vale ressaltar ainda que essa atividade "quinase" é uma capacidade exibida por algumas proteínas receptoras quando são ativadas. Em outras palavras, estes receptores catalisam a transferência de um grupo fosfato do ATP para uma proteína. Os alvos para essa atividade quinase são tanto os próprios receptores (como o IR) como as moléculas citoplasmáticas, os quais alteram sua forma e, então, agem para mudar as atividades da célula. Em geral, o aminoácido tido como alvo pelos receptores proteínas quinase de células animais é a tirosina. No caso do hormônio insulina, a fosforilação dos múltiplos resíduos de tirosina (1158, 1162, 1163) da subunidade β do receptor aumenta ainda mais sua atividade quinase. Por conseguinte, como resposta à propagação desse sinal, proteínas citoplasmáticas subsequentes a esse receptor tornam-se seu alvo, apropriadamente chamados de substratos de resposta à insulina. Essas proteínas, consecutivamente, iniciam muitas respostas celulares (denominadas de cascata de sinalização da insulina), nas quais proteínas interagem com outras proteínas até as respostas finais serem alcançadas (Figura 4.2).

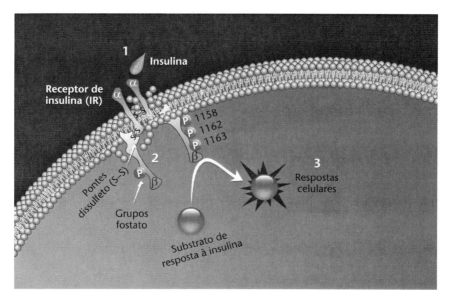

Figura 4.2. Receptor de insulina. O hormônio insulina não entra na célula, mas liga-se a uma proteína receptora de membrana com quatro subunidades (duas α e duas β) (1). A subunidade β transmite um sinal que altera a terminação citoplasmática da proteína receptora (2), ativando um domínio proteína quinase (3) e desencadeando respostas para o interior da célula.

O receptor de insulina (IR) pertence a uma família de receptores tirosina quinase (RTKs) que inclui o IGF-1R – *insulin growth factor*-1 receptor (receptor do fator de crescimento similar à insulina) e um receptor órfão conhecido como IR-R – IR-*related receptor* (receptor relacionado ao IR). Por sua analogia estrutural ao IR, o IGF-1R é capaz de receber como ligante a insulina, sendo, portanto, considerado alvo importante nas investigações sobre resistência à insulina. De forma semelhante, o IGF-1 tem capacidade de se ligar ao IR.

SUBSTRATOS DO RECEPTOR DE INSULINA

Uma vez ativado, o IR fosforila vários substratos proteicos em tirosina. Atualmente, 10 substratos do receptor de insulina já foram identificados. Quatro destes pertencem à família dos substratos do receptor de insulina, as proteínas IRS (IRS-1/2/3/4). Outros substratos incluem Shc, Gab-1, p60dok, Cbl, JAK2 e APS. A fosforilação em tirosina das proteínas IRS cria sítios de reconhecimento para moléculas contendo domínios com homologia a Src2 (SH2), dentre as quais se destaca a fosfatidilinositol-3-quinase (PI3-q).

A capacidade do IRS-1 em ser fosforilado em tirosina após estímulo de insulina e de ter participação na transmissão do sinal depende de uma característica estrutural, que é a presença de múltiplos sítios de tirosina em localizações estratégicas dessa molécula. Com base em análise sequencial, existem 22 tirosinas potenciais para a fosforilação do IRS-1. Nove destas possuem uma de duas sequências repetitivas: YMXM ou YXXM, em que Y é tirosina, M é metionina e X é qualquer outro aminoácido. Seguindo-se à estimulação da insulina, estas tirosinas, como outras tirosinas potenciais na molécula de IRS-1, são rapidamente fosforiladas, resultando em uma ligação do IRS-1 com proteínas específicas.

Outro constituinte da via de sinalização da insulina, chamado de substrato do receptor de insulina 2 (IRS-2), tem aproximadamente 70% de homologia com o IRS-1. Ademais, dois outros substratos dessa família, o IRS-3 e o IRS-4, foram descritos em tecido adiposo e renal embrionário, respectivamente, mas não se detectou expressão dessas isoformas de proteínas em outros tecidos, sugerindo um papel limitado e tecido específico na ação da insulina. No entanto, o IRS-1 e o IRS-2 são considerados os principais substratos e os mais bem estudados até o momento.

As funções fisiológicas do IRS-1 e IRS-2 foram estabelecidas por meio de camundongos sem os genes que codificam estes substratos (camundongos *knockout* para IRS-1 e IRS-2). O camundongo que não expressa IRS-1 apresenta resistência à insulina e restrição de crescimento, mas não é hiperglicêmico. A partir disso, foi sugerido que o IRS-2 poderia então compensar parcialmente a ausência de IRS-1, o que explicaria o fenótipo de resistência à insulina sem hiperglicemia do camundongo *knockout* para IRS-1. O camundongo que não expressa o IRS-2 foi então gerado e apresenta um fenótipo diferente daquele que não expressa o IRS-1: hiperglicemia acentuada devido a diversas anormalidades na ação da insulina nos tecidos periféricos e falência da atividade secretória acompanhada de redução significativa da massa de células beta-pancreáticas. Em contraste, camundongos *knockout* para o IRS-3 e IRS-4 têm crescimento e metabolismo de glicose quase normais.

Sabe-se hoje que o IRS-1 e o IRS-2 fosforilados se associam à enzima PI3-q, ativando-a. A ativação da proteína PI3-q desencadeia a ativação de outras proteínas importantes, como a proteína quinase B, também conhecida como Akt e a MAPK. Portanto, as etapas iniciais de sinalização intracelular em resposta à ligação da insulina ao seu receptor de membrana são consideradas fundamentais para a propagação do sinal e para o efeito biológico do hormônio (Figura 4.3).

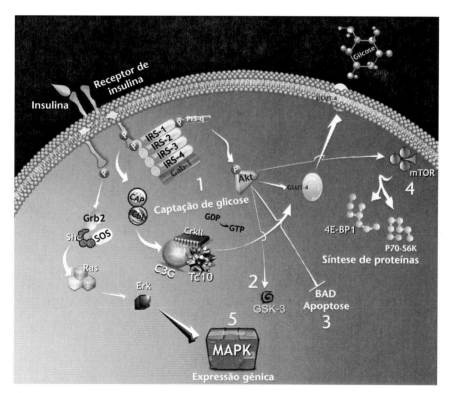

Figura 4.3. Vias moleculares de sinalização da insulina. A insulina, ao se ligar a seu receptor de membrana, promove uma cascata de sinalização, alterando a atividade celular, resultando no transporte de glicose (1) por meio das vias mediadas pela PI3--q e CAP-Cbl; na síntese de glicogênio (2) pela fosforilação da enzima GSK-3 (glicogênio sintase quinase-3); na interrupção do processo apoptótico (3) por meio da ativação da Akt; na síntese de proteínas (4) por meio da via mTOR/P70-S6K; e na expressão gênica e diferenciação celular (5) por meio da ativação da via da MAPK.

A PI3-Q E A PROTEÍNA QUINASE B (PKB/AKT)

A enzima PI3-q possui duas subunidades, uma catalítica de 110 kDa e outra regulatória de 85 kDa que contém duas porções SH2 e uma SH3. A ativação da proteína PI3-q é essencial para o transporte de glicose e síntese de glicogênio.

Uma vez ativada, a PI3-q aumenta os níveis teciduais de fosfatidilinositol-3-fosfato, que é um intermediário essencial na ativação da serina quinase Akt. A ativação da Akt é uma etapa muito importante na ativação da glicogênio-sintetase e, por conseguinte, no armazenamento de glicogênio. A Akt também implica ações mitogênicas da insulina. Portanto, a sequência de eventos pós-ação da insulina, via ativação da PI3-q, induz consecutivamente a ativação da Akt, e determinações dos níveis de fosforilação em serina desta enzima constantemente têm sido utilizadas como bons indicadores da atividade da PI3-q.

A PI3-q catalisa a fosforilação dos fosfoinositídios de membrana na posição 3 do anel de inositol produzindo fosfatidilinositol-3-fosfato, fosfatidilinositol-3,4-difosfato e fosfatidilinositol-3,4,5-trifosfato. Este último produto liga-se aos domínios PH (*pleckstrinhomology*) de diversas moléculas sinalizadoras, alterando sua atividade e localização subcelulares. Além disso, a PI3-q também possui atividade serinoquinase e, como suas duas subunidades podem interagir com outras proteínas sinalizadoras, esta enzima pode ser importante na ação da insulina, independentemente da produção de fosfatidilinositol-3,4,5-trifosfato.

O produto fosfatidilinositol-3,4,5-trifosfato gerado pela PI3-q pode regular a PDK--1 – *phosphoinositide-dependentkinase* 1 (quinase 1 dependente de fosfoinositídio), uma serina/treonina quinase que fosforila e ativa outra serina/treonina quinase a Akt. Esta última possui um domínio PH que interage diretamente com fosfatidilinositol-3,4,5--trifosfato, promovendo o direcionamento da proteína para a membrana celular, bem como sua atividade catalítica. A ativação da via PI3-q/Akt está relacionada à promoção dos efeitos metabólicos da insulina descritos mais adiante. Dentre os tecidos-alvo da insulina, destaca-se o músculo esquelético e o tecido hepático, nos quais a insulina participa do controle da captação de glicose e síntese de glicogênio nos miócitos e da síntese de glicogênio e gliconeogênese, esta última com efeito inibitório, nos hepatócitos (Figura 4.4).

No entanto, vale destacar que, além da PI3-q, outras proteínas com porção SH2 também interagem com o IRS-1 e IRS-2, como SHP2 e Grb2. A proteína SHP2 é uma fosfotirosina fosfatase que contém duas porções SH2, que pode ter importância no crescimento celular e exercer autorregulação no sinal gerado pela insulina. Esta fosfatase faz parte da família de fosfatases tirosina específica, citosólica, de 68 kDa, que apresenta duas porções SH2 na porção N-terminal e uma SH2 na porção carboxiterminal. Estas porções de SH2 controlam a ligação da SHP2 com receptores do fator de crescimento epidérmico (EGF), receptores do fator de crescimento derivado de plaquetas (PDGF) e do IRS-1, levando à ativação desta fosfatase. Também a porção SH2 não ocupada mantém a atividade catalítica da SHP2. Quando a porção SH2 está deso-

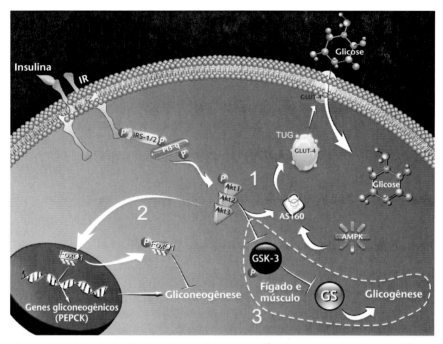

Figura 4.4. Via de sinalização da insulina no tecido adiposo e músculo esquelético, com participação da via glicogênica hepática. O hormônio insulina liga-se no seu receptor específico (IR), o qual possui atividade da tirosina quinase intrínseca, autofosforilando seus resíduos (aminoácidos componentes da proteína) tirosina. Posteriormente, há fosforilação e ativação dos substratos do receptor de insulina (IRS-1/2) e da fosfatidilinositol-3-quinase (PI3-q). Com isso, as isoformas da Akt (Akt1, 2 ou 3) são também ativadas. Início da atividade nodal da Akt demonstrada em 3 estágios: 1. A Akt continua a propagação do sinal hormonal ao ativar a proteína AS160, que, por sua vez, sensibiliza as pequenas proteínas (TUG) ao redor do transportador de glicose (GLUT-4), auxiliando sua translocação até a membrana lipídica para a captação de glicose. A AMPK é uma importante proteína envolvida na sensibilização direta da proteína AS160, sendo este mais um mecanismo independente de insulina para a captação de glicose. 2. A Akt propaga o sinal da insulina até o núcleo. Na ausência do sinal de insulina, a proteína nuclear FoxO1 controla a transcrição de genes gliconeogênicos como o da enzima fosfoenolpiruvato-carboxiquinase (PEPCK). Quando o sinal da insulina chega ao núcleo, a FoxO1 é fosforilada e exportada para o citosol, encerrando as atividades gliconeogênicas. 3. No músculo e no fígado, a Akt fosforila e bloqueia a atividade da enzima glicogênio sintase quinase-3 (GSK-3), que mantinha inibida a enzima glicogênio sintase (GS). Com isso, ambos os tecidos iniciam a produção de glicogênio (glicogênese).

cupada, a manutenção da atividade da fosfatase encontra-se sob inibição. Enquanto houver ligação de proteínas fosforiladas em tirosina ou peptídios, esta atividade estará aumentada.

Nesse contexto, a função de fosfatases-fosfotirosinas é tida como inibitória ou como bloqueadora de vias de ativação das quinases. Embora não uniformemente observado, esta proteína parece ser a fosfatase que controla a desfosforilação do IRS-1, exercendo um efeito autorregulatório (*feedback* negativo) sobre este substrato do receptor de insulina. Entretanto, estudos recentes apontam para uma participação importante desta fosfatase na transdução do sinal da insulina, principalmente em vias relacionadas ao crescimento celular. As proteínas IRS-1, IRS-2 e SHC, quando fosforiladas em tirosina, ligam-se e ativam a Grb2, e é através desta via que a insulina ativa a MAPK – *mitogen activated protein kinase* (proteína quinase ativada por mitógeno), sendo sua participação discutida mais adiante (Figura 4.3). Outros substratos da insulina, como a JAK-2, têm sido descritos, sendo demonstrado inclusive que existe uma inter-relação (*cross-talk*) entre a sinalização da insulina e da leptina.

INTER-RELAÇÃO ENTRE AS VIAS DE TRANSMISSÃO DO SINAL DA INSULINA E LEPTINA EM HIPOTÁLAMO

A confirmação da existência de uma inter-relação (*cross-talk*) entre as vias de sinalização da leptina e insulina foi identificada em experimentos com a observação de que o tratamento periférico com leptina era capaz de melhorar a hiperglicemia no camundongo *ob/ob* (obeso e hiperglicêmico por deficiência de leptina), independentemente da redução da massa corporal. O progresso nessa linha de pesquisa e a interpretação dos resultados obtidos a respeito da ação da insulina em hipotálamo fizeram com que se acreditasse que também no hipotálamo a leptina e a insulina poderiam interagir e exercer efeitos complementares.

Estudos subsequentes confirmaram a suspeita e revelaram que esta inter-relação ocorre em pelo menos duas vias distintas. A primeira via é a JAK-2/STAT-3. Tanto a leptina quanto a insulina são capazes de induzir a ativação de JAK-2 e a fosforilação de STAT-3. A proteína JAK-2 (Janus Kinase 2 – enzima tirosina quinase associada ao receptor de leptina e outros receptores da família gp130 da classe I dos receptores de citocinas). Tal proteína recebe este nome em homenagem ao deus da mitologia grega Janus que continha duas cabeças (Figura 4.5).

As proteínas JAK estão constitutivamente associadas às sequências dos aminoácidos dos receptores e adquirem sua atividade quinase após a ligação do hormônio (insulina e leptina) ao seu receptor. Uma vez ativada, a proteína JAK fosforila o receptor induzindo a formação de um sítio de ligação para as proteínas STAT – *Signal Transducers and Activators of Transcriptions* (proteína que transmite o sinal da superfície celular ao núcleo ativando a transcrição nuclear), as quais são ativadas após terem se associado ao receptor e serem fosforiladas pela JAK. As proteínas STAT ativadas migram para o núcleo, ligam-se em regiões específicas do DNA e estimulam a transcrição de genes específicos.

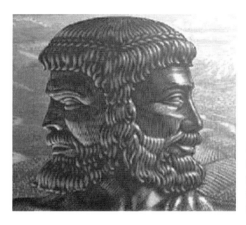

Figura 4.5. Janus, da mitologia greco-romana, possuía duas faces. Em analogia, a proteína JAK recebeu esse nome pela dupla função que apresenta em ser fosforilada e fosforilar outras.

No entanto, somente a leptina, quando atuando isoladamente, é capaz de induzir transcrição gênica mediada por STAT-3. Quando a fosforilação da STAT-3 ocorre pela insulina isoladamente, tal transcrição observada com a leptina não ocorre. Entretanto, quando atuando em conjunto, evidencia-se que a insulina potencializa a atividade transcricional de STAT-3 induzida pela leptina (Figura 4.6). Desse modo, conclui-se que no hipotálamo a via JAK-2/STAT-3 é controlada primariamente pela leptina, sofrendo uma modulação incremental pela insulina.

A segunda via que participa da inter-relação entre esses hormônios é a via IRS/PI3-q. Estudos revelam que, neste caso, o efeito da insulina é predominante ao da leptina, promovendo maior ativação da PI3-q e consequentemente aumentando o ritmo de disparos neuronais. Neste caso, a leptina desempenha um papel potencializador (Figura 4.6).

Desse modo, tanto a leptina como a insulina desempenham ações-chave na modulação da ingestão alimentar no hipotálamo. Além de IRS/PI3-q e JAK/STAT, estudos demonstram que proteínas reguladas a jusante à PI3-q também apresentam ações importantes no controle central da fome.

A PI3-q ativa a Akt (proteína a jusante à PI3-q na via de sinalização de insulina) e promove a fosforilação do fator de transcrição da família forkhead BOX O1 (FoxO1). A fosforilação da FoxO1 no núcleo celular promove sua migração para o citoplasma e consequentemente sua degradação proteossômica, reduzindo assim sua ação. Portanto, a ação da insulina é o de fosforilar e excluir a FoxO1 do núcleo celular.

No hipotálamo, a presença de FoxO1 no núcleo reduz a expressão de POMC e aumenta a expressão de AgRP, induzindo aumento da ingestão alimentar e diminuindo o gasto energético. Ambas as mudanças conduzem ao aumento da massa corporal. Ao contrário, a exclusão da FoxO1 do núcleo celular reduz a ingestão alimentar e a massa corporal. Notavelmente, os efeitos anorexigênicos da insulina e leptina foram significativamente diminuídos quando a FoxO1 hipotalâmica foi mantida no núcleo celular por meio de técnicas de manipulação molecular. Outras considerações sobre os efeitos da insulina e da leptina em áreas hipotalâmicas de controle da fome são apresentadas nos capítulos 6 e 7.

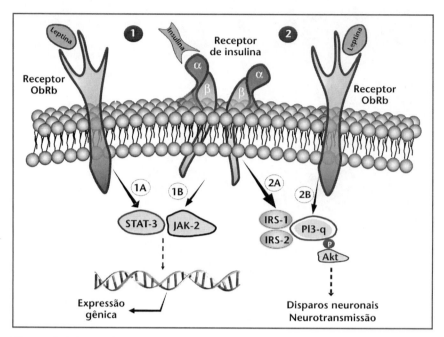

Figura 4.6. Inter-relação entre as vias de sinalização da leptina e da insulina no hipotálamo. A conexão da leptina e insulina com seus receptores (ObRb e IR, respectivamente) promove a ativação de vias intracelulares. Contudo, a comunicação entre estas vias intracelulares ocorre, ao menos em parte, por duas vias distintas. 1. A ativação das proteínas da família STAT (especialmente STAT-3) pelo Obrb (1A) pode ser intensificada pela presença simultânea da sinalização da insulina (1B). 2. Já a ativação do IR pela insulina promove a fosforilação dos substratos do receptor de insulina (IRS-1 e IRS-2) e preferencialmente da PI3-q (2A). Na presença de leptina, a via de sinalização da insulina é acentuada (2B).

Sabe-se que a FoxO1 modula as ações metabólicas da insulina também em tecidos periféricos, incluindo gliconeogênese, oferta de glicose ao músculo esquelético, diferenciação dos adipócitos e crescimento da célula pancreática. A seguir são apresentadas outras funções relevantes da insulina sobre o metabolismo.

REGULAÇÃO DO TRANSPORTE DE GLICOSE

VIA PI3-q/Akt/GLUT-4

O transporte de glicose para o interior da célula é mediado pelos chamados GLUTs – *glucose transporters* (transportadores de glicose). Estas proteínas transportam glicose através da membrana plasmática por um mecanismo de difusão facilitada independente de ATP. Um dos efeitos clássicos da insulina é o aumento do transporte de glicose, através do GLUT-4, em músculo e tecidos adiposos. Este hormônio medeia a fusão, o recrutamento e a inserção do GLUT-4 na membrana plasmática e este efeito é, em parte, dependente do aumento da atividade da PI3-q e da ativação da Akt. Curiosamente, a isoforma 2 da Akt (Akt2), e não as isoformas 1 e 3 (Akt1 e Akt3), parece controlar a translocação do GLUT-4 em células adiposas e musculares, aumentando a captação de glicose nestas células.

A insulina estimula as vias de exocitose de GLUT-4 e paralelamente inibe sua endocitose na membrana plasmática; estes dois efeitos em conjunto levam à redistribuição do GLUT-4 na superfície celular.

No jejum, o GLUT-4 é continuamente reciclado entre a membrana celular e os vários compartimentos intracelulares. Na presença do estímulo de insulina, a taxa de exocitose das vesículas contendo GLUT-4 aumenta intensamente, além de ocorrer pequena redução na taxa de endocitose (Figura 4.6).

A exocitose estimulada pela insulina é similar à exocitose de vesículas sinápticas. As vesículas de GLUT-4, em particular, contêm as proteínas V-SNARE, VAMP2 e VAMP3, que fisicamente interagem com seus pares t-SNARE (sintaxina 4 e SNAP23) na membrana celular durante a translocação das vesículas de GLUT-4. Apesar de essas interações serem essenciais para a translocação do GLUT-4 à membrana, nenhuma dessas proteínas parece ser alvo da insulina. No entanto, pode-se especular que alterações específicas dos complexos de proteínas SNARE, que atuam paralelamente à via da PI3-q, possam contribuir para a resistência à insulina.

O conceito de que a sinalização de insulina causa o recrutamento do GLUT-4 do *pool* intracelular para as regiões próximas da membrana plasmática foi confirmado por meio de uma técnica de microscopia com fluorescência de reflexão interna total (TIRF). Esta técnica permite a imagem de uma região de cerca de 100-250 nm a partir da superfície de fora da membrana plasmática até o citoplasma. A aplicação da TIRF revelou que a insulina aumenta os níveis totais de GLUT-4 nesta região do adipócito por 2 a 3 vezes. Este aumento de GLUT-4 na zona de TIRF incluiu o GLUT-4 inserido na membrana, assim como GLUT-4 em vesículas abaixo ou ligadas à membrana plasmática. Portanto, o emprego de TIRF consolidou o conhecimento de que a sinalização da insulina pode modular diretamente o mecanismo de fusão do GLUT-4 na membrana plasmática. Muitos estudos confirmam tais achados, utilizando a técnica de gel *shift*, em que mostram que após infusão de insulina via porta hepática há aumento do conteúdo do GLUT-4 na membrana plasmática ao comparar-se a roedores que receberam apenas estímulo com solução salina.

Além da PI3-q/Akt, a insulina também modula outros mecanismos que podem contribuir para o aumento de GLUT-4 na zona TIRF, sendo estes: mobilização intracelular de membranas especializadas, movimentos de microtúbulos ou actina, proteínas motoras e por meio da proteína insulinossensível TUG (*tether, containing a UBX domain, for GLUT-4*) (Figura 4.6). É importante ressaltar que estes mecanismos requerem mais profunda investigação para definir sua contribuição real para o recrutamento de GLUT-4 na zona TIRF e sua ligação e inserção na membrana plasmática.

De fato, alterações na via PI3-q/Akt/GLUT-4 são mecanismos moleculares que estão envolvidos na causa da resistência à insulina, sendo esta via de sinalização ainda não totalmente conhecida. Alterações moleculares na via de sinalização da insulina, principal responsável pela ativação da translocação do GLUT à membrana plasmática, são determinantes no estado de resistência à insulina em tecidos periféricos, como o músculo esquelético e o tecido adiposo. No entanto, deve-se considerar que a relevância de mecanismos relacionados ao prejuízo da translocação de vesículas ricas em GLUT é específica para tecidos cuja forma GLUT-4 é expressa de maneira relevante.

O GLUT-4 é o transportador de insulina-dependente mais abundante nas membranas celulares do músculo esquelético, cardíaco e tecido adiposo. Sem o estímulo hormonal, a concentração de GLUT-4 na membrana é muito baixa, estando armazenada em vesículas citoplasmáticas. Após a estimulação pela insulina, esses transportadores são translocados para a membrana e o transporte de glicose é aumentado. No entanto, em algumas células, como os hepatócitos, os neurônios e as hemácias, a glicose é capaz de se difundir para o interior da célula na ausência de insulina e, portanto, os mecanismos moleculares relacionados ao prejuízo no sinal da insulina e, consequentemente, na captação de glicose não se aplicam.

PROTEÍNA AS160

Em um momento muito recente, outra proteína tem sido intensamente investigada como substrato da Akt e relacionada ao transporte de glicose, a AS160 – *GTPase activating protein* (proteína ativada por GTPase) de 160 kDa. Em condições basais, a AS160 parece reter vesículas intracelulares de GLUT-4 por meio de seu domínio GAP em células adiposas 3T3-L1. Quando as células são tratadas com insulina, AS160 é rapidamente fosforilada em treonina 642, um sítio crítico e alvo da Akt e de outras quinases, e dissocia-se das vesículas de GLUT-4. Este efeito é associado com acelerada taxa de exocitose das vesículas de GLUT-4, aumento da sua expressão na membrana plasmática e aumento do transporte de glicose (Figura 4.6).

A AS160 catalisa a inativação das proteínas Rab 2A, 8A, 10 e 14 *in vitro*. Estas proteínas Rab são críticas na organização de translocação de proteínas intracelulares para a membrana plasmática como o GLUT-4. Um teste demonstrou que a expressão de mutante da proteína AS160 (sem sítios específicos de fosforilação pela Akt) apresentava inibição da translocação de GLUT-4 quando estimulado pela insulina, sugerindo que a AS160 seja um regulador negativo, fosforilado e inibido pela insulina por meio da Akt. Outro aparato tecnológico ajudou a elucidar tal mecanismo, o qual demonstrou que, por meio do bloqueio da expressão da AS160 pela técnica do RNA de interferência (RNAi), houve aumento nos níveis basais de GLUT-4 na superfície do adipócito, atividade esta consistente com o papel proposto para a AS160 na retenção intracelular de GLUT-4. Entretanto, quando a AS160 se encontra bloqueada por técnicas de interferências, concomitantemente com o estímulo da insulina, ocorre mesmo assim liberação parcial do *pool* intracelular de GLUT-4. Tais experimentos que avançam na linha do conhecimento induzem a imaginar a possibilidade da existência de outro substrato da Akt, além da AS160, participando da regulação da translocação do GLUT-4 quando induzido pela insulina.

A contração muscular também aumenta a fosforilação em treonina 642 da AS160 por um mecanismo independente de PI3-q/Akt. Especula-se que este mecanismo seja dependente da proteína AMPK – *AMP-activated protein kinase* (proteína quinase ativada por AMP) (Figura 4.6). A ativação da AMPK é o resultado do decréscimo do estado energético celular. Na situação em que a relação AMP:ATP aumenta, ocorre mudança conformacional na molécula, deixando-a suscetível à fosforilação e ativação pela AMPK quinase (AMPKK). Esse aumento da atividade da AMPK em resposta a uma necessidade em gerar ATP (por exemplo, durante o exercício físico ou situação de hipóxia) promove a translocação das vesículas contendo GLUT-4, para assim facilitar o transporte de glicose para o músculo de maneira semelhante à insulina, ainda que, embora isso ocorra, por meio de inúmeras vias de sinalização diferentes e independentes. Ressalta-se que com a degradação do ATP há formação do ADP, e a hidrólise do ADP resulta no AMP. A concentração desses (principalmente AMP), por exemplo, aumenta no músculo em exercício de alta intensidade, estimulando, assim, a glicólise, para fornecer ATP.

É notada que a inibição simultânea da AMPK e Akt não impede completamente que a contração muscular induza fosforilação da AS160, o que, por sua vez, sugere a atividade de outra molécula sinalizadora além da AMPK e Akt com papel adicional em fosforilar a proteína AS160. Por exemplo, o exercício físico é capaz de induzir a translocação de GLUT-4 e amplificar a captação de glicose por mecanismos distintos da via Akt/GLUT-4 e também da via AMPK (estas considerações são apresentadas no capítulo 18).

A AS160 já foi evidenciada, modulando doenças metabólicas associadas à resistência à insulina. Portadores do DM tipo 2 apresentam diminuição da fosforilação da AS160 induzida por insulina em músculo esquelético em paralelo à diminuição da captação de glicose. Adicionalmente, parentes de primeiro grau de indivíduos diabéticos que apresentam diminuição de sensibilidade à insulina demonstram menor fosforilação da AS160. Mais estudos sobre o papel desta proteína para a captação de glicose deverão ser investigados e novas considerações deverão surgir nos próximos anos.

PROTEÍNAS PKC ATÍPICAS (PKCζ/λ)

Além de fosforilar a Akt, há evidências de que a PDK-1 seja capaz de, em resposta à insulina, fosforilar isoformas atípicas da PKC (ζ e λ) envolvidas na síntese proteica e no transporte de vesículas de GLUT-4 para a membrana celular para promover a captação de glicose. Entretanto, observou-se que o uso de técnicas de RNAi para inibir a expressão da PKC atípica apresentou resultados conflitantes em relação à captação de glicose estimulada por insulina em adipócitos. Portanto, o papel preciso da PKC atípica na regulação do GLUT-4 necessita de mais evidências.

Neste sentido, foi criado o camundongo *knockout* da proteína PKC lambda (a PKC atípica mais estudada) somente no músculo esquelético. Este animal apresentou maior adiposidade abdominal, esteatose hepática, dislipidemia, intolerância à glicose e diabetes. Em paralelo, foi verificada menor translocação de GLUT-4 para a membrana plasmática e menor captação de glicose em músculo. Além disso, a sinalização e a ação da insulina mantêm-se intatas em músculo, fígado e tecido adiposo destes animais. Este achado demonstra que a alteração somente em músculo da PKC, no caso a lambda, foi suficiente para induzir alterações metabólicas como obesidade e anormalidades lipídicas, e que este efeito foi independente das etapas iniciais da sinalização da insulina.

VIA CAP/Cbl

Além da ativação da PI3-q, outros sinais também podem ser necessários para que a insulina estimule o transporte de glicose. Essa segunda via envolve a fosforilação do proto-oncogene c-Cbl e aparentemente não depende da ativação da PI3-q. Como a Cbl é um dos substratos do receptor de insulina, esta induz sua fosforilação e associação. Na maioria dos tecidos sensíveis à insulina, a Cbl está associada com a proteína adaptadora CAP (*Cbl-associated protein*). Após a fosforilação, o complexo Cbl-CAP migra para a membrana celular e interage com uma proteína adaptadora, a CrkII, que, como o próprio nome já diz, faz a adaptação entre os sinais do complexo Cbl-CAP à proteína C3G. A C3G é uma proteína trocadora de nucleotídios que catalisa a troca de GDP por GTP da proteína TC10, ativando-a. Uma vez ativada, a proteína TC10 desencadeia um segundo sinal para a translocação de vesículas contendo GLUT-4 para a membrana celular, em paralelo à ativação da via da PI3-q (ver Figura 2.4).

A insulina estimula agudamente a fosforilação em tirosina de Cbl e sua associação com a CAP no tecido adiposo de animais normais. Além disso, é possível também que esta via participe do controle da massa de tecido adiposo em modelos animais de resistência à insulina. Considerações a respeito da participação da via CAP/Cbl na hipertrofia do tecido adiposo são apresentadas no capítulo 5.

REGULAÇÃO DA SÍNTESE DE GLICOGÊNIO

A insulina inibe a produção e liberação de glicose no fígado por meio do bloqueio da gliconeogênese e glicogenólise. Ela estimula o acúmulo de glicogênio por meio do aumento do transporte de glicose no músculo e síntese de glicogênio no fígado e no músculo. Este último efeito é obtido via desfosforilação da enzima glicogênio sintase. Após o estímulo da insulina, a Akt fosforila e inativa a GSK-3 (P-GSK-3) – *glycogen synthase kinase 3* (glicogênio sintase quinase-3), o que reduz a taxa de fosforilação da glicogênio sintase, aumentando sua atividade. A insulina também ativa a proteína fosfatase 1, por um processo dependente da PI3-q, que desfosforila a glicogênio sintase diretamente (Figura 4.6).

REGULAÇÃO DA GLICONEOGÊNESE

Na gliconeogênese, o sinal emitido pela insulina inibe diretamente a transcrição de genes que codificam a proteína fosfoenolpiruvato carboxiquinase (PEPCK), uma enzima-chave no controle desse processo. O hormônio insulina também reduz a taxa de transcrição do gene que codifica a frutose-1,6-bifosfatase e a glicose-6-fosfatase, além de aumentar a transcrição de genes de enzimas glicolíticas como a glicoquinase e a piruvato quinase. Embora os mecanismos moleculares de ação da insulina tenham sido amplamente estudados nas últimas décadas, apenas recentemente se desvendou o mecanismo por meio do qual a insulina regula a expressão de genes no fígado e controla a produção hepática de glicose. A regulação deste processo inclui a participação da proteína FoxO1 (Figura 4.6).

PROTEÍNA FoxO1

Apenas recentemente tornou-se conhecido um dos mecanismos por meio do qual a insulina regula a expressão de genes no fígado, apesar do grande progresso na compreensão dos mecanismos de ação da insulina. Experimentos genéticos no nemátodo *C. elegans* identificaram um fator de transcrição da família *forkhead* denominado Daf16, como um efetor-chave da sinalização da insulina. O ortólogo do Daf16 em mamíferos é um fator de transcrição conhecido por FoxO (*Forkhead box-containing gene, O subfamily*) e este tem ação negativa sobre a sinalização de insulina.

As proteínas FoxO são substratos da Akt *in vivo*. Na ausência de insulina, a FoxO1 permanece amplamente desfosforilada e localizada no núcleo da célula (Figura 4.6). A insulina promove a fosforilação da FoxO1, exportando-a para o citoplasma (Figura 4.6).

A haploinsuficiência na geração do gene da FoxO1 pode restaurar a sensibilidade à insulina em camundongos resistentes à insulina por meio da redução da expressão hepática de genes controlados por glicídios e do aumento da expressão de genes no tecido adiposo, que elevam a sensibilidade à insulina. Ao contrário, mutações que resultam em aumento de função da FoxO1 no fígado resultam em DM tipo 2 em decorrência do aumento da produção hepática de glicose.

Além de restaurar a sensibilidade à insulina em um modelo genético de resistência à insulina, a haploinsuficiência da FoxO1 protege contra diabetes induzido por dieta em camundongos, sugerindo que o controle dos níveis teciduais da FoxO1 possa representar um alvo terapêutico potencial para o DM tipo 2.

Técnicas de análise gênica como o Gel *Shift* mostraram que a FoxO1 se liga à sequência responsiva à insulina no promotor da glicose-6-fosfatase (G-6-Pase) e da fosfoenolpiruvato carboxiquinase (PEPCK), e a superexpressão da FoxO1 marcadamente aumenta a expressão endógena da G-6-Pase. Além disso, em animais *knockouts* para esta proteína, foi possível a observação do controle exercido pela FoxO1 na homeostase da glicose e da gliconeogênese hepática por meio da via da insulina. Com a superexpressão do mutante FoxO1 constitutivamente ativo, no qual a FoxO1 não é ativada pela Akt, ocorre aumento da expressão da G-6-Pase e PEPCK e nas concentrações de glicose sanguínea em jejum.

A produção hepática de glicose em mamíferos envolve um número de reações enzimáticas. Na via da gliconeogênese, a PEPCK é altamente expressa no fígado e uma das enzimas mais importantes. Diversos fatores mostram-se importantes para a transcrição e ativação de PEPCK no fígado, alguns estimulantes como FoxO1, glucagon, glicocorticoides e outro inibitório como a insulina, sendo o papel da insulina dominante. Durante jejum prolongado, em que os estoques de glicogênio estão exauridos, a PEPCK tem papel essencial ao converter oxaloacetato em fosfoenolpiruvato. No jejum, a atividade desta enzima aumenta de três a cinco vezes no fígado. Em animais *knockout*, para o gene da PEPCK é observada diminuição de 40% na produção hepática de glicose e de 33% da ativação da G-6-Pase.

Outra enzima gliconeogênica importante no processo de hiperglicemia em indivíduos obesos com resistência à insulina é a G-6-Pase, uma das enzimas responsáveis pela produção hepática de glicose, por meio da conversão da glicose-6-fosfato em glicose. O jejum aumenta a concentração e a atividade da G-6-Pase, mas a ação da insulina, no período pós-prandial, faz com que esses níveis se normalizem. Quando a ação da insulina está prejudicada, como na resistência à insulina e no DM tipo 2, a atividade desta enzima encontra-se aumentada no fígado, levando a uma elevação da síntese de glicose. Esta elevação na função da G-6-Pase pode ser devido ao aumento nos níveis enzimáticos, pela alteração do potencial catalítico ou pela combinação dos dois. Evidências bem fundamentadas demonstraram já há bastante tempo que defeitos na ação da insulina podem culminar com o descontrole na atividade da PEPCK e G-6-Pase e consequente desregulação na produção hepática de glicose. No entanto, outras proteínas, além da FoxO1, foram recentemente descobertas com participação relevante na regulação da gliconeogênese.

PROTEÍNA CREB/CRTC2

Como mencionado anteriormente, durante a alimentação, aumentos de insulina circulante inibem a produção hepática de glicose por meio da ativação da serina/treonina quinase Akt e subsequente fosforilação da FoxO1, o que a retira do núcleo e a impede de executar suas ações transcricionais. Além da FoxO1, existem outros fatores envolvidos na regulação da gliconeogênese hepática, como a CREB – *cAMP response element-binding protein*, de localização nuclear, e seu coativador transcricional 2, denominado CRTC2.

No estado alimentado, CRTC2 é sequestrado no citoplasma por meio de uma interação com a proteína 14-3-3. Esta interação só é possível quando a CRTC2 está fosforilada em serina na posição 171 da molécula. Esta fosforilação em sítio específico degrada a proteína CRTC2 por meio de ubiquitinação. A ubiquitina também atua como marcador intracelular, indicando ao proteossomo a necessidade de inativar alguma proteína. Com a CRTC2 marcada pela ubiquitina, o proteossomo a reduz em pequenos peptídios, inativando-a. No jejum, quando ocorre aumento dos níveis de glucagon, CRTC2 é rapidamente desfosforilada em serina na posição 171 pela fosfatase calcineurina (PPP3CA) e ativa-se. A partir disso, a CRTC2 transloca-se para o núcleo da célula e liga-se ao CREB. Estes eventos ativam o programa de gliconeogênese hepática.

Camundongos geneticamente modificados para manifestarem deficiência hepática de atividade de CREB apresentam hipoglicemia de jejum e expressão reduzida de genes ligados à gliconeogênese. De maneira similar, animais produzidos para manifestarem atividade reduzida de CRTC2 no fígado apresentam redução da produção de glicose hepática e expressão de genes ligados à gliconeogênese. Por outro lado, a elevação da expressão de CRTC2 aumenta a produção de glicose hepática em cultura celular primária de hepatócitos quando expostos a agonistas de AMP-cíclico. Entretanto, o papel da CRTC2 como cofator predominante para desencadear o programa de gliconeogênese hepática ainda permanece questionável.

A resposta transcripcional ao jejum dependente de CRTC2 é somente transitória e durante um jejum não prolongado, pois este cofator sofre desacetilação e é degradado por meio de ubiquitinação após jejum prolongado. Além disso, tem sido sugerido que, no caso de jejum mais prolongado, a FoxO1, e não a CRTC2, seria a principal proteína reguladora do programa de gliconeogênese hepática (Figura 4.7).

VIA DA mTOR

Como mencionado anteriormente, a insulina é um potente hormônio anabólico, exercendo essa função através da via PI3-q/Akt/mTOR. A proteína mTOR – *mammalian target of rapamycin* (alvo da rapamicina em mamíferos) é uma serina/treonina quinase, distal à Akt na via de sinalização da insulina. É considerada integradora intracelular que recebe sinais vindos de fatores de crescimento, nutrientes e do metabolismo energético celular. Sua ativação resulta em diversas atividades celulares, incluindo: transcrição, tradução, tamanho celular, *turnover* de RNAm, estabilização proteica, biogênese ribossomal, autofagia e organização de citoesqueleto. No DM tipo 2, câncer e alguns tumores benignos podem apresentar alteração nesta via. Algumas drogas capazes de inibir a mTOR, como a rapamicina, têm sido amplamente estudadas e consideradas para futuro uso clínico. A proteína mTOR, também conhecida como FRAP ou RAFT, tem aproximadamente 289 kDa e pertencente à família PIKK – *PI3-q-related kinase* (quinase ligada a PI3-q). A mTOR participa da formação de dois complexos chamados mTORC1 e mTORC2.

A mTORC1 é um complexo sensível à rapamicina, o qual inclui mTOR, mLST8 (*lethal with SEC13 protein 8*) e Raptor (*regulatory associated protein of mTOR*). Sua função é associada ao controle de tradução de RNAm e crescimento celular por meio da fosforilação de proteínas-chave como S6K – *ribosomal protein S6 kinase* (proteína 6 quinase ribossômica), de 70 kDa, também conhecida como p70-S6K e 4EBP1-*4E binding protein* (proteína de ligação 1 do fator de iniciação eucariótico 4).

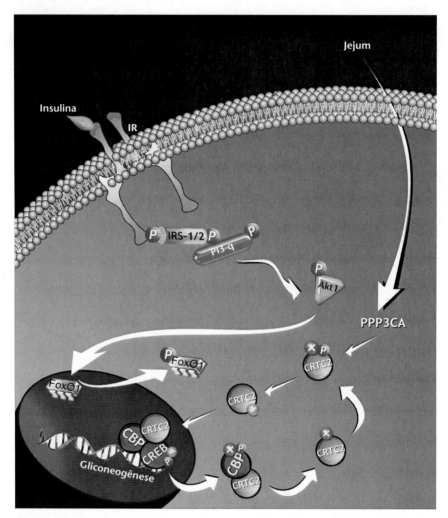

Figura 4.7. Regulação da gliconeogênese hepática. O sinal emitido pela insulina chega até a proteína nuclear FoxO1. Quando fosforilada pela Akt, deixa o núcleo e inicia a glicogênese. No jejum, o processo é inverso. A FoxO1 presente no núcleo atua como fator de transcrição, ativando genes que controlam a gliconeogênese, como o gene da fosfoenolpiruvato carboxiquinase (PEPCK). O jejum ainda é capaz de induzir desfosforilação do CRTC2 em serina 171, permitindo sua translocação para o núcleo da célula para formar o complexo de transcrição CREB:CBP:CRTC2 e iniciar a gliconeogênese. Sítios de fosforilação em verde (✓) indicam ativação, e em vermelho (x), inibição. PPP3CA (calcineurina).

A regulação do mTORC1 é feita por outro complexo proteico chamado TSC1/2 (*tuberous sclerosis complex 1 and 2*). Este complexo regula negativamente o mTORC1 por meio de sua atividade GAP (*GTPase-activating protein*) direcionada à proteína G-Rheb (*Ras homologue enriched in brain*).

Quando ocorre ativação da Akt pela insulina ou outros fatores de crescimento, inicia-se a fosforilação em serina e treonina do TSC2, sendo os resíduos mais estudados 939 e 1462, respectivamente. Esta fosforilação inativa a atividade GAP para a proteína G-Rheb, levando à ativação do complexo mTORC1. Uma vez ativado, mTORC1 fosforila vários alvos, incluindo as proteínas S6K e 4EBP1, induzindo tradução de RNAm e crescimento celular.

Por promover a fosforilação e a ativação da S6K, a mTORC1 inicia a ação de *feedback* negativo, modulando sua própria atividade, por meio da redução da ativação da PI3-q mediada pela S6K.

O outro complexo proteico formado pelo mTOR é chamado mTORC2. Diferentemente do mTORC1, o mTORC2 não é sensível à rapamicina e é constituído por mTOR, mLST8 e Rictor (*rapamycin-insensitive companion of mTOR*). Uma das funções descritas para o mTORC2 é de fosforilar a Akt em serina na posição 473 da molécula, que em paralelo à fosforilação em treonina na posição 308 pela PDK1 induz completa ativação da Akt. Além disso, o mTORC2 é associado ao controle da dinâmica da actina no citoesqueleto, para melhor compreensão da via de sinalização desempenhada pela proteína mTOR. Para mais detalhes, ver figura 12.1.

A ativação da mTOR possui estreita relação com o aumento da síntese proteica no músculo esquelético. A contração muscular pode amplificar a ativação da mTOR no tecido muscular e favorecer o anabolismo neste tecido, como demonstrado em seres humanos após a prática de exercício físico. Contrariamente, o tratamento com o bloqueador da mTOR (rapamicina) atenuou a hipertrofia muscular induzida pelo exercício em modelos experimentais. No entanto, é importante destacar que, além da resposta hormonal mediada pela insulina, esta via de crescimento é responsiva a determinados nutrientes, como, por exemplo, aminoácidos e, dentre eles, principalmente a leucina.

VIA DA MAPK (MAP QUINASE)

Semelhante a outros fatores de crescimento, a insulina ativa a via da MAPK – *mitogen activated protein kinase* (proteína quinase ativada por mitógenos). Essa via inicia-se com a fosforilação das proteínas IRS e/ou Shc que interagem com a proteína Grb2. A Grb2 está constitutivamente associada à SOS, proteína que troca GDP por GTP da Ras, ativando-a. A ativação da Ras (assim denominada porque foi inicialmente isolada a partir de um sarcoma de rato; do inglês, *rat sarcoma tumor*) requer a participação da SHP2.

Uma vez ativada, a Ras estimula a fosforilação em serina da cascata da MAPK, o que estimula a proliferação e a diferenciação celulares. O bloqueio farmacológico dessa via inibe a ação da insulina sobre o crescimento celular, mas não tem efeito nas ações metabólicas do hormônio. Diversos estudos têm demonstrado que a ativação da via da MAPK pela insulina não está reduzida no diabetes tipo 2 e em outros estados de resistência à insulina, podendo até mesmo estar aumentada. Assim, a regulação diferencial da sinalização de insulina que ocorre nas artérias, com ativação normal ou aumentada da via da MAPK, poderia contribuir para o desenvolvimento de aterosclerose associada à resistência à insulina. Para detalhes da participação da via da MAPK sobre a hipertrofia e remodelamento vascular, ver capítulo 9.

A insulina também altera a quantidade de ácidos graxos livres liberados da gordura visceral. É necessário destacar que os ácidos graxos livres não são substratos da neoglicogênese, mas atuam modulando esta via de produção de glicose.

REGULAÇÃO DA SÍNTESE E DEGRADAÇÃO DE LIPÍDIOS

Em adipócitos, a insulina reduz a lipólise por meio da inibição da lipase hormoniossensível. Esta enzima é ativada pela PKA (proteína quinase A). A insulina inibe a atividade da PKA, por ativar a fosfodiesterase AMP-cíclico específica (PDE3B), que reduz os níveis de AMP-cíclico nos adipócitos. A ativação da PDE3B é dependente e distal à ativação da PI3-q e Akt pela insulina.

A homeostase de lipídios em células de vertebrados é regulada por uma família de fatores de transcrição designada SREBP – *sterol response element-binding proteins*. Tais fatores ativam diretamente a expressão de aproximadamente 30 genes implicados na síntese e captação de colesterol, ácidos graxos, triacilglicerol e fosfolipídios, assim como de NADPH, um cofator necessário para a síntese dessas moléculas.

No fígado, três SREBPs regulam a produção de lipídios. SREBP-1c aumenta preferencialmente a transcrição de genes envolvidos na síntese de ácidos graxos, entre eles a acetil-CoA carboxilase (ACC), que converte a acetil-CoA em malonil-CoA e a ácido graxo sintase (FAS), que converte a malonil-CoA em palmitato (Figura 4.8). Uma ação clássica da insulina é estimular a síntese de ácidos graxos no fígado em períodos de excesso de carboidratos. Várias evidências sugerem que esses efeitos da insulina são mediados pelo aumento do SREBP-1c. *In vivo*, a quantidade total de SREBP-1c no fígado é reduzida pelo jejum e aumentada com a realimentação. De forma semelhante, os níveis de RNAm do SREBP-1c diminuem em animais com diabetes induzido por estreptozotocina (droga tóxica às células beta-pancreáticas) e aumentam após tratamento com insulina. Para mais compreensão do metabolismo lipídico no que tange os processos de lipogênese e lipólise, ver capítulo 3.

Em períodos de excesso de carboidrato, o organismo usa mais um mecanismo regulador do metabolismo, porém, mais uma vez, para estocar o excedente. Demasiada elevação na concentração sérica de glicose e consequente aumento em sua captação são capazes de ativar outra proteína intracelular, de perfil lipogênico, a ChREBP (*carbohydrate response element-binding protein*). Após ser absorvida e atingir o citoplasma, a glicose é fosforilada pela enzima glicoquinase (GK), tranformando-se em glicose-6--fosfato, o que garante sua permanência no interior da célula. A glicose-6-fosfato ativa

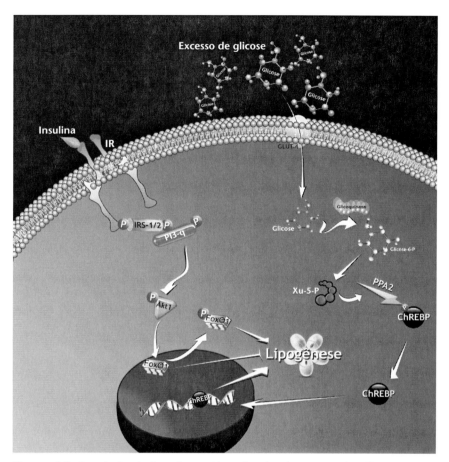

Figura 4.8. Regulação da lipogênese. Uma das vias de ação antilipolítica mediada pela insulina chega até o núcleo por meio de sinal mediado também pela Akt, que fosforila a proteína FoxO1, e a exporta de lá, dando possibilidade de ação à SREBP-1c para atuar na lipogênese. Outra forma de ativação da via lipogênica é dada pelo excesso de carboidratos. A glicose é captada pela célula e fosforilada pela enzima glicoquinase. Esse fenômeno é responsável por ativar a xilulose-5-fosfato (Xu-5-P), uma hexose responsável por ativar a proteína fosfatase 2A (PP2A), que desfosforila a ChREBP (*carbohydrate response element-binding protein*). Esta proteína, quando desfosforilada, atua como um fator de transcrição, que migra até o núcleo e dá início à transcrição de genes relacionados à síntese de lipídios.

um pequeno e ignorado metabólito da via das hexoses, a xilulose-5-fosfato (Xu-5-P). A Xu-5-P ativa a proteína fosfatase 2A (PP2A), que medeia, por sua vez, os efeitos agudos dos carboidratos na via glicolítica, bem como coordena a longo prazo a ação das enzimas requeridas para a síntese de triacilgliceróis e ácidos graxos (Figura 4.8).

Muitos indivíduos com obesidade e resistência à insulina apresentam esteatose hepática. As evidências indicam que a esteatose hepática da resistência à insulina é causada pelo acúmulo de SREBP-1c, que está elevado em resposta aos altos níveis circulantes de insulina. De maneira semelhante, os níveis de SREBP-1c estão elevados no fígado de camundongos *ob/ob*. Apesar da presença de resistência à insulina nos tecidos periféricos, esta continua a ativar a transcrição do SREBP-1c no fígado desses camundongos. O nível elevado de SREBP-1c nuclear aumenta a expressão de genes lipogênicos, a síntese de ácidos graxos e o acúmulo de triacilgliceróis.

Além do SREBP-1c, outro fator de transcrição denominado FoxA2, da família *forkhead*, regula genes hepáticos, porém estes estão envolvidos na oxidação de ácidos graxos e na produção de corpos cetônicos.

A proteína FoxA2 é diretamente fosforilada pela Akt no fígado, resultando em sua exclusão nuclear e inibição de sua atividade transcripcional. Assim, a insulina plasmática inibe a atividade da FoxA2 no período pós-prandial, enquanto no jejum, quando os níveis de insulina estão reduzidos, a FoxA2 transloca-se para o núcleo dos hepatócitos e é capaz de ativar genes envolvidos na oxidação de ácidos graxos e na produção de corpos cetônicos.

Comparativamente à FoxO1, a FoxA2 é mais sensível a doses reduzidas de insulina. Dessa maneira, sabe-se que tanto no DM tipo 2 como na resistência à insulina ocorre aumento acentuado na produção hepática de glicose, o que pode ser explicado, em parte, pela permanência da FoxO1 no núcleo da célula e ativação de genes que aumentam a produção hepática de glicose; em paralelo a este fenômeno, observa-se acúmulo de lipídios hepáticos, por menor oxidação de ácidos graxos, que pode ser explicado pela migração da FoxA2 para o citoplasma, pois a FoxA2 requer doses menores de insulina que a FoxO1 para se translocar. Sendo assim, a maior sensibilidade da FoxA2 à insulina pode explicar a desconexão no fígado entre a produção de glicose e o acúmulo de lipídios no DM tipo 2.

Por outro lado, em casos de resistência à insulina acentuada e no DM tipo 1 (com insulinopenia), tanto a produção de glicose hepática quanto a oxidação de ácidos graxos e a cetogênese estão elevadas, o que pode ser explicado, em parte, pela deficiência de insulina gerando redução drástica da ativação da Akt e permanência da FoxO1 e da FoxA2 no núcleo da célula.

A importância do papel da FoxA2 foi confirmada por estudos em camundongos com resistência à insulina ou hiperinsulinemia, nos quais verificou-se que a FoxA2 (inativa) permanecia no citoplasma dos hepatócitos. Além disso, diferentes experimentos utilizando modelos animais com resistência à insulina, o uso de FoxA2, constitutivamente ativa, melhorou de forma acentuada a sensibilidade à insulina destes animais. Adicionalmente, camundongos com uma única cópia do gene que codifica a FoxA2 apresentam menor sensibilidade hepática à insulina, redução da beta-oxidação de ácidos graxos e cetogênese.

CONSIDERAÇÕES FINAIS

Houve um progresso científico considerável na compreensão dos mecanismos de ação da insulina e nas alterações moleculares que levam à resistência à insulina. No entanto, muitas lacunas permanecem. É necessário definir algumas das etapas das vias de transmissão do sinal de insulina, elucidar os mecanismos de inter-relação (*cross-talk*) com outros hormônios, determinar a suscetibilidade genética da resistência à insulina e as interações entre os genes e o ambiente. Esses estudos irão propiciar novos *insights* em relação ao diabetes e resistência à insulina, talvez permitindo uma abordagem terapêutica individualizada, incluindo a prevenção dessas doenças.

BIBLIOGRAFIA

1. Carvalheira JB, Ribeiro EB, Araujo EP, Guimaraes RB, Telles MM, Torsoni M et al. Selective impairment of insulin signalling in the hypothalamus of obese Zucker rats. Diabetologia 2003;46:1629-40.
2. Carvalheira JB, Torsoni MA, Ueno M, Amaral ME, Araújo EP, Velloso LA et al. Cross-talk between the insulin and leptin signaling systems in rat hypothalamus.Obes Res 2005;13:48-57.
3. Dentin R, Liu Y, Koo SH, Hedrick S, Vargas T, Heredia J et al. Insulin modulates gluconeogenesis by inhibition of the coactivator TORC2. Nature 2007;449:366-9.
4. Friedman JM, Halaas JL. Leptin and the regulation of body weight in mammals. Nature 1998;395:763-70.
5. Hotamisligil GS. Inflammation and metabolic disorders. Nature 2006;14:860 -7.
6. Huang S, Czech MP. The GLUT4 glucose transporter. Cell Metabolism 2007;5:237-52.
7. Patti ME, Kahn CR. The insulin receptor-critical link in glucose homeostasis and insulin action. J Basic Clin Physiol Pharmacol 1998;9:89-109.
8. Prada PO, Zecchin HG, Gasparetti AL, Torsoni MA, Ueno M, Hirata AE et al. Western diet modulates insulin signaling, JNK Activity and IRS -1ser307 phosphorylation in a tissue-specific fashion. Endocrinology 2004; 146:1567-87.
9. Saad MJ, Araki E, Miralpeix M, Rothenberg PL, White MF, Kahn CR. Regulation of insulin receptor substrate -1 in liver and muscle of animal models of insulin resistance. J Clin Invest 1992;90:1839-49.
10. Shulman GI. Cellular mechanisms of insulin resistance. J Clin Invest 2000;106:171-6.
11. Taniguchi CM, Emanuelli B, Kahn CR. Critical nodes in signalling pathways: insights into insulin action. Nat Rev Mol Cell Biol 2006;7:85-96.

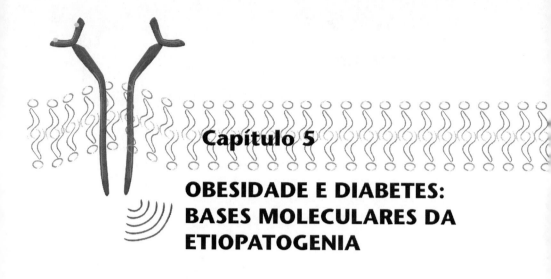

Capítulo 5
OBESIDADE E DIABETES: BASES MOLECULARES DA ETIOPATOGENIA

José Rodrigo Pauli

INTER-RELAÇÃO ENTRE OBESIDADE E DIABETES

Obesidade está associada com o aumento do risco em desenvolver resistência à insulina e *diabetes mellitus* tipo 2 (DM tipo 2). Em indivíduos obesos, o tecido adiposo libera diversas biomoléculas como ácidos graxos, glicerol, hormônios, citocinas pró-inflamatórias e outros fatores que estão envolvidos na indução de resistência à insulina. Quando a resistência à insulina é acompanhada por disfunção das células beta das ilhotas pancreáticas, as células que liberam insulina, temos como resultado falha no controle dos níveis de glicose no sangue. Anormalidades na função das células beta são, por conseguinte, críticas para definir o risco e o desenvolvimento de DM tipo 2. Curiosamente, novas descobertas têm desvendado a possibilidade de que a resistência à insulina causada pelo excesso de gordura corporal pode também contribuir no desenvolvimento de maior grau de obesidade. Tal fato estaria relacionado à menor ação da insulina sobre o centro controlador da fome, o hipotálamo. Estes conhecimentos são acompanhados por intensas investigações sobre as bases moleculares e genéticas envolvidas na obesidade e diabetes e oferecem excitantes possibilidades de prevenção e tratamento. Nesta perspectiva, este capítulo revisa recentes progressos, destacando áreas de controvérsias ou incertezas, possibilitando novos saberes em relação à etiologia e à fisiopatologia da obesidade, resistência à insulina e DM tipo 2.

COMPLEXIDADE DA ETIOLOGIA DA OBESIDADE

A perda do controle coordenado entre ingestão de calorias e gasto energético parece representar mecanismo central no desenvolvimento de obesidade. Tal fenômeno sofre influência de uma complexa combinação de fatores como predisposição genética, meio ambiente, comportamento individual e fatores socioculturais.

Em particular, é necessário entender por que o organismo é permissivo ao ganho gradual de peso corporal. Parece que as populações modernas possuem propensão genética a aumentar seus depósitos de gordura, em decorrência dos "genes econômicos" desenvolvidos durante a evolução por nossos ancestrais para codificar proteínas que promovem o armazenamento de gordura em épocas de abundância de alimentos para usá-las como fonte de energia durante os períodos de carência alimentar. Acredita-se que esta fisiologia permissiva ao ganho de peso permitiu a sobrevivência do homem em um ambiente de incerteza do alimento, no qual a refeição dependia da caça e do que a natureza ofertava, sendo o tecido adiposo fonte de energia essencial à vida. Considerações acerca do estilo de vida dos ancestrais podem ser revisadas no capítulo 2.

Entretanto, apesar da inquestionável importância dos fatores genéticos na etiopatogenia da obesidade, o rápido ritmo de crescimento na prevalência da doença sugere que fatores ambientais e comportamentais desempenham papel não menos importante. Desse modo, a obesidade é uma disfunção característica da sociedade moderna, fruto de mudanças evolutivas do ser humano diante da fartura de alimentos ricos em calorias da mesa civilizada e do estilo de vida menos ativo. Decisivamente, esta condição tem um preço, a gordura exacerbada ocupa órgãos e tecidos, danifica artérias e neurônios, destrói a comunicação entre hormônios e células, e isso compromete sem nenhuma dúvida a capacidade de manter-se vivo.

O tema é vasto e complexo, transcorrendo inúmeras áreas especializadas da pesquisa acadêmica – da antropologia à biotecnologia, das bases fisiológicas à biologia molecular, da neurociência à genética. Sem pretensão de esgotar o assunto, vamos examinar essas e outras questões, tendo em vista as descobertas clássicas e mais recentes sobre a obesidade.

PERSPECTIVA DO BALANÇO ENERGÉTICO

O equilíbrio diário no balanço energético e a manutenção do peso corporal normal dependem de dois fatores: 1. da regulação do comportamento alimentar, que determina a entrada de maior ou menor quantidade de caloria; e 2. do gasto energético total, representado por três componentes: a taxa metabólica de repouso, o efeito térmico do alimento e o efeito térmico da atividade física (Figura 5.1). Teoricamente, quando um mamífero se alimenta mais que o necessário, a "caloria excedente" presente no trato gastrointestinal ou acumulada especialmente no tecido adiposo de alguma forma sinaliza ao cérebro informando que o corpo está mais alimentado que o normal. Como efeito, o indivíduo passa a ingerir menos alimento e a gastar mais energia, o que resulta em controle da gordura corporal preciso. No entanto, estudos mostram que a regulação da ingestão alimentar depende de uma série de interações entre neurônios e hormônios centrais e periférico, sendo que defeitos nesse sistema resultam em maior acúmulo do que dispêndio de caloria, conduzindo à obesidade.

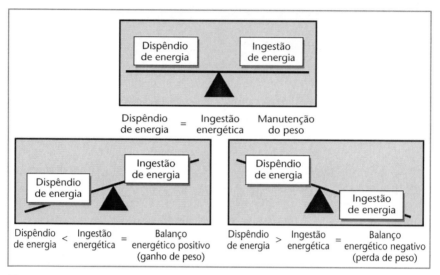

Figura 5.1. Equação do balanço energético.

REGULAÇÃO DA INGESTÃO ALIMENTAR PELO SISTEMA NERVOSO CENTRAL (SNC): A DESCOBERTA DA LEPTINA

A região hipotalâmica é responsável pelo controle da temperatura, do metabolismo, da sede, do desejo sexual e também da fome e saciedade. Embora seja possível imaginar que a ordem de fome seja proveniente do sistema digestório, na verdade é o cérebro que processa os sinais advindos do organismo e determina o desejo de se alimentar ou abster-se de comida. Experimentos com modelos animais geneticamente modificados, com pré-disposição a desenvolverem obesidade, trouxeram grandes avanços na compreensão desta íntima relação entre periferia e SNC.

Pesquisas científicas demonstraram que camundongos podiam tornar-se obesos devido à mutação do gene *ob* (obesidade) e o gene *db* (diabete). Ambas as linhagens de camundongos alimentam-se excessivamente e apresentam gasto energético reduzido, tornando-se extremamente obesos, além de diversas anormalidades metabólicas, incluindo níveis elevados de glicose e insulina no sangue e menor concentração de hormônios tireoidianos.

De início, experimentos de parabiose (conexão parcial do sistema circulatório) do camundongo *ob/ob* com seu respectivo controle magro, resultaram na normalização do peso do camundongo *ob/ob*. Isto sugeriu que o animal *ob/ob* era deficiente de um fator circulante que pode ser reposto pelo sangue do animal magro. Entretanto, quando feita a parabiose no camundongo *db/db* com o controle magro não houve alteração do peso corporal. Sugeriu-se, então, que a causa da obesidade nestes dois modelos animais seria distinta. Nos camundongos *db/db* existia algum defeito na capacidade de responder ao possível fator circulante causador de saciedade e emagrecimento no camundongo *ob/ob*, indicando, portanto, um defeito da ligação do fator (ligante) com o receptor ou na sinalização intracelular pós-receptor, ou seja, na transdução do sinal da molécula.

Em seguida, estudos foram conduzidos com o objetivo de identificar o possível fator que induziu saciedade e é deficiente no camundongo *ob/ob*, que de início não obtiveram sucesso. Entre 1994 e 1995 pesquisadores clonaram o gene *ob* e identificaram seu produto proteico, a leptina, e seu receptor (Ob-R), respectivamente. A leptina está presente no sangue de camundongos normais, mas ausente no camundongo *ob/ob*. No entanto, foi observado aumento da concentração sérica da leptina em camundongos *db/db*.

A administração de leptina aos camundongos *ob/ob* resultou em diminuição de ingestão alimentar, perda de peso e redução dos níveis glicêmicos, além de aumento da atividade simpática no tecido adiposo marrom, com consequente aumento do gasto energético. Na ocasião, o assunto ganhou destaque no noticiário mundial e foi acreditado que o tratamento à base de leptina fosse a solução e a cura da obesidade. Por esse motivo, empregou-se à substância de efeito antiobesidade o termo leptina, derivado do grego *leptos*, que significa magro.

Contudo, ao repetirem o experimento nos animais *db/db* não foram identificadas modificações no comportamento alimentar e no peso corporal, dando suporte aos resultados encontrados pelos experimentos de parabiose. Ou seja, o camundongo *db/db*, embora apresente níveis elevados de leptina, não possui receptores para ela. Isso impossibilita a sinalização da leptina e seus efeitos fisiológicos. O entusiasmo provocado pela descoberta da leptina diminuiu após a identificação de que a mutação do gene *ob* é raramente identificada em humanos.

À luz desses achados, sugere-se que a obesidade em humanos seja decorrente da resistência a níveis normais ou elevados de leptina, sendo esta incapaz de gerar um sinal compatível com seus níveis sanguíneos, talvez por defeitos no transporte por meio da barreira hematoencefálica ou por uma resposta inadequada de leptina no SNC. De fato, o nível plasmático de leptina é maior em indivíduos obesos em comparação com indivíduos de peso normal, porém isso não repercute em maior saciedade e gasto energético. Todavia, certamente, o exemplo da leptina é apenas a ponta do *iceberg* no que diz respeito à obesidade. Passadas quase duas décadas da descoberta da leptina, considerável conhecimento nessa área foi acumulado conduzindo à melhor compreensão dos mecanismos envolvidos na regulação do peso corporal e do metabolismo das gorduras.

SINAIS REGULADORES DA HOMEOSTASE ENERGÉTICA

O cérebro responde a diversos sinais bioquímicos advindos da periferia ao longo do dia que desempenham ações regulatórias a curto e longo prazo sobre a fome e a saciedade. Os receptores localizados no fígado e no cérebro detectam os sinais a curto prazo, que são particularmente determinados pela disponibilidade de nutrientes no sangue. Estudos com inibidores do metabolismo de glicose e de ácidos graxos indicam que baixos níveis desses dois nutrientes estão envolvidos no controle da fome.

Drogas que causam glicoprivação ou lipoprivação no fígado resultam em sinais de fome que são detectados por receptores deste órgão e transmitidos por vias aferentes do nervo vago ao cérebro. A baixa concentração de glicose na circulação sanguínea é percebida por receptores cerebrais que estimulam a fome. Além disso, receptores sensíveis a esta hexose estão localizados no pâncreas, que, ao sinal de menor concentração de glicose circulante, reagem interrompendo a secreção de insulina e iniciando a secreção de outro hormônio peptídico: o glucagon.

Os sinais a longo prazo são fornecidos pelo tecido adiposo, que representa o reservatório energético. Quando estamos repletos de energia e o tecido adiposo contém quantidades suficientes de triacilglicerol (TAGs), as células desse tecido secretam leptina, que apresentam efeito inibitório sobre os mecanismos cerebrais reguladores da fome. Quando o nível desse hormônio está elevado, o cérebro torna-se menos sensível aos sinais a curto prazo produzidos pela fome e mais sensível aos sinais de saciedade e, como consequência, ingere-se menos alimento.

De forma contrária, um longo período de jejum e o emagrecimento diminuem as reservas de gordura. Com isso, as células adiposas diminuem a secreção de leptina e os mecanismos cerebrais que controlam a ingestão de alimento tornam-se mais responsivos aos sinais a curto prazo produzidos pela fome e menos sensíveis aos sinais de saciedade. Logo, fica-se com mais fome e ingere-se maior quantidade de alimento. Isso explica em parte por que as pessoas, ao reduzirem o peso corporal, tendem a adquiri-lo novamente.

É preciso entender que o organismo sempre adapta seu metabolismo para garantir energia a órgãos e tecidos, sempre com especial atenção voltada ao suprimento energético ao cérebro. Quando o trato digestório está vazio, isso significa que o organismo se encontra em jejum. Uma queda no nível de glicose faz o pâncreas reduzir a secreção de insulina e iniciar a secreção de glucagon. Por conseguinte, níveis circulantes menores de insulina indicam que grande parte das células do corpo não terão suprimento adequado de glicose por muito tempo, sendo o pouco de glicose existente reservado ao cérebro.

A presença do glucagon estimula o fígado a converter os carboidratos dos depósitos a curto prazo – o glicogênio em glicose. Além disso, a presença do glucagon associada ao aumento da atividade do sistema nervoso simpático também estimula as células do tecido adiposo a iniciarem a degradação dos TAGs em ácidos graxos e glicerol. A maior parte das células do organismo utiliza estes dois substratos, por sua vez o glicerol é convertido pelo fígado em glicose, que é utilizada pelo cérebro (neoglicogênese). O processo de glicogenólise (degradação do glicogênio hepático) e de gliconeogênese é mantido na tentativa de manter um suprimento adequado de glicose, especialmente ao cérebro. No entanto, notadamente, as reservas de glicogênio são escassas. Por essa razão, em geral, ingere-se algum alimento antes de a reserva de glicogênio se exaurir, reabastecendo esse estoque de energia. Porém, é, sem dúvida, o depósito a longo prazo (o tecido adiposo) que certamente garante a vida na situação de jejum. Por isso, entende-se o motivo de tantos mecanismos paralelos de proteção contra a perda de peso. A redução da massa adiposa dispara mecanismos que aumentam a fome e reduz a termogênese, sempre para a manutenção deste reservatório de energia essencial à vida.

A garantia de fornecimento de energia ao organismo deve-se muito à ação da insulina em provocar a entrada de glicose nas células a ela dependente, como o músculo esquelético e o tecido adiposo. Além de converter glicose em glicogênio, no tecido adiposo este carboidrato é convertido em TAG. Isso explica por que a ingestão excessiva de carboidrato provoca aumento do peso corporal.

A molécula de glicose é facilmente dissolvida em água, mas não em gordura. Como possui caráter hidrófilo, a glicose não se dissolve na membrana celular, constituída quase totalmente por partículas lipídicas. Para ser aproveitada pelas células, a glicose deve ser captada por meio de transportadores específicos de glicose (GLUTs). Para tal, este mecanismo depende em parte da presença da insulina, que controla a atividade destes GLUTs. A insulina ao se ligar ao seu receptor de membrana, denominado receptor de insulina (IR), sinaliza ao interior da célula a necessidade de ocorrer a translocação do GLUT à membrana, para que seja permitido o ingresso da glicose. Para revisão da via de transmissão do sinal da insulina, ver capítulo 4.

De forma semelhante, os mesmos receptores, presentes em tecidos dependentes de insulina na periferia, foram também encontrados no hipotálamo, o centro controlador da fome e saciedade. A ligação da insulina ao seu receptor informa o cérebro que o organismo está abastecido de alimento (sinal de saciedade) e o ímpeto de se alimentar deve ser saciado. Por outro lado, quando esta comunicação é diminuída, como acontece no jejum, o hipotálamo reconhece este estado como se estivesse sentindo fome (sinal de fome), estimulando a busca por alimento.

Geralmente, indivíduos obesos são resistentes ao sinal da insulina e com isso têm menor resposta hipotalâmica a ela. Como consequência se tem menor controle sobre a fome. Desta forma, tanto a leptina como a insulina são representantes importantes do controle de peso a longo prazo. Isto permite entender agora por que indivíduos obesos apresentam dificuldade em controlar a fome e manifestam ingestão elevada de nutrientes.

Portanto, embora os sinais a curto prazo sejam de grande relevância ao controle da fome e saciedade, como os sinais provenientes do trato digestório (grelina e colecistocinina) e de outros agentes bioquímicos, que informam de tempo em tempo a presença ou ausência de nutrientes no sistema digestório (exemplo, a glicose), é evidente que são os sinais a longo prazo os principais envolvidos na aquisição de peso ao longo dos anos de vida e por isso têm sido alvo de intensa investigação pelos pesquisadores de todo o mundo. Uma revisão detalhada dos efeitos da obesidade em induzir prejuízos na via de sinalização da leptina e insulina no hipotálamo pode ser vista nos capítulos 6 e 7.

INTEGRAÇÃO DOS SISTEMAS QUE CONTROLAM A INGESTÃO ALIMENTAR

O comportamento alimentar e o equilíbrio energético são coordenados pelo hipotálamo, que recebe sinais neuroendócrinos e metabólicos originados na periferia, particularmente pelas estruturas que recebem, digerem e absorvem os alimentos, ou então que intervêm na sua distribuição, armazenamento e consumo. Atualmente sabe-se que glicose, aminoácidos, ácidos graxos, glicerol e outras potenciais fontes de energia presentes na circulação agem direta ou indiretamente influenciando a atividade dos circuitos neuroendócrinos determinantes da fome/saciedade. Há também sinais neurais, endócrinos e metabólicos periféricos. Por exemplo, no trato digestório (grelina, colecistoquinina, peptídio 1 semelhante ao glucagon – GLP-1), no pâncreas (insulina e glucagon), em órgãos de reserva energética como fígado e tecido adiposo (glicogênio e leptina, respectivamente) ou nos utilizadores energéticos estratégicos, o músculo esquelético (lactato e interleucinas), que influenciam a fome e a saciedade.

Em especial, o tecido adiposo é regulado funcionalmente por nervos, hormônios, nutrientes, por mecanismos autócrinos e parácrinos. Como maior órgão de reserva energética e representando por isso um papel fundamental na sobrevivência, evolução e capacidade adaptativa de mamíferos, as funções que hoje se lhe reconhecem transcendem em muito a função que tradicionalmente lhe era atribuída, a de armazenar energia. Por essa razão, considerações mais detalhadas sobre o tecido adiposo são apresentadas neste e em outros capítulos deste livro. De fato, hoje se compreende que os circuitos neuronais hipotalâmicos de controle da fome são fundamentais ao entendimento do balanço energético, pois influencia tanto na ingestão calórica como na termogênese do organismo.

MODULAÇÃO FISIOLÓGICA DO GASTO ENERGÉTICO

Após examinar o controle da ingestão alimentar e sua regulação, é adequado dirigir as atenções para o outro lado da equação do balanço energético: o gasto de energia. Em humanos, a taxa metabólica de repouso (TMR), definida como o dispêndio de energia necessária para manter as funções fisiológicas normais do corpo em repouso em estado de jejum, representa o maior componente do dispêndio energético total (aproximadamente 60 a 75%) e, portanto, é importante na regulação do balanço energético e da composição corporal. Esse dispêndio energético acontece por meio dos variados processos orgânicos que requerem energia, como, por exemplo, para a manutenção da temperatura corporal, para o funcionamento do coração e pulmões e outros órgãos vitais do corpo, bem como nos processos metabólicos do organismo.

A TMR apresenta pequenas variações ao longo do dia. Observa-se decréscimo deste componente durante o sono e no jejum, sendo de 10 e 40%, respectivamente. Fatores como idade, sexo, hereditariedade, tamanho e composição corporal, atividade física, estado nutricional e vários hormônios influenciam a TMR.

O efeito térmico dos alimentos (ETA) é a energia gasta acima da TMR após a ingestão de alimento e representa aproximadamente 5 a 10% do gasto energético total. O aumento do dispêndio de energia após a ingestão de alimentos é devido principalmente ao custo metabólico da digestão e absorção, do transporte e da conversão dos nutrientes ingeridos e suas respectivas formas de armazenamento. Curioso que a digestão e o armazenamento das gorduras exigem menor quantidade de energia para seu metabolismo (0-3%), enquanto o metabolismo da proteína (20-30%) e do carboidrato (5-10%) são mais dispendiosos do ponto de vista energético.

Como o equilíbrio energético depende da entrada e do dispêndio de energia em um longo período de tempo, é possível que diferenças mesmo que extremamente pequenas nas operações metabólicas que representam o ETA acabem por ter um efeito cumulativo perceptível e com isso colaborativo no ganho ou na perda de peso. Por exemplo, quando a dieta programada é insuficiente em proteínas, a eficiência metabólica pode ser reduzida cerca de 30 a 40%, com isso o indivíduo pode aumentar a ingestão de alimentos para suprir esse balanço energético negativo, o que resulta em maior equivalente calórico. Além disso, cabe destacar que por conta da menor quantidade de alimentos ingeridos durante um programa de emagrecimento o indivíduo obeso também apresenta redução do gasto energético advindo do ETA, o que, no mínimo em parte, pode também contribuir com a dificuldade em perder peso.

O efeito térmico da atividade física (ETAF) é o componente mais variável do dispêndio energético diário total do indivíduo. Consiste na energia gasta acima da TMR e do ETA em virtude da atividade física e muscular. Este componente pode apresentar variações de 10 a 15% do dispêndio energético em pessoas sedentárias e de 40% ou até mais nos indivíduos fisicamente ativos ou atletas. Além do custo energético direto da atividade física, o exercício físico pode influenciar também a TMR, isso ocorre devido à manutenção de um aumento da taxa metabólica pós-esforço físico ou pelo aumento crônico na taxa metabólica de repouso devido ao efeito do treinamento. Por isso, a ideia de aumentar a massa muscular por meio de um programa de exercícios físicos pode ser eficaz na manutenção e perda de peso corporal durante o emagrecimento. O aumento na TMR com o exercício físico é dependente do EPOC (consumo excessivo de oxigênio após o exercício), e este componente tem relação direta com a magnitude da atividade, com valores superiores obtidos em exercícios de maior intensidade.

Em geral, embora a TMR e o ETA seja importante ao balanço energético, na maioria das vezes a obesidade não é resultante de um decréscimo nestas variáveis. Pesquisas indicam que a diminuição no gasto energético é acompanhada por redução tanto da atividade física habitual como do exercício supervisionado e pela adoção de um estilo de vida sedentário, como assistir à televisão, usar jogos eletrônicos e trabalhar no computador. No mais, outras disfunções decorrentes da obesidade que são relevantes no descontrole do balanço energético, em particular dos aspectos bioquímicos, moleculares e genéticos, são discutidas neste e no transcorrer de outros capítulos deste livro.

EVOLUÇÃO, GENES, MEIO AMBIENTE E COMPORTAMENTO SOCIAL NA ETIOLOGIA DA OBESIDADE

Os genes apresentam implicações sobre os diferentes componentes do balanço energético e isso ajuda a explicar por que diferentes indivíduos mantêm diferentes medidas de peso corporal dentro de um mesmo ambiente. Genes de proteção contra o ganho de peso explicariam por que algumas pessoas são resistentes à obesidade e, ao contrário, aquelas geneticamente predispostas a ganhar peso desenvolvem sobrepeso e tornam-se obesas. No entanto, qual seria a vantagem fisiológica em permitir ganho de peso corporal gradual? A hipótese mais aceita é a de que ter desenvolvido uma fisiologia que defende o organismo contra a perda de peso foi vantajoso aos nossos ancestrais. Nesse sentido, aspectos evolutivos das espécies devem ser considerados.

Todos os organismos vivos, das bactérias aos mamíferos, compartilham dois imperativos coesos: sobreviver e reproduzir. Consequentemente, para garantir ambos os aspectos é necessário haver energia e, por isso, alimento. Nesse sentido, é necessário suprimento contínuo de energia para o funcionamento fisiológico, apesar de o suprimento de alimento ser intermitente. Essa necessidade foi suprida por meio da evolução por um mecanismo destinado a armazenar energia na forma de substratos com potencial energético como o glicogênio, mas principalmente os triacilgliceróis (TAGs) dos adipócitos, a partir dos quais podem ser mobilizados.

A gordura funciona como uma forma de poupança imprescindível a que o metabolismo de mamíferos recorre em caso de necessidade, ou seja, quando o glicogênio, a fonte de energia imediata, torna-se escasso. Embora do ponto de vista prático essa gordura represente um custo em termo de maior peso corporal e menor agilidade motora, ela propicia duas vantagens cruciais: permite aos mamíferos realizar esforços físicos de baixa a moderada intensidade sem precisar interromper a ação para o reabastecimento de alimento e constitui uma reserva de segurança para evitar grandes flutuações da ingestão calórica em épocas de escassez alimentar, garantindo-lhe sobrevivência.

Esse mecanismo, controlado pelos denominados "genes econômicos" ou "poupadores", representou uma vantagem importante para o homem primitivo, caçadores e nômades. No processo de locomoção em diferentes regiões, esses indivíduos faziam uso dos recursos oferecidos pela natureza até que se esgotassem. Com o fim desses recursos, eram obrigados a se deslocar até encontrar outro território que oferecesse condições necessárias para a sobrevivência. Sujeitos às mudanças climáticas e sazonais da região, o alimento nem sempre era garantido, o que o obrigava o homem a caçar e conquistar seu próprio alimento, vivendo com a incerteza da refeição a cada dia.

Segundo registros históricos, a alimentação dessa civilização foi baseada em frutas, hortaliças, tubérculos e carne de animais selvagens, alimentos em sua grande maioria com menor potencial calórico se comparados à alimentação do homem moderno. O advento da agricultura e a revolução industrial em décadas passadas coincidem com mudanças significantes ocorridas tanto na ingestão quanto no gasto de energia e sobretudo nos costumes dos indivíduos. Especificamente, o estilo de vida atual é dotado de inatividade física e hábitos alimentares ruins favorecidos por abundância de alimentos, de fácil acesso econômico, ricos em gorduras e carboidratos, o que pode, por sua vez, resultar em balanço energético constantemente positivo. Combinados, o excesso de alimento e a inatividade física criam um ambiente "obesogênico", com consequente desbalanço energético e ganho de peso, sendo mais acentuado naqueles indivíduos geneticamente predispostos. No quadro 5.1 são listados alguns desses fatores que contribuem com o aumento da ingestão calórica.

Não obstante, o baixo nível de atividade física na sociedade atual está associado com ganho de peso. Novamente tem sido sugerido que o meio ambiente pode facilitar o declínio deste nível de atividade física. Um resumo dos fatores que devem ser conside-

Quadro 5.1. Fatores ambientais que favorecem o aumento da ingestão calórica.

Aumento no tamanho da porção
Alimentos ricos em gorduras (30 a 40% da alimentação total)
Alto índice glicêmico dos alimentos (hipoglicemia e maior número de porções no dia)
Bebidas práticas e calóricas (*fast foods* e *delivery*)
Comidas de lanchonetes/alimentos palatáveis (*snack foods*)
Baixo custo do alimento (em especial o de má qualidade)
Variedade

Quadro 5.2. Fatores ambientais que favorecem a redução da atividade física.

Reduzida mão de obra no trabalho (o mundo das máquinas)
Falta de atividade física nas escolas (cérebros enormes, corpos definhados)
Redução da atividade física requerida nos afazeres diários (tecnologia a serviço da praticidade)
Competitivo mercado de atividades sedentárias: televisão, vídeo-*game*, DVD, computador, internet, controle remoto, carro, moto, metrô, bicicleta motorizada, avião, ônibus, escada rolante

rados e que contribuem para o menor gasto energético diário é listado no quadro 5.2. Os avanços tecnológicos reduzem a necessidade do trabalho físico em muitas ocupações, sendo que pouca atividade física é acumulada por meio do trabalho. A tecnologia reduziu o dispêndio energético até mesmo dentro dos lares na execução de tarefas cotidianas. Nas escolas, muitas crianças não realizam educação física ou então a aula é insuficiente tanto na intensidade quanto na duração das atividades. Além disso, a insegurança das pessoas em virtude da grande violência urbana inibe a prática do lazer e de atividades físicas em ambientes públicos.

O estudo de uma tribo de índios Pima que se dividiu em dois grupos é um bom exemplo da interferência ambiental no desenvolvimento de obesidade e diabetes. Um grupo indígena permaneceu no seu ambiente natural, no México, e continuou a viver de forma rudimentar, dentro de um nível de subsistência, alimentando-se da sua agricultura local e com atividade física intensa na maior parte do dia, durante toda a semana. Em geral, os integrantes desse grupo eram magros ou apresentavam peso adequado, com incidência baixa de DM tipo 2. O outro grupo migrou para a região do Arizona nos Estados Unidos e passou a viver conforme os costumes e hábitos locais. O ambiente de fácil acesso a alimentos ricos em calorias e de menor intensidade na realização do trabalho físico fez com que os membros desse grupo apresentassem obesidade e elevada incidência de DM tipo 2 de início precoce (Figura 5.2).

Coerente a esses achados, uma série de estudos que tiveram início em 1993, o *Japanese Brazilian Diabetes Study Group* (JBDS), investigou a contribuição de fatores ambientais na gênese da obesidade e em suas comorbidades em imigrantes japoneses no

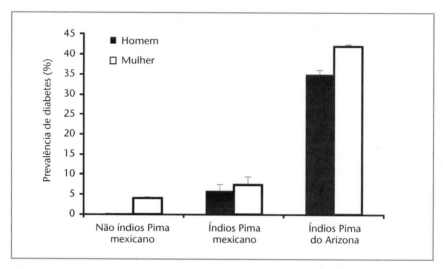

Figura 5.2. Prevalência de diabetes ajustado à idade em homens e mulheres de uma tribo indígena. A incidência da doença é 5,5 vezes maior em índios Pima do Arizona em relação aos índios Pima do México e 16 vezes maior em relação aos não índios Pima. Entre os grupos de índios Pima e não índios Pima a incidência da doença foi similar entre mulheres e homens, respectivamente. Adaptado de Schulz et al., 2006.

Brasil. Os dados levantados mostram que o número de nipo-brasileiros com excesso de peso cresceu de 22,4% para 50,3% em aproximadamente 7 anos. Além disso, essa população apresentou alta prevalência de DM tipo 2, hipertensão e dislipidemia. O JBDS mostrou ainda a associação entre hábitos ocidentais, especialmente alimentação rica em gordura saturada, e a ocorrência de risco cardiometabólico. Por outro lado, a implantação de um programa de orientação para dieta saudável e prática regular de atividade física mostrou que após um ano houve redução nos parâmetros antropométricos e melhora na saúde metabólica, com redução nos níveis de glicose e colesterol sanguíneos, bem como dos níveis pressóricos dos participantes.

A partir destas considerações, parece provável que a obesidade resulte em interação entre múltiplos genes e o meio ambiente. De fato, indivíduos obesos podem apresentar um gene ou inúmeros genes com importância na etiologia da obesidade, no entanto, a hipótese mais provável é que foram as mudanças ocorridas no estilo de vida nas últimas décadas, período em que houve o aumento expressivo no número de obesos no planeta, a causa dessa pandemia.

Este curto espaço de tempo não seria suficiente para estabelecer alterações genéticas significantes, ao passo que a mudança nos hábitos e no estilo de vida foi enorme (Figura 5.3). Isto mostra que mudanças de comportamento podem ser significantes contra o ganho de peso corporal. Uma prova disso é que a incidência de obesidade na infância e na adolescência tem crescido e isto tem associação com o número de horas que as crianças assistem à TV ou interagem com os jogos eletrônicos.

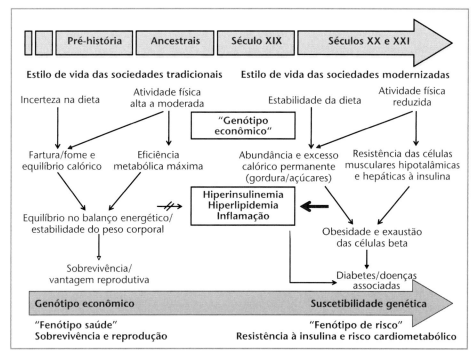

Figura 5.3. Interação entre o meio ambiente e o genótipo econômico nas sociedades tradicionais (ancestrais: sobrevivência) e na sociedade moderna (homem atual: obesidade).

EXERCÍCIO FÍSICO E DIETA MODULANDO GENES DE OBESIDADE E DM TIPO 2

Estudos que investigaram mudanças na expressão gênica em animais submetidos a um programa de exercícios físicos ou expostos a dieta rica em gordura são bons exemplos de como o fator "meio ambiente" é relevante na prevenção ou favorecimento de obesidade e diabetes. Um dos estudos realizados nessa área demonstrou que o exercício físico é capaz de influenciar genes responsáveis pelo metabolismo de glicose em células musculares de ratos Zucker (ratos que apresentam mutação no gene que codifica o receptor de leptina, desenvolvendo então obesidade, resistência à insulina e diabetes, de maneira bastante similar ao DM tipo 2 em humanos). O treinamento consistiu de 60 minutos por dia de corrida em esteira, durante seis dias na semana, por quatro semanas, na velocidade de 15 m/min. Foram observadas modificações na expressão de vários genes, mas principalmente os do coativador 1 alfa do receptor ativado por proliferador do peroxissoma (PGC1-α) e proteína quinase C-ξ (PKC-ξ), ambas envolvidas na regulação do transporte de glicose no músculo esquelético. Em conclusão, o estudo reforça o papel importante que o exercício físico apresenta na alteração da expressão de vários genes que contrarregulam o desenvolvimento de diabetes.

Não obstante, outro trabalho investigou a expressão de genes pró-inflamatórios na região hipotalâmica responsável pelo controle da fome e saciedade. Foi observado que após 16 semanas os ratos que receberam este tipo de dieta apresentaram aumento na expressão de proteínas inflamatórias de efeito negativo à ação da insulina no hipotálamo, como o fator de necrose tumoral alfa (TNF-α) e a interleucina-1β (IL-1β). Este feito, compromete a ação anorexigênica da insulina sobre neurônios hipotalâmicos localizados no núcleo arqueado e no hipotálamo lateral e resulta em maior ingestão de alimento e ganho de peso corporal. Tais achados científicos mostram como o estilo de vida fisicamente ativo ou de má alimentação regulam de maneira positiva ou negativa, respectivamente, genes relacionados à obesidade e ao diabetes.

RESISTÊNCIA À INSULINA COMO O ELO ENTRE OBESIDADE E DIABETES: ASPECTOS FISIOPATOLÓGICOS

As novas descobertas científicas permitem precisar melhor agora, onde, como e por que surge a resistência à insulina, a primeira etapa para o desenvolvimento de DM tipo 2. Desses estudos emergem também alternativas promissoras para prevenir e tratar essa doença. Curiosamente, os trabalhos realizados desvendam a possibilidade de que a resistência à insulina e a hiperinsulinemia causada por acúmulo excessivo de gordura corporal podem também contribuir no desenvolvimento de maior grau de obesidade.

Sabe-se hoje que a resistência à insulina acontece de maneira tecido-específica. Estudos com roedores submetidos a uma dieta rica em gordura saturada têm demonstrado que neurônios que expressam neuropeptídios anorexigênicos no hipotálamo e o músculo esquelético são as primeiras células a se tornarem resistentes à ação da insulina. Em uma segunda etapa, esse hormônio deixa de agir adequadamente nas células do fígado e dos vasos sanguíneos (endotélio). Contudo, apenas após alguns meses é que o problema se instala no tecido adiposo, as células especializadas em acumular gordura. Essa sequência em que o problema se estabelece permite agora entender melhor porque as pessoas que desenvolvem resistência à insulina geralmente se tornam obesas, embora isso não explique todos os casos de obesidade, problema que também pode ter origem genética ou em outros tipos de distúrbio hormonal, por exemplo, hipotireoidismo e hipercortisolismo.

A principal razão é o fato de tudo ter início no hipotálamo, que, como apresentado no início deste capítulo, é a região do cérebro responsável tanto pelo controle da fome quanto do gasto energético. Ao ser ingerida uma refeição, os níveis de glicose no sangue aumentam e estimulam o pâncreas a liberar insulina. O nosso hipotálamo detecta as taxas mais altas de insulina circulante e, por sua vez, reduz a produção de outros dois hormônios: a orexina, responsável pela sensação de fome, e o hormônio concentrador de melanina (MCH), que além da fome também controla o metabolismo.

A progressão da resistência à insulina interfere na captação de glicose em tecidos a ela dependentes, resultando em hiperglicemia. Este aumento dos níveis circulantes de glicose induz o pâncreas a secretar mais insulina que, mesmo em concentrações maiores, não são satisfatoriamente identificadas pelo hipotálamo, o qual induz a liberação de orexina e MCH, ampliando a fome e diminuindo o gasto de energia, como se o organismo estivesse em jejum prolongado. Essa condição repetitiva de hiperglicemia e hiperinsulinemia trazem consequências às células hepáticas (esteato-hepatite gordurosa), dos vasos sanguíneos (aterosclerose), da retina (retinopatia) e dos nervos (neuropatia periférica e autonômica). O problema pode ser oneroso e até certo ponto delicado ao pâncreas que, na tentativa de manter a homeostase metabólica e os níveis normais de glicose, exaustivamente é estimulado a produzir e secretar insulina, o que muitas vezes causa a falência das células beta, instalando-se o diabetes.

Novamente, esses achados nos remetem ao mecanismo de sobrevivência do homem ancestral, "os genes econômicos" ou "poupadores", que podem ter sido preservados até hoje. É que ao se tornar resistente à insulina o cérebro permite a ingestão de alimentos "à vontade" e o acúmulo de energia, como se o alimento fosse escassear logo em seguida. Essa magnífica competência do tecido adiposo em estocar energia foi comprovada em estudo com roedores que foram submetidos à dieta rica em gordura saturada durante alguns meses.

Quando realizado o teste de tolerância à insulina, o qual consiste em infundir insulina intraperitoneal e coletar o sangue a cada 5 minutos durante 30 minutos, foi observado que estes animais apresentaram menor captação de glicose, indicando que se tornaram menos responsivos à insulina. Contudo, por meio da análise da captação de glicose marcada, foi observada regulação tecido-específica no transporte de glicose, com menor captação de glicose e sinalização da insulina no músculo esquelético, acompanhada por aumento na captação desta hexose no tecido adiposo, sem alteração significativa da via clássica da insulina neste tecido (via IRSs/PI3-q/Akt). De forma surpreendente, ao ser avaliada a via de captação de glicose estimulada por insulina, denominada CAP/Cbl (previamente apresentada no capítulo 4), esta se mostrou hiper-responsiva nos animais obesos e sem alteração em seus controles magros (Figura 5.4). A via CAP/Cbl é capaz de emitir um sinal às vesículas contendo os GLUTs que, então, se translocam para a membrana e permitem a entrada de glicose no tecido adiposo e a conversão desta em triacilglicerol, aumentando ainda mais os estoques de gordura. Estes resultados reforçam a eficiência metabólica do organismo em armazenar energia, o que facilita o ganho de peso corporal. Por isso, de fato, o prejuízo no sinal da insulina no hipotálamo pode ser um dos gatilhos para o início de uma corrida frenética rumo à obesidade.

MECANISMOS RELACIONADOS À CAUSA DA RESISTÊNCIA À INSULINA

A resistência à insulina da obesidade e do DM tipo 2 é caracterizada por alterações sobre a via clássica de transmissão do sinal de insulina, a via IRSs/PI3-q/Akt, previamente apresentada no capítulo 4, embora os defeitos genéticos e adquiridos exerçam influências importantes sobre a sensibilidade à insulina. As alterações nas proteínas da via de sinalização da insulina são relativamente raras, mas representam as formas mais

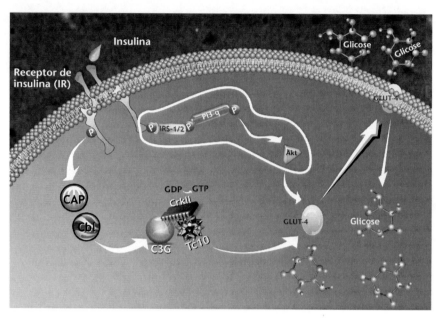

Figura 5.4. Via CAP/Cbl e captação de glicose no tecido adiposo. Além da ativação da PI3-q (via clássica), outros sinais também podem ser necessários para que a insulina estimule o transporte de glicose. Essa segunda via envolve a fosforilação do proto-oncogenese c-Cbl e é aparentemente independente da ativação da PI3-quinase. Na maioria dos tecidos sensíveis à insulina, Cbl está associado com a proteína adaptadora CAP (*Cbl-associated protein*). Após fosforilação, o complexo CAP-Cbl migra para a membrana celular onde interage com a proteína adaptadora CrkII, que também está constitutivamente associada com a proteína C3G. A C3G é uma proteína trocadora de nucleotídios que catalisa a troca de GDP (guanina difosfato) por GTP (guanina trifosfato) da proteína TC10 (*The Rho family GTPase TC10*), ativando-a. Uma vez ativada, a TC10 desencadeia um segundo sinal para a translocação da proteína GLUT-4 para a membrana celular, em paralelo à ativação da via da PI3-q.

graves de resistência à insulina. Exemplos como o leprechaunismo (modalidade sindrômica associada ao diabetes) e a síndrome de Rabson-Mendehall (doença caracterizada por lipoatrofia, hipertrigliceridemia, hepatomegalia e funcionalidades acromegaloides) são característicos de deficiências severas na ação da insulina em seres humanos.

Novamente, o advento da biologia molecular e da farmacogenética, bem como o de novas técnicas que possibilitam ligar ou desligar genes trouxeram avanços consideráveis no entendimento da função de cada uma das proteínas da via de sinalização da insulina e o papel delas em tecidos específicos. Por exemplo, sabe-se hoje que, no músculo esquelético de ratos, o IRS-1 parece desempenhar papel fundamental na captação de glicose. No sistema nervoso central, a deleção do IRS-2 parece ser determinante na causa de hiperfagia e obesidade em roedores. Embora ainda sem solução, as novas descobertas trazem renovadas esperanças para tratamentos mais eficazes ao diabetes.

Percebe-se, no entanto, que a grande maioria dos casos de DM tipo 2 é precedida de um longo histórico de obesidade. A maior prova para esta associação está na capacidade do tecido adiposo em causar resistência à insulina. Os adipócitos secretam inúmeros fatores que prejudicam o sinal da insulina quanto se encontram hipertrofiados.

OBESIDADE COMO FATOR DE RISCO PARA O DM TIPO 2

Estudos em diferentes populações mostram que indivíduos com intolerância à glicose são, em geral, mais obesos, resistentes à insulina e apresentam níveis insulinêmicos mais elevados. Apresentam também alterações na fase rápida de secreção de insulina (ou seja, menores elevações insulinêmicas após estímulo glicídico). Portanto, alterações na sensibilidade e na secreção de insulina são eventos metabólicos que podem ser identificados em indivíduos que desenvolverão o diabetes, anos antes de a doença se tornar evidente. Essas anormalidades se agravam na evolução de uma situação de tolerância normal à glicose para intolerância (nessa situação, o indivíduo já não possui valores normais de glicemia, mas ainda não é diabético), e finalmente DM tipo 2. Quando instalada a doença, nota-se aumento na produção hepática de glicose, que se agrava em proporção à severidade da hiperglicemia. Portanto, o conceito de "diabesidade" evoca a atenção para a relação da obesidade na gênese do diabetes, e que a perda de gordura corporal equivale à prevenção do DM tipo 2.

A obesidade, e principalmente a locação do tecido adiposo no corpo, apresenta estreita relação com o desenvolvimento de resistência à insulina, sendo evidente em qualquer grupo étnico. Os depósitos de gordura central (intra-abdominal) estão mais fortemente relacionados a resistência à insulina, DM tipo 2 e doenças cardiovasculares quando comparados à gordura presente na periferia (glúteo e tecido subcutâneo). Embora não haja um consenso de que a gordura localizada na região central seja definitivamente mais prejudicial à saúde metabólica e para a sensibilidade à insulina, características dos adipócitos abdominais sugerem que estes desempenham papel importante na alteração da via de sinalização da insulina.

Caracteristicamente mais lipolíticos, o aumento do fluxo de ácidos graxos provenientes das células adiposas abdominais no sistema porta hepático pode inibir a liberação de insulina por mecanismos não totalmente conhecidos. Além disso, níveis mais elevados de ácidos graxos livres (AGLs) circulantes e no meio intracelular são capazes de exercer efeitos sistêmicos sobre a sensibilidade à insulina, referidos como "lipotoxicidade". O papel das gorduras nas disfunções metabólicas tem sido extensamente considerado, porém o potencial delas no processo inflamatório da obesidade é um conceito recente.

A presença de elevados níveis de AGLs circulantes está associada à menor fosforilação em sítios específicos e à menor ativação de proteínas-chave da via da insulina (IRSs/PI3-q). Evidências científicas apontam relação direta entre AGLs e resistência à insulina, que pode ser decorrente do acúmulo de triacilgliceróis e metabólitos derivados de ácidos graxos (diacilglicerol, acetil-CoA e ceramidas) no músculo e no fígado. O aumento desses metabólitos provenientes da oxidação das gorduras no músculo é capaz de provocar a ativação da PKC e/ou da IKKβ (Ikappa kinase beta) e JNK (c-jun N-terminal quinase), e também de causar fosforilação em serina do receptor de insulina (IR) e de seus substratos (IRSs), sendo estes importantes mecanismos que explicam a relação entre acúmulo de gordura tecidual e resistência à insulina (Figura 5.5). Além disso, evidências nos últimos anos mostram que fatores circulantes produzidos pelos adipócitos são grandes indutores de resistência à insulina e DM tipo 2.

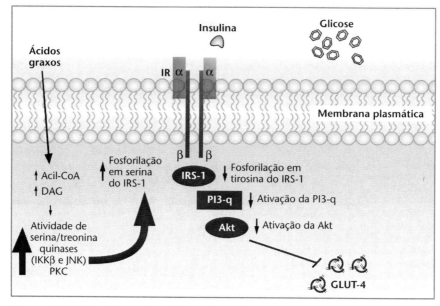

Figura 5.5. Mecanismo de resistência à insulina induzido por ácidos graxos mitocondriais. O acúmulo dos metabólitos dos ácidos graxos (Acil-CoA e diacilgliceróis-DAG) provoca a ativação de proteínas serina/treonina quinases, possivelmente envolvendo as proteínas IKKβ e JNK, e também a PKC. Estas provocam a fosforilação em serina do IRS-1 (serina 307) e menor ativação da PI3-q, resultando em redução no transporte de glicose estimulada por insulina.

INFLAMAÇÃO: BASE MOLECULAR DA OBESIDADE E DIABETES

A hipótese de que inflamação em tecidos metabólicos pode contribuir para o desenvolvimento de resistência à insulina teve origem em 1993, quando se deu a descoberta de que também o tecido adiposo era capaz de produzir o TNF-α, uma citocina inflamatória que prejudica a via de sinalização da insulina. Posteriormente, desvendou-se que outras citocinas inflamatórias subjacentes ao TNF-α provocariam resistência à insulina induzida por obesidade.

O TNF-α é uma proteína pró-inflamatória produzida por uma variedade de tipos de células, mas principalmente pelos macrófagos e linfócitos (células do sistema imune). Este pode ser produzido pelos adipócitos, embora essa produção seja fraca em humanos. Contudo, o TNF-α possui papel crucial na fisiopatologia da resistência à insulina por meio da fosforilação do IRS-1 em resíduos de serina. Esta pode impedir a interação do IRS-1 com a subunidade beta do IR e interromper a via de sinalização da insulina. Consistente com estes resultados, camundongos mutantes que não expressam TNF-α ou os receptores desta citocina são protegidos da resistência à insulina induzida por dieta rica em gordura. Entretanto, o papel preciso do TNF-α na obesidade em humanos requer mais investigações.

O processo inflamatório induzido por obesidade provoca a ativação de outras proteínas intermediárias à via de sinalização do TNF-α, como as quinases IKKβ e JNK, identificadas como capazes de fosforilarem o IRS-1 em serina. Além do efeito direto sobre o IRS-1, a proteína IKKβ promove a dissociação do complexo IκB/NF-κB no citoplasma e permite que este fator de transcrição NF-κB migre até o núcleo da célula, na qual ativa os genes responsáveis pela transcrição de diversas proteínas, entre elas citocinas pró-inflamatórias, como as interleucinas-1β e 6 (IL-1β e IL-6) e o TNF-α, sabidamente de efeitos negativos sobre a via de sinalização da insulina (Figura 5.6).

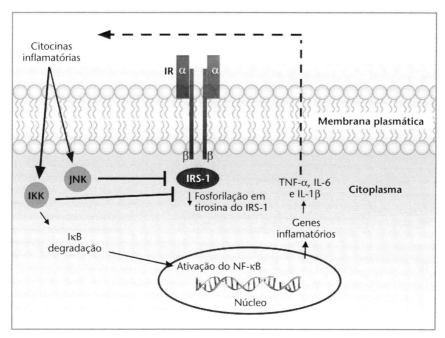

Figura 5.6. Sinalização inflamatória na obesidade. As vias inflamatórias podem ser ativadas por citocinas, como o TNF-α. Sinais provenientes destes marcadores convergem para vias de sinalização inflamatória, incluindo as quinases IKK e JNK. Estas proteínas causam a fosforilação do substrato do receptor de insulina 1 (IRS-1) em serina com efeito negativo na via de sinalização da insulina. Além disso, essas vias levam à produção de outros mediadores inflamatórios por meio do controle da transcrição genética. A ativação da IKK provoca a degradação do IκB e a dissociação do complexo IκB/NF-κB. Este último migra-se para o núcleo, quando participa da transcrição gênica de proteínas inflamatórias (por exemplo, TNF-α, IL-6 e IL-1β).

A interrupção ou inibição farmacológica do IKKβ em roedores por meio do AAS (ácido acetilsalicílico) é capaz de reverter a resistência à insulina induzida por obesidade, o que permitiu investigadores a identificar esta proteína como um contribuinte para a resistência à insulina e um potencial alvo terapêutico. No entanto, as doses com efeito potencial em inibir a atividade de tal proteína são altíssimas, o que é desaconselhável, uma vez que pode trazer problemas sérios ao sistema digestório, incluindo ulceração tecidual.

A JNK é ativada por diversos estímulos, incluindo citocinas, estresse e ácidos graxos. A atividade serina quinase da JNK é capaz também de fosforilar em serina os substratos do receptor de insulina (IRS-1 e IRS-2), comprometendo a fosforilação em tirosina, o que contribui para a resistência à insulina (Figura 5.6). Camundongos mutantes da JNK exibem menor adiposidade, aumento na sensibilidade à insulina e na capacidade de sinalização do receptor de insulina, mesmo quando é ofertada dieta rica em gordura. Estas observações sugerem que a via da JNK é também um importante mecanismo da resistência à insulina na obesidade.

Similar ao TNF-α, os níveis de IL-6 no plasma são correlacionados positivamente com adiposidade. Administração periférica de IL-6 aumenta a resistência à insulina e inibe a sinalização da insulina pela indução de SOCS3 (supressora da sinalização de citocinas). As proteínas SOCS3 são capazes de se associar em proteínas fosforiladas em tirosina, como o receptor de insulina. Além disso, SOCS3 reduz a fosforilação em tirosina de IRS-1, demonstrando que esta ligação inibe o acoplamento IRS-1 e IR e a subsequente associação IRS-1/PI3-q. Dessa forma, sugere-se que as proteínas SOCS3 sejam potentes inibidores da sinalização da insulina (Figura 5.7).

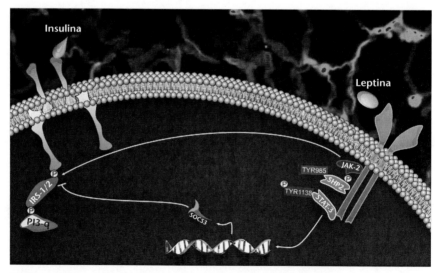

Figura 5.7. Mecanismo de resistência à insulina mediada pela SOCS3.

É necessário documentar que a insulina regula finamente sua sinalização por meio de várias alças de estímulo e resposta (*feedback* negativo), e vários circuitos de controle são necessários para manter a ordem adequada nas múltiplas vias de sinalização ativadas pelo hormônio e, portanto, permitir uma resposta celular final coordenada. Se o sinal da insulina fosse continuamente ativado, possivelmente teríamos constantes episódios de hipoglicemia. Acredita-se que a indução de SOCS3 pela própria insulina se constitua em um dos meios utilizados por este hormônio para controlar sua própria sinalização e estabelecer um harmonioso relacionamento com outros hormônios. O grande problema é que quando há indução contínua de SOCS3, como acontece na inflamação da obesidade, o sinal da insulina permanece invariavelmente inibido, e o efeito disso é resistência à insulina, hiperinsulinemia e hiperglicemia. Parece evidente, portanto, que diversos fatores atuando em conjunto ou de forma independente podem regular negativamente a ação da insulina, agindo tanto no receptor quanto em moléculas pós-receptor desse hormônio.

Então, pode-se considerar que a obesidade corresponde a uma condição inflamatória subclínica que promove a produção de fatores pró-inflamatórios envolvidos na origem da resistência à insulina. Considerações mais detalhadas sobre os mecanismos moleculares de ação das proteínas pró-inflamatórias e a resistência à insulina induzidas por elas são discutidas no capítulo 8.

INTEGRAÇÃO ENTRE SISTEMA METABÓLICO E IMUNOLÓGICO: A HIPÓTESE DO TLR-4

A integração entre sistema imune e metabólico é tão íntima que desperta curiosidade e dúvidas se tal relação é mera coincidência ou atrelada às questões evolutivas dos seres vivos. No laboratório da vida, a sobrevivência de organismos multicelulares depende da capacidade de combater infecções e de armazenar energia para períodos de carência alimentar e maior demanda energética. Por essa razão, os sistemas imune e metabólico são considerados uns dos mais imprescindíveis para a sobrevivência dos animais. Muitos mecanismos responsáveis pela detecção de patógenos e de nutrientes são altamente conservados de organismos como o *Caenorhabiditis elegans (C. elegans)* e da *Drosophila* (drosófila ou mosca da fruta) até os mamíferos.

Nas últimas décadas, diversas investigações científicas foram realizadas e, com isso, novos conhecimentos adquiridos a respeito de como o sistema imune e o metabólico se inter-relacionam. A hipótese é a de que seres mais primitivos até os mais evoluídos possuem sistemas com bases evoluídas comuns. Uma evidencia disso é o "corpo gorduroso da drosófila", o qual desempenha multifunções por incorporar homólogos do fígado, do sistema hematopoiético e do tecido adiposo de mamíferos. Na drosófila, esta estrutura é responsável pela coordenação das respostas imunes e metabólicas. Em organismos superiores, fígado, tecido adiposo e sistema hematopoiético especializaram-se em órgãos ou unidades funcionais distintas. Entretanto, é interessante ressaltar que nas estruturas desses tecidos, por exemplo, nos hepatócitos e adipócitos, encontram-se células imunes – macrófagos e células de *Kupffer* (os macrófagos do fígado) – e ambas apresentam acesso a uma importante rede de vasos sanguíneos.

Além disso, adipócitos e macrófagos desempenham funções biológicas muitas vezes similares. Por exemplo, os macrófagos podem captar e armazenar moléculas de lipídios acumuladas nos vasos sanguíneos, tornando-se as células de espuma envolvidas no processo aterosclerótico. Logo, os pré-adipócitos têm capacidade de fagocitose em resposta a diversos estímulos e, sob determinadas condições, exibem atividade fagocítica e antimicrobiana e até mesmo capacidade de diferenciação em macrófagos. Não obstante, é integrante da resposta imunológica normal, por exemplo, a mobilização de energia para combater o agente agressor. Da mesma forma, clinicamente, reconhece-se que estados de desnutrição ou má alimentação apresentam efeito imunossupressivo.

Além da paridade funcional, numerosos genes que codificam fatores de transcrição, citocinas, moléculas de sinalização inflamatória e transportadores de ácidos graxos essenciais para a biologia do adipócito são também expressos e funcionais em macrófagos. Por exemplo, nos macrófagos existem inúmeros genes expressos característicos do tecido adiposo, como a FATP (proteína transportadora de AGL) e o PPAR (membro de uma grande família de receptores nucleares), e nos adipócitos são expressos inúmeros produtos proteicos dos genes de macrófagos, como o TNF-α e a IL-6.

Diante dessa biologia, que permite interações contínuas e dinâmicas entre respostas imunes e metabólicas, o organismo é capaz de elaborar respostas complexas de defesa, quando desafiadas por diversos tipos de estresse – infecções e escassez calórica. Diante dessas constatações, é possível aventar que vias comuns ou superpostas regulam funções imunes e metabólicas por meio de mecanismos de sinalização similares. Isto pode permitir que nutrientes interajam com sistemas responsáveis pela detecção de patógenos.

Recém-descritos, os receptores da família do Toll (*Toll Like Receptors*), que foram inicialmente identificados em drosófila, desempenham conexão importante entre o sistema imune inato e o sistema metabólico. Até o presente, dez proteínas compõem a família do TLR, sendo a primeira a ser descoberta e mais amplamente estudada a isoforma 4 (TLR-4). Evolutivamente preservados, esses receptores sensíveis a patógenos desempenham importante atividade pró-inflamatória, como esperado. A ativação de citocinas na obesidade, especialmente IKK e JNK, ressalta a sobreposição das vias metabólicas e inflamatórias: estas são as mesmas moléculas ativadas na resposta imune inata pelo TLR-4 em resposta ao lipopolissacarídeo (LPS – biomolécula presente em bactérias gram-negativas) e outros produtos microbianos.

Entretanto, esses mesmos receptores, mas principalmente os TLR-4, são sensíveis também a nutrientes como os ácidos graxos. Isso significa que esse receptor de membrana reconhece patógenos e nutrientes que apresentam similaridade estrutural com esses patógenos. A ingestão elevada de gordura na dieta pode ativar esses receptores, mesmo na ausência de patógenos, uma resposta inflamatória capaz de interferir nos sinais mediados pelos hormônios controladores da fome e gasto energético, resultando em obesidade. Isso porque a sinalização da insulina fica prejudicada quando essa inflamação se instala. A ligação de ácidos graxos ao TLR-4 aciona proteínas de resposta inflamatória, incluindo a JNK e IKKβ, que bloqueiam a ação da insulina como previa-

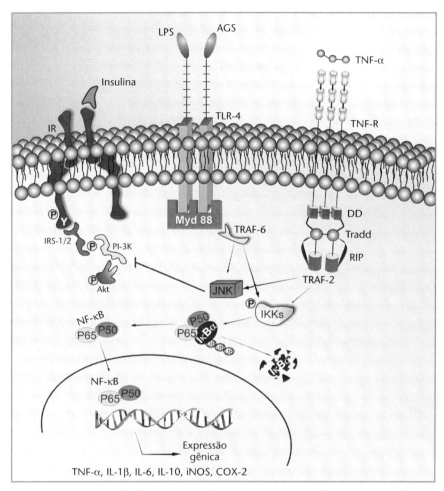

Figura 5.8. Resistência à insulina mediada por moléculas inflamatórias. A ativação de quinases na obesidade, especialmente IKK e JNK, ressaltam a sobreposição das vias metabólicas e inflamatórias: estas são as mesmas quinases ativadas na resposta imune inata pelo TLR (*Toll-like receptor*) em resposta ao lipopolissacarídeo (LPS) e aos ácidos graxos (AGs). A IKKβ pode interferir na sinalização de insulina através de pelo menos duas vias: 1) fosforilação direta dos substratos do receptor de insulina (IRS-1 e IRS-2) em resíduos de serina; 2) ativação indireta do NF-κB, um fator de transcrição que, dentre outros alvos, pode estimular a produção de vários mediadores pró-inflamatórios, incluindo o TNF-α, iNOS (óxido nítrico sintase induzível) e COX-2 (cicloxigenase 2). A JNK ativada tanto pela via do TLR-4 como pelo TNF-α também pode interferir negativamente na sinalização da insulina fosforilando o IRS-1 e o IRS-2 em serina. DD = domínio de morte. Tradd = TRAF associada ao domínio de morte; RIP = proteína de interação com receptor; TRAF-2 = fatores associados ao receptor de TNF.

mente discutido (Figura 5.8). Esses resultados permitem considerar que os TLR-4 sejam justamente a conexão que faltava entre ingestão de dieta rica em gordura saturada e o desenvolvimento de resistência à insulina.

Tais considerações podem ser reforçadas por experimentos com roedores, nos quais camundongos com mutação genética do TLR-4 utilizam melhor a glicose, apresentam menor depósito de gordura e não desenvolvem resistência à insulina, mesmo quando submetidos à dieta rica em gordura. Além disso, drogas inibidoras do TLR-4 mostraram que, ao desativar este receptor das células de camundongos diabéticos, ocorreu redução no número de macrófagos. Essa é uma possível conexão entre a obesidade e uma inflamação de baixa intensidade, subclínica em todo o organismo, e geralmente observada em indivíduos que estão acima do peso considerado saudável. Embora a deleção dessa proteína possa parecer viável à saúde do obeso inflamado, é preciso reforçar que o TLR-4 é uma molécula de resposta imune essencial e, por isso, uma vez inibida ou cessada sua ação compromete a resposta imune e a proteção do organismo contra potenciais agentes patogênicos.

TLR-4 – UMA HIPÓTESE EVOLUTIVA DE SOBREVIVÊNCIA

Embora em um primeiro momento a coordenada atividade entre sistema imune e metabólico pareça deletéria ao organismo, evolutivamente tal interação parece ter sido vantajosa aos seres vivos. A tendência histórica mostra que a necessidade de grande destreza no combate a infecções levou à seleção de respostas imunes potentes. Acredita--se que é em virtude da eficiência imunológica adquirida ao longo do percurso que o homem sobreviveu a intensos períodos de epidemias por doenças infecciosas.

Além do mais, a fome foi outra condição de ameaça à sobrevivência humana ao longo de toda história e por isso houve a seleção de um sistema com enorme capacidade de armazenar energia e excesso de calorias – exagerada hipermetropia pela poupança de energia a zelar pelo dia seguinte. O certo é que a combinação desses dois traços criou uma organização biológica altamente capaz de armazenar energia e combater infecções.

Esta característica biológica adquirida no ambiente natural da vida permitiu a sobrevivência da espécie, no entanto, em curto espaço de tempo, em resposta às mudanças repentinas significativas no estilo de vida do homem moderno, mostrou-se hipersensível e vigorosa diante da plenitude alimentar e da inatividade física. Assim, na presença de distúrbio crônico permanente desse delicado funcionamento entre sistema imune e metabólico, como o que acontece na obesidade, observam-se respostas inflamatórias deletérias, e o desenvolvimento de doenças relacionadas à obesidade e ao DM tipo 2.

OBESIDADE, RESISTÊNCIA À INSULINA E APOPTOSE DA CÉLULA β

A resistência à insulina proveniente do processo inflamatório subclínico gerado pela obesidade instala-se silenciosamente em diversos órgãos e tecidos, com efeito prejudi-

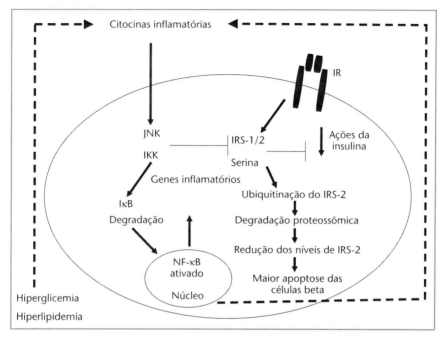

Figura 5.9. Na condição de resistência à insulina e DM tipo 2 há maior grau de apoptose de células beta, provavelmente decorrente dos seguintes fatores: hiperglicemia, hiperlipidemia (lipotoxicidade), atividade de algumas citocinas pró-inflamatórias (por exemplo, JNK e IKK), entre outros. Portanto, mecanismos que induzem menor expressão ou maior degradação do IRS-2 (por exemplo, fosforilação em serina) causa apoptose e podem contribuir para a instalação do DM tipo 2.

cial às células β – as responsáveis pela secreção de insulina. Dentre as proteínas da via de sinalização da insulina, a molécula de IRS-2 desempenha papel essencial na replicação, neogênese e sobrevida das células β. Uma redução na expressão e atividade de IRS-2 está associada à ativação de processos apoptóticos nestas células (Figura 5.9).

Portanto, situações metabólicas da obesidade, na qual se encontra hiperglicemia crônica, lipotoxicidade e atividade aumentada de proteínas com atividade serina-quinases, como a PKC (proteína quinase C), JNK e IKK, possibilitam a indução de fosforilação do IRS-2 em serina, prejudicam a via de sinalização da insulina, promovem aumento da apoptose de células β, culminando com a redução do conteúdo dessas células no pâncreas. O fenômeno da senescência em massa é outra característica da sociedade moderna atrelada à incidência crescente de DM tipo 2. Isto porque a apoptose supera a capacidade de replicação nesse estágio da vida. Por isso, em conjunto, envelhecimento e obesidade colaboram na perspectiva de um crescimento nos próximos anos da prevalência de DM tipo 2 em todo o planeta.

CONSIDERAÇÕES FINAIS

A epidemia de obesidade no planeta tornou-se um dos problemas mais importantes de saúde pública. Como visto, a obesidade é o resultado de uma complexa interação entre fatores genéticos e ambientais. Entre inúmeros fatores, sedentarismo e mudança no hábito alimentar, com aumento na ingestão de gordura, estão envolvidos no aumento de ocorrência de doenças metabólicas como obesidade e diabetes. A maior consequência metabólica da dieta rica em gordura é que a ação da insulina e os mecanismos regulatórios do peso corporal são prejudicados por meio do efeito lipotóxico. Em adição, sabe-se hoje que obesidade e resistência à insulina estão associadas com inflamação sistêmica de baixo grau. Em modelos experimentais de obesidade induzidos por dieta ou genéticos (*ob-ob*) e em humanos o tecido adiposo aumenta a expressão e o conteúdo de citocinas pró-inflamatórias. A produção destas citocinas é deletéria para a ação da insulina no músculo e outros tecidos. Um dos tecidos afetados é o hipotálamo e a capacidade de controlar a ingestão alimentar e o gasto energético fica comprometida, havendo contínuo balanço energético positivo.

Entretanto, enquanto grande número de pesquisas é direcionado aos efeitos de uma reação inflamatória sobre o metabolismo energético, o fator desencadeante relacionado à inflamação e à síndrome plurimetabólica (risco cardiometabólico) induzida pelo modelo ocidental de padrão alimentar permanece sem ser determinado. Recentemente, tem sido mostrado que ácidos graxos provenientes da dieta se ligam ao TLR-4 sinalizando no adipócito e macrófagos, provocando a ativação de proteínas pró-inflamatórias de efeito negativo sobre a via de sinalização da insulina. Além do mais, a lipólise do tecido adiposo hipertrofiado pode servir como um ligante natural para TLR-4 induzindo inflamação. Ao que tudo indica, a inflamação crônica e as disfunções metabólicas como hiperglicemia e hiperlipidemia conectadas à obesidade são condições que favorecem a apoptose da célula β e redução do conteúdo desta célula no pâncreas, favorecendo o desenvolvimento do diabetes.

Todas estas descobertas abrem novos caminhos para o entendimento das bases moleculares envolvidas com obesidade e diabetes e podem guiar o desenvolvimento de elementos promissores à prevenção e ao tratamento da resistência à insulina (estado pré-diabético), ou do diabetes. Muitas destas novas abordagens preventivas e de tratamento serão discutidas nos próximos capítulos desta obra. Embora seja necessário elucidar outros mecanismos ainda obscuros, sem dúvida o avanço na área foi enorme nos últimos anos e novas pesquisas deverão trazer ainda mais esclarecimentos dessa fascinante área de estudo, sempre com o objetivo maior de preservar a vida humana.

BIBLIOGRAFIA

1. Dandona P, Aljada A, Bandyopadhyay A. Inflammation: the link between insulin resistance, obesity and diabetes. TRENDS Immunology 2004;25(1):4-7.

2. De Souza CT, Araujo EP, Bordin S, Ashimine R, Zollner RL, Boschero AC, et al. Consumption of a fat-rich diet activates a proinflammatory response and induces insulin resistance in the hypothalamus. Endocrinology 2005;146(10):4192-9.

3. Hotamisligil GS. Inflammatory pathways and insulin action. Int J Obes Relat Metab Disord 2003;27(Suppl 3):S53-55.

4. Ort T, Gerwien R, Lindborg KA, Diehl CJ, Lemieux AM, Eisen A, Henriksen EJ. Alterations in soleus muscle gene expression associated with metabolic endpoint following exercise training by lean and obese Zucker rats. Physiol Genomics 2007;29(3):302-11.

5. Prada PO, Pauli JR, Ropelle ER, Zecchin HG, Carvalheira JBC, Velloso LA, Saad MAJ. Selective modulation of the CAP/Cbl pathway in the adipose tissue of high fat diet treated rats. FEBS Letters 2006;580(20):4889-94.

6. Prada PO, Zecchin HG, Gasparetti AL, Torsoni MA, Ueno M, Hirata AE et al. Western diet modulates insulin signaling, c-Jun N-terminal kinase activity, and insulin receptor substrate-1ser307 phosphorylation in a tissue-specific fashion. Endocrinology 2005; 146(3):1576-87.

7. Schulz LO, Bennett PH, Ravussin E, Kidd JR, Kidd KK, Esparza J, Valencia ME. Effects of traditional and western environments on prevalence of type 2 diabetes in Pima Indians in Mexico and the U.S. Diabetes Care 2006;29(8):1866-71.

8. Shoelson SE, Lee J, Yuan M. Inflammation and the IKK beta/I kappa N/NF-kappa B axis in obesity- and diet-induced insulin resistance. Int J Obes Relat Metab Disord 2003; 27(Suppl 3):S40-52.

9. Shulman GI. Unraveling the cellular mechanism of insulin resistance in humans: new insights from magnetic resonance spectroscopy. Physiology 2004;19:183-90.

10. Tsukumo DM, Carvalho-filho MA, Carvalheira JB et al. Loss-of-function mutation in toll-like receptor 4 prevents diet-induced and insulin resistance. Diabetes 2007;56(8): 1986-98.

11. Waki H, Tontonoz P. Endocrine functions of adipose tissue. Annu Rev Pathol Mech Dis 2007;2:31-56.

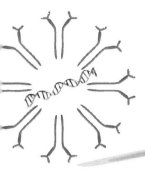

Parte II

CÉREBRO E A INTEGRAÇÃO SISTÊMICA NO CONTROLE DA HOMEOSTASE ENERGÉTICA

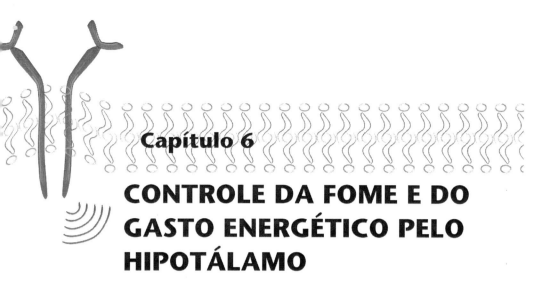

Capítulo 6

CONTROLE DA FOME E DO GASTO ENERGÉTICO PELO HIPOTÁLAMO

Lício A. Velloso

HIPOTÁLAMO: ÓRGÃO-CHAVE NO BALANÇO ENERGÉTICO

A partir da identificação da leptina em 1994, grande avanço vem sendo obtido na caracterização dos mecanismos neurais de controle da fome e do gasto energético. O hipotálamo desempenha uma função central nesse controle, integrando sinais que refletem o estado energético do organismo e coordenando a regulação da fome e de uma série de funções autonômicas que repercutem no gasto energético.

Estudos mais recentes revelam que distúrbios funcionais do hipotálamo participam de forma importante da gênese da obesidade. Tais distúrbios podem, em algumas circunstâncias, decorrer de defeitos genéticos que levam à expressão anômala de proteínas com funções centrais no controle da fome e da termogênese. Entretanto, distúrbios hipotalâmicos gerados por fatores ambientais têm maior relevância epidemiológica no desenvolvimento da obesidade. Neste capítulo apresentaremos inicialmente os mecanismos envolvidos no controle fisiológico da fome e do gasto energético e a seguir alguns mecanismos que contribuem para a disfunção do hipotálamo na obesidade.

REGIÕES DO SISTEMA NERVOSO CENTRAL ENVOLVIDAS NA COORDENAÇÃO DO FLUXO DE ENERGIA PELO CORPO

Sob condições fisiológicas, há tendência marcante da manutenção da estabilidade da massa corporal na maior parte dos seres humanos. Para que tal estabilidade exista, é necessário que dois fenômenos sejam perfeitamente integrados: o mecanismo sensor dos estoques de energia e o controle do gasto energético.

O funcionamento do mecanismo sensor depende da integração de três tipos de informação provenientes da periferia, sendo estas compostas por sinais hormonais, neurais e pela própria disponibilidade de nutrientes. A leptina e a insulina fornecem as informações a respeito dos estoques estáveis de energia, constituindo-se, portanto, em importantes sinais de adiposidade; além disso, a insulina e vários outros hormônios produzidos pelo trato digestório como a colecistocinina (CCK), o peptídio semelhante ao glucagon-1 (GLP-1) e a grelina atuam como sinais mais dinâmicos, informando a respeito do fluxo de energia pelo trato digestório. Tanto os sinais de adiposidade como os de saciedade são detectados predominantemente por neurônios de primeira ordem, localizados no núcleo arqueado do hipotálamo que a seguir se integram com neurônios de segunda ordem, localizados nos núcleos paraventricular (PVN) e lateral (LH). Os mesmos neurônios de primeira ordem são alvos da ação de nutrientes. Glicose, ácidos graxos e aminoácidos controlam as vias de sinalização que se integram com sinais gerados por hormônios e, dessa forma, modulam a atividade dos neurônios do núcleo arqueado. Os sinais neurais originam-se no trato digestório e oferecem informações momentâneas a respeito da ingestão e absorção de nutrientes. Tais sinais são carreados ao sistema nervoso central pelo nervo vago alcançando o núcleo do trato solitário (NTS).

A partir dos núcleos hipotalâmicos e do NTS, os sinais avançam em direção a outras regiões do sistema nervoso central para coordenar a ingestão de alimentos, gerando sinais de saciedade ou de fome. Como todo sistema de regulação homeostática, o sistema nervoso central dispõe de vários mecanismos efetores que controlam as diversas variáveis necessárias para que se mantenha constante a massa corporal. Mecanismos comportamentais controlam a sensação de fome, enquanto mecanismos endócrinos e neurais controlam o gasto de energia.

SINAIS ORIUNDOS DA PERIFERIA

Os sinais hormonais produzidos na periferia em resposta às oscilações dos níveis de nutrientes exercem efeitos centrais que se distribuem entre dois extremos: o controle da adiposidade e o controle imediato da fome. A leptina é o mais importante sinal periférico responsável por estabelecer uma conexão entre os sítios de estoque de energia e o sistema nervoso central. Trata-se de um hormônio peptídico de 16kDa, produzido predominantemente pelo tecido adiposo em proporção direta à sua massa total no organismo. Mutações do gene da leptina ou de seu receptor, que resultem em perda funcional do sistema, levam a quadros graves de obesidade tanto em animais experimentais quanto em humanos. Em razão da característica de regulação da produção de leptina, a qual responde mais a variações da massa do tecido adiposo do que propriamente à ingestão imediata de alimento, a leptina representa o componente dos sinais periféricos com ação mais específica e robusta no controle da adiposidade.

Função intermediária entre o controle da adiposidade e o controle imediato da fome (saciedade) é desempenhada pela insulina. Os níveis sanguíneos desse hormônio, produzido pelas células beta da ilhota pancreática, oscilam em função da ingestão imediata de alimentos, mas também em função da massa adiposa total do organismo. Não apenas por sua ação abrangente, mas também por atuar como potencializador do sinal da leptina, a insulina é considerada o segundo mais importante sinalizador periférico para o hipotálamo.

No outro extremo do controle do fluxo de energia por sinais periféricos, qual seja, o controle imediato da saciedade, encontra-se um grupo de hormônios produzidos pelo trato digestório. No período de jejum prolongado, o estômago produz o hormônio peptídico grelina. Níveis crescentes de grelina no sangue atuam no hipotálamo potencializando os efeitos orexigênicos gerados primariamente pela redução da disponibilidade de nutrientes e pelos baixos níveis de leptina e insulina. Logo após a ingestão de nutrientes, os níveis de grelina rapidamente caem dando lugar ao aumento da secreção de hormônios com papel anorexigênico como a colecistocinina, o peptídio YY (PYY) e o peptídio semelhante ao glucagon (GLP1). Uma vez elevados no sangue, tais hormônios atuarão no hipotálamo, em paralelo à insulina, promovendo a indução de sinais anorexigênicos (Figura 6.1).

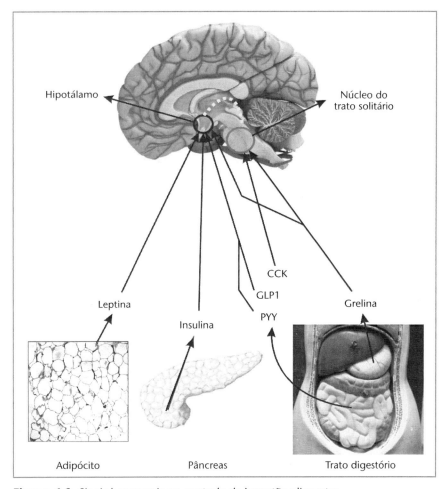

Figura 6.1. Sinais hormonais no controle da ingestão alimentar.

NEURÔNIOS DO NÚCLEO ARQUEADO RECEBEM SINAIS DE ADIPOSIDADE E DE SACIEDADE GERADOS NA PERIFERIA

No núcleo arqueado, duas subpopulações de neurônios agem como sensores de primeira ordem para os sinais oriundos da periferia. Neurônios NPY/AgRPérgicos são ativados durante períodos de jejum ou quando os estoques periféricos de energia estão baixos, enquanto neurônios POMC (α-MSH)/CARTérgicos estão ativos em períodos pós-prandiais ou quando existem grandes estoques periféricos de energia. O controle funcional desses grupos de neurônios é feito predominantemente pela integração dos sinais gerados pelos hormônios leptina e insulina, pelos sinais dos hormônios do trato digestório e pela própria disponibilidade de nutrientes. Em períodos de jejum ou de carência de nutrientes, os níveis sanguíneos relativos de leptina e insulina estão baixos, de tal forma que os receptores desses hormônios presentes em ambos os grupos de neurônios do núcleo arqueado permanecem, na sua maioria, desocupados. Os baixos níveis de nutrientes aliados aos níveis elevados de grelina ativam mecanismos sensores presentes exclusivamente nos neurônios NPY/AgRPérgicos. A depleção de nutrientes leva a um aumento dos níveis intraneuronais de AMP, ocorrendo, como consequência, a ativação da enzima AMPK. Por meio da sinalização celular pela via da AMPK, induz-se a transcrição do gene do NPY, o que leva ao aumento da expressão desse neurotransmissor no núcleo arqueado. Nesse momento, a elevação dos níveis de grelina potencializa a atividade da AMPK e promove o aumento da frequência de oscilação dos níveis de Ca^{2+} nos mesmos neurônios, o que promove a liberação de NPY nos terminais sinápticos. A maior parte desses terminais sinápticos encontra-se em projeções dos neurônios NPY/AgRPérgicos para o PVN e LH, em que ocorrerá a modulação funcional dos neurônios de segunda ordem, entretanto, algumas projeções curtas estabelecem uma comunicação inibitória entre os neurônios NPY/AgRPérgicos e os neurônios POMC/CARTérgicos. Assim, em períodos de depleção de nutrientes, enquanto os neurônios NPY/AgRPérgicos encontram-se plenamente ativos, os neurônios POMC/CARTérgicos estão inibidos tanto pela sinalização inibitória dos primeiros, como pelas concentrações reduzidas de leptina e insulina.

Com a ingestão alimentar ocorrem o aumento da disponibilidade de nutrientes e a redução da liberação de grelina pelo estômago, resultando na interrupção da sinalização por meio da AMPK e na redução da oscilação de Ca^{2+} em neurônios NPY/AgRPérgicos. Além disso, ocorre aumento da concentração sanguínea de leptina e insulina. Nessas circunstâncias, os neurônios NPY/AgRPérgicos tornam-se inibidos, enquanto os neurônios POMC/CARTérgicos são ativados. A ativação dos neurônios POMC/CARTérgicos decorre em parte da perda do tônus inibitório oferecido por neurônios NPY/AgRPérgicos, mas principalmente da ativação das vias de sinalização celular da leptina e da insulina (Figura 6.2).

A leptina sinaliza em neurônios do núcleo arqueado pela forma longa de seu receptor chamado ObRb. Após a ligação do hormônio, ocorre dimerização de receptores seguida pela ativação da enzima com atividade tirosina quinase, JAK2, que se encontra associada ao receptor. Uma vez ativa, a JAK2 promove sua autofosforilação e a subse-

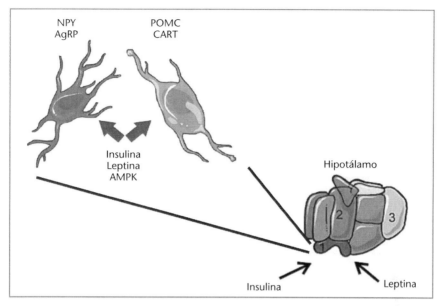

Figura 6.2. Integração dos sinais anorexigênicos no hipotálamo. Os hormônios insulina e leptina iniciam os sinais de saciedade no núcleo arqueado hipotalâmico (1). A sinalização destes hormônios modula neurônios de primeira ordem nesta região, ativando neuropeptídios anorexigênicos (POMC/CART) e inibindo neuropeptídios orexigênicos (NPY/AgRP), esse mecanismo envolve a inibição da AMPK no núcleo arqueado. Os sinais anorexigênicos gerados no núcleo arqueado (1) são projetados para o núcleo paraventricular (2), ativando neurônios de segunda ordem. Nesta situação, o hipotálamo lateral (3) mantém baixa atividade.

quente fosforilação de vários resíduos tirosina no receptor. Dessa forma, criam-se sítios ativos no receptor, os quais recrutam e ativam proteínas intermediárias que darão continuidade ao sinal da leptina no ambiente intracelular. A ativação do fator de transcrição STAT3 é o evento mais bem estudado da sinalização da leptina no hipotálamo. Por meio dessa via, a leptina estimula a transcrição dos genes que codificam os neurotransmissores anorexigênicos (POMC e α-MSH) e CART. Uma outra via controlada pela leptina é a que leva à ativação da enzima PI3-q. Por meio dessa via, a leptina controla a liberação dos neurotransmissores α-MSH e CART nos terminais sinápticos. Entretanto, essa via é controlada primariamente pela insulina, sendo que o sinal da leptina desempenha um papel potencializador. De forma inversa, a insulina, atuando por meio de seu receptor, ativa predominantemente a via PI3-q e exerce efeito potencializador do sinal da leptina através da via JAK2/STAT3.

Assim como ocorre com os neurônios NPY/AgRPérgicos, os neurônios POMC/CARTérgicos projetam-se para os núcleos PVN e LH, onde controlam a atividade de neurônios de segunda ordem, entretanto conexões inibitórias curtas controlam a atividade de neurônios NPY/AgRPérgicos.

Portanto, durante um ciclo completo de jejum/alimentação/jejum, há transição do estado de ativação dos neurônios NPY/AgRPérgicos com inativação dos neurônios POMC/CARTérgicos, para o estado inverso e finalmente para o estado original. São exatamente tais ciclos que proporcionam os sinais que modulam funcionalmente os neurônios de segunda ordem no PVN e LH.

INTEGRAÇÃO ENTRE OS SINAIS HORMONAIS E OS SINAIS PROVIDOS POR NUTRIENTES

Por meio de estudos de neuroimagem, observou-se que o hipotálamo apresenta rápida resposta funcional à glicose, denotada por queda do sinal obtido por ressonância eletromagnética minutos após a ingestão dessa hexose por via oral. Parte desse sinal deve corresponder às modulações funcionais induzidas pela glicose em neurônios do núcleo arqueado do hipotálamo. Em períodos de privação nutricional, quando a disponibilidade de nutrientes é baixa, discretos aumentos na relação AMP/ATP em neurônios NPYérgicos do núcleo arqueado promovem a ativação da enzima AMPK. Uma vez ativa, a AMPK leva ao aumento da transcrição do gene do NPY, resultando na potencialização dos sinais orexigênicos. Nutrientes como a glicose e alguns aminoácidos têm a propriedade de inibir a atividade da AMPK e assim reduzir sinais anorexigênicos. A glicose atua sobre essa via ao promover a produção de ATP como resultado de sua metabolização. Aminoácidos inibem a AMPK por meio da ativação das proteínas mTOR e S6K. As mesmas proteínas podem ainda ter sua atividade funcional modulada pela leptina e insulina de tal forma que a via mTOR/AMPK se configura como ponto de intersecção entre vias hormonais e de nutrientes no controle da fome e termogênese. Tal característica coloca essa via em uma posição de destaque como potencial-alvo para a abordagem terapêutica da obesidade.

CONTROLE FUNCIONAL DOS NEURÔNIOS DE SEGUNDA ORDEM

Estudos utilizando técnicas de estereotaxia realizados na década de 1950 haviam revelado que neurônios localizados nos núcleos PVN e LH desempenham papel importante na regulação da fome. Tais estudos mostravam que a lesão do PVN promovia um aumento da ingestão alimentar, enquanto o estímulo nessa área promovia saciedade. Por outro lado, lesões do LH causavam saciedade, enquanto o estímulo aumentava a fome. A identificação da leptina permitiu avanço na caracterização funcional dessas regiões anatômicas de tal forma que hoje se entende que neurônios do PVN e LH são primariamente responsivos a projeções oriundas do núcleo arqueado, caracterizando-se, portanto, como neurônios de segunda ordem no controle da fome e da termogênese (ver Figura 7.3).

No LH duas subpopulações distintas de neurônios respondem aos estímulos oriundos do núcleo arqueado. Neurônios produtores de orexina/hipocretina estão ativos no período de jejum e regulam não apenas a fome, como inicialmente se suspeitava, mas principalmente estabelecem uma conexão neural entre fome, vigília e prazer. Estudos recentes têm revelado a importante participação da orexina em processos como narcolepsia e enxaqueca. Acredita-se que este neurotransmissor seja o principal responsável pela manutenção do estado de vigília durante o jejum, uma vez que o sucesso na busca e obtenção de alimento tem importância fundamental para a sobrevivência do organismo. A outra subpopulação de neurônios do LH é composta por células que expressam o neurotransmissor hormônio concentrador de melanina (MCH). Sua expressão também se encontra estimulada no período de jejum. Porém, suas funções distinguem-se um pouco daquelas exercidas pela orexina. O MCH, além de ser um moderado estimulador da fome, tem papel mais relevante na inibição do gasto energético por termogênese e da motilidade.

No PVN duas outras subpopulações de neurônios de segunda ordem respondem às projeções vindas do núcleo arqueado. Tais neurônios produzem os neurotransmissores, o hormônio liberador de corticotrofina (CRH) e o hormônio liberador de tireotrofina (TRH), que são inibidos durante o período de jejum. Após a ingestão alimentar, seus níveis elevam-se gradativamente, contribuindo para o estabelecimento de um estado de saciedade e elevada termogênese que caracteriza esse período fisiológico. A maior parte dos estudos sugere que TRH e CRH teriam funções sobrepostas no controle da fome e da termogênese; entretanto, alguns estudos sugerem que o TRH, tanto de forma direta como indireta, controlando a produção do hormônio estimulante da tireoide (TSH), desempenharia função predominante no controle da termogênese. De qualquer forma, é importante ressaltar que esses neurotransmissores desempenham um papel central na integração dos sinais de adiposidade com sinais de controle endócrino, particularmente a função tireoidiana e da suprarrenal.

MECANISMOS EFETORES DO CONTROLE DA FOME E DA TERMOGÊNESE

Apesar do grande avanço gerado pela identificação da leptina, ainda hoje pouco se sabe a respeito dos mecanismos que integram a função dos neurônios de primeira e segunda ordens no hipotálamo, com os mecanismos efetores do controle da fome e do gasto energético.

Em relação ao controle da fome, é importante ressaltar que, diferente dos organismos mais primitivos que são utilizados na maior parte dos estudos, em humanos, a busca por alimento tem conotação não apenas fisiológica, mas também social e comportamental. Para que decisões relativas à busca por alimento, início e interrupção da refeição sejam adequadamente tomadas, há necessidade de integração correta entre os sinais hipotalâmicos e alguns centros corticais. O córtex insular recebe e processa informações a respeito do gosto, aparência, textura e odor do alimento. Tais informações são processadas em conjunto com sinais neurais oriundos do córtex orbitofrontal que informam a respeito do prazer gerado pelo consumo de determinado alimento. Por fim, esse conjunto de informações é confrontado com os sinais mais fisiológicos, oriundos predominantemente do LH. Somente após a integração de todas essas informações, decisões referentes à ingestão ou não de um alimento serão tomadas.

Por outro lado, o controle do gasto energético é mais autônomo, sofrendo menor interferência de conexões corticais. A termogênese em tecidos periféricos é controlada por hormônios, principalmente os tireoidianos, e por sinais neurais, particularmente os simpáticos e parassimpáticos. Ambos os sinais têm a propriedade, por exemplo, de controlar a expressão de proteínas desacopladoras ou UCPs. Tais proteínas desacoplam a respiração mitocondrial da geração de ATP. Como resultado do desacoplamento, a energia gerada pela cadeia de elétrons na membrana mitocondrial é despendida na forma de calor. Em alguns mamíferos, o tecido adiposo marrom, rico em mitocôndrias, é um sítio importante de termogênese. Em humanos adultos, apenas focos residuais de tecido adiposo marrom são encontrados. Assim, acredita-se que parcela maior da termogênese ocorra em tecido muscular. Entretanto, estudos recentes revelaram que linhagens germinativas comuns se diferenciam em músculo esquelético e tecido adiposo marrom e que, dependendo do tipo de estímulo, tal diferenciação poderia ocorrer na vida adulta. Tais dados, além de permitirem avanços na caracterização fisiológica do controle da termogênese, abrem novas perspectivas terapêuticas para a obesidade.

Por fim, é importante ressaltar que parte do gasto energético depende da motivação do organismo para a movimentação. O controle da motilidade é bastante complexo e decorre em parte de sinais hipotalâmicos gerados predominantemente no LH, os quais se conectam com centros corticais de regiões motoras. Nessas regiões, integram-se ainda sinais cognitivos que contribuirão para a definição do padrão de motricidade do organismo.

Assim, fica claro que o controle do fluxo de energia por um organismo depende da integração de múltiplos mecanismos regulatórios. A redundância e a complexidade do sistema decorrem certamente da sua importância primordial para a sobrevivência.

DISFUNÇÃO HIPOTALÂMICA E DESENVOLVIMENTO DE OBESIDADE

A frequente associação clínica entre *diabetes mellitus* tipo 2 e obesidade, aliada ao fato de que pacientes obesos são em geral hiperleptinêmicos e hiperinsulinêmicos, fomentou a hipótese de que o controle inadequado da fome e da termogênese, que predispõem ao desenvolvimento de obesidade, devessem-se a uma resistência hipotalâmica à ação da leptina e da insulina. Tal suspeita foi confirmada por meio de estudos realizados em diferentes modelos animais de obesidade. O primeiro desafio a ser vencido na caracterização da ação da leptina e da insulina no hipotálamo foi o desenvolvimento de métodos reprodutíveis que permitissem a mensuração do efeito anorexigênico e termogênico desses hormônios quando agindo diretamente no hipotálamo. Por se tratar de um órgão de difícil acesso utilizando-se somente métodos de estereotaxia, tal objetivo foi alcançado. Hoje, por meio de métodos padronizados de estereotaxia sabemos que em animais experimentais magros a leptina e a insulina, quando injetadas em dose única diretamente no hipotálamo, reduzem em cerca de 50% a ingestão espontânea de alimento nas 12 horas subsequentes ao tratamento. Em animais obesos por defeitos genéticos, como camundongos *ob/ob* (portador de mutação no gene da leptina) ou *db/db* (portador de mutação no gene do receptor de leptina), ou em animais obesos por consumo de dietas hipercalóricas, a ação hipotalâmica da leptina ou da insulina fica bastante comprometida, reduzindo não mais que 10-20% a ingestão alimentar.

Uma vez evidenciado o desenvolvimento de resistência à leptina e à insulina no hipotálamo, o passo seguinte foi explorar os mecanismos envolvidos com a gênese dessa disfunção. O primeiro mecanismo evidenciado foi a indução de elevada expressão da proteína SOCS3. Tal proteína pertence a uma família de reguladores da ação de citocinas. Sinais gerados a partir de receptores de citocinas (família de receptores à qual pertence o receptor da leptina) levam à indução da expressão do gene da SOCS3. Uma vez expressa, tal proteína atua como bloqueador físico dos sinais gerados, ao se ligar a sítios funcionalmente ativos dos respectivos receptores. Além disso, algumas proteínas citoplasmáticas, como IRS-1 e IRS-2, que participam das vias de sinalização da leptina e da insulina, podem ser ligadas à SOCS3 e assim direcionadas para a degradação proteossômica, o que diminui a quantidade de intermediários das vias de sinalização e, portanto, reduz a magnitude do sinal gerado. Animais mutantes, nos quais o gene da SOCS3 é danificado, são resistentes ao desenvolvimento de obesidade induzida por dieta. Assim, a proteína SOCS3 parece ser um alvo terapêutico interessante para o tratamento de obesidade. Entretanto, há que se ressaltar que, por desempenhar importante papel regulatório das vias inflamatórias, a manipulação do gene da SOCS3 pode acarretar disfunção de componentes controladores do sistema imune e suas consequências são imprevisíveis.

A identificação do segundo e terceiro mecanismos envolvidos na gênese da disfunção hipotalâmica surgiram a partir de estudos nos quais a expressão gênica diferencial foi avaliada por meio de um arranjo gênico que investigou mais de 1.000 genes no hipotálamo de animais alimentados com dieta-padrão e dieta hiperlipídica. Tal estudo revelou que aproximadamente 15% dos genes avaliados tinham sua expressão modulada pelo consumo da dieta hiperlipídica. Uma parcela considerável desses genes era composta por reguladores ou efetores da resposta imune, entre eles uma série de citocinas. A indução dessa resposta inflamatória começa poucas semanas após o início do consumo da dieta. A presença de citocinas inflamatórias no hipotálamo ativa enzimas com função serina quinase nos neurônios hipotalâmicos, sendo elas a JNK e a IKK. Tais enzimas inativam alguns importantes mediadores das respostas anorexigênicas da leptina e da insulina, contribuindo assim para a instalação da resistência a esses hormônios. A inibição da atividade dessas enzimas, seja por métodos farmacológicos, seja por métodos genéticos, reverte o fenótipo de obesidade induzido pela dieta e melhora a resposta hipotalâmica à leptina e à insulina.

O quarto e último mecanismo identificado até o presente diz respeito à ativação da proteína fosfatase PTP1B. Tal proteína catalisa a retirada de grupos fosfato de resíduos tirosina presentes em vários intermediários das vias de sinalização da insulina e da leptina. Ao desfosforilar tais proteínas, a PTP1B as inativa. Assim como nos casos da

SOCS3, JNK e IKK, a PTP1B também é induzida por meio de mecanismos inflamatórios no hipotálamo. A ingestão de dieta hiperlipídica assim como o tratamento com a citocina inflamatória TNF-α levam ao aumento da expressão dessa fosfatase e, assim, reduzem a transdução dos sinais anorexigênicos através das vias da insulina e da leptina. Aqui, também, a inibição da atividade ou da expressão da PTP1B tem papel protetor sobre o desenvolvimento de obesidade induzido por dieta (Figura 6.3).

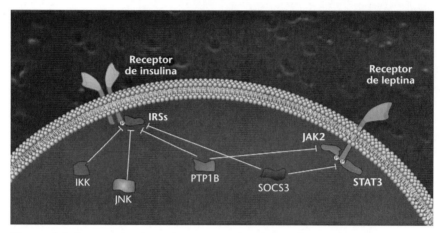

Figura 6.3. Bases moleculares da resistência à ação da leptina e da insulina no tecido hipotalâmico. Proteínas com atividade serina quinase como a JNK e o IKK, quando ativadas, fosforilam o substrato do receptor de insulina 1 (IRS1) em resíduos de serina, inibindo a fosforilação em tirosina, atenuando a transdução do sinal da insulina. A PTP1B reduz a atividade do IRS1 e da JAK2 por promover a desfosforilação dessas moléculas. A SOCS3 modula negativamente a fosforilação em tirosina do IRS1 e também promove redução da atividade transcricional da STAT3.

Dessa forma, fica claro que, em todos os mecanismos indutores de resistência hipotalâmica à leptina e à insulina identificados até o presente, a inflamação tem um papel central. Portanto, a caracterização dos mecanismos envolvidos com a geração da inflamação local deve permitir avanço considerável na definição dos mecanismos patogenéticos participantes do desenvolvimento da obesidade. Um passo dado nesse sentido foi a caracterização dos tipos de ácidos graxos presentes na dieta que exercem papel inflamatório local mais acentuado. Tais estudos revelaram que ácidos graxos saturados de cadeias longas, predominantemente o ácido esteárico (C18:0), o ácido araquídico (C20:0) e o ácido be-hênico (C22:0), são os que têm maior potência inflamatória, e que ácidos graxos insaturados como oleico (C18:1) e linoleico (C18:2) têm importante papel anti-inflamatório.

Além disso, estudos recentes revelaram ainda que o consumo de dietas ricas em ácidos graxos saturados leva à ativação de apoptose em neurônios do hipotálamo. Os tipos de neurônios acometidos dependem das características genéticas dos animais experimentais e da composição da dieta, sendo independente do valor calórico ingerido (ver capítulo 7).

Assim, podemos sumarizar que, de acordo com estudos realizados até o presente momento, a disfunção hipotalâmica gerada por mecanismos ambientais depende de forma predominante da instalação de um processo inflamatório no hipotálamo. Tal processo leva à ativação de proteínas como SOCS3, JNK, IKK e PTP1B, as quais, por mecanismos moleculares distintos, interferem com a ação dos principais hormônios adipostáticos e anorexigênicos, leptina e insulina.

DISTÚRBIOS GENÉTICOS E OBESIDADE EM HUMANOS

Obesidade monogênica é um evento raro, entretanto, por meio da caracterização de genes que, ao perderem ou ganharem função, levam à instalação dessa doença, deve--se avançar no desenvolvimento de modalidades terapêuticas mais eficazes para as formas poligênicas ou predominantemente ambientais/comportamentais de obesidade. Até o presente apenas 10 genes foram caracterizados, cujas mutações levam ao quadro de obesidade. Sem dúvida, mutações do receptor de α-MSH, MC4R, é a forma mais prevalente de obesidade monogênica, respondendo por até 4% dos casos de obesidade em indivíduos com IMC superior a 40. Trata-se de uma doença com característica de transmissão autossômica dominante que se instala ainda na infância e progride rapidamente para um quadro extremo de obesidade. Mutações do gene codificador da POMC também levam a quadros de obesidade de início precoce, porém aqui, na maior parte dos casos, mas não em todos, há alteração da coloração da pele e cabelos, uma vez que todo o sistema estimulador de melanócitos é comprometido.

Frustrando boa parte da expectativa gerada com a caracterização da leptina, mutações no gene *ob* (codificador da leptina) ou no *db* (codificador do receptor de leptina) são extremamente raros em humanos, tendo sido identificados em apenas algumas poucas famílias. Fato importante a ser ressaltado a respeito da mutação do gene *ob* é que, uma vez identificada, tais indivíduos são passíveis de tratamento com leptina recombinante, apresentando boa resposta terapêutica.

Outras mutações identificadas em humanos e que levam ao desenvolvimento de obesidade são as do gene SIM1 que codifica uma proteína participante da via de ativação do sistema de sinalização da melanocortina; o gene do fator neurotrófico derivado do cérebro (BNDF) que codifica uma proteína com função neurotrófica capaz de ativar sinalização por meio da via JAK2/STAT3, a mesma via ativada pela leptina; o gene do receptor de BNDF, trkb; o gene codificador da enzima carboxipeptidase E, envolvida na clivagem funcional de neurotransmissores; o gene de outro receptor de α-MSH, MC3R; e o gene Tub. O quadro 6.1 demonstra alguns genes passíveis de mutações relacionados à obesidade.

O fato mais importante a ser ressaltado a respeito de todos os poucos genes mutados em quadros de obesidade monogênica humana é que, sem exceção, codificam proteínas que participam de processos funcionais no hipotálamo, reforçando, assim, o papel central desse órgão no controle da adiposidade corporal.

Quadro 6.1. Genes acometidos por mutações causadoras de obesidade em humanos.

Gene	Função do produto	Referência
MC4R	Receptor de α-MSH	J Clin Invest 2000;106:271
POMC	Precursor de neurotransmissores	Nat Genet 1998;19:155
ob	Hormônio leptina	J Clin Invest 2002;110:1093
db	Receptor de leptina	Nature 1998;392:398
BNDF	Fator de crescimento	Diabetes 2006;55:3366
trkb	Receptor de BNDF	Nat Neurosci 2004;7:1187
MC3R	Receptor de α-MSH	J Clin Endocrinol Metabol 2002;87:1423
SIM1	Fator de transcrição	Hum Mol Genet 2000;9:101
Tub	Intracellular signal transduction	Diabetes 2006;55:385
Carboxipeptidase E	Processamento de hormônios	Nat Genet 1997;16:303

CONSIDERAÇÕES FINAIS

O hipotálamo integra e coordena funções que têm impacto direto no controle da homeostase energética do organismo. A manutenção de sua estabilidade funcional garante o equilíbrio entre aquisição e gasto de energia, resultando na manutenção de uma massa corporal adequada. Disfunções hipotalâmicas geradas por defeitos genéticos ou por fatores ambientais resultam na perda da estabilidade do controle do fluxo de energia e levam ao desenvolvimento de doenças, tais como caquexia ou, mais frequentemente, obesidade. O futuro do tratamento dessas condições dependerá de avanços na caracterização da função do hipotálamo e do desenvolvimento de drogas que regulem adequadamente sua atividade.

BIBLIOGRAFIA

1. Carvalheira JB, Ribeiro EB, Araujo EP, Guimarães RB, Telles MM, Torsoni M et al. Selective impairment of insulin signalling in the hypothalamus of obese Zucker rats. Diabetologia 2003;46(12):1629-40.
2. De Souza CT, Araujo EP, Bordin S, Ashimine R, Zollner RL, Boschero AC et al. Consumption of a fat-rich diet activates a proinflammatory response and induces insulin resistance in hypothalamus. Endocrinology 2005;146(10):4192-9.
3. Farooqi S, O'Rahilly S. Genetics of obesity in humans. Endocr Rev 2006;27(7):710-8.
4. Howard JK, Flier JS. Attenuation of leptin and insulin signaling by SOCS proteins. Trends Endocrinol Metab 2006;17(9):365-71.
5. Milanski M, Degasperi G, Coope A, Morari J, Denis R, Cintra DE et al. Saturated fatty acids produce an inflammatory response predominantly through the activation of TLR4 signaling in hypothalamus: implications for the pathogenesis of obesity. J Neurosci 2009;29(2):359-70.
6. Moraes JC, Coope A, Morari J, Cintra DE, Roman EA, Pauli JR et al. High-fat diet in-

duces apoptosis of hypothalamic neurons. PLoS One 2009;4(4):e5045.

7. Picardi PK, Calegari VC, Prada Pde O, Moraes JC, Araujo E, Marcondes MC et al. Reduction of hypothalamic protein tyrosine phosphatase improves insulin and leptin resistance in diet-induced obese rats. Endocrinology 2008;149(8):3870-80.

8. Torsoni MA, Carvalheira JB, Pereira-Da-Silva M, de Carvalho-Filho MA, Saad MJ, Velloso LA. Molecular and functional resistance to insulin in hypothalamus of rats exposed to cold. Am J Physiol Endocrinol Metab 2003;285(1):E216-23.

9. Velloso LA. The hypothalamic control of feeding and thermogenesis: implication on the development of obesity. Arq Bras Endocrinol Metabol 2006;50(2):165-76.

10. Zhang Y, Proenca R, Maffei M, Barone M, Leopold L, Friedman JM. Positional cloning of the mouse obese gene and its human homologue. Nature 1994;372(6505):425-32.

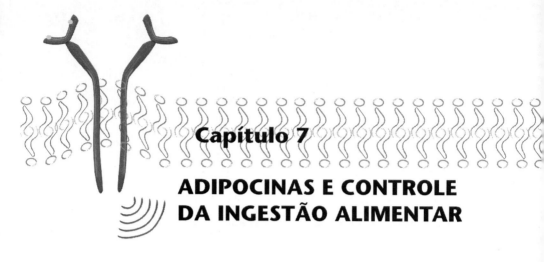

Capítulo 7
ADIPOCINAS E CONTROLE DA INGESTÃO ALIMENTAR

Eliana Pereira de Araujo
Juliana Contin Moraes

Durante os últimos anos, evidências experimentais e clínicas revelaram que, além de sua função primordial como órgão de estoque de energia, o tecido adiposo desempenha função endócrina e moduladora da resposta imune. Vários produtos provenientes do tecido adiposo já foram caracterizados, e comumente recebem o nome de adipocitocinas ou adipocinas, as quais desempenham suas funções biológicas de maneira parácrina, agindo em outros tecidos como músculo esquelético e fígado.

A identificação da leptina em 1994 constitui-se em um dos maiores avanços obtidos até o momento na caracterização dos mecanismos envolvidos com o desenvolvimento da obesidade. A leptina é uma molécula proteica com características moleculares e funcionais mistas de hormônio e citocina. Nos anos que sucederam sua identificação, uma série de outros peptídios foi identificada no tecido adiposo. Alguns destes são citocinas, conhecidas por sua clássica ação no sistema imune. Entre estas encontram-se o fator de necrose tumoral alfa (TNF-α), interleucinas (IL) como a IL-6 e IL-1β, que participam de complexos mecanismos, os quais regulam negativamente a sinalização da insulina no próprio tecido adiposo, além de músculo e fígado.

A grande quantidade de macrófagos presentes no tecido adiposo de indivíduos obesos acaba por recrutar de forma aumentada outros macrófagos presentes em vários tecidos e, dessa forma, acarretam a inflamação subclínica descrita nessa situação. Tais achados estabeleceram uma relação molecular entre o aumento da massa de tecido adiposo durante a gênese de obesidade e o desenvolvimento de resistência à insulina e *diabetes mellitus* (DM) tipo 2 (considerações a respeito da interpelação entre inflamação, adiposidade e resistência à insulina podem ser revisadas no capítulo 5).

Entretanto, alguns novos peptídios com funções mistas, metabólicas e imunes foram caracterizados, e funções relevantes foram a eles atribuídas. Este capítulo apresentará aspectos moleculares e funcionais das principais adipocinas conhecidas.

LEPTINA

A palavra leptina origina-se do grego *(leptos)* e significa magro, tendo sido utilizada para designar um hormônio com 167 aminoácidos que tem características estruturais e funcionais de hormônio e citocina. A leptina é produzida predominantemente pelo tecido adiposo branco em relação proporcional e direta à massa corporal. Desde sua descoberta em 1994, a leptina tem atraído muita atenção por se tratar de um dos principais sinalizadores que atua no controle da ingestão alimentar e do gasto energético.

A leptina circulante age como um sinalizador informando ao sistema nervoso central (SNC) a respeito da quantidade de energia estocada e, assim, suprimindo a ingestão alimentar e induzindo o gasto energético. Os níveis adequados de leptina permitem o controle do gasto energético nos processos de reprodução, remodelamento e crescimento tecidual, funcionamento do sistema nervoso autônomo e na resposta inata ou adaptativa do sistema imune. Ao contrário, a falta da sinalização da leptina, como ocorre em mutações do seu receptor ou da própria leptina em roedores (camundongos *db/db* e *ob/ob* respectivamente) ou em humanos, resulta no aumento da ingestão alimentar e redução do gasto energético, levando a um fenótipo de supressão neuroendócrina, como hipotireoidismo, diminuição de crescimento, infertilidade e deficiência imune, além da obesidade.

RECEPTORES E SÍTIOS DE AÇÃO DA LEPTINA

Os efeitos da leptina são mediados pelos receptores, localizados principalmente no SNC e em outros tecidos, incluindo adipócitos e células endoteliais. O receptor de leptina (ObR) pertence à família dos receptores de citocinas e é encontrado em várias isoformas, todas originadas de um único gene, o gene do receptor de leptina (gene ObR). O gene ObR contém 17 éxons comuns e vários *spliced* éxons 3'. Em camundongos, seis distintas isoformas do ObR foram identificadas e denominadas ObRa – ObRf. Em todas as espécies, as isoformas do ObR são divididas em três classes: secretada, curta e longa. A isoforma secretada (ObRe) é produto do *splicing* diferencial do RNA mensageiro (RNAm) ou produto da quebra proteolítica das isoformas do ObR ligada à membrana celular. Esta isoforma é composta exclusivamente do domínio extracelular, no qual a leptina se liga, e talvez tenha como função a regulação da leptina livre circulante. As isoformas curtas (ObRa, ObRc, ObRd e ObRf) e a isoforma longa (ObRb), ambas em camundongos, apresentam de 1 a 17 éxons do ObR. Além disso, apresentam domínios extracelulares e transmembrânicos idênticos com os mesmos 29 primeiros aminoácidos, mas divergem na sequência, além de possuírem um *splicing* alternativo de éxons 3'. A isoforma longa do ObR (ObRb) contém de 1-17 éxons e de 3-11 aminoácidos depois da junção de *Splice*, totalizando um domínio intracelular longo de 32 a 40 aminoácidos. As isoformas ObRc, ObRd e ObRf não apresentam sequências específicas bem conservadas entre as espécies. Porém, a isoforma ObRa (a isoforma expressa de forma mais abundante entre as espécies) é razoavelmente bem conservada, assim como a isoforma ObRb, a qual apresenta domínio intracelular de aproximadamente 300 resíduos (Figura 7.1).

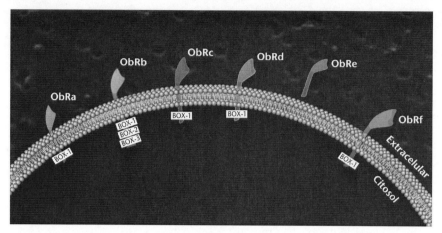

Figura 7.1. Receptores de leptina: isoforma secretada (ObRe); isoformas curtas (ObRa, ObRc, ObRd e ObRf); isoforma longa (ObRb).

O ObRb é a isoforma mais importante na transdução do sinal da leptina que será apresentada a seguir. Foi originalmente descrita em camundongos *db/db* mutantes que não apresentam todas as isoformas do ObR e em animais *ob/ob* deficientes em leptina. A função das isoformas curtas do ObR é menos conhecida, mas sabe-se que essas isoformas estão envolvidas no transporte de leptina através da barreira hematoencefálica e na produção do complexo leptina circulante com o domínio extracelular ObR. A isoforma ObRb é expressa de forma predominante em neurônios do hipotálamo, mais especificamente no núcleo arqueado, e a principal responsável pela transdução do sinal da leptina nessa região. Essa isoforma age em neurônios que direta ou indiretamente regulam níveis circulantes de hormônios, como, por exemplo, hormônios da tireoide, esteroides sexuais e hormônio de crescimento. A leptina também regula a atividade do sistema nervoso autônomo, assim como exerce papel importante sobre o sistema imunológico e vascular por meio dos ObRb de células neuronais e hematogênicas. Além disso, ela ainda pode controlar a homeostase da glicose independente dos seus efeitos sobre a adiposidade, por ser capaz de regular a glicemia por meio de suas ações no SNC, assim como de forma direta sobre a célula beta-pancreática e tecidos insulinossensíveis.

SINALIZAÇÃO POR MEIO DO RECEPTOR DE LEPTINA (ObR)

A sinalização da leptina depende de sua ligação a uma forma monomérica do ObRb, o qual pertence à família dos receptores de citocina da classe I. Essa família de receptores caracteriza-se por apresentar um domínio extracelular com sítio de ligação, um domínio transmembrana e um domínio de sinalização citoplasmática. O receptor de IL-6 é o protótipo dos receptores dessa família. A isoforma ObRb é aquela expressa de forma predominante em neurônios do núcleo arqueado, sendo a principal responsável pela transdução do sinal da leptina nessa região. Como outros membros da família de receptores da classe I de citocinas, o ObRb (assim como os demais ObRs) não possui atividade catalítica intrínseca, sendo constitutivamente ligado a uma proteína citosólica com atividade tirosina quinase chamada Janus quinase 2 (JAK2). A ligação da leptina ao seu receptor promove o recrutamento de outra unidade de receptor que se encontre nas adjacências, formando assim uma estrutura transitoriamente dimérica. A modificação conformacional induzida pela ligação da leptina e pela dimerização de receptores induz à atividade catalítica da enzima JAK2 associada, que se autofosforila em vários resíduos tirosina, tornando-se assim ativa e em seguida sendo capaz de fosforilar e ativar uma outra molécula de JAK2 ligada ao segundo receptor. Em seguida, as duas moléculas de JAK2 ativas catalisam a fosforilação dos receptores ObRb nas tirosinas 985 e 1.138 (Figura 7.2). Dessa forma, ocorre formação de sítios ativos que darão continuidade ao sinal da leptina. O sítio próximo ao resíduo tirosina 985 fosforilado no ObRb é responsável pelo recrutamento e ativação da enzima tirosina fosfatase que contém homologia Src 2 (SHP2) que atua como intermediária na ativação da proteína ativadora 1(p21ras) e da via da quinase ativada pela mitogênese (MAP quinase), culminando com a ativação da quinase regulada pelo sinal extracelular (ERK). A seguir, a tirosina 1.138 do ObRb é fosforilada promovendo o recrutamento de moléculas da família de transdutores-de-sinal-e-ativadores-de-transcrição (STATs, principalmente STAT3) responsáveis por transduzir o sinal gerado pela leptina ao núcleo da célula, e em seguida regular a transcrição de genes de neurotransmissores responsivos ao sinal hormonal. A ligação da leptina ao ObRb ativa também a fosforilação de proteínas da família dos substratos do receptor de insulina (IRSs). Os IRSs (principalmente IRS-2) fosforilados são responsáveis pela ativação da enzima fosfatidilinositol-3-quinase (PI3-q), que desempenha um papel importante na sinalização da leptina e na sua comunicação com a via de sinalização da insulina. Atuando de forma coordenada, leptina e insulina controlam a ingestão alimentar ao estimularem a liberação de neurotransmissores anorexigênicos nos terminais sinápticos no hipotálamo (Figura 7.2).

RESULTADOS FUNCIONAIS DA AÇÃO DA LEPTINA NO HIPOTÁLAMO

O ObRb está presente em vários tecidos, mas está expresso predominantemente em neurônios do hipotálamo, incluindo núcleos arqueado (ARC), dorsomedial (DMH), ventromedial (VMH), ventral pré-mamilar (PMv) e hipotálamo lateral (LH). As ações da leptina no núcleo arqueado são as mais relevantes para o controle da função hipotalâmica. Há duas subpopulações de neurônios nessa região. Uma expressa os neurotransmissores orexigênicos, neuropeptídio Y (NPY) e peptídio relacionado ao agouti (AgRP), enquanto a outra expressa os neurotransmissores anorexigênicos, hormônio estimulador de melanócitos alfa (α-MSH), clivado a partir de pró-opiomelanocortina (POMC) e regulador de transcrito cocaína anfetamina (CART). As conexões de ambos

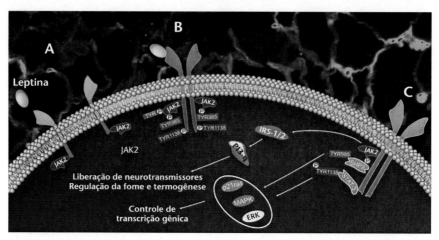

Figura 7.2. Sinalização da insulina e leptina no hipotálamo. A leptina liga-se ao receptor ObRb, o qual se encontra constitutivamente associado a JAK2, levando à dimerização desse receptor (**A**). Uma vez dimerizado, ocorre a ativação e a fosforilação em tirosina das moléculas JAK2 que catalisam a fosforilação dos ObRs em resíduos tirosina 985 e 1.138 (**B**). JAK2 fosforilada recruta e fosforila proteínas da família do IRS, principalmente IRS-2, as quais ativam a enzima (PI3-q). Uma vez ativa a PI3-q controla a transcrição de genes relacionados com a liberação de neurotransmissores no núcleo arqueado do hipotálamo. O resíduo tirosina 985 fosforilado recruta e ativa a proteína SHP2, a qual dá continuidade ao sinal da leptina por ativar consecutivamente a via da MAP quinase. O resíduo 1.138 fosforilado atrai e ativa STAT3. Uma vez fosforilada, STAT3 dimeriza-se e migra para o núcleo, no qual atua como fator de transcrição responsável por controlar a expressão de genes de neurotransmissores responsivos à leptina.

os tipos de neurônios fazem-se com duas subpopulações distintas do núcleo paraventricular (PVN) e do LH. No PVN existem neurônios que expressam os neurotransmissores, hormônio liberador de corticotrofina hipofisiotrófica (CRH) e hormônio liberador de tireotrofina (TRH). Ambos os neurotransmissores apresentam funções anorexigênicas e pró-termogênicas, sendo que o TRH desempenha de forma predominante a função pró-termogênica, enquanto o CRH desempenha a função anorexigênica. Por outro lado, no LH também há duas subpopulações distintas de neurônios, uma delas expressando a orexina, com papel orexigênico predominante, e a outra expressando o MCH, com principal atividade antitermogênica. Em uma situação na qual o indivíduo apresenta baixo percentual de gordura corporal e, portanto, níveis baixos de leptina, a maior parte dos receptores ObRb no núcleo arqueado está desocupada. Nessa situação, predominam os sinais e as conexões excitatórios para os neurônios NPY/AgRPérgicos e os sinais e conexões inibitórios para os α-MSH/CARTérgicos. Como consequência há aumento da expressão de orexina e MCH no LH, acompanhado da redução da expressão de TRH e CRH no PVN (Figura 7.3).

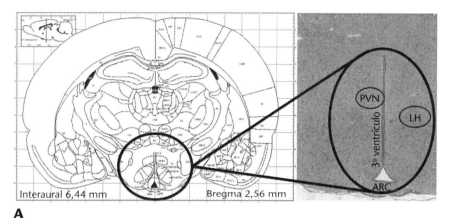

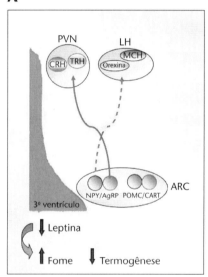
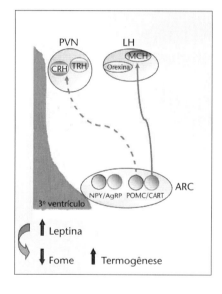

Figura 7.3. Esquema da regulação funcional de neurônios hipotalâmicos em resposta à ação da leptina. Os receptores ObRb estão distribuídos predominantemente no núcleo arqueado (ARC) do hipotálamo. Em situações de baixo percentual de gordura e, portanto, baixos níveis de leptina, há redução da produção de POMC e CART e aumento da produção de NPY e AgRP. Nessa situação, os neurônios NPY e AgRP inibem a produção de CRH e TRH no PVN e estimulam a produção de orexina e MCH, levando ao aumento da fome e à redução da termogênese (**A**). Porém, em situação de alto percentual de gordura e, portanto, altos níveis de leptina, há redução na produção de NPY e AgRP e aumento na produção de POMC e CART. Nessa situação, os neurônios POMC e CART inibem a produção de orexina e POMC e estimulam a produção de CRH e TRH, o que leva à diminuição da fome e ao aumento da termogênese (**B**). Seta tracejada estimula. Seta contínua inibe.

Em uma segunda situação, quando há ganho de massa de tecido adiposo e aumento dos níveis circulantes de leptina, como, por exemplo, após um período de ingestão alimentar, existe redução na expressão de orexina e MCH no LH e aumento da expressão de TRH e CRH no PVN, o que leva ao aumento do gasto energético e diminui a ingestão alimentar. Esse sistema é o regulador primário da homeostase energética, o que torna possível a busca por opções terapêuticas para a obesidade na tentativa de alterar o circuito NPY/AgRP ou POMC. Deve-se ressaltar que as expectativas geradas em torno de um possível uso de leptina exógena para o tratamento de obesidade sucumbiram diante da demonstração da existência de um fenômeno de resistência hipotalâmica a esse hormônio. Assim, fármacos que atuem nesse sistema devem ser capazes de transpor o ObR, modulando diretamente proteínas intracelulares da via de sinalização da leptina.

DETERMINANTES DA RESISTÊNCIA CENTRAL À AÇÃO DA LEPTINA

O conceito de resistência à leptina é similar ao da síndrome de resistência à insulina, em que níveis elevados de insulina são necessários para a captação adequada de glicose e o controle do metabolismo. Como na resistência à insulina, vários mecanismos intracelulares conduzem a atenuação do sinal da leptina em tecidos responsivos à leptina. Animais experimentais expostos à dieta rica em lipídios, hipercalórica e hiperlipídica tornam-se resistentes à leptina.

Os mecanismos moleculares que induzem à resistência à ação da leptina permanecem como uma questão a ser esclarecida. Atualmente há duas hipóteses bem aceitas: a primeira seria a falha da leptina circulante em alcançar os alvos no hipotálamo, e a segunda, a existência de defeitos na expressão do ObRb, assim como inibição intracelular da sua cascata de sinalização. Em relação à primeira, a leptina alcança o hipotálamo por diversos mecanismos, sendo o principal deles o transporte realizado através dos seus receptores, como o ObRa e ObRc, receptores estes de formas curtas presentes no plexo coroide e em capilares do cérebro.

Em animais experimentais com defeitos genéticos do receptor de leptina, como camundongos *db/db,* observa-se que, apesar dos elevados níveis sanguíneos de leptina, seu transporte para o sistema nervoso central é comprometido, acarretando redução relativa dos níveis centrais do hormônio. Ressalta-se ainda que em pacientes obesos, apesar de apresentarem níveis elevados de leptina circulantes, os níveis liquóricos desse hormônio são consideravelmente menores do que em indivíduos magros, o que se pressupõe a existência de um defeito no transporte através da barreira hematoencefálica.

Quanto à segunda hipótese, há exemplos de modelos animais e seres humanos com defeitos funcionais do ObRb, que têm como consequência uma sinalização inadequada da leptina; há ainda evidências de, mesmo na presença de receptores sem defeitos funcionais, instalação de um distúrbio na sinalização intracelular que resulta em transdução inadequada do sinal da leptina. Estudos revelaram que tanto camundongos *db/db* quanto ratos Zucker desenvolvem obesidade em razão de defeitos genéticos que comprometem a atividade funcional desses receptores.

Em humanos, diferentes polimorfismos e mutações do receptor de leptina foram descritos, e em alguns destes ocorre associação clínica com obesidade, sugerindo que a modificação estrutural do receptor possa eventualmente comprometer sua atividade funcional. Outro fator importante relacionado à resistência à leptina é a existência de um mecanismo de inibição da cascata de sinalização desse hormônio. Em animais experimentais, nos quais se induz obesidade com dieta hiperlipídica, observa-se capacidade reduzida da leptina em promover a ativação do fator de transcrição STAT3, aparentemente em razão da indução da expressão de uma proteína que possui a capacidade de se ligar à JAK2 e à própria STAT3, assim como a SHP2, impedindo assim sua ativação. Esta proteína é chamada supressora da sinalização de citocina-3 (SOCS3).

A SOCS3 pertence à família de proteínas SOCSs que foram inicialmente descritas como sendo induzidas por estímulos gerados pelas citocinas e com função de controlar o sinal pró-inflamatório gerado por essas próprias citocinas. A proteína SOCS3 tem sua expressão estimulada pela leptina através do ObRb e interage com JAK2 e STAT3, assim regula por meio de *feed-back* negativo a sustentação do sinal gerado pela leptina. Animais transgênicos que não expressam SOCS3 apresentam resistência à obesidade induzida por dieta hipercalórica/hiperlipídica. Portanto, é aceito que a hiperleptinemia gerada durante o desenvolvimento da obesidade mantenha um constante estímulo transcricional sobre o gene da SOCS3, pois os níveis constitutivamente elevados de SOCS3 em neurônios hipotalâmicos sustentam um mecanismo inibitório que atua sobre a via de sinalização celular da própria leptina (Figura 7.4).

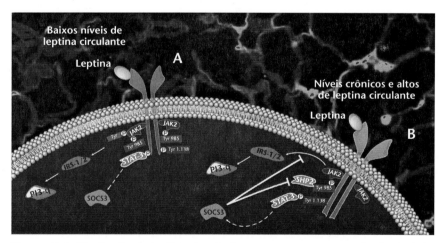

Figura 7.4. Sinalização da leptina através do seu receptor e atenuação do sinal devido à ativação de SOCS3. A fosforilação do resíduo Tyr 1.138 medeia a ativação de STAT3. Entre outros alvos, STAT3 induz a transcrição de SOCS3 (simbolizado pela linha pontilhada). Em situações nos quais a leptina encontra-se em níveis circulantes baixos, SOCS3 liga-se ao complexo ObRb/JAK2 e atenua o sinal da leptina de forma moderada (**A**). Porém, em níveis circulantes altos de leptina (como ocorre na obesidade), o sinal gerado por STAT3 é maior, a qual ativa de forma mais robusta a transcrição de SOCS3 que, por sua vez, irá reduzir com mais intensidade o sinal da leptina (**B**).

ADIPONECTINA

Na década de 1990, ocorreu a identificação de mais uma adipocina, a adiponectina. Esta, também conhecida como ACRP-30 (*adipocyte complement related protein*), Adipo--Q ou APM-1, é uma proteína composta por 224 aminoácidos, com peso molecular de 30kDa. Sua estrutura é constituída por um peptídio aminoterminal sinalizador, é produzida principalmente pelos tecidos adiposos (branco e marrom), mas também é expressa por células musculares esqueléticas, cardiomócitos e células endoteliais. Está presente na circulação de humanos e camundongos saudáveis em altas concentrações (5-30 mg/L em indivíduos magros e representa 0,01% das proteínas plasmáticas). É encontrada no soro em uma variedade de complexos, que incluem trímeros e hexâmeros, coletivamente descritos como adiponectina de baixo peso molecular e adiponectina de alto peso molecular, além da forma globular, resultante de clivagem proteolítica (Figura 7.5). A adiponectina passa por mudanças pós-translacionais, o que provavelmente é um fato envolvido na multimerização e função da adipocina. Sua expressão é regulada de forma relativamente aguda (4-6 horas) por meio de alimentação ou jejum. A adiponectina é a adipocina mais bem descrita na literatura, por ter sido identificada como capaz de aumentar a sensibilidade à insulina em tecidos periféricos.

Seus níveis decrescem em indivíduos obesos, ao contrário de outras adipocinas, como a leptina, que aumentam em razão proporcional à elevação de massa corporal, fato que foi inicialmente observado no tecido adiposo de camundongos obesos (*ob/ob*). Em relação aos seres humanos, existe certa distinção nos níveis de adiponectina circulantes entre homens e mulheres. Os homens possuem níveis mais baixos que as mulheres. Outros fatores que podem interferir com a quantidade circulante de adiponectina são a idade e a gravidez, os quais parecem estar sob controle hormonal. No *diabetes mellitus* (DM) tipo 2, os níveis de adiponectina também são significantemente reduzidos. O indivíduo obeso apresenta maiores níveis de TNF-α e este, por sua vez, é capaz de diminuir a produção de adiponectina, exercendo um mecanismo contrarregulatório. Drogas que aumentam a sensibilidade à insulina, como as tiazolidinedionas (TZDs), também interferem nos níveis de adiponectina. São capazes de agir diretamente nos adipócitos e, dessa forma, aumentam a produção dessa adipocina.

ATIVIDADES METABÓLICAS

A adiponectina atua no aumento da sensibilidade à insulina. É bem descrito na literatura que o tratamento de animais obesos com esta adipocina reduz a hiperglicemia e também os níveis de ácidos graxos livres no plasma. Estas ações podem ser devidas ao fato de que a adiponectina possui a capacidade de estimular a β-oxidação em hepatócitos e diminuir a expressão de fatores de transcrição que regulam a expressão de genes codificantes de síntese lipídica. Logo, a diminuição de triacilgliceróis em músculo leva a uma melhora na sinalização da insulina e é capaz de aumentar a translocação do transportador de glicose 4 (GLUT-4) para a membrana e, dessa forma, a captação de glicose.

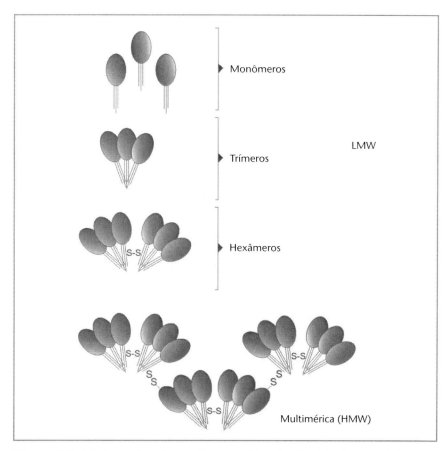

Figura 7.5. Estruturas da adiponectina e multimerização. Monômeros, trímeros e hexâmeros correspondem às formas de baixo peso molecular (LMW). A estrutura multimérica corresponde à forma de alto peso molecular.

Esta adipocina também diminui a produção de glicose hepática por proporcionar a redução da expressão de RNAm de duas enzimas essenciais para gliconeogênese: a fosfoenolpiruvato carboxiquinase (PEPCK) e a glicose-6-fosfatase (G-6-Pase).

A adiponectina também auxilia a função da proteína quinase ativada por monofosfato de adenosina 5'(AMPK), que controla importantes processos de balanço energético, como ingestão alimentar. A AMPK funciona como um sensor energético, no qual a depleção de estoques de ATP é o estímulo para sua ativação, o que gera o restabelecimento dos níveis de ATP celular e a inibição de seu consumo. A ativação desta proteína quinase culmina em maior sensibilidade das células à insulina e modulação dos níveis de glicose plasmática. Drogas como a metformina, utilizada em pacientes com DM tipo 2, reduzem a produção hepática de glicose e, portanto, diminuem a glicemia por estimular a AMPK.

Também é sabido que a ausência do gene da adiponectina conduz à resistência à insulina severa em animais que se alimentam com dieta rica em lipídios, ou seja, um padrão de dieta ocidental.

Os níveis plasmáticos de adiponectina são inversamente relacionados com a resistência à insulina; sendo assim, a adiponectina possui um papel no controle da homeostase energética, por meio de uma ação em conjunto com a insulina, a qual tem seu efeito potencializado pela adiponectina.

Novos conhecimentos acerca das ações da adiponectina no controle da fome, além das já descritas em relação à AMPK, surgiram nos últimos anos e revelaram ações em conjunto com a insulina e leptina hipotalâmica, principalmente no que diz respeito à resistência a suas ações. Sabe-se hoje que o estímulo direto do núcleo arqueado hipotalâmico com adiponectina culmina na ativação de vias clássicas de sinalização da insulina e leptina, o qual gera estímulo anorexigênico, com participação primordial do receptor adipoR1 (descrito abaixo). Assim, a adiponectina é capaz de reduzir a ingestão espontânea de alimento e ativar vias de sinalização classicamente envolvidas com a transdução do sinal da leptina e insulina, contudo, de forma mais discreta em relação a estes hormônios.

ATIVIDADES ANTI-INFLAMATÓRIAS

As atividades anti-inflamatórias da adiponectina incluem a inibição da produção de interleucina-6 (IL-6), que é uma citocina conhecida por seu efeito pró-inflamatório. Isso acontece pela indução de outras citocinas com função anti-inflamatória como interleucina-10 (IL-10) e antagonista do receptor de interleucina-1 (IL-1Ra), que, como o próprio nome diz, antagoniza a ação pró-inflamatória de citocinas como a interleucina-1-alfa (IL-1α) e interleucina-1-beta (IL-1β) pró-inflamatória. Portanto, baixos níveis de adiponectina e altos níveis de IL-Ra são marcadores do estado pró-inflamatório. Com base nesses dados, a adiponectina parece agir como uma molécula anti-inflamatória, em uma variedade de tecidos. Suas ações anti-inflamatórias incluem ainda efeitos diretos em monócitos/macrófagos, células endoteliais, hepatócitos e células musculares, junto com efeitos indiretos na inibição e produção de TNF-α, como já citado. Estudos epidemiológicos mostram associação inversa entre concentrações séricas de adiponectina e marcadores inflamatórios. Um marcador sistêmico de inflamação tecidual que está aumentado durante a obesidade é a proteína C-reativa (PCR), que se associa inversamente com os níveis de adiponectina circulantes.

Entre as propriedades anti-inflamatórias da adiponectina está sua capacidade de ação no tecido vascular endotelial danificado, com inibição de moléculas de adesão endoteliais e da ativação do fator de transcrição eucariótico NF *kappa* B (NF-κB) induzida por TNF-α.

RECEPTORES

A adiponectina age por meio de 2 receptores: AdipoR1 (375 aminoácidos – 42,4 kDa) e AdipoR2 (311 aminoácidos – 35,4 kDa) que se constituem de proteínas com sete domínios transmembrana. O AdipoR1 está presente em diversos tecidos de camundongos, com grandes concentrações no músculo, enquanto a forma R2 é predominantemente expressa no fígado. Ambos são expressos em adipócitos maduros 3T3-L1. AdipoR1 é expresso de modo constitutivo em pré-adipócitos, mas o AdipoR2 é encontrado em baixos níveis, além de ser induzido apenas durante a diferenciação. Estudos com superexpressão ou deleção dos receptores em modelos animais indicam que ambas as proteínas funcionam como receptores predominantes da adiponectina *in vivo*, e devem ter importantes papéis na regulação do metabolismo de lipídios e glicose, inflamação e estresse oxidativo.

Os níveis de AdipoR1 e AdipoR2 decrescem em resposta aos acréscimos fisiológicos ou fisiopatológicos de insulina. A expressão de AdipoR1 e R2 está amplamente reduzida em camundongos *ob/ob* (deficientes para a leptina).

Logo, por inibir a ação de TNF-α e diminuir a produção hepática de glicose, a adiponectina apresenta importante efeito em modular a resistência à insulina por vias inflamatórias, permitindo a ação completa desse hormônio nos mais diversos tecidos, auxiliando na modulação correta da ingestão alimentar e gasto energético.

RESISTINA

O nome resistina deriva do termo "resistência à insulina", pois, em estudos prévios, mostrou ser indutora dessa condição em camundongos, nos quais foi observado que esta adipocina está aumentada em animais obesos e é decrescida na presença de tiazolidinedionas (TZDs). As TZDs possuem a capacidade de reduzir a resistência à insulina por meio de sua ação nos receptores ativados por proliferadores de peroxissomos-γ (PPAR-γ), que são fatores de transcrição de receptores de hormônios nucleares, que atuam induzindo a diferenciação dos pré-adipócitos em adipócitos e promovendo o metabolismo da glicose. Em tecido adiposo, a resistina leva ao decréscimo no transporte de glicose em resposta à insulina e o uso de anticorpos antirresistina pode reverter esses efeitos.

O RNAm codificador para a resistina é encontrado em vários tecidos humanos, além dos adipócitos e macrófagos, que são capazes de sintetizar essa proteína. Em células mononucleadas do sangue periférico, o aumento dos níveis de RNAm para resistina são intensificados em respostas às citocinas pró-inflamatórias, fato observado durante a hipertrofia do tecido adiposo, o que pode agravar ainda mais a resistência à ação da insulina. Entretanto, o contrário é verdadeiro: a resistina também ocasiona super-regulação na expressão de TNF-α e IL-6, por meio da ação dessa adipocina em estimular o fator de transcrição pró-inflamatório NF-κB (detalhes da via de sinalização do NF-κB no capítulo 8).

Sua capacidade em aumentar a expressão de citocinas pró-inflamatórias deve-se ao fato de que, quando a atividade da resistina está aumentada no hipotálamo, há aumento concomitante na expressão de enzimas lipogênicas no tecido adiposo e fígado. Isso exacerba os níveis de triacilgliceróis e colesterol, além de facilitar o acúmulo de ácidos graxos que culminam com o desenvolvimento da resistência à insulina.

O hipotálamo também é um órgão produtor de resistina. O papel dessa adipocina neste local não é completamente estabelecido, mas evidências sugerem que a resistina possui a capacidade de modular a expressão gênica de neuropeptídios específicos para o controle da fome e gasto energético. Isto pode conduzir à inibição aguda da ingestão alimentar apenas durante o jejum, impedindo a ação fisiológica desses neuropeptídios induzidos por essa condição.

Há um impedimento na transcrição do RNAm para AgRP e NPY, classicamente orexigênicos, e um aumento nos níveis do RNAm para CART (anorexigênico). Seus efeitos anoréticos são descritos como transientes, mas eficientes, mostrando um mecanismo de controle de fome de curta duração. Esses efeitos também podem ser explicados pelo fato de que sua expressão é modulada pelo *status* metabólico, em que a ausência de alimento leva à diminuição da expressão do seu RNAm. Logo, a presença de resistina no hipotálamo, em estado de jejum, aumenta ainda mais seu papel na diminuição da ingestão. Além disso, evidências apontam para sua ação em função do ritmo circadiano, tendo seu máximo efeito durante os períodos de luz.

Os receptores para resistina ainda são desconhecidos. Entretanto, as ações da resistina ainda geram conflitos na comunidade científica. E enquanto alguns trabalhos mostram sua ação em induzir resistência à insulina, juntamente com seu aumento durante a obesidade, outros ainda apontam dúvidas sobre os tecidos humanos de fato responsáveis pela sua produção e sua relação com índice de massa corporal, diabetes e resistência à insulina.

Dessa forma, estudos futuros serão necessários para elucidar as funções dessa adipocina diante das situações específicas no metabolismo.

VISFATINA

A visfatina está expressa em muitas células e tecidos e é descrita como uma adipocina secretada por adipócitos do tecido visceral, o qual está localizado ao redor dos órgãos abdominais. Foi inicialmente descrita há mais de 10 anos como sendo uma proteína envolvida na maturação de células B linfocitárias (fator de aumento de colônia de pré--célula B – PBEF). Mais recentemente, ficou conhecida pela sua ação em diminuir a resistência à ação da insulina, mimetizando seu efeito. A visfatina ativaria o receptor de insulina (IR) ligando-se a sítios do receptor que não os sítios de ligação da própria insulina, não competindo, portanto, com ela. Indivíduos que receberam injeções de visfatina apresentaram diminuição da glicose sanguínea, porém em outro estudo em modelos animais, em que esses apresentavam mutação do gene da visfatina, houve aumento da glicose sanguínea. Portanto, os estudos sobre a visfatina ainda causam controvérsias na literatura. De qualquer forma, como os níveis plasmáticos de visfatina são baixos quando comparados aos da insulina e ainda não se alteram com a alimentação, acredita-se que os efeitos hipoglicemiantes da visfatina não apresentam importância fisiológica. Porém, alguns estudos em humanos demonstraram correlação entre os níveis plasmáticos de visfatina com obesidade, massa adiposa visceral, DM tipo 2 e risco cardiometabólico. Contudo, os dados ainda são discutíveis e fazem-se necessários estudos adicionais.

CONSIDERAÇÕES FINAIS

As informações descritas neste capítulo mostram que o tecido adiposo é mais que um órgão estocador de energia. É um tecido endócrino, produtor de diversos fatores que controlam a homeostase energética corporal por ação em outros órgãos, que gera equilíbrio na ingestão e no gasto energético.

Além disso, também apresenta funções parácrinas e autócrinas. Seus alvos incluem o músculo, o fígado e o sistema nervoso central, sobretudo o hipotálamo, órgão que antigamente era visto como insensível aos hormônios periféricos, como, por exemplo, a insulina. A produção e as ações dessas citocinas ocorrem em conjunto com outros sinais, como estado nutricional do indivíduo, excesso ou perda de peso.

Portanto, mais entendimento sobre o funcionamento desses fatores produzidos pelo adiposo poderá proporcionar o vislumbre de alvos com fins terapêuticos e, consequentemente, o desenvolvimento de fármacos mais efetivos no tratamento de doenças de proporção mundial na atualidade como a obesidade, diabetes, dislipidemias e doenças cardiovasculares.

BIBLIOGRAFIA

1. Friedman JM, Hallas JL. Leptin and the regulation of body weight in mammals. Nature 1988;395:763-70.
2. Hotamisligil GS. Inflammatory pathways and insulin action. Int J Obes Relat Metab Disord 2003;27(Suppl 3):S53-5.
3. Hotamisligil GS. Molecular mechanisms of insulin resistance and the role of the adipocyte. Int J Obes Relat Metab Disord 2000;24 (Suppl 4):S23-7.
4. Hug C, Lodish FH. Vifastin: a new adipokine. Science 2005;307:366-7.
5. Kim KH. A cysteine-rich adipose tissue-specific secretory factor inhibits adipocyte differentiation. J Biochem 2001;276:11252-6.
6. Martin MG, Cowley MA, Munzberg H. Mechanisms of leptin action and leptin resistance. Annu Rev Physiol 2008;70:10.1-10.20.

7. Schwartz MW, Woods SC, Porte Jr. D, Seeley RJ, Baskin DG. Central nervous system control of food intake. Nature 2000;404:661-71.
8. Tilg H, Moschen AR. Adipocytokines: mediators linking adipose tissue, inflammation and immunity. Nature Rev 2006;6:772-83.
9. Vázquez MJ et al. Central resistin regulates hypothalamic and peripheral lipid metabolism in a nutritional-dependent fashion. Endocrinology 2008;149(9):4534-43.
10. Whitehead JP et al. Adiponectin – a key adipokine in the metabolic syndrome. Diabetes, Obes Metab 2005;8:264-80.
11. Zhang Y, Proença MM, Barone M, Leopold L, Friedman JM. Positional cloning of de mouse obese gene and its human an homologue. Nature 1994;372:425-32.

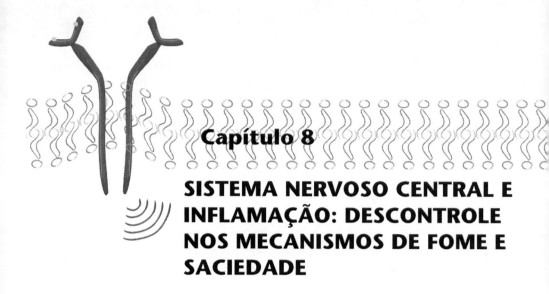

Capítulo 8

SISTEMA NERVOSO CENTRAL E INFLAMAÇÃO: DESCONTROLE NOS MECANISMOS DE FOME E SACIEDADE

Juliana Contin Moraes
Marcelo Macedo Rogero
Claudio Teodoro de Souza

O FENÔMENO

Durante a última década, conceituou-se que a inflamação seja talvez o mais importante elo entre obesidade e *diabetes mellitus* (DM tipo 2). Várias evidências epidemiológicas, clínicas e experimentais foram agregadas e analisadas durante muitos anos de estudo sobre essas doenças. O direcionamento dado pelo acúmulo destas evidências aponta para a conclusão, ao menos momentânea, da responsabilidade da ação de moléculas pró-inflamatórias sobre a gênese de doenças metabólicas, particularmente obesidade e DM tipo 2. O *status quo* das ciências ligadas ao desvendamento das intrigantes manifestações metabólicas da obesidade e DM tipo 2 coloca-nos diante do achado recente de que o fator de necrose tumoral alfa (TNF-α) é o maior responsável por tais fenômenos patológicos. A produção elevada de TNF-α no tecido adiposo de indivíduos obesos proporcionou a primeira conexão contundente entre obesidade, diabetes e inflamação crônica de baixa intensidade. Neste capítulo apresentaremos o funcionamento do intrincado processo inflamatório de baixa intensidade, o qual é tido como o ponto de partida para as condições de obesidade e diabetes, com especial atenção para a inflamação e a apoptose de neurônios hipotalâmicos, responsáveis pelo controle da fome.

INFLAMAÇÃO PATOGÊNICA VS. INFLAMAÇÃO DE BAIXA INTENSIDADE DA OBESIDADE

Para muitos ainda é dificultosa a compreensão e diferenciação entre inflamação decorrente de micro-organismos e inflamação relacionada à obesidade. Pretende-se aqui esclarecer ao leitor tais diferenças e similaridades entre ambas as formas de inflamação.

A lesão tecidual causada por um ferimento ou pela invasão de micro-organismos patogênicos induz uma complexa sequência de eventos conhecidos como resposta inflamatória. Muitas das características clássicas da inflamação foram descritas em papiros egípcios, cerca de 1600 anos antes de Cristo. No início do primeiro século do *Anno Domini* (AD), o médico romano Celsus descreveu os quatros sinais cardinais da inflamação, ou seja, rubor, tumor, calor e dor. No segundo século do AD, outro médico, Galeno, acrescentou um quinto sinal: perda de função.

A função primordial da resposta inflamatória é a destruição de micro-organismos que envolve a participação de células efetoras, as quais entram em contato com esses agentes estranhos no tecido infectado. Nesse contexto, verifica-se que componentes presentes em bactérias gram-negativas, como lipopolissacarídeos (LPS), podem desencadear resposta inflamatória. Isso pode ocorrer por meio da interação desses componentes bacterianos com receptores de superfície celular presentes, por exemplo, em células do sistema imune, como macrófagos e neutrófilos. Isso significa que células do sistema imune são capazes de reconhecer o LPS, produto bacteriano, por meio de receptores presentes na membrana celular iniciando uma resposta contra esse agente invasor. A inflamação em resposta a micro-organismos é iniciada pelo aumento da produção de pequenos peptídios conhecidos como citocinas, especialmente o fator de necrose tumoral alfa (TNF-α) e a interleucina-1 (IL-1), e de quimiocinas, que atuam em células endoteliais e leucócitos. O intuito desse fenômeno biológico é promover o recrutamento e a ativação das células brancas no foco inflamatório.

A inflamação aguda apresenta três principais componentes: 1. alterações no calibre vascular, que resultam no aumento do fluxo sanguíneo no foco inflamatório; 2. alterações estruturais na microcirculação, que favorecem a saída de proteínas plasmáticas e de leucócitos do sangue para o tecido; e 3. adesão e transmigração de leucócitos da microcirculação para o tecido e sua posterior ativação, que promove a eliminação do agente nocivo. À medida que há redução da presença do agente agressor, verifica-se diminuição da resposta inflamatória por meio da ativação de mecanismos anti-inflamatórios.

Dentre os mediadores envolvidos na resposta inflamatória destacam-se a histamina, a bradicinina, os neuropeptídios, as prostaglandinas, os tromboxanos, os leucotrienos e o fator ativador de plaquetas (PAF). A geração dos mediadores lipídicos, as prostaglandinas, os tromboxanos e os leucotrienos ocorrem, inicialmente, pela ativação da enzima fosfolipase A_2 que hidrolisa fosfolipídios de membrana, o que origina ácidos graxos livres e lisofosfolipídios. Dentre os ácidos graxos liberados pela fosfolipase A_2, predomina o ácido graxo araquidônico. Posteriormente, esses ácidos graxos são utilizados como substratos pelas enzimas ciclo-oxigenase (COX), que forma prostaglandinas, prostaciclinas e tromboxanos, e lipo-oxigenase (LOX), que forma leucotrienos. Tais mediadores inflamatórios apresentam diversas funções na resposta inflamatória, como vasodilatação (prostaglandinas) e migração e ativação de neutrófilos (leucotrieno B_4). Essas substâncias são conhecidas também como sendo derivadas de endoperóxidos cíclicos (Figura 8.1).

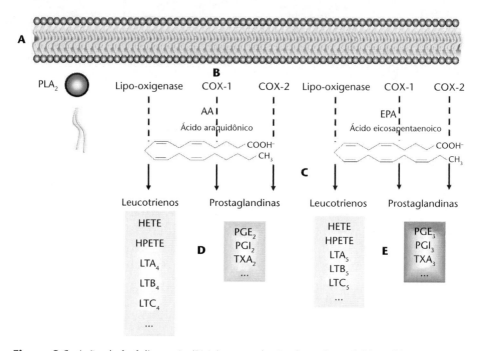

Figura 8.1. Ação da fosfolipase A_2 (PLA_2) na produção de endoperóxidos cíclicos. **A)** Ação da enzima fosfolipase A_2 na disponibilização (liberação) de ácidos graxos presentes na membrana celular para o citoplasma. **B)** Ação das enzimas citoplasmáticas ciclo-oxigenases (COX-1 e COX-2) e lipo-oxigenase (LOX) sobre o ácido graxo liberado da membrana (ácido araquidônico – AA – ou ácido eicosapentaenoico – EPA). **C)** Início da formação dos produtos derivados da conversão dos ácidos graxos pelas enzimas COX e LOX, os endoperóxidos cíclicos, leucotrienos (LTA, LTB etc.), prostaglandinas (PGE), prostaciclinas (PGI) e tromboxanos (TXA). **D)** Leucotrienos e prostaglandinas de série par (LTA_4, PGE_2, TXA_2 etc.), derivados do ácido graxo ômega-6 – araquidônico. **E)** Leucotrienos e prostaglandinas de série ímpar (LTA_5, PGE_3, TXA_3 etc.), derivados do ácido graxo ômega-3 eicosapentaenoico. HETE = hidróxi-eicosatetraenoico. HPETE = hidróxi-peróxi-eicosatetraenoico. PLA_2 = fosfolipase A_2.

Não obstante, cabe destacar que a resposta inflamatória não é apenas induzida por micro-organismos, uma vez que esta pode ser desencadeada por obesidade ou diabetes, entre outras doenças, as quais promovem aumento da concentração plasmática de diversos biomarcadores inflamatórios, como citocinas pró-inflamatórias (TNF-α, IL-6) e proteínas de fase aguda (proteína C-reativa, proteína sérica amiloide A). Na obesidade, destaca-se a existência de correlação positiva entre a massa de tecido adiposo e a expressão do gene que codifica o TNF-α em adipócitos. Além da síntese do TNF-α, o tecido adiposo produz outras adipocinas, como a resistina, a adiponectina, a leptina e a proteína quimiotática para monócitos (MCP-1), as quais exercem efeitos em diversas vias metabólicas, bem como na resposta inflamatória. Concomitantemente ao aumento de adipocinas pró-inflamatórias, como resistina e MCP-1, verifica-se que em indivíduos obesos há redução da síntese de adipocinas anti-inflamatórias, como a adiponectina. Uma revisão mais extensa das adipocinas produzidas pelo tecido adiposo pode ser feita com a leitura do capítulo 7.

Diante dessas informações, pode-se questionar a participação da resposta inflamatória induzida pela obesidade na gênese da resistência à ação da insulina. Nesse contexto, constata-se que o TNF-α causa resistência à insulina por inibir a fosforilação da tirosina presente na proteína denominada substrato do receptor de insulina (IRS-1). Aliado a esse fato, verifica-se que a inflamação crônica induzida pela obesidade aumenta a expressão de quinases, como a quinase do inibidor do fator de transcrição NF-*kappa*B (IKK-β), a proteína quinase C (PKC) e a *c-Jun N-terminal kinase* (JNK), as quais contribuem para a ocorrência da resistência à insulina, uma vez que essas quinases fosforilam o resíduo de serina da posição 307 do IRS-1, o que acarreta redução da atividade da proteína fosfatidilinositol 3-quinase (PI3-q) e, consequentemente, diminuição do transporte de glicose (Figura 8.2).

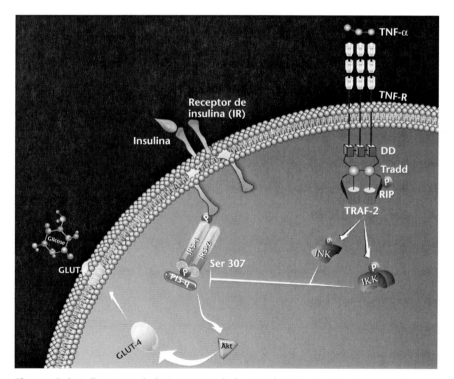

Figura 8.2. Inflamação de baixa intensidade gerada pela obesidade aumenta a expressão da quinase do inibidor do fator de transcrição *NF-kappa B* (IKK-β) e da *c-Jun N-terminal kinase* (JNK), as quais contribuem para a ocorrência da resistência periférica à insulina. Para detalhes do receptor de TNF, ver legenda da figura 5.8 no capítulo 5.

PAPEL DO RECEPTOR DO TIPO *TOLL* 4 (TLR-4) NA RESPOSTA INFLAMATÓRIA

O sistema imune inespecífico de mamíferos, que compreende células como neutrófilos e macrófagos, utiliza estratégias distintas para o reconhecimento de micro-organismos. Uma dessas é baseada no reconhecimento de modelos moleculares associados à patógenos (*pathogen-associated molecular patterns* – PAMP), os quais são produtos do metabolismo microbiano conservados ao longo da evolução das espécies e distribuídos amplamente entre os patógenos. Por exemplo, o modelo molecular do LPS é comum para todas as bactérias gram-negativas, porém não é produzido pelo hospedeiro. Receptores do sistema imune inato que reconhecem PAMP são denominados receptores de reconhecimento de modelos, os quais induzem a expressão de citocinas pró-inflamatórias, por exemplo, TNF-α e IL-1β, ao mesmo tempo que ativam mecanismos de defesa antimicrobianos do hospedeiro, como a síntese de espécies reativas de oxigênio e de nitrogênio, como peróxido de hidrogênio e óxido nítrico (NO), respectivamente.

O reconhecimento dos PAMPs também pode acarretar a indução das moléculas coestimulatórias CD80 e CD86 na superfície de células apresentadoras de antígenos, como macrófagos e células dendríticas. A indução das moléculas coestimulatórias, juntamente com a apresentação de pequenos peptídios antigênicos ligados às moléculas de classes II do complexo maior de histocompatibilidade (MHC) na membrana das células apresentadoras de antígeno para linfócitos T-CD4$^+$, acopla o reconhecimento de patógenos pela imunidade inata com a ativação das respostas imunes adaptativas.

O sistema imune inato reconhece PAMP por meio de receptores do tipo *Toll* (TLR) que compreendem uma família de proteínas transmembrana e que desempenham papel fundamental na defesa do hospedeiro. Embora a participação do tipo *Toll* na inflamação da obesidade tenha sido previamente apresentada no capítulo 5, cabe agora detalhar suas isoformas e funções nesse processo.

Os TLRs são membros da superfamília do receptor de IL-1 (IL-1R) e apresentam homologia significante em suas regiões citoplasmáticas, como o domínio *Toll*/IL-1R (TIR). Baseando-se na sequência de aminoácidos e na estrutura genômica, os TLRs podem ser divididos em cinco subfamílias: TLR-2, TLR-3, TLR-4, TLR-5 e TLR-9. A subfamília TLR-2 é composta de TLR-1, TLR-2, TLR-6 e TLR-10, enquanto a subfamília TLR-9 é composta de TLR-7, TLR-8 e TLR-9. A principal função das proteínas TLR está relacionada ao controle das respostas inflamatória e imunológica. Como outros receptores de reconhecimento de antígenos, TLR medeia o reconhecimento de uma variedade de PAMPs microbianos. O primeiro TLR caracterizado em humanos foi o TLR-4, o qual é expresso em células do sistema imune, incluindo macrófagos e células dendríticas, bem como em outros tipos celulares, como adipócitos, enterócitos e células musculares.

Dentre os ligantes do TLR-4, destacam-se o LPS e os ácidos graxos saturados. O LPS é um complexo glicolipídico composto de um polissacarídeo hidrofílico e um domínio hidrofóbico denominado lipídio A. A interação do LPS com o TLR-4 presente na membrana de monócitos e macrófagos induz à síntese de citocinas pró-inflamatórias como TNF-α e IL-1β, IL-6, IL-8 e IL-12, as quais, por sua vez, atuam como mediadoras endógenas da inflamação, por meio de interações mediadas por receptores com diversas células-alvo.

Macrófagos também secretam, em resposta ao LPS, vasta gama de outros mediadores biológicos, incluindo fator de ativação plaquetária, prostaglandinas, enzimas e espécies reativas de oxigênio e de nitrogênio, como o ânion superóxido e o óxido nítrico (NO), respectivamente. A síntese de citocinas pró-inflamatórias e de mediadores biológicos por monócitos e macrófagos inibem o crescimento e impedem a disseminação de patógenos que eventualmente tenham invadido o organismo.

RECEPTORES DO TIPO *TOLL* E VIA DE SINALIZAÇÃO DO FATOR DE TRANSCRIÇÃO NF-κB

Dentre os mecanismos moleculares envolvidos no desencadeamento da resposta inflamatória, destaca-se a via de sinalização do fator de transcrição NF-κB, que está envolvido com o aumento da expressão de diversos genes que codificam proteínas envolvidas com a resposta inflamatória e, consequentemente, com a patogênese de diferentes doenças crônicas não transmissíveis.

Cabe destacar que diversos fatores atuam como indutores da ativação do NF-κB, conforme pode ser observado no quadro 8.1.

Quadro 8.1. Exemplos de indutores da ativação da via de sinalização do fator de transcrição NF-*kappa* B (NF-κB).

Indutor	Exemplos
Bactérias e fungos	*Mycobacteria tuberculosis, Escherichia coli, Helicobacter pylori*
Produtos oriundos de bactérias ou fungos	Lipopolissacarídeos (LPS), enterotoxina (*Bacteroides fragilis*)
Vírus	Vírus da hepatite B, citomegalovírus (CMV)
Produtos virais	Dupla fita de RNA
Citocinas	IL-1, IL-2, IL-12, IL-18, TNF-α
Estresse fisiológico	pH ácido, asma, hiperglicemia, hiper-homocisteinemia
Proteínas modificadas	LDL-c oxidada, produtos finais de glicação avançados
Ligantes de receptores	Ligantes do CD2, CD3, CD4, CD28 e CD40
Mediadores fisiológicos	Ácido araquidônico, bradicinina, fibrinogênio, leucotrieno B$_4$, óxido nítrico, palmitato, proteína sérica amiloide A, ácido úrico
Agentes químicos	Alumínio, etanol, malondialdeído (MDA), nicotina, ésteres de forbol
Outras condições	Obesidade, dieta hiperlipídica, privação do sono, deficiência de vitamina E

Quando um ligante específico se une ao TLR, como, por exemplo, o LPS ao TLR-4, moléculas adicionais ou também chamadas adaptadoras unem-se à porção citoplasmática do receptor, como o MyD88, o que acarreta o recrutamento de outras proteínas, como as dos membros da família quinase, associadas ao receptor de IL-1 (IRAK) e ao TRAF-6 (fator 6 associado ao receptor de TNF)que culminarão, em última instância, na fosforilação do complexo IκB quinases (IKK). Esse complexo é composto de duas subunidades catalíticas IKK-α e IKK-β e uma subunidade regulatória IKK-γ e induz a fosforilação do IκB. No citoplasma de células não estimuladas, o fator de transcrição NF-κB – que se apresenta na forma de dímero – encontra-se na forma inativa devido a sua associação com proteínas denominadas inibidores κB (IκB). A fosforilação do IκB resulta na sua degradação, o que permite, desse modo, que o NF-κB migre para o interior do núcleo celular e ative a transcrição de diversos genes dependentes do κB (Quadro 8.2), como genes de citocinas pró-inflamatórias, incluindo TNF-α, IL-1β e IL-6. O NF-κB também promove a estimulação da síntese do IκB, uma vez que a região promotora do gene que codifica para o IκB contém sítios funcionais para o NF-κB. Desse modo, o IκB recém-sintetizado liga-se ao NF-κB e suprime sua atividade (Figura 8.3).

Quadro 8.2. Exemplos de genes-alvo do NF-κB.

Gene	Funções
BAFF	Fator ativador de linfócitos B
CCL28	Quimiocina para atração de linfócitos T
CINC-1	Quimiocina indutora da produção de citocinas em neutrófilos
IL-1α, IL-1β, IL-8, TNF-α	Citocinas pró-inflamatórias
CD154	Ligante do CD40
CD40	Membro da família de receptores do TNF
CD86	Molécula de desenvolvimento de células dendríticas
ICAM-1, VCAM-1	Moléculas de adesão
Proteína C-reativa, hepcidina, proteína sérica amiloide A	Proteínas de fase aguda
12-lipo-oxigenase	Enzima envolvida no metabolismo do ácido araquidônico
Fosfolipase A_2	Enzima envolvida no metabolismo de ácidos graxos
Óxido-nítrico-sintase induzível (iNOS)	Enzima envolvida na síntese de óxido nítrico

FAMÍLIA DO RECEPTOR DE TNF-α E VIA DE SINALIZAÇÃO DO NF-κB

A família de proteínas do TNF compreende proteínas de membrana e citocinas. No tocante aos receptores de membrana da família do TNF, destacam-se os receptores I e II do TNF (TNF-R1 e TNF-R2), da linfotoxina-β (LT-βR), FAS, CD40, ligante do OX--40, RANK (receptor ativador de NF-κB), entre outros.

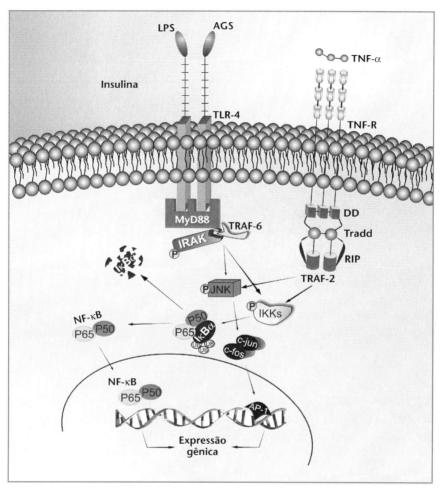

Figura 8.3. Via de sinalização dos fatores de transcrição NF-κB e AP-1. A figura mostra a ativação da via do NF-κB por meio da ligação do LPS ao receptor do tipo *Toll* 4 (TLR-4). A ligação do fator de necrose tumoral (TNF-α) ao seu receptor (TNF-R1) induz a ativação do fator de transcrição AP-1. Detalhes do receptor de TNF, ver legenda da figura 5.8, no capítulo 5.

A ligação de membros da família do TNF aos seus respectivos receptores desencadeia uma gama de efeitos biológicos intracelulares, sendo grande parte desses efeitos relacionada à ativação dos fatores de transcrição NF-*kappa* e AP-1, o que resulta no aumento da transcrição de genes que codificam proteínas com ações pró-inflamatórias (Quadro 8.2). Além do fator de transcrição NF-κB, os membros da família do TNF-α podem ativar outro grupo de proteínas com atividade quinase, chamado de MAPK (*mitogen-activated protein kinase*), que atua sobre diversos e relevantes processos, descritos a seguir.

INFLAMAÇÃO E PROTEÍNAS QUINASES ATIVADAS POR MITÓGENOS (MAPK)

CONHECENDO UM POUCO MAIS SOBRE AS MAPKs

As proteínas quinases ativadas por mitógenos (MAPK) representam uma família de quinases serina/treonina e regulam relevantes processos celulares, como crescimento, proliferação e diferenciação celular, por meio da modulação da transcrição gênica em resposta a alterações no ambiente intracelular. Cabe ressaltar que as MAPKs atuam em reguladores *upstream* da via de sinalização de determinados fatores de transcrição, como o NF-κB e o AP-1.

Mamíferos expressam ao menos quatro grupos distintamente regulados de MAPK: quinases reguladas por sinais extracelulares (ERK1/2), c-Jun aminoterminal quinase (JNK1/2/3), p38-MAP quinase (α, β, δ, and γ) e ERK5, as quais são ativadas por específicas MAP quinase (MAPKK), como a MEK1/2, que atua na regulação da ERK1/2; a MKK3/6 para a p38; a MKK4/7 (JNKK1/2) para a JNK; e a MEK5 para a ERK5. Cada MAPKK, contudo, pode ser ativada por mais de uma MAPKK quinase (MAPKKK), o que implica aumento da complexidade e da diversidade da sinalização mediada pelas proteínas da família das MAPKs.

Entre os membros da família das MAPKs, os mitógenos e os fatores de crescimento frequentemente ativam a rota ERK1/2, enquanto o estresse e a inflamação constituem o principal estímulo para a cascata da JNK e da p38, fato este que permite referenciar essas quinases como "proteínas quinases ativadas pelo estresse". O aumento da atividade das MAPKs e seu envolvimento na regulação da síntese de mediadores inflamatórios, tanto no nível transcricional quanto traducional, tornam-nas relevantes alvos moleculares no contexto da nutrigenômica, inflamação e do risco cardiometabólico. Nesse sentido, a maioria dos estudos indica que inibidores que atuam sobre a cascata da JNK e da p38, bem como aqueles que inibem a IKK, exibem atividade anti-inflamatória, o que reforça a existência de complexa interação entre a MAPK e o NF-κB na regulação da resposta inflamatória.

IL-1 E VIA DE SINALIZAÇÃO DO NF-κB

Apesar de o receptor de IL-1 não ser um membro da família do TNF-R, muitos dos efeitos biológicos da IL-1 são similares àqueles observados pela ligação do TNF-α ao seu receptor, uma vez que a via de sinalização da IL-1 divide intermediários bioquímicos com a via do TNF. A ligação da IL-1 ao seu receptor (IL-1R) promove o recrutamento da proteína adaptadora MyD88 e da quinase serina/treonina IRAK, que levam à ativação dos fatores de transcrição NF-κB e AP-1. Cabe ressaltar que esta via de sinalização da IL-1 compartilha das mesmas proteínas intracelulares estudadas na sinalização induzida pelos receptores do tipo *Toll* 4 (Figura 8.3).

PAPEL DAS ESPÉCIES REATIVAS DE OXIGÊNIO (ERO) E DE NITROGÊNIO (ERN) NA INFLAMAÇÃO

As EROs e as ERNs apresentam relevante papel na indução da resposta inflamatória, uma vez que estas moléculas estão envolvidas na ativação de vias de sinalização intracelular. Em relação às ERNs, destaca-se o relevante papel do NO, que pode ser sintetizado em diferentes tipos celulares, incluindo células do endotélio vascular, macrófagos, neutrófilos e hepatócitos.

De modo geral, o NO causa vasodilatação local e aumento da oferta de oxigênio. O NO é sintetizado a partir do aminoácido arginina por meio da reação catalisada pela enzima óxido nítrico sintase (NOS), a qual apresenta três isoformas distintas: 1. NOS neuronal (nNOS); 2. NOS endotelial (eNOS); e 3. NOS induzível (iNOS). Cabe destacar que a nNOS e a eNOS são constitutivamente expressas nas células, enquanto a expressão gênica da iNOS é dependente de estímulos, como LPS, TNF etc. Além disso, a via da iNOS é capaz de gerar quantidades significativamente maiores de NO quando comparadas com a capacidade de síntese de eNOS e nNOS.

O NO regula o balanço redox citoplasmático. Essa molécula reage com o ânion superóxido (O_2^-), o que resulta na produção do peroxinitrito ($ONOO^-$), o qual atua como importante oxidante celular. O NO também regula eventos relacionados à transdução de sinais por meio da sinalização mediada pelo cálcio citoplasmático ou mitocondrial e da modificação pós-tradução de proteínas intracelulares.

As EROs, como o peróxido de hidrogênio, apresentam elevada capacidade de ativar a via de sinalização do NF-κB, o que resulta em aumento da resposta inflamatória. Também se verifica que o peróxido de hidrogênio e o ânion superóxido atuam como mediadores mitogênicos de vias de sinalização de receptores de fatores de crescimento. Fatores de crescimento podem induzir a produção de EROs, as quais, por sua vez, ativam vias de sinalização intracelular, por meio da ativação de proteínas tirosina quinases e pela inibição de proteínas tirosina fosfatase – além de regularem a expressão de genes sensíveis ao balanço redox intracelular.

RELAÇÃO ENTRE INFLAMAÇÃO E RESISTÊNCIA À INSULINA E LEPTINA

Como previamente descrito nos capítulos 5 e 7, o tecido adiposo hipertrofiado durante a obesidade passa a ser infiltrado por monócito, diferenciado em macrófagos (células clássicas do sistema imune inato), os quais dão início ao processo de produção de citocinas pró-inflamatórias neste tecido. Isto caracteriza, por sua vez, a inflamação de baixa intensidade, característica dessa doença. Além disso, essa inflamação de baixa intensidade é a responsável pela geração de desordens metabólicas, sendo a principal delas a resistência à insulina.

Fenômenos moleculares participantes dos mecanismos que levam à resistência à insulina vêm sendo estudados há mais de 20 anos. A redução da fosforilação em resíduos tirosina induzida por insulina, que se detecta em receptores de insulina, e seus principais substratos primários como IRS-1, IRS-2 e Shc são os marcadores moleculares mais evidentes do fenômeno da resistência. A redução desse tipo de fosforilação está associada ao aumento da ação de fosfatases, à redução da expressão das proteínas fosforiláveis ou, ainda, como dados recém-demonstrados, à ativação de serina quinase, que, agindo sobre substratos da via de sinalização da insulina, induzem sua fosforilação em serina. A fosforilação desses substratos no resíduo serina em vez de tirosina compromete suas ações individuais e a continuidade da transdução do sinal iniciado pela insulina.

O ponto de partida para a caracterização do efeito inibitório induzido pela fosforilação em serina de proteínas participantes da via de sinalização da insulina foi o reconhecido papel do *status* infeccioso/inflamatório sobre a ação da insulina. Há muito se observava que pacientes com *diabetes mellitus*, ao desenvolverem quadros infecciosos ou inflamatórios graves, apresentavam comprometimento significativo da ação da insulina, mensurável pela redução do *clearance* (remoção) de glicose induzido por este hormônio.

Durante a instalação e a progressão do quadro infeccioso/inflamatório, há produção e secreção de uma série de citocinas pró-inflamatórias como o TNF-α, IL-1β e IL-6. Tais citocinas, ao agirem em células musculares, hepáticas e no tecido adiposo, ativam suas respectivas vias de ação inflamatória, que culminam com a modulação negativa da sinalização mediada pela insulina, a qual se encontra em células destes tecidos, seus principais alvos metabólicos. Dentre as proteínas ativadas por esses mediadores inflamatórios, destaca-se a JNK e a via IKK/IκB/NF-κB, que comprometem a transdução do sinal da insulina, como previamente documentado neste e no capítulo 5.

Por conseguinte, o comprometimento do sinal da insulina causa efeitos adversos ao metabolismo, como aumento na produção hepática de glicose, menor capacidade em armazenar glicogênio e utilizar a glicose no músculo e fígado, menor síntese de proteínas (proteólise) e favorecimento da lipólise do tecido adiposo. Além disso, o prejuízo na ação da insulina relacionada à inflamação no indivíduo obeso também promove, por exemplo, alterações vasculares e menor síntese de óxido nítrico associado à hipertensão. Não obstante, o processo inflamatório que se desencadeia em tecidos periféricos também é observado no sistema nervoso central. Sobretudo, este fato compromete o controle da ingestão alimentar e o gasto energético.

Ressalta-se ainda que este mesmo processo inflamatório é capaz de alterar também a sinalização da leptina, hormônio produzido pelo tecido adiposo com função primordial em neurônios específicos do hipotálamo e que também age em conjunto com a insulina, como descrito no capítulo 6. Os efeitos decorrentes da resistência à ação da leptina devido à inflamação central envolvem prejuízo da percepção central dos estoques periféricos de energia, sob a forma de tecido adiposo branco, o que acarreta controle precário da ingestão alimentar e gasto energético adequado.

INFLAMAÇÃO HIPOTALÂMICA E CONTROLE DA FOME

Apesar dos importantes avanços obtidos na caracterização da resistência periférica à ação da insulina, os avanços na compreensão dos mecanismos que levam a um desajuste do intrincado sistema de controle e acoplamento funcional entre fome e termogênese pelo sistema nervoso central vêm sendo elucidados aos poucos. Partindo-se do paradigma que coloca a leptina e a insulina em posições centrais como carreadores da informação a respeito dos níveis de estoques periféricos de energia, defeitos da transdução do sinal desses hormônios no hipotálamo atuam como responsáveis pelo desajuste no balanço entre controle da aquisição de energia e controle autônomo do gasto de energia. Esse desequilíbrio é similar àqueles que participam do desencadeamento da resistência à ação da insulina em tecido adiposo, fígado e músculo.

Grandes avanços foram obtidos nos últimos anos em relação aos fenômenos moleculares envolvidos no controle da fome durante a obesidade. Sabe-se que dietas ricas em lipídios apresentam ações diretas no hipotálamo, órgão controlador da fome e do gasto energético. Tais ações ocorrem de forma dependente à constituição da gordura, no que tange a sua unidade formadora, os ácidos graxos. Dependendo do tipo de ácido graxo consumido com o montante de gordura da dieta, respostas distintas serão manifestadas. Em relação ao desequilíbrio ocorrido nas condições de obesidade e diabetes, será dada ênfase à ação dos ácidos graxos saturados na participação da génese da doença inflamatória central. A ação danosa que alguns ácidos graxos saturados exercem em células do sistema nervoso central repercute principalmente sobre a expressão de múltiplos genes neste local, entre os quais se destacam genes codificadores de citocinas, como o TNF-α, IL-1β e IL-6, e proteínas participantes de resposta pró-inflamatória, que sofrem maior modulação com esse tipo de dieta. Para o conhecimento das ações benéficas de ácidos graxos sobre o sistema nervoso e outros sistemas, ver capítulo 15.

TNF-α E CONTROLE DA FOME

Os mecanismos envolvidos na modulação da ingestão alimentar e gasto energético dependentes de TNF-α relacionam-se com seus níveis produzidos. Uma resposta pró-inflamatória de baixa intensidade mediada pelo TNF-α e induzida pelo consumo excessivo de dietas ricas em gorduras saturadas interfere na sinalização de insulina e leptina no hipotálamo, sendo essa a principal razão do descontrole da ingestão alimentar, que por sua vez pode conduzir o indivíduo à obesidade. Já a resposta pró-inflamatória de alto grau, principalmente quando induzida por patógenos, mesmo que mediadas pelo próprio TNF-α, relaciona-se com a ação anorexigênica no hipotálamo, conduzindo o indivíduo à magreza. A importância na diferenciação de tais processos está na compreensão de como uma mesma substância, no caso o TNF-α, pode exibir respostas distintas em relação ao consumo alimentar, fato que será abordado a seguir.

O TNF secretado perante uma resposta inflamatória de baixa intensidade, neste local, inibe a ação da insulina, provavelmente por meio da síntese de NO pela enzima iNOS, estimulando a ingestão alimentar observada nos estados de obesidade. Isso ocorre devido ao fenômeno conhecido como S-nitrosação. O aumento intracelular de NO é diretamente proporcional ao aumento da S-nitrosação das proteínas que compõem a sinalização da insulina. Durante o processo de S-nitrosação das proteínas IR/

IRS-1/Akt, nota-se redução importante das funções biológicas da insulina em diversos tecidos. A S-nitrosação ocorre pela adição de um grupamento NO ao radical tiol (S–H) de um resíduo de cisteína, formando um nitrosotiol (S–NO). Drogas doadoras de NO, nitrosoglutationa (GSNO) ou nitrosocisteína (CISNO) e a própria indução da iNOS são capazes de provocar S-nitrosação e, com isso, modificar a função de diversas proteínas, incluindo as proteínas envolvidas na via de sinalização da insulina. Neste contexto, o fenômeno da S-nitrosação vem sendo intensamente valorizado como um novo mecanismo de resistência à insulina.

Além disso, o fenômeno pró-inflamatório no hipotálamo ativa as vias de sinalização inflamatórias da JNK e NF-κB em neurônios do núcleo arqueado e do hipotálamo lateral. As proteínas pró-inflamatórias que possuem atividade serina quinase catalisam a fosforilação em serina de importantes substratos participantes da via de sinalização da insulina, e que deveriam ter sido fosforilados em tirosina. Isso conduz, por sua vez, à resistência molecular à ação deste hormônio. Tais evidências só puderam ser confirmadas por enquanto em estudos experimentais e *in vitro*, com células nervosas. Estudos com avançadas técnicas de ressonância magnética com perfil de análise morfoestrutural já começam a ser realizados em humanos. Diversas são as hipóteses que apontam para o fato de que essas alterações funcionais ocorridas em indivíduos obesos a longo tempo possam culminar em alterações estruturais nesse órgão, e passíveis de serem observadas por meio dessa técnica.

O tratamento de animais obesos com um composto que inibe a ação da JNK reduz a fosforilação em serina do receptor de insulina (IR) e do IRS-2, atenuando os efeitos da ingestão de dietas ricas em gorduras saturadas sobre a fome e o ganho de peso. Isso significa que, ao reduzir a inflamação, os animais passam a ingerir menos alimento quando comparados aos seus pares obesos não tratados com o inibidor inflamatório. Portanto, revela-se um mecanismo pós-receptor que pode participar da gênese da obesidade por induzir resistência hipotalâmica à ação de hormônios adipostáticos.

Uma vez que estímulos gerados pela sinalização da leptina e insulina no hipotálamo levam à saciedade acompanhada do aumento da termogênese, fica evidente que a eventual resistência à sinalização molecular desses hormônios deva favorecer o aumento da fome e a redução da termogênese e, portanto, predispor à obesidade.

O TNF-α também é um dos mediadores dos sinais anorexigênicos hipotalâmicos que participam da indução das síndromes de caquexia presentes em estágios avançados de câncer e em severas doenças infecciosas. Uma única dose de TNF-α injetada diretamente no hipotálamo de roedores, em alta concentração (semelhante às observadas em neoplasias), leva à inibição alimentar e à caquexia. Os mecanismos dessa resposta ainda não estão claros, mas parece envolver o controle da expressão de neurotransmissores.

Ainda, é possível que o TNF-α atue sobre outros elementos diferenciados e não clássicos da via de sinalização da leptina e da insulina no hipotálamo para exercer suas ações anorexigênicas, já que esses hormônios agem em conjunto para gerar robustos sinais anorexigênicos no hipotálamo.

INFLAMAÇÃO HIPOTALÂMICA: CAMINHO PARA A APOPTOSE NEURONAL

Apoptose ou morte celular programada é um fenômeno biológico comum a todos os organismos multicelulares. Pode ser gerada por vários fatores, incluindo radiação ultravioleta, irradiação γ, ausência de fatores de crescimento, drogas quimioterápicas ou sinalização por meio de receptores de morte.

A apoptose é definida tendo como base algumas características morfológicas que podem ser vistas no momento em que a célula está morrendo, sendo elas: condensação e fragmentação nuclear, formação de "bolhas" na membrana, fragmentação celular formando corpos apoptóticos, fagocitose da célula e ausência de resposta inflamatória subsequente. O desfecho final, qual seja, a morte por apoptose, é geralmente o resultado da ativação de um conjunto de proteínas – as caspases, em particular as caspases 3, 6 e 7, também chamadas de executoras, que são proteases cisteinil aspartato específicas (*cysteinil aspartate-specific proteases*) e medeiam seus efeitos por clivagem de substratos específicos na célula.

Essas caspases e todos os componentes da maquinaria apoptótica geralmente preexistem em células saudáveis em formas inativas. A ativação dessas caspases pelas caspases iniciadoras 8, 9 e 10 define as vias apoptóticas amplamente estudadas: a via intrínseca (ou mitocondrial), mediada pelas proteínas Bcl-2, que contém tanto membros pró quanto antiapoptóticos (Bax e Bcl-2, respectivamente), e a via extrínseca – dependente da ativação de receptores de morte: TNF-R1 e FAS (Figura 8.4).

Em síntese Bcl-2 é um protótipo para uma família de genes de mamíferos e de proteínas que eles produzem. Eles governam a permeabilização da membrana mitocondrial (MMP) e podem ser tanto pró-apoptóticos (Bax, Bak, Bok e outros) como antiapoptóticos (Bcl-2, Bcl-xL e Bcl-w, junto de muitos outros). Existe um total de 25 genes na família Bcl-2 conhecidas até agora. A Bcl-2 deriva seu nome do linfoma de célula B2, pois este é o segundo membro de uma gama de proteínas inicialmente descritas como genes recíprocos em linfomas foliculares nos cromossomos 14 e 18.

A elevação dos níveis circulantes de ácidos graxos saturados, como ocorre durante o consumo de dietas com perfil ocidental, ou seja, ricas em gorduras de origem animal, pode ativar vias inflamatórias e pró-apoptóticas por meio de diferentes mecanismos. Um desses mecanismos, ainda pouco explorado, decorre da ativação de receptores da família do TLR. Os TLRs, como citado anteriormente, emergiram como componentes-chave na detecção de patógenos e na indução de resposta antimicrobiana, preparando o sistema imune inato por meio da liberação de mensageiros solúveis e interações célula-célula, como previamente descritos. O PAMP mais bem descrito como ativador clássico do TLR-4 é o LPS bacteriano. Existem também os agonistas TLRs endógenos, liberados do próprio organismo, os chamados DAMPs (*damage-associated molecular pattern*), como LDL-c oxidado, ácidos graxos e fibrinogênio, entre outros, os quais, ao serem reconhecidos, amplificam as respostas dos TLRs primariamente originados de componentes exógenos, principalmente pela sinalização TLR-2 e 4. Quando os ligantes encontram seus TLRs específicos, há início de uma ampla cascata de sinalização, por

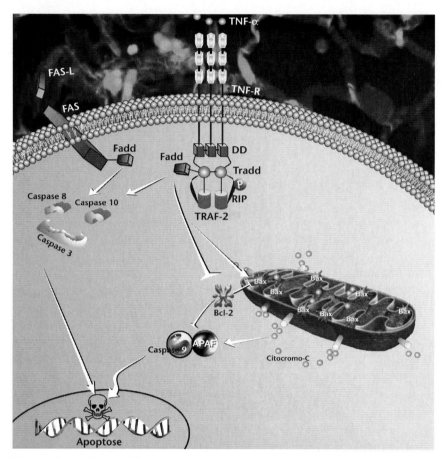

Figura 8.4. Ativação clássica da apoptose: via extrínseca (receptores de morte) e intrínseca (mitocondrial). Na via extrínseca, a ligação de um agente específico (por exemplo, TNF-α) leva à ativação da porção citoplasmática das proteínas com domínio de morte (Fadd, Tradd), as quais recrutam a caspase iniciadora (8 ou 10) da via extrínseca, culminando na ativação da caspase efetora 3, que ativa outras enzimas que clivam o DNA e perturbam a homeostase celular, resultando em apoptose. Na via intrínseca, há participação das proteínas da família Bcl-2, com membros tanto pró quanto antiapoptóticos. Após estímulo de morte, como radiação ultravioleta, receptores específicos são ativados e acionam no citoplasma as proteínas pró-apoptóticas da família Bcl-2, como a Bax. A Bax forma poros na membrana mitocondrial, os quais eram inibidos outrora pelas Bcl-2 antiapoptóticas. Esses poros permitem a passagem de outras proteínas pró-apoptóticas como o citocromo-C, que estava retido no interior da mitocôndria. O citocromo-C, uma vez liberado, une-se a duas outras proteínas citoplasmáticas, a APAF-1 e a caspase iniciadora da via intrínseca, a caspase 9, formando então uma estrutura chamada apoptossomo, que pode, por sua vez, ativar as caspases efetoras e levar à morte da célula.

meio de várias interações e reações de fosforilação com outros adaptadores *downstream* (dependendo do TLR envolvido) que culminam na ativação de complexos canônicos (clássicos) como IKKα/β/γ, resultando na ativação do fator de transcrição NF-κB. Também pode ocorrer a ativação das quinases JNK e p38. Como resultado, genes-alvo inflamatórios como COX-2 e iNOS são expressos. Em adição, os TLRs influenciam a resposta imune adaptativa indiretamente por modulação da apresentação de antígeno via células dendríticas e diretamente por modular linfócitos B e T que expressam vários TLRs. É conhecida também a participação dos TLRs na apoptose, uma vez que muitos genes envolvidos nesse processo são também super-regulados com a sinalização TLR (Figura 8.5).

Um dos receptores *Toll* envolvidos na apoptose é o TLR-4, cuja via de indução apoptótica se concentra primordialmente na via extrínseca, baseada nos receptores de morte, culminando na ativação das caspases 8 e 3. Mas também é descrito na literatura que esse receptor pode levar ao aumento de Bax em células endoteliais. Portanto, torna-se difícil determinar uma única via de ativação apoptótica dependente de TLR--4, assim como assegurar se as diferentes vias apoptóticas ativadas a partir desse receptor dependem apenas do tipo celular, ou se parâmetros experimentais como o uso de moléculas endógenas *versus* moléculas transfectadas e condições metabólicas também determinem a cascata intracelular que leva à morte celular. O fato é que este receptor está conectado a uma cascata de ativação extremamente rica, pró-inflamatória, e pode levar à apoptose neuronal.

Evidências recentes mostram que a presença de ácidos graxos saturados no hipotálamo, como o ácido araquídico (ácido graxo saturado de 20 carbonos oriundos de dietas ricas em gordura) por via intracerebroventricular, ativa o receptor TLR-4 de maneira significativa, o que não é observado com os insaturados. Nem todos os ácidos graxos saturados apresentam perfil danoso, assim como nem todos os poli-insaturados se apresentam como benéficos. O capítulo 15 apresenta o perfil individual de ação da maioria dos ácidos graxos, sob este contexto.

Estudos experimentais recentes deixam claro que a dieta prevalente em gordura saturada leva à indução de apoptose em células hipotalâmicas, em regiões controladoras da fome, mais especificamente em neurônios-chave (neurônios do sistema POMC) do núcleo arqueado e região hipotalâmica lateral, envolvidas no processo do controle alimentar e termogênico.

O processo é mediado pelo receptor TLR-4, que no sistema nervoso central está presente em grande quantidade nas células da micróglia (monócitos diferenciados em macrófagos no sistema nervoso central) e não nos neurônios. Essas células percebem, através dos receptores *Toll*, a presença de ácidos graxos saturados, iniciam a sinalização que conduz à inflamação exacerbada local, e geram resistência hipotalâmica à leptina e à insulina, além da ativação de receptores TNF-R1 em neurônios, levando à sua morte por indução primordial da via extrínseca da apoptose.

No entanto, este é um efeito tempo-dependente, ou seja, se o estímulo de gordura persiste, a sinalização TLR-4 pode atenuar-se como um mecanismo de controle de *feedback* negativo. Logo, ocorre apenas uma inflamação local modesta que passa a ser

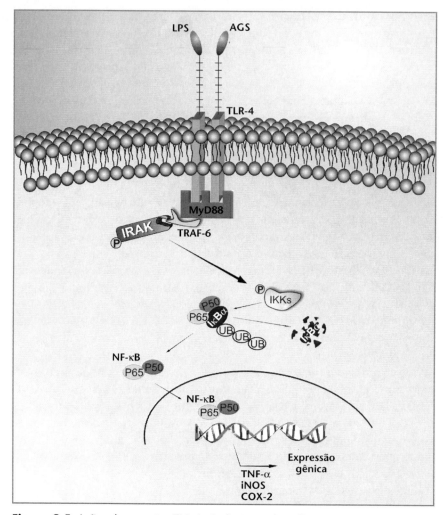

Figura 8.5. Ações do receptor TLR-4. Os ligantes específicos para TLR-4 ao se unirem a este receptor iniciam uma cascata de sinalização com a participação de várias proteínas adaptadoras clássicas da via, como o MyD88, que culminam na ativação do IKK que, por sua vez, permite a degradação do IκB e a liberação do fator de transcrição NF-κB para o núcleo, assim, iniciam a transcrição de genes inflamatórios clássicos.

protetora, em vez de pró-apoptótica. Experimentos em animais que não possuem TLR-4, após certo tempo sendo alimentados com dieta, apresentam aumento da apoptose neuronal (Figura 8.6). Ressalta-se que, mesmo ocorrendo esse *feedback* negativo, em que o TLR-4 passa a ser protetor, muitos neurônios já foram perdidos e com eles o controle fino exercido pelo hipotálamo em balancear a ingestão e o gasto energético,

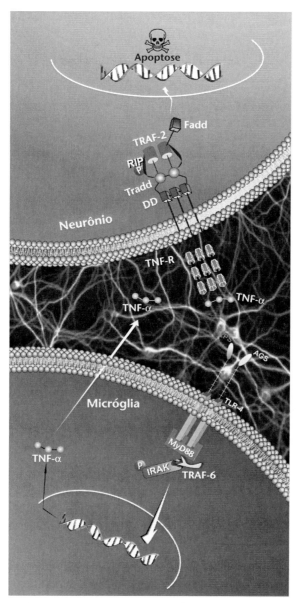

Figura 8.6. Hipótese para a morte neuronal. Ácidos graxos em excesso na dieta possuem a capacidade de atravessar a barreira hematoencefálica e causar ativação microglial via receptor TLR-4. A ativação massiva de TLR-4 aumenta a produção do TNF-α que, agindo por meio do seu receptor nos neurônios, leva à apoptose mediada por receptores. O receptor TLR-4 pode diminuir sua intensidade de ação após a persistência de determinado estímulo, por mecanismos de *feedback* negativo, levando a um estado mais brando e não apoptótico, mas ainda levando à resistência da ação de leptina e insulina nos neurônios hipotalâmicos. Para detalhes do receptor de TNF, ver legenda da figura 5.8, no capítulo 5.

aumentando, assim, a propensão e o desenvolvimento de quadros de ingestão calórica aumentados, colaborando ainda mais para a obesidade. Esses resultados, ainda que obtidos em animais, são alarmantes e fortalecem a necessidade de ações urgentes em políticas preventivas em relação aos hábitos alimentares da população.

Portanto, a inflamação presente no hipotálamo abre caminhos para perturbações na sinalização correta de neurônios altamente especializados nos diferentes núcleos controladores dos processos de fome, saciedade e termogênese, prejudicando a sinalização de leptina e insulina, que trazem sinais adipostáticos e anorexigênicos da periferia para o sistema nervoso central, impedindo a resposta esperada para a situação presente.

Além disso, a inflamação pode ainda conduzir a respostas ainda mais críticas, como a apoptose neuronal. Essa deve ser uma das explicações para o fato de que muitas pessoas obesas são incapazes de controlar a quantidade de alimento ingerido. O fino controle da saciedade perdido através da apoptose indica fortemente que, na maioria das vezes, os esforços dos pacientes em controlar a alimentação são em vão, pois alterações drásticas já ocorreram e são, até agora, irreversíveis. Portanto, diante da obesidade, deve-se considerar e entender que alterações moleculares em neurônios do hipotálamo ocorrem em decorrência do excesso de gorduras saturadas ingeridas e, sendo assim, o sucesso do controle alimentar será cada vez mais reduzido.

CONSIDERAÇÕES FINAIS

Um extenso acumulado de evidências demonstram que os obesos devem ser considerados portadores de uma doença importante e que precisam de cuidados especiais com a saúde. Não se trata, portanto, de um sujeito preguiçoso ou incapaz de emagrecer ou de suportar programas de emagrecimento, e sim de uma pessoa que possui alterações importantes no centro controlador da fome e da termogênese – o hipotálamo. Por essa razão, os obesos necessitam muitas vezes de acompanhamento multiprofissional, especializados na doença em questão e, em alguns casos, ainda é necessária a adoção de procedimentos drásticos como a cirurgia bariátrica, indicada nos casos de obesidade mórbida. Como discutido, ensaios em roedores indicam que a manutenção da ingestão de dieta rica em gordura e o excesso de peso estão associados com indução de inflamação e apoptose e neurônios controladores da fome no hipotálamo. Diante de tais achados e também perante a existência de claras diferenças entre os roedores e o homem, a indicação da prevenção à obesidade é a atitude mais responsável no momento, independente das estratégias terapêuticas atualmente disponíveis. A ciência, ainda que vislumbrando a cura ou ao menos tratamentos eficazes para obesidade e diabetes, encontra-se atualmente de mãos atadas, novamente podendo contar apenas com o bom senso das autoridades norteadoras de ações políticas de prevenção de doenças e mantenedoras da saúde.

BIBLIOGRAFIA

1. Bensinger SJ, Tontonoz P. Integration of metabolism and inflammation by lipid-activated nuclear receptors. Nature 2008;454: 470-7.
2. Beutler BA. TLRs and innate immunity. Blood 2009;113:1399-407.
3. Cancello R, Clement K. Is obesity an inflammatory illness? Role of low-grade inflammation and macrophage infiltration in human white adipose tissue. BJOG 2006;113:1141-7.
4. De Souza CT, Araujo EP, Bordin S, Ashimine R, Zollner RL, Boschero AC et al. Consumption of a fat-rich diet activates a pro-inflammatory response and induces insulin resistance in the hypothalamus. Endocrinology 2005;146(10):4192-9.
5. Hotamisligil GS. Inflammatory pathways and insulin action. Int J Obes Relat Metab Disord 2003;27(Suppl 3):S53-5.
6. Hotamisligil GS, Shargill NS, Spiegelman BM. Adipose expression of tumor-necrosis-factor-alpha – direct role in obesity-linked insulin resistance. Science 1993;259:87-91.
7. Kawai T, Akira S. The roles of TLRs, RLRs and NLRs in pathogen recognition. Int Immunol 2009;21:317-37.
8. Milanski M, Degasperi G, Coope A, Morari J, Denis R, Cintra DE et al. Saturated fatty acids produce an inflammatory response predominantly through the activation of TLR-4 signaling in hypothalamus: implications for the pathogenesis of obesity. J Neurosc 2009;29(2):359-70.
9. Moraes JC, Coope A, Morari J, Cintra DE, Roman EA, Pauli JR et al. High-fat diet induces apoptosis of hypothalamic neurons. Plos One 2009;4(4):e5045.
10. Romanatto T, Cesquini M, Amaral ME, Roman EA, Moraes JC, Tosoni MA et al. TNF-α acts in the hypothalamus inhibiting food intake and increasing the respiratory quotient-effects on leptin and insulin signaling pathways. Peptides 2007;28:1050-8.
11. Saltiel AR, Kahn CR. Insulin signalling and the regulation of glucose and lipid metabolism. Nature 2001;414(6865):799-806.

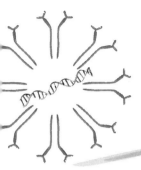

Parte III

OBESIDADE, DIABETES E SUAS COMORBIDADES: FISIOPATOLOGIA E SINALIZAÇÃO CELULAR

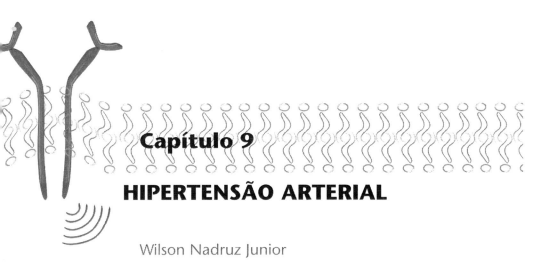

Capítulo 9
HIPERTENSÃO ARTERIAL

Wilson Nadruz Junior

A HIPERTROFIA DO TECIDO ADIPOSO NO DESENVOLVIMENTO DA HIPERTENSÃO ARTERIAL

Nos últimos anos, tem-se observado aumento significativo da prevalência de hipertensão arterial e obesidade. O aumento dessas comorbidades contribuirá sobremaneira para a elevação da incidência de doenças cardiovasculares e doença renal crônica. A obesidade está intimamente associada à hipertensão arterial. Estima-se que 79% dos casos de hipertensão em homens e 65% em mulheres são resultado direto do excesso de peso. Além disso, existe relação linear entre o índice de massa corporal e a pressão arterial sistólica e diastólica. Nesse contexto, acréscimos no índice de massa corporal de 1,25 kg/m^2 em mulheres e de 1,70 kg/m^2 em homens elevam a pressão arterial sistólica em 1 mmHg.

O padrão de distribuição de gordura corporal também influi no comportamento da pressão arterial. A obesidade central ou visceral está mais relacionada à hipertensão arterial e às suas complicações do que a obesidade periférica, o que é evidenciado pela forte associação entre pressão arterial e medidas de circunferência abdominal e da relação cintura-quadril. Estima-se que aumentos na circunferência abdominal de 2,5 cm em homens e de 4,5 cm em mulheres estejam associados a elevações de 1 mmHg na pressão arterial sistólica. Existem também evidências de que variações na adiposidade abdominal podem ter maior impacto sobre a pressão arterial do que a própria obesidade global. Por exemplo, a redução da pressão arterial associada à perda de peso parece ser mais bem explicada pela redução da circunferência abdominal do que pela queda do índice de massa corporal (IMC).

MECANISMOS DA HIPERTENSÃO ARTERIAL RELACIONADA À OBESIDADE

Os mecanismos envolvidos na hipertensão relacionada à obesidade são complexos e envolvem alterações em múltiplos sistemas. Eles incluem ativação do sistema renina-

-angiotensina-aldosterona (SRAA) e do sistema nervoso simpático (SNS) e o desenvolvimento de resistência à insulina. Por outro lado, alterações na produção e metabolismo de leptina, adiponectina, endotelina 1, ácidos graxos livres e glicocorticoides, além da predisposição à apneia do sono podem contribuir para o desenvolvimento da hipertensão arterial. Ademais, o excesso de peso pode causar alterações estruturais e funcionais renais, as quais eventualmente levam a doença renal crônica e elevações adicionais da pressão arterial (Quadro 9.1).

Quadro 9.1. Fatores envolvidos na hipertensão relacionada à obesidade.

Ativação do sistema renina-angiotensina-aldosterona (SRAA)
Ativação do sistema nervoso simpático (SNS)
Resistência à insulina/hiperinsulinemia
Hiperleptinemia
Hipoadiponectinemia
Ácidos graxos livres
Excesso de glicocorticoides
Endotelina 1
Apneia obstrutiva do sono
Alterações renais funcionais e estruturais

SISTEMA RENINA-ANGIOTENSINA-ALDOSTERONA (SRAA)

Existem diversas evidências sugerindo que a ativação do SRAA exerce um efeito significativo no desenvolvimento da hipertensão relacionada à obesidade. Este sistema tem um papel crítico na regulação da pressão arterial por aumentar a reabsorção renal de sódio, promover um deslocamento hipertensivo da natriurese pressórica e estimular a vasoconstrição.

A descoberta de que o tecido adiposo é fonte adicional de angiotensinogênio tem contribuído para o entendimento dos mecanismos envolvidos na hipertensão relacionada à obesidade. Neste cenário, a renina produzida pelos rins permite a transformação do angiotensinogênio em angiotensina I, a qual é convertida em angiotensina II pela enzima conversora de angiotensina (Figura 9.1). Estudos clínicos demonstram que os níveis séricos de angiotensinogênio, renina, aldosterona e enzima conversora de angiotensina são maiores nos indivíduos obesos em comparação com os magros. Em contrapartida, estima-se que a redução de 5% no peso corporal diminua a atividade da enzima conversora de angiotensina em 12% e os níveis plasmáticos de angiotensinogênio, renina e aldosterona em 27%, 43% e 31%, respectivamente. Em modelos animais, a hiperexpressão de angiotensinogênio restrita ao tecido adiposo aumenta a massa adiposa corporal total e está associada ao desenvolvimento de hipertensão arterial. Este fato sugere que os níveis plasmáticos elevados de angiotensinogênio observados em indivíduos obesos podem ser causados pelo aumento da massa adiposa. Em humanos, o tecido adiposo visceral expressa mais angiotensinogênio e receptor AT1 da angioten-

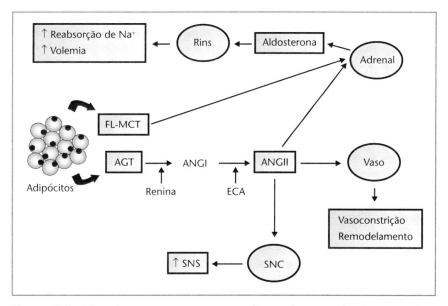

Figura 9.1. Mecanismos propostos para explicar o impacto do sistema renina-angiotensina-aldosterona sobre a hipertensão arterial relacionada à obesidade. AGT = angiotensinogênio; ANGI = angiotensina I; ANGII = angiotensina II; ECA = enzima conversora da angiotensina; SNS = sistema nervoso simpático; SNC = sistema nervoso central; FL-MCT = fatores liberados pelo tecido adiposo que estimulam a produção de mineralocorticoides.

sina II do que o tecido adiposo subcutâneo. Este achado parece justificar o fato de que a redução dos níveis sanguíneos de angiotensinogênio está intimamente relacionada à diminuição da circunferência abdominal, o que reforça a importância da obesidade central na ativação do SRAA.

A angiotensina II exerce muitos de seus efeitos sobre a pressão arterial por meio da interação com seu receptor AT1. A ativação do receptor AT1 na zona glomerulosa do córtex adrenal estimula a produção de mineralocorticoides, como a aldosterona. No vaso, a ativação do receptor AT1 promove vasoconstrição e resulta em uma série de eventos intracelulares que incluem a produção de radicais livres de oxigênio e respostas inflamatórias e proliferativas, as quais culminam com alterações na via metabólica do sinal insulínico e disfunção endotelial. Estes processos estão associados a aumentos da resistência vascular periférica e consequentemente da pressão arterial.

Os níveis plasmáticos de aldosterona estão elevados em indivíduos obesos. Adipócitos humanos são capazes de secretar potentes fatores que estimulam a esteroidogênese em células adrenocorticais, liberando predominantemente mineralocorticoides. De fato, a aldosterona plasmática correlaciona-se com a adiposidade abdominal e resistência à insulina. A aldosterona aumenta a pressão arterial tanto por suas ações clássicas, como a retenção de sódio e água, quanto por ações não genômicas mediadas pela ativação de seu receptor. Em contrapartida, o antagonista da aldosterona eplerenona reduziu substancialmente a hiperfiltração glomerular, a retenção de sódio e a hipertensão arterial em cães obesos, fortalecendo a hipótese de que a aldosterona exerce importante papel na patogênese da hipertensão relacionada à obesidade.

SISTEMA NERVOSO SIMPÁTICO (SNS)

A ativação do SNS promove vasoconstrição periférica, elevação do débito cardíaco e aumento da reabsorção renal de sódio, os quais contribuem para a elevação dos níveis da pressão arterial. Os resultados de estudos clínicos e experimentais fornecem fortes evidências de que a ativação do SNS participa da etiologia da hipertensão arterial relacionada à obesidade. Em primeiro lugar, em contraste com dados iniciais baseados nas concentrações plasmáticas de catecolaminas, existe uma relação direta entre a massa adiposa corporal e a atividade do SNS mensurada nos músculos e rins de humanos normotensos. Ademais, a associação entre obesidade e ativação do SNS depende da distribuição da gordura corporal. A atividade simpática muscular é maior em homens com maior massa adiposa abdominal visceral em comparação com aqueles com menor adiposidade intra-abdominal. Em contrapartida, a atividade simpática mensurada na musculatura esquelética não difere entre indivíduos obesos com a mesma quantidade de adiposidade visceral, mas com diferentes massas adiposas subcutâneas. Em segundo lugar, a atividade simpática renal está aumentada em indivíduos com hipertensão e obesidade. Por fim, o bloqueio combinado alfa e beta-adrenérgico parece produzir reduções mais acentuadas da pressão arterial em hipertensos obesos do que em magros. Em geral, essas observações são consistentes com o conceito de que a ativação do SNS exerce um papel importante na fisiopatologia da hipertensão relacionada à obesidade em seres humanos.

Existem diversos mecanismos que podem justificar a maior ativação do SNS na obesidade, os quais compreendem a maior concentração de angiotensina II, a resistência à insulina e a hiperleptinemia. Em animais, a infusão de angiotensina II no sistema nervoso central aumenta o tônus simpático. Por outro lado, a ativação do SRAA facilita a transmissão do estímulo adrenérgico pelos gânglios simpáticos e inibe a recaptação de noradrenalina pelas terminações nervosas. Assim, é possível que a angiotensina II possa também aumentar o tônus simpático em humanos obesos. De fato, a infusão de angiotensina II aumenta o tônus simpático muscular, enquanto a inibição da enzima conversora de angiotensina diminui a atividade simpática em indivíduos normotensos. Se a angiotensina II contribui para a ativação simpática observada na hipertensão relacionada à obesidade permanece ainda desconhecido. Entretanto, a observação de que o bloqueio do receptor AT1 da angiotensina II diminui o tônus simpático muscular em indivíduos hipertensos obesos é consistente com essa hipótese. O impacto da resistência à insulina/hiperinsulinemia e da hiperleptinemia sobre o SNS e a pressão arterial será discutido nos tópicos subsequentes.

RESISTÊNCIA À INSULINA E À HIPERINSULINEMIA

A resistência à insulina e à hiperinsulinemia têm sido implicadas na fisiopatologia da hipertensão relacionada à obesidade. Indivíduos hipertensos habitualmente apresentam maior produção de insulina em resposta a uma sobrecarga de glicose, quando comparados com normotensos. Além disso, a resistência à insulina ou à hiperinsulinemia é encontrada na maioria dos indivíduos hipertensos, sugerindo que esses fenômenos constituem uma característica fisiopatológica comum que poderia unir obesidade, intolerância à glicose e hipertensão arterial. Diversos mecanismos têm sido propostos para explicar a relação entre resistência à insulina/hiperinsulinemia e a hipertensão relacionada à obesidade, tais como ativação do SNS, retenção renal de sódio, remodelamento da musculatura lisa vascular e vasoconstrição.

Em indivíduos obesos, o aumento da atividade simpática correlaciona-se com a resistência à insulina, enquanto em estados de resistência à insulina, a hiperinsulinemia pode aumentar a atividade simpática central ao estimular o hipotálamo ventromedial. Ademais, a insulina estimula a reabsorção renal de sódio, o que também contribuiria para elevar a pressão arterial.

A resistência à insulina e à hiperinsulinemia também pode promover vasoconstrição e remodelamento vascular, independentemente da ativação do SNS. Para se entender esse processo, é necessário uma breve descrição das principais vias de sinalização celular envolvidas nos efeitos biológicos da insulina (Figura 9.2A). No vaso, as ações da insulina iniciam-se quando da sua ligação com a subunidade alfa do receptor de insulina (RI), o que estimula a atividade quinase intrínseca do receptor, resultando na autofosforilação da subunidade beta e na fosforilação em tirosina de proteínas adaptadoras intracelulares, como os substratos do receptor de insulina (IRS-1 e IRS-2). Os IRS-1 e IRS-2 ligam-se a algumas proteínas com domínio SH2, dentre elas a fosfatidilinositol-3-quinase (PI3-q). A interação entre os IRS e a PI3-q resultam na ativação desta última, que, por sua vez, induz a fosforilação em serina da Akt. Esta ativação da Akt vai induzir uma série de outras reações intracelulares que são responsáveis pelo aumento no transporte de glicose para dentro da célula e pela prevenção de apoptose (via metabólica). Em células vasculares, a ativação dessa via estimula a ativação da isoforma endotelial da óxido-nítrico-sintase (eNOS), produzindo óxido nítrico e vasodilatação. Por outro lado, a Grb2, outra proteína adaptadora intracelular, uma vez ativada, interage com os IRS, e este complexo ativa a via de sinalização das quinases ativadas por mitógenos (MAPKs), que apresenta efeito central na regulação do crescimento celular (via anabólica).

Em situações de resistência à insulina, ocorre um bloqueio seletivo da via metabólica, por meio de fosforilações em resíduos de serina no receptor de insulina, o que culmina com a diminuição da produção do óxido nítrico. Este último evento pode levar à vasoconstrição e à disfunção endotelial. Por outro lado, essa resistência às ações da via metabólica tende a elevar os níveis glicêmicos induzindo hiperinsulinemia compensatória. A hiperinsulinemia, por sua vez, estimula livremente a via de crescimento celular (anabólica), o que pode levar à hipertrofia e ao remodelamento vascular, contribuindo para elevar a resistência vascular periférica (Figura 9.2B).

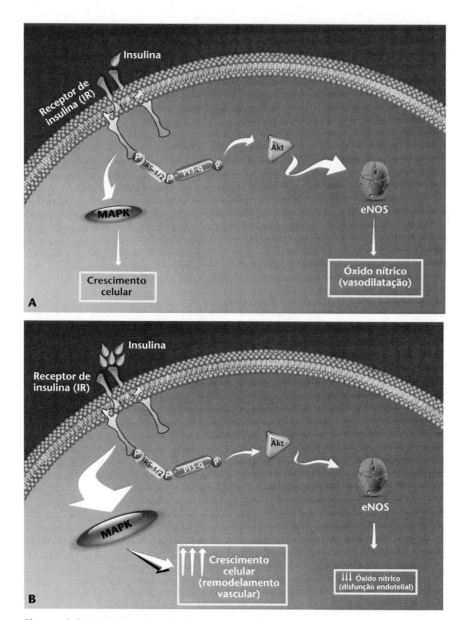

Figura 9.2. Modelo molecular da resistência à insulina no vaso e sua relação com o aumento da resistência vascular periférica. **A)** Vaso normal. **B)** Vaso resistente à insulina.

Entretanto, diversas observações obtidas em humanos e em animais de experimentação têm questionado o papel da hiperinsulinemia na elevação da pressão arterial em obesos. Em primeiro lugar, a pressão arterial não se eleva em cães obesos após infusão crônica de insulina tanto sistêmica quanto diretamente no sistema nervoso central. Já em humanos, a infusão sistêmica de insulina aumenta a atividade simpática, mas não se acompanha de acréscimo correspondente da pressão arterial. Em segundo lugar, a associação entre os níveis plasmáticos de insulina e os valores de pressão arterial é inconsistente em estudos epidemiológicos. Em terceiro lugar, tanto a atividade simpática quanto a pressão arterial não estão elevadas em pacientes com insulinoma, nos quais a concentração plasmática de insulina é quatro a cinco vezes maior do que em indivíduos não obesos. Por fim, a remoção do insulinoma nesses pacientes não reduz a pressão arterial ou o tônus simpático. Consequentemente, a hiperinsulinemia isoladamente não parece ser uma causa maior de hipertensão relacionada à obesidade. Em contrapartida, é possível que haja predisposição genética que favoreça o desenvolvimento concomitante dessas condições. Esse conceito apoia-se no fato de que filhos normotensos de pais hipertensos já apresentam hiperinsulinemia e resistência à insulina. Apesar das evidências apresentadas acima, não é possível excluir a possibilidade de que a resistência à insulina contribua para o desenvolvimento de hipertensão arterial por meio de outros mecanismos, como o dano vascular causado por alterações crônicas no metabolismo glicídico e lipídico.

HIPERLEPTINEMIA

A leptina é um hormônio secretado pelos adipócitos e exerce papel importante na comunicação entre o tecido adiposo e o cérebro, promovendo regulação do apetite, do peso corporal e do balanço energético. Além disso, a leptina apresenta amplo espectro de ações biológicas, as quais abrangem efeitos no SNS, no metabolismo da glicose, insulina e lipídios, no tônus vascular, no eixo hipotálamo-hipófise-adrenal e na reprodução. Normalmente, a leptina altera o balanço energético por diminuir o apetite e aumentar o gasto de energia via estimulação do SNS. A deficiência de leptina ou bloqueios na sinalização da leptina no hipotálamo podem levar à obesidade. Nesse contexto, os níveis plasmáticos de leptina estão tipicamente elevados em indivíduos obesos e correlacionam-se positivamente com a massa de tecido adiposo, indicando que a obesidade se acompanha de um estado de resistência à leptina.

Além de reduzir o apetite e controlar o ganho de peso, a leptina atua no sistema nervoso central ativando o tônus simpático pela estimulação do hipotálamo ventromedial. Essa ativação pode elevar a pressão arterial. Por exemplo, a infusão de leptina por via intravenosa ou no sistema nervoso central leva a aumentos na pressão arterial em roedores, enquanto o bloqueio do sistema adrenérgico inibe a resposta pressórica. Os efeitos vasculares da leptina, por sua vez, são bem mais complexos. Embora evidências experimentais tenham demonstrado que a leptina induz à produção de óxido nítrico e vasodilatação endotélio-dependente, o efeito crônico da hiperleptinemia tem como manifestação mais proeminente a elevação pressórica mediada pelo SNS. Além disso, a leptina aumenta a geração de espécies reativas de oxigênio em células endoteliais e a secreção de citocinas pró-inflamatórias e endotelina 1, o que pode contribuir para o desenvolvimento da hipertensão arterial.

Enquanto a hiperestimulação crônica do hipotálamo pela leptina diminui a capacidade de esse hormônio regular o apetite, seus efeitos excitatórios sobre o SNS permanecem inalterados nos indivíduos obesos. Essa observação sugere que a resistência à leptina é seletiva. Os mecanismos relacionados à resistência à leptina estão apenas começando a ser desvendados. Em camundongos obesos, a incapacidade de a leptina ativar as vias de sinalização como a do JAK2/STAT3 parece ser restrita ao núcleo arqueado do hipotálamo. Por outro lado, o aumento da atividade simpática e da pressão arterial é mediado pelo hipotálamo ventromedial e dorsomedial. Assim, a seletividade da resistência à insulina pode ser atribuída à incapacidade de a insulina estimular os centros do apetite no núcleo arqueado, mas à preservação de suas ações em outras áreas hipotalâmicas responsáveis pela regulação cardiovascular (Figura 9.3A). Os mecanismos pelos quais a resistência à leptina bloqueia seletivamente algumas ações desse hormônio ainda não estão claros. A hipótese mais aceita é de que ocorre um aumento da concentração de inibidores intracelulares da sinalização da leptina (por exemplo, SOCS3) em tecidos resistentes, em comparação com tecidos não resistentes. Outras possibilidades incluem acesso diferencial da leptina aos tecidos e concentrações diferentes de seus inibidores circulantes. A seletividade da resistência à leptina também pode estar relacionada à ativação de vias de sinalização diferentes mediada por esse hormônio. Sob essa perspectiva, a via da PI3-q parece ser importante para o controle do tônus simpático, pois a ativação simpática renal induzida pela leptina é prevenida pela inibição dessa enzima (Figura 9.3B). Além disso, a ativação da via de sinalização celular mediada pelo receptor de melanocortina parece ser um importante regulador das ações da leptina sobre o SNS e a pressão arterial.

Vale ressaltar, entretanto, que a contribuição da hiperleptinemia para a ativação do SNS e a elevação da pressão arterial em humanos obesos não está completamente estabelecida. As concentrações plasmáticas de leptina são maiores em hipertensos do que em normotensos, embora os níveis elevados de leptina não contribuam de maneira significativa para explicar a relação entre a adiposidade visceral e a ativação do SNS e o aumento da pressão arterial. Por outro lado, a expressão e a secreção de leptina são menores no tecido adiposo visceral do que no subcutâneo e as concentrações desse hormônio são menores em indivíduos com obesidade abdominal. Ademais, nem todos os estudos têm encontrado uma associação entre a atividade simpática muscular e as concentrações plasmáticas de leptina. Nesse contexto, são necessários mais estudos clínicos para que se possa estabelecer o papel definitivo da hiperleptinemia no desenvolvimento da hipertensão relacionada à obesidade em humanos.

HIPOADIPONECTINEMIA

A adiponectina apresenta efeitos anti-inflamatórios e antiaterogênicos e aumenta a sensibilidade à insulina. Os níveis plasmáticos de adiponectina são inversamente rela-

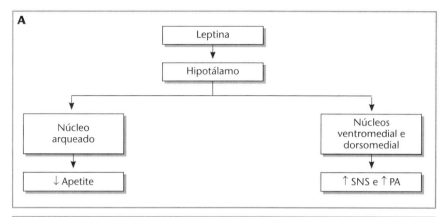
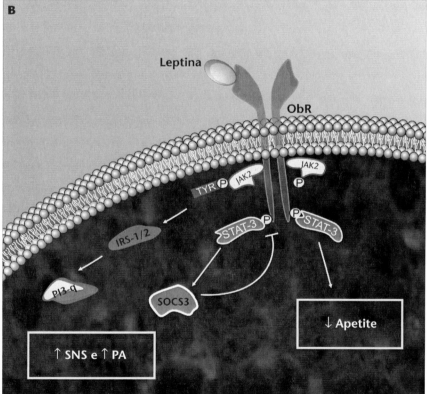

Figura 9.3. Modelos propostos para explicar a resistência à leptina e sua relação com a ativação do sistema nervoso simpático e hipertensão arterial. **A)** Áreas hipotalâmicas. **B)** Vias de sinalização. ObR = receptor da leptina; SNS = sistema nervoso simpático; PA = pressão arterial.

cionados à obesidade. Curiosamente, estudos mais recentes têm demonstrado que a adiposidade periférica, especialmente aquela localizada nos quadris, está associada a níveis plasmáticos mais elevados de adiponectina. Esse fato parece justificar observações epidemiológicas sugerindo menor risco cardiovascular em portadores de maior circunferência do quadril. Por outro lado, estudos clínicos demonstram que a hipoadiponectinemia é um fator de risco independente para o desenvolvimento de hipertensão arterial. Em concordância com esses dados, evidências experimentais indicam que a hipoadiponectinemia influencia os níveis de pressão arterial. Por exemplo, camundongos *knockout* para a adiponectina (que não apresentam o gene da adiponectina) desenvolvem hipertensão quando submetidos a uma dieta rica em sódio, processo esse inibido pela restauração da expressão de adiponectina.

Diversos mecanismos podem estar envolvidos na relação entre hipoadiponectinemia e hipertensão arterial. Em primeiro lugar, a hipoadiponectinemia predispõe à resistência à insulina, que, por sua vez, pode contribuir para o desenvolvimento de hipertensão arterial (via detalhada da adiponectina no Capítulo 7). Em segundo lugar, a adiponectina aumenta a produção e a biodisponibilidade de óxido nítrico por estimular a expressão de óxido-nítrico-sintase endotelial e diminuir a produção de espécies reativas de oxigênio em células endoteliais. Consequentemente, tanto em humanos quanto em animais *knockout* para a adiponectina, a hipoadiponectinemia está associada à disfunção endotelial e à redução da vasodilatação dependente do endotélio.

ÁCIDOS GRAXOS LIVRES

Em ratos, o aumento da concentração de ácidos graxos livres na veia porta estimula um reflexo neural que resulta em elevações do tônus simpático e da pressão arterial. Por outro lado, elevações plasmáticas dos níveis de ácidos graxos acompanham-se de aumentos da pressão arterial em humanos e em animais, enquanto evidências epidemiológicas apontam para uma relação entre níveis aumentados de ácidos graxos livres e hipertensão arterial. Diversos mecanismos podem estar envolvidos nesse processo, tais como estimulação alfa-adrenérgica, disfunção endotelial, aumento do estresse oxidativo e indução de crescimento e remodelamento de células musculares lisas.

EXCESSO DE GLICOCORTICOIDES

Os glicocorticoides exercem um papel fundamental na adaptação ao estresse, no controle do metabolismo e nas respostas inflamatórias. Pacientes com síndrome de *Cushing* (hipercortisolismo) desenvolvem resistência à insulina, dislipidemia e hipertensão arterial. Células adiposas obtidas da gordura omental, mas não da gordura subcutânea, podem gerar cortisol ativo a partir de cortisona inativa por meio da enzima 11-beta--hidroxiesteroide desidrogenase tipo 1 (11-beta-HSD1). Tal mecanismo, *in vivo*, garantiria uma exposição constante de glicocorticoides mediada especificamente pelo tecido adiposo omental, sugerindo que a obesidade central possa refletir uma "doença de *Cushing* do omento". Dentro deste cenário, camundongos que hiperexpressam a 11-beta-HSD1 desenvolvem hipertensão arterial, além de apresentarem obesidade abdominal, resistência à insulina e níveis plasmáticos elevados de componentes do SRAA. Além disso, observa-se meia-vida prolongada do cortisol plasmático e aumento na razão cortisol/cortisona na urina em alguns pacientes com hipertensão arterial, sugerindo que os glicocorticoides podem participar da fisiopatogenia da hipertensão arterial em humanos.

ENDOTELINA 1

Alguns pacientes com hipertensão arterial apresentam elevação da resistência vascular periférica mediada pela endotelina 1. Nesse contexto, o aumento do índice de massa corporal associa-se a elevações da atividade vasoconstritora dependente da endotelina 1, sugerindo que a ativação desse sistema pode exercer um papel na fisiopatologia da hipertensão relacionada à obesidade. De fato, descreveu-se recentemente que a endotelina 1 é produzida pelo tecido adiposo humano, tanto visceral quanto subcutâneo. Além disso, o uso de bloqueadores de receptor da endotelina estimula um aumento da produção de óxido nítrico. Dessa forma, além dos efeitos vasoconstritores diretos da endotelina, a diminuição da biodisponibilidade do óxido nítrico induzida pelos níveis elevados de endotelina 1 também poderia contribuir para o desenvolvimento de hipertensão arterial.

APNEIA OBSTRUTIVA DO SONO

A obesidade é um fator de risco maior para o desenvolvimento de apneia obstrutiva do sono (AOS). A AOS frequentemente coexiste com a hipertensão arterial. Aproximadamente 5 a 10% da população geral e até 50 a 60% dos hipertensos apresentam AOS. Diversos estudos clínicos transversais e longitudinais demonstram associação consistente entre hipertensão arterial e AOS. Contudo, apesar de sua alta prevalência, a AOS frequentemente não é detectada nem tratada.

A AOS resulta de um colapso parcial ou total das vias aéreas superiores por causas fisiológicas ou anatômicas. Existe um amplo espectro de manifestações da AOS, que vão desde simples roncos a episódios de apneias (ausência de entrada de ar), hipóxia e hipercapnia com microdespertares frequentes. Os microdespertares (despertares de curta duração, geralmente não percebidos pelo paciente), estão associados a elevações agudas da pressão arterial. Indivíduos com AOS não apresentam o decréscimo fisiológico da pressão arterial que ocorre durante o sono e têm pressão arterial média que é maior durante os episódios de AOS do que em vigília. Alguns sintomas da AOS incluem roncos frequentes, apneia e engasgos durante a noite, sonolência diurna, dispneia e perda involuntária de urina durante o sono.

Pacientes com AOS não tratada apresentam aumento da atividade do SNS. Os níveis plasmáticos e urinários de norepinefrina e a atividade muscular simpática basal estão elevados nos indivíduos com AOS. A hipóxia intermitente em um modelo animal de apneia do sono resultou em elevação prolongada da pressão arterial. Em contrapartida, a desnervação cirúrgica de quimiorreceptores periféricos, a retirada da medula adrenal e a desnervação química do SNS periférico preveniram esses aumentos da pressão arterial. Além disso, existem evidências de que pacientes com AOS exibem diminuição do controle dos barorreflexos. Por fim, o uso de pressão positiva contínua nas vias aéreas (CPAP) durante a noite, o tratamento mais utilizado para a AOS, reduz a atividade simpática e melhora a hipertensão arterial.

Existe uma série de evidências apontando para a existência de disfunção endotelial na AOS. Por exemplo, a vasodilatação endotélio-dependente dos vasos de resistência está comprometida em pacientes com AOS. Esse efeito é revertido com o uso do CPAP. A endotelina 1 e a ativação do SRAA parecem ser fatores patogênicos da hipertensão arterial na AOS. Nesse contexto, os níveis plasmáticos de endotelina 1, angiotensina II e aldosterona são maiores nos indivíduos com AOS do que nos sadios. Em contrapartida, o tratamento com CPAP diminui a atividade plasmática de renina, assim como os níveis séricos de endotelina 1 e angiotensina II concomitantemente às reduções da pressão arterial média. A ativação do SNS parece influenciar a ativação do SRAA na AOS. Em um modelo animal de hipóxia intermitente, tanto os animais com desnervação da artéria renal quanto os tratados com bloqueadores do receptor de angiotensina não desenvolveram aumentos da pressão arterial em resposta à hipóxia, enquanto os do grupo controle desenvolveram elevação progressiva e sustentada da pressão. Este achado implica um papel do SRAA e dos rins na hipertensão relacionada à AOS. Ademais, a hipoadiponectinemia está independentemente associada à AOS e seus níveis aumentam com o uso do CPAP em paralelo à redução da pressão arterial. Em resumo, a etiologia da hipertensão na AOS é complexa. A hiperatividade simpática exerce um papel importante, mas outros fatores como alterações nos barorreflexos, no SRAA, nas adipocinas circulantes e na função renal podem contribuir para sua fisiopatogênese.

ALTERAÇÕES RENAIS FUNCIONAIS E ESTRUTURAIS

A obesidade aumenta a reabsorção tubular de sódio e está associada a uma natriurese pressórica em níveis mais elevados de pressão arterial. O aumento da reabsorção renal de sódio está intimamente ligado à ativação do SNS e do SRAA, e possivelmente a alterações nas forças físicas intrarrenais. Por exemplo, o depósito ectópico de gordura dentro da cápsula renal rígida poderia elevar a pressão intrarrenal, resultando em retenção de sódio e água e em aumento da pressão arterial. Além disso, a pressão intra--abdominal está diretamente relacionada ao grau de adiposidade abdominal visceral. Assim, o aumento da massa adiposa intra-abdominal também poderia comprimir os rins, aumentando a reabsorção de sal e água, fornecendo uma atraente hipótese para explicar o desenvolvimento de hipertensão arterial em indivíduos com obesidade abdominal. A obesidade também está associada à vasodilatação da arteríola aferente e à elevação da taxa de filtração glomerular, que são mecanismos compensatórios utilizados para contrabalançar a maior reabsorção de sódio. Entretanto, a vasodilatação renal crônica pode causar elevações da pressão hidrostática e do estresse da parede glomerular, os quais, junto com alterações lipídicas e glicêmicas, podem promover glomeruloesclerose e perda da função de néfrons em pacientes obesos. Nos últimos anos, foi caracterizada uma glomerulopatia relacionada à obesidade, a qual se apresenta como uma glomeruloesclerose focal e segmentar e glomerulomegalia em indivíduos com índice de massa corporal > 30 kg/m². Entretanto, a glomerulopatia relacionada à obesidade apresenta distinções de uma glomeruloesclerose focal e segmentar idiopática, com menor incidência de síndrome nefrótica, um curso mais indolente, presença consistente de glomerulomegalia e fusão mais discreta dos processos podais. O aumento de 10 vezes em sua incidência nos últimos 15 anos sugere que essa entidade pode atingir níveis epidêmicos. Em contrapartida, indivíduos obesos submetidos à cirurgia bariátrica exibem reduções dramáticas da proteinúria em associação à perda de peso, indicando que a glomerulopatia relacionada à obesidade pode ser revertida com o controle ponderal. Em resumo, a obesidade persistente causa lesão renal e perda da função de néfrons, contribuindo para a elevação da pressão arterial. Este último evento, por sua vez, promove mais lesão renal, estabelecendo um ciclo vicioso de eventos que estimula lesão renal e hipertensão arterial.

TRATAMENTO DA HIPERTENSÃO ARTERIAL EM OBESOS

O objetivo primordial do tratamento da hipertensão arterial é a redução da morbimortalidade cardiovascular. Nesse contexto, o controle da hipertensão reduz o risco de acidente vascular cerebral de 35 a 40%, de infarto do miocárdio de 20 a 25% e de insuficiência cardíaca em 50%. Para se atingir esse objetivo, recomenda-se que a pressão arterial seja mantida abaixo de 140 × 90 mmHg, enquanto nos portadores de insuficiência renal e nos diabéticos, a pressão arterial deva ser mantida abaixo de 130 × 80 mmHg. Por fim, em indivíduos com proteinúria maior que 1g em 24 horas, esses valores devem estar abaixo de 125 × 75 mmHg.

MUDANÇAS NO ESTILO DE VIDA

O maior objetivo do tratamento de um indivíduo obeso ou com sobrepeso é a redução do peso corporal. Essa medida pode reduzir significativamente a pressão arterial. Estima-se que a redução de 10 kg no peso corporal possa diminuir a pressão arterial sistólica em 5-20 mmHg. Sob essa perspectiva, o índice de massa corporal deve ser mantido entre 18,5 e 24,9 kg/m². Essa tarefa desafiante geralmente necessita de uma mudança complexa nos hábitos de vida. O controle ponderal deve basear-se principalmente na redução do consumo de calorias e na instituição do hábito de realizar atividade física. O consumo de menor quantidade de alimentos por refeição e a restrição da ingestão de gorduras ajudam sobremaneira nesse processo. Eventualmente, alguns indivíduos necessitam de tratamento farmacológico para auxiliar na redução do peso. A sibutramina é um inibidor da recaptação de serotonina, dopamina e norepinefrina e apresenta ação anorexígena. Contudo, essa medicação está associada a aumento dose-dependente da pressão arterial em alguns pacientes. Por isso, a sibutramina deve ser utilizada com muita cautela em indivíduos hipertensos. Outra medicação utilizada para o controle ponderal é o orlistat. Esse fármaco é um inibidor da lipase pancreática que atua reduzindo a absorção de gordura. Entretanto, seu uso é limitado devido a seus efeitos adversos gastrintestinais. Por outro lado, diferentemente da sibutramina, o orlistat não aumenta a pressão arterial e pode ser usado com segurança em hipertensos. Outra estratégia, usualmente instituída em casos mais extremos, é a cirurgia bariátrica, a qual pode levar à redução da pressão arterial associada à perda de peso.

Diversas outras intervenções não medicamentosas podem reduzir a pressão arterial em indivíduos obesos. Por exemplo, a restrição do consumo de sal (cloreto de sódio), atingindo uma ingestão diária de até 6 g por dia, reduz a pressão arterial média em cerca de 5 mmHg. É importante destacar que os obesos usualmente são sal-sensíveis, e por esse motivo podem beneficiar-se da redução do consumo de sódio. A atividade aeróbica regular deve ser encorajada e pode reduzir a pressão sistólica em 4-9 mmHg por estimular a vasodilatação da musculatura esquelética. Já os exercícios isométricos, por sua vez, promovem diminuições indiretas nos níveis pressóricos por reduzirem a massa adiposa. Por fim, o consumo elevado de bebidas alcoólicas como cerveja, vinho e destilados aumenta a pressão arterial. O efeito varia com o gênero, e a magnitude está associada à quantidade de etanol e à frequência de ingestão. Nesse contexto, verifica-se redução média de 3,3 mmHg na pressão sistólica e 2 mmHg na pressão diastólica com a diminuição do consumo elevado de etanol. Em contrapartida, o consumo leve ou ocasional de álcool pode até reduzir a pressão arterial, mas seu hábito não deve ser encorajado pelo risco de desenvolvimento de alcoolismo.

TRATAMENTO FARMACOLÓGICO

A medicação ideal para o tratamento da hipertensão relacionada à obesidade deveria ser aquela que atuasse especificamente nos fatores patogênicos, inibisse lesão de órgãos-alvo e não amplificasse as anormalidades metabólicas preexistentes. Entretanto, até o momento, existem poucos estudos prospectivos que examinaram a eficácia e segurança dos agentes anti-hipertensivos em pacientes obesos. Consequentemente, não há evidências sólidas na literatura de que uma classe de medicação anti-hipertensiva é melhor que outra para o controle pressórico desses indivíduos. Nos tópicos abaixo são apresentadas características de diversas classes de anti-hipertensivos e seus benefícios potenciais no tratamento de pacientes hipertensos obesos.

Inibidores da enzima conversora de angiotensina e bloqueadores do receptor AT1 da angiotensina II

Os inibidores da enzima conversora de angiotensina e os bloqueadores do receptor AT1 da angiotensina II bloqueiam o SRAA, facilitam a natriurese, controlam a hiperfiltração glomerular, diminuem a proteinúria e protegem a função renal. Além disso, essas classes podem melhorar a sensibilidade à insulina e reduzir os níveis plasmáticos de insulina, noradrenalina e leptina em obesos hipertensos. Por tais motivos, essas medicações são geralmente utilizadas como agentes de primeira escolha para o tratamento da hipertensão relacionada à obesidade.

Diuréticos tiazídicos

Os efeitos hipotensores dos diuréticos tiazídicos são inicialmente atribuídos a reduções dos volumes intra e extracelulares. Com o tempo, essa ação torna-se menos aparente e o efeito crônico dos tiazídicos sobre a pressão arterial resulta de reduções da resistência vascular periférica. Por outro lado, ao promover natriurese, essa classe pode ser particularmente útil, pois a hipertensão relacionada à obesidade é geralmente sal-sensível. Entretanto, doses elevadas dessas medicações podem exacerbar alterações metabólicas preexistentes em pacientes obesos, como dislipidemias e resistência à insulina. Sob essa perspectiva, devem ser utilizadas apenas doses baixas dessas medicações para o tratamento da hipertensão arterial.

Bloqueadores de canais de cálcio

Os bloqueadores dos canais de cálcio inibem os canais lentos de cálcio e, por isto, causam relaxamento da musculatura lisa vascular. Essas medicações induzem leve natriurese e são consideradas neutras em seus efeitos sobre a glicemia e resistência à insulina. Os bloqueadores dos canais de cálcio di-hidropiridínicos podem aumentar a hiperfiltração glomerular por promoverem vasodilatação da arteríola aferente, alteração essa que pode aumentar a proteinúria. Por esse motivo, os pacientes em uso dessas medicações devem ter sua proteinúria monitorada regularmente. Já os bloqueadores dos canais de cálcio não di-hidropiridínicos tendem a reduzir a proteinúria em pacientes hipertensos.

Betabloqueadores

As características hormonais e hemodinâmicas da hipertensão relacionada à obesidade, tais como aumentos do débito cardíaco, do volume sistólico, dos níveis de norepinefrina e do tônus simpático, podem ser teoricamente melhoradas com o uso de betabloqueadores. Entretanto, em obesos, os betabloqueadores podem exacerbar as dislipidemias, diminuir a sensibilidade à insulina e tornar difícil a perda de peso por inibir a atividade simpática sobre o metabolismo dos ácidos graxos e por reduzir o sinal de saciedade no centro do apetite localizado no sistema nervoso central. Por outro lado, a eficácia anti-

-hipertensiva dos betabloqueadores em obesos hipertensos permanece controversa. Nesse sentido, betabloqueadores clássicos, como propranolol, metoprolol e atenolol, não são utilizados como medicações de primeira escolha para o tratamento da hipertensão arterial relacionada à obesidade, a não ser que haja indicações formais para seu uso, como taquiarritmias e doença arterial coronária. Já os novos betabloqueadores com propriedades vasodilatadoras, como o carvedilol e o nebivolol, podem não compartilhar os efeitos metabólicos adversos descritos previamente. Ao contrário, essas medicações apresentam efeitos neutros sobre a glicemia e ações favoráveis sobre o perfil lipídico.

Bloqueadores alfa-1 adrenérgicos

Os bloqueadores alfa-1 adrenérgicos apresentam efeitos neutros ou favoráveis sobre a resistência à insulina e o perfil lipídico. Entretanto, podem estar associados a maior risco de insuficiência cardíaca e comumente produzem cefaleia. Por esses motivos, não são considerados como tratamento de primeira escolha para a hipertensão arterial.

Agonistas alfa-2 centrais

Os agentes anti-hipertensivos que atuam no sistema nervoso central (por exemplo, clonidina, metildopa) induzem à inibição da estimulação adrenérgica pós-ganglionar e diminuem a atividade simpática aferente. Entretanto, seus efeitos adversos, tais como tontura, sedação, disfunção erétil e boca seca, limitam seu uso.

CONCLUSÃO

A prevalência de obesidade e hipertensão arterial está aumentando no Brasil e no mundo, o que deve traduzir-se em elevação da incidência de doenças cardiovasculares nos próximos anos. A hipertensão parece ser o problema de saúde mais relacionado à obesidade, e a obesidade abdominal tem emergido como a grande culpada nesse processo. Diversos mecanismos têm sido apontados como causas da hipertensão relacionada à obesidade. Ativação do SRAA e do SNS, resistência à insulina, resistência à leptina, alterações nos níveis de adiponectina e de ácidos graxos livres, mudanças na estrutura e função renal e AOS são algumas das anormalidades encontradas na hipertensão relacionada à obesidade. Muitos desses fatores estão interligados. O tratamento da obesidade inclui a perda de peso por meio de mudanças no estilo de vida, medicações ou, em casos mais extremos, cirurgia bariátrica. De acordo com os mecanismos da hipertensão relacionada à obesidade, as medicações que bloqueiam o SRAA e inibem o SNS seriam supostamente ideais para o tratamento. Entretanto, não há evidências sólidas na literatura de que uma classe de medicação anti-hipertensiva é melhor do que outra para o controle pressórico. Assim, as principais estratégias para o controle da hipertensão relacionada à obesidade ainda são prevenir e tratar a obesidade e atingir as metas pressóricas estabelecidas nas diretrizes.

BIBLIOGRAFIA

1. Chobanian AV, Bakris GL, Black HR, Cushman WC, Green LA, Izzo Jr. JL et al. The seventh report of the joint national committee on prevention, detection, evaluation, and treatment of high blood pressure: the JNC 7 report. JAMA 2003;289:2560-72.
2. Davy KP, Hall JE. Obesity and hypertension: two epidemics or one? Am J Physiol Regul Integr Comp Physiol 2004;286:R803-13.
3. Kambham N, Markowitz GS, Valeri AM, Lin J, D'Agati VD. Obesity-related glomerulopathy: an emerging epidemic. Kidney Int 2001; 59:1498-509.
4. Kapa S, Sert-Kuniyoshi FH, Somers VK. Sleep apnea and hypertension: interactions and implications for management. Hypertension 2008;51:605-8.
5. Kurukulasuriya LR, Stas S, Lastra G, Manrique C, Sowers JR. Hypertension in obesity. Endocrinol Metab Clin North Am 2008;37: 647-2.
6. Mathieu P, Poirier P, Pibarot P, Lemieux I, Després JP. Visceral obesity: the link among inflammation, hypertension, and cardiovascular disease. Hypertension 2009;53:577-84.
7. McFarlane SI, Banerji M, Sowers JR. Insulin resistance and cardiovascular disease. J Clin Endocrinol Metab 2001;86:713-8.
8. Rahmouni K, Correia ML, Haynes WG, Mark AL. Obesity-associated hypertension: new insights into mechanisms. Hypertension 2004;45:9-14.
9. Reisin E, Jack AV. Obesity and hypertension: mechanisms, cardio-renal consequences, and therapeutic approaches. Med Clin North Am 2009;93:733-51.
10. Yang R, Barouch LA. Leptin signaling and obesity: cardiovascular consequences. Circ Res 2007;101:545-59.

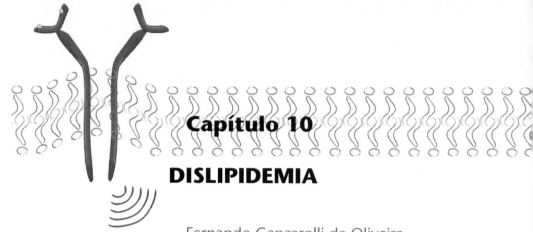

Capítulo 10

DISLIPIDEMIA

Fernando Ganzarolli de Oliveira
Dennys Esper Cintra

DISLIPIDEMIA: COMPONENTE INSIDIOSO, NOCIVO AO CORAÇÃO

Inúmeros estudos epidemiológicos correlacionam consensualmente a obesidade como um fator de risco para eventos cardiovasculares, particularmente infarto agudo do miocárdio (IAM) e acidente vascular encefálico isquêmico (AVCi). Em que medida, porém, podemos responsabilizar a obesidade *per se* como determinante causal de risco (independente) ou apenas um marcador da presença dos fatores de risco que constituem o risco cardiometabólico permanece como uma questão polêmica. Em que pese a maioria dos autores considerar a obesidade um fator de risco independente, há trabalhos que permitem questionar esta assertiva, como o que analisou 21.925 homens durante oito anos e observou que os magros sedentários apresentavam risco de morte cardiovascular e por todas as causas maior do que o dos obesos pareados bem condicionados; e os obesos bem condicionados apresentavam a mesma mortalidade que os magros em iguais condições. Assim, devemos considerar a dificuldade epidemiológica em discernir o risco atribuível à obesidade daquele associado aos demais elementos que compõem o risco cardiometabólico e ao próprio estilo de vida, tipo de predileção alimentar e dificuldade em se exercitar.

No campo especulativo, baseando-se em conceitos fisiopatológicos, há razões teóricas que permitem estabelecer relações de nexo causal entre obesidade e dislipidemias – mote do presente capítulo – bem como com diabetes e hipertensão. Se no risco cardiometabólico a obesidade pode ser considerada a mãe dos demais elementos, e sabendo-se que estes três (diabetes, hipertensão arterial e dislipidemias) são fatores de risco modificáveis maiores para doença aterosclerótica e suas consequências (o quarto fator maior é o tabagismo), podemos entender sua relevância na determinação das duas doenças que no mundo ocidental mais vidas ceifam e incapacitam: IAM e AVCi.

Também há elementos teóricos que vinculam a obesidade em si com a doença aterosclerótica, particularmente por meio da manutenção de uma ativação inflamatória crônica. As inúmeras citocinas produzidas pela gordura visceral como a interleucina-6 (IL-6) e o fator de necrose tumoral α (TNF-α) ativam no endotélio vascular a expressão de moléculas de adesão que promovem a migração de monócitos para o espaço subintimal; ativam a transformação destes em macrófagos; estimulam a produção de matriz metaloproteinase, como a MMP-9, dentre outros fatores que influenciam diretamente a formação das placas ateroscleróticas, bem como – mais importante – sua instabilização. É preciso admitir, entretanto, que, apesar da progressiva pandemia mundial de obesidade, do maciço investimento em pesquisa nessa área e do crescente avanço na compreensão dessa entidade, pouco se avançou em termos práticos no tratamento medicamentoso dessa doença. A única droga segura e eficaz continua sendo a sibutramina, havendo poucas alternativas a esta, tais como o topiramato e a fluoxetina, todas bastante limitadas em resultados. A última esperança, o rimonabanto, além de ter sua eficácia superestimada na imprensa leiga (não era significativamente diferente da sibutramina), foi retirado do comércio mundial devido a preocupantes efeitos colaterais. Recentemente, surgiram evidências promissoras com relação à associação da bupropiona com naltrexona, mas não há estudos promissores em fase final para nenhuma outra alternativa.

Se pouco existe a oferecer para a condição causal (obesidade), tampouco se avançou muito na detecção precoce da aterosclerose – entenda-se, das placas ateroscleróticas sujeitas a instabilização –, a fim de se prevenir os acidentes aterotrombóticos. Tanto o IAM como o AVCi continuam sendo condições traiçoeiras, ocorrendo subitamente e sem sintomas de alerta. Apesar do desenvolvimento de novos marcadores de risco, particularmente o escore de cálcio coronariano estimado por tomografia computadorizada, a medida do complexo íntima-média carotídeo por ultrassom e a dosagem da proteína C-reativa ultrassensível, há ainda limitações ao uso e interpretação destes, bem como à utilização indiscriminada destes em âmbito populacional. O melhor rastreamento de risco, ainda que sofrível, consiste na determinação dos fatores de risco maiores modificáveis e na intervenção sobre estes.

Finalizando, se pouco se dispõe para o tratamento clínico da obesidade, ao menos muito se avançou no tratamento da hipertensão arterial, do *diabetes mellitus* e das dislipidemias. Particularmente em relação às últimas, ao final serão destacadas as ações pleiotrópicas das estatinas, que de medicamentos para tratar dislipidemias passaram a ser entendidas, mais apropriadamente, como drogas antiateroscleróticas.

DISLIPIDEMIAS RELACIONADAS À OBESIDADE

Embora constitua informação básica neste assunto, dada a confusão generalizada que se observa neste tópico, faz-se aqui necessário reforçar que, embora a obesidade seja fator predisponente a vários tipos de dislipidemias, nem todo obeso as apresenta, assim como indivíduos magros a ela estão sujeitos. De acordo com o maior estudo transversal que correlaciona dados de dislipidemia e obesidade nos Estados Unidos, o NHANES

(*National Health and Nutricion Examination Survey* http://www.cdc.gov/nchs/nhanes. htm), há correlação linear entre obesidade, seja abdominal ou não, e aumento da trigliceridemia e dos níveis da lipoproteína de baixa densidade (LDL-c), bem como redução dos níveis da lipoproteína de alta densidade (HDL-c), em todas as idades, etnias e gêneros. Tais dados recebem apoio daqueles obtidos pelo estudo longitudinal *Coronary Artery Risk Development in Young Adults* (CARDIA). Também demonstraram resultados semelhantes alguns estudos de indução artificial de obesidade em humanos, bem como os de redução ponderal a curto, médio e longo prazo. Em uma meta-análise de 70 estudos de redução ponderal a longo prazo, a redução de peso foi associada com declínio significante e correlação positiva com colesterol total, LDL-c, VLDL-c (lipoproteína de densidade muito baixa) e triacilgliceróis. Já os níveis de HDL-c evidenciaram um comportamento bifásico: para cada quilograma de redução ponderal, os níveis de HDL-c apresentaram redução de 0,27 mg/dL durante a fase de perda de peso ativa, com elevação posterior de 0,35 mg/dL para cada quilograma perdido, ao final da estabilização ponderal. A maior inconsistência observada no perfil lipídico de obesos, em vários estudos, diz respeito aos níveis circulantes de LDL-c, sujeitos a variações dependentes do gênero e da etnia. Porém, mais importante do que as alterações dos níveis circulantes de LDL-c relacionadas à obesidade, são aquelas que normalmente não se determinam na prática clínica, mas de elevado impacto na aterogênese: independente do nível sérico de LDL-c quantificado, nos obesos ocorre preponderância da fração de LDL-c pequena e densa, sabidamente mais aterogênica, bem como maior proporção de LDL-c oxidada (LDLox). Esta última sofre aprisionamento no espaço subintimal arterial, ativa a expressão de moléculas de adesão, causa disfunção endotelial, perde a capacidade de sofrer endocitose mediada pelo receptor de LDL-c nativa (principal mecanismo de remoção plasmática para os hepatócitos) e passa a ser reconhecida pelo receptor *scavenger* dos macrófagos, aumentando a formação das células espumosas. Assim, para um mesmo nível sérico de LDL-c, um indivíduo obeso pode apresentar perfil mais aterogênico, subestimado nas avaliações bioquímicas rotineiras.

FISIOPATOLOGIA DA DISLIPIDEMIA RELACIONADA À OBESIDADE

A combinação de HDL-c reduzido, elevação de triacilgliceróis e LDL-c pequena e densa constitui um padrão de dislipidemia metabolicamente inter-relacionado e associado à resistência à insulina. Assim, este padrão de dislipidemia mista relacionada à obesidade, particularmente naqueles em que há preponderância de gordura visceral abdominal, tem permitido especular que uma das principais determinantes deste perfil de dislipidemia seria a resistência à insulina. O elemento primordial nessa situação metabólica é a produção aumentada de VLDL-c pelo fígado. A síntese de VLDL-c inicia-se com a lipidização da apolipoproteína B (apoB) nascente, em um processo mecanicamente acoplado com a tradução e translocação da apoB no retículo endoplasmático (RE). Uma chaperona constitutivamente residente no RE, a MTP (*microsomal triglyceride transfer protein*) é a responsável pela transferência de lipídios às moléculas nascentes de apoB, resultando na produção de partículas de VLDL-c ricas em triacilgliceróis.

A MTP também confere estabilidade à apoB nascente, impedindo sua conjugação com ubiquitina e HSP-70, que a direciona aos proteossomos, onde é degradada (Figura 10.1). A presença de resistência à insulina em hepatócitos determina a ativação da proteína FoxO1 (*forkhead box O1*), que por sua vez promove o aumento da transcrição de MTP e apoB, com consequente aumento da síntese de VLDL-c.

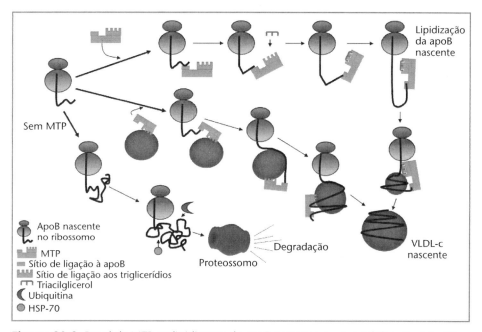

Figura 10.1. Papel da MTP na lipidização da apoB nascente e sua estabilização. Modificado a partir de figura do Dr. M. Mahmood Hussain. Department of Cell Biology Faculty Suny Downstate Medical Center EUA.

Na presença de obesidade visceral e resistência à insulina, ocorre afluxo desregulado de ácidos graxos livres para o fígado, via sistema porta, oriundos dos adipócitos. Essa sobrecarga lipídica, aliada à gliconeogênese hepática não inibida, favorece a desregulação de vários elementos envolvidos na síntese de VLDL-c, por mecanismos ainda pouco elucidados. Ácidos graxos são ligantes naturais de importantes elementos regulatórios dos níveis de lipoproteínas, particularmente PPAR-α (*peroxisome proliferator-activated receptor*), *liver X receptors* (LXRs), *hepatic nuclear factor-4* (HNF-4) e *sterol regulatory element binding proteins* (SREBPs).

Tendo em vista a interação complexa de numerosas enzimas e proteínas na regulação dos vários passos metabólicos envolvidos na síntese e metabolização das várias frações de lipoproteínas, pode-se depreender que o padrão de dislipidemia relacionada à obesidade deve resultar da desregulação simultânea de vários desses elementos. Assim, descrevem-se a seguir dados referentes ao papel da obesidade na regulação de alguns destes elementos e passos metabólicos.

PPAR-α

A classe terapêutica dos fibratos constitui ligantes sintéticos ativadores do PPAR-α e determina a redução plasmática de triacilgliceróis (e variável de LDL-c) e aumento de HDL-c. PPAR-α é simultaneamente um sensor biológico do metabolismo lipídico e importante regulador do metabolismo intra e extracelular de lipídios. Seus ligantes naturais são principalmente ácidos graxos, mas eles estão sujeitos a vários níveis independentes de regulação, como a presença de coativadores e correpressores, bem como controle por fosforilação. Os genes-alvo ativados pela ligação do PPAR-α com o sítio de ligação *PPAR element* (PPARE) determinam uma regulação positiva de enzimas envolvidas na β-oxidação de ácidos graxos nos peroxissomos (acil-CoA oxidase) e nas mitocôndrias (acil-CoA desidrogenase de cadeia média), e genes envolvidos na ω-hidroxilação microssômica de ácidos graxos (citocromo P-450).

O aumento decorrente da degradação dos ácidos graxos, aliado à ativação da proteína transportadora de ácidos graxos, conduz a um desvio no metabolismo hepático, com diminuição da síntese de triacilgliceróis e aumento do catabolismo de ácidos graxos. Tais mudanças intracelulares são acompanhadas de alterações na regulação extracelular e transporte dos lipídios, tais como o aumento da transcrição da lipase lipoproteica (LPL), com resultante redução das lipoproteínas ricas em triacilgliceróis (TRLs) e aumento no HDL-c (ver Figura 10.2), expressão das apoA-I e apoA-II, redução da transcrição da apoC-III (que inibe a ação da LPL) e facilitação do transporte reverso de colesterol, pela transcrição da proteína exportadora de lipídios ABCA1. Dessa forma, o PPAR-α parece desempenhar um importante papel de autorregulação do metabolismo lipídico, já que é ativado principalmente por ácidos graxos.

Na situação de obesidade abdominal, com resistência à insulina e fluxo aumentado de ácidos graxos livres para os hepatócitos, seria esperado um efeito de oposição à dislipidemia, exercido pelo PPAR-α. Seu exato papel na dislipidemia relacionada à obesidade ainda carece de elucidação, mas, dada sua complexa regulação em vários níveis, é possível especular que outros mecanismos ligados à obesidade poderiam reverter essa ativação por ácidos graxos. Dentre esses, cabe citar a produção aumentada de citocinas pró-inflamatórias pela gordura visceral (particularmente TNF-α e IL-6), alcançando os hepatócitos e neles ativando a cascata de sinalização que conduz à fosforilação das MAPKs (*mitogen-activated protein kinases*), ERK (*extracellular signal-regulated kinase*), p38 e JNK (*c-Jun N-terminal kinase*). Este último fosforila o PPAR-α, exercendo assim controle pós-transcricional sobre ele. Dependendo do tecido envolvido e dos sítios de fosforilação, as MAPK podem determinar aumento ou redução da ligação do PPAR-α ao sítio PPARE. Interessante observar que esse mecanismo foi proposto como responsável pela ativação do PPAR-α pelas estatinas (ver adiante) em *cross-talk* entre a sinalização de duas vias distintas. Também a insulina fosforila e aumenta a atividade do PPAR-α em hepatócitos, o que permite supor sua inibição em presença de resistência à insulina. Da mesma forma, a AMPK (*5' AMP-activated protein kinase*), que se encontra com atividade e expressão reduzidas em determinados modelos de obesidade, ativa o PPAR-α por fosforilação, sendo esse o mecanismo pelo qual a adiponectina estimula a oxidação de ácidos graxos em tecido muscular.

LPL

A lipase lipoproteica é uma enzima multifuncional produzida por vários tecidos, particularmente adiposo, muscular cardíaco e esquelético e macrófagos. É a enzima que hidrolisa os triacilgliceróis no núcleo das lipoproteínas ricas em colesterol (TRLs), sendo seus produtos finais – ácidos graxos e monoacilglicerol – captados localmente pelos tecidos e processados diferencialmente. Topograficamente, a LPL é ancorada por proteoglicanas à superfície das células endoteliais dos capilares, justaposta ao receptor de VLDL-c. Tanto a VLDL-c como os quilomícrons ligam-se a esse receptor através da apoE, e a apoC-IV contida nestas lipoproteínas ativa a LPL (Figura 10.2). A LPL é extensivamente regulada no nível transcricional, pós-transcricional e pós-tradução, de maneira tecido-específica, sob influência do estado nutricional e de níveis hormonais, particularmente da insulina e dos hormônios tireoidianos. Assim, no estado pós-prandial, o aumento da secreção de insulina leva à maior ativação da LPL em tecido adiposo, aumentando sua captação de ácidos graxos, e reduz sua atividade em músculo esquelético, levando à oxidação preferencial de glicose pelo último.

Na obesidade, com a consequente resistência à insulina, ocorre redução da massa e atividade da LPL, predominantemente em tecido muscular, com redução do catabolismo dos quilomícrons (hipertrigliceridemia pós-prandial) e VLDL-c (hipertrigliceridemia em jejum). A correlação inversa entre níveis de triacilgliceróis e HDL-c, frequentemente observada, pode dever-se à menor atividade da LPL, pois é a partir da

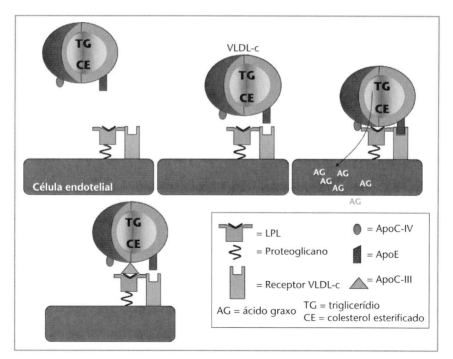

Figura 10.2. Ação da LPL sobre a VLDL-c e papel das apolipoproteínas.

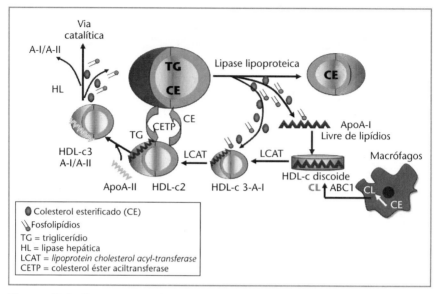

Figura 10.3. Elementos envolvidos na síntese e maturação da HDL-c.

hidrólise dos triacilgliceróis das TRLs e da posterior liberação dos fosfolipídios das partículas remanescentes, pela PLPT (*plasma phospholipid transfer protein*), é que se forma a HDL-c discoide (nascente), a qual se enriquece de fosfolipídios (Figura 10.3). Além disso, em indivíduos obesos com resistência à insulina, parece haver aumento seletivo da degradação de HDL-c contendo predominantemente apoA-I, mais eficiente no transporte reverso, em relação àquela contendo apoA-I e apoA-II.

As TRLs, sob ação da LPL, sofrem progressiva depleção do seu conteúdo de triacilgliceróis, até se tornarem LDL-c. Nesse processo de "deslipidização", sobram fragmentos remanescentes da monocamada de fosfolipídios. Estes são então liberados pela PLPT, juntamente com o colesterol livre oriundo dos macrófagos e tecidos periféricos, por ação da ABC1, para promoverem a lipidização inicial das apoA-I circulantes, passando a constituir a HDL-c nascente, de formato discoide. A lecitina aciltransferase (LCAT) promove a esterificação desse colesterol livre, tornando-o mais hidrofóbico, o que o leva ao núcleo da HDL-c nascente, que assume então a forma esférica (HDL-c3). O mesmo processo leva à maturação e ao crescimento dessas partículas, que passam a constituir a fração HDL-c2, passível de captação hepática pelos receptores SR-B1, finalizando, dessa forma, o transporte reverso de colesterol.

SREBP

A expressão de vários genes envolvidos no controle dos níveis sanguíneos de lipoproteínas sofre modulação nutricional e hormonal mediada pelos fatores de transcrição denominados SREBP (*sterol regulatory element binding protein*). Três isoformas de

SREBP foram descritas: SREBP-1a e SREBP-1c são codificadas por um único gene, por meio de dois sítios alternativos de início de transcrição, e diferem no primeiro éxon; a SREBP-2 é codificada por outro gene. As três isoformas são capazes de ativar cada um dos genes-alvo, porém com eficácias diferentes e tecido-específicas. A SREBP-2 está envolvida predominantemente com a ativação de genes que aumentam a síntese de colesterol (HMG-CoA redutase, farnesil pirofosfato sintase) e a endocitose de LDL-c (receptor de LDL-c); as SREBPs-1 ativam mais seletivamente genes ligados à lipogênese hepática *de novo*, como o da FAS (*fatty acid synthase*), embora sejam também mediadores da ativação transcricional do receptor de LDL-c pela insulina.

As SREBPs são sintetizadas como precursores inativos que ficam ancorados pela porção mediana da molécula às membranas do retículo endoplasmático, no qual formam um complexo com outra proteína, a SCAP (*SREBP – cleavage activating protein*) (Figura 10.4). Esta contém um domínio esterol sensível, de forma que, na presença de

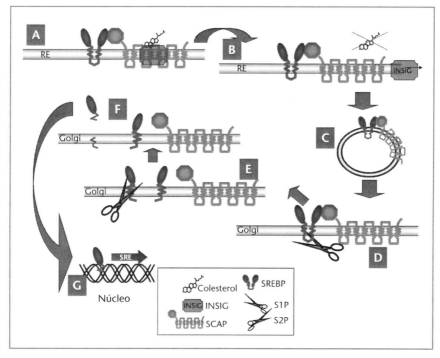

Figura 10.4. Via regulatória INSIG/SCAP/SREBP. Regulação do colesterol: **A)** Presença de colesterol. O colesterol interage com a INSIG (*insulin-induced gene-1*), mantendo-a ligada ao domínio esterol sensível da SCAP, sustentando assim o complexo SCAP/SREBP preso à membrana do RE. **B)** Sem colesterol: a INSIG se desliga do complexo SCAP/SREBP, liberando-o. **C)** O complexo SCAP/SREBP migra para o Golgi em uma estrutura vesicular. **D)** No Golgi, ocorre a primeira clivagem da SREBP pela S1P (*site* 1 protease). **E)** Segunda clivagem, pela S2P (*site* 2 protease). **F)** Liberação da porção ativa da SREBP. **G)** Translocação para o núcleo, no qual se liga à região promotora do SRE de vários genes.

níveis elevados de colesterol na membrana celular, a SCAP mantém a SREBP confinada ao RE. Já na depleção de colesterol celular, a SCAP conduz a SREBP para o Golgi, onde é ativada por duas clivagens proteolíticas, liberando a fração ativa. Esta sofre translocação nuclear, onde se liga ao sítio SRE, na região promotora de cerca de 30 genes-alvo, dedicados ao controle dos níveis de colesterol e triacilgliceróis. Particularmente a SREBP-1c (a mais ativa e relevante em hepatócitos e adipócitos) parece ser regulada predominantemente no nível transcricional, sendo sua clivagem um processo constitutivo.

A suplementação de colesterol resulta na inibição da ativação por clivagem de todas as isoformas de SREBP, porém a depleção de colesterol, enquanto aumenta a ativação pós-transcricional da SREBP-2, inibe a ativação das SREBP-1. Assim, as SREBPs são criticamente relacionadas ao controle dos níveis sanguíneos de lipoproteínas.

Um dos mecanismos que provavelmente determina dislipidemia em situação de obesidade é a ativação das SREBPs por citocinas pró-inflamatórias, particularmente TNF-α e IL-6, que em modelo experimental ocorre a despeito da suplementação de colesterol aos hepatócitos. Assim, a liberação destas citocinas pela gordura visceral abdominal dos obesos deve conduzir à maturação das SREBPs, que por sua vez determinam a ativação da transcrição de genes envolvidos com o aumento de LDL-c, bem como de triacilgliceróis, pela maior transcrição da FAS.

LIPASE HEPÁTICA

A lipase hepática (HL) apresenta atividade catalítica sobre os quilomícrons remanescentes, IDL (lipoproteína de densidade intermediária), LDL-c e HDL-c, promovendo a remodelação destas partículas. É a principal enzima responsável pela conversão da fração LDL-c grande e pouco densa (padrão eletroforético de LDL-c subclasse A) naquela mais aterogênica, pequena e densa (padrão B), com menor conteúdo de fosfolipídios, triacilgliceróis e colesterol livre.

Além da atividade acilglicerol hidrolase, a HL atua como fosfolipase, que participa da transformação de HDL-c2, menos densa e mais rica em fosfolipídios, em HDL-c3, menor e mais densa. Embora tal conversão seja reversível, há evidências que relacionam a adição de apoA-II à HDL-c2 madura ao seu direcionamento para a via catalítica. A HDL-c2 contendo exclusivamente apoA-I é a principal responsável pelo transporte reverso de colesterol, e a presença de apoA-II a leva a interagir com a HL, tornando-a seu substrato preferencial (Figura 10.3). Assim, a atividade aumentada da HL conduz à diminuição da HDL-c, particularmente de sua fração mais funcional, bem como converte o LDL-c em sua subclasse mais aterogênica (Figura 10.5). Em situações de resistência à insulina e obesidade, há aumento da atividade de HL, ao menos parcialmente decorrente da oferta aumentada de ácidos graxos livres ao fígado, o que explica parte das alterações da dislipidemia relacionada à obesidade.

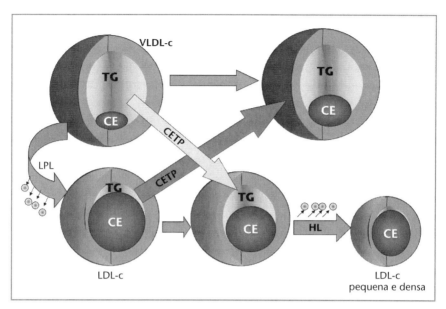

Figura 10.5. Ação da CETP, LPL e HL na formação da LDL-c pequena e densa, mais aterogênica que a LDL-c nativa.

HMG-CoA REDUTASE

A taxa de biossíntese do colesterol é criticamente limitada pela enzima HMG-CoA redutase. Esta consiste em uma glicoproteína transmembrana residente no RE, e submetida a intensa regulação em vários níveis: além do controle transcricional exercido pela SREBP, previamente descrito, ela sofre regulação pós-traducional por degradação e fosforilação. A HMG-CoA redutase apresenta um domínio esterol sensível que, na presença de níveis elevados de colesterol no *pool* regulatório intracelular, é direcionado para degradação. A fosforilação da HMG-CoA redutase é realizada pela AMPK, e converte a enzima em uma forma menos ativa, além de direcioná-la para degradação. Como mencionado previamente, a AMPK encontra-se reduzida em expressão e atividade em modelos de obesidade e resistência à insulina.

LDL *RECEPTOR-RELATED PROTEIN*

Os lipídios oriundos da dieta são metabolizados em duas etapas. O conteúdo dietético lipossolúvel (basicamente triacilgliceróis, colesterol e vitaminas lipossolúveis) é incorporado nos quilomícrons e, a partir dos vasos linfáticos, alcançam a circulação sistêmica. Nesta, particularmente nos capilares dos tecidos adiposo e muscular, ocorre o primeiro passo catabólico, com a extração seletiva dos triacilgliceróis dessas lipoproteínas, efetivada pela LPL. A partícula residual, denominada quilomícron remanescente, deverá então ser removida da circulação pelo fígado. Considerando que os humanos passam mais de metade do seu dia em estado pós-prandial, a remoção defectiva dos quilomícrons pode levar à hipertrigliceridemia pós-prandial, sabidamente aterogênica e subestimada pelas determinações de trigliceridemia em jejum. O corpo de evidências neste sentido é tão sólido que causa estranheza a demora em se instituir, na prática clínica, a determinação de triacilglicerol pós-sobrecarga lipídica oral.

No fígado, os hepatócitos são separados da borda endotelial capilar por um hiato denominado espaço de Disse. A remoção dos quilomícrons requer que eles, que na forma nativa possuem apenas apoB-48, ao circularem pelo fígado sejam suplementados em apoE. Esta permite a aglutinação dos quilomícrons no espaço de Disse, em um processo denominado de sequestro de lipoproteínas remanescentes, efetivado pela interação da apoE com uma proteína relacionada ao receptor de LDL-c (LRP), que então permite a endocitose dos quilomícrons, com participação minoritária via receptor de LDL-c (LDLR). Também a fração VLDL-c remanescente é removida endociticamente via LRP, embora haja evidências de que sua endocitose hepática seja feita predominantemente por intermédio da *syndecan-1*, uma glicoproteína de membrana pertencente à classe das HSPG (*cell surface heparan sulfate proteoglycans*) com funções relacionadas à sinalização celular, organização do citoesqueleto, controle da proliferação celular e interação com a matriz extracelular. A internalização das partículas de VLDLs remanescentes é mediada pela *syndecan-1*, à semelhança da internalização celular do vírus HIV-1, que necessita da interação de sua proteína TAT (*trans-activator of transcription*) com receptores *syndecan* para sofrer endocitose. A endocitose de VLDL-c por intermédio da *syndecan-1* ocorre em domínios de *lipid rafts* nos hepatócitos, em um mecanismo independente de clatrinas. *Lipid rafts* são microdomínios da membrana celular ricos em colesterol e esfingolipídios, bem como moléculas de sinalização e, dentre outras funções, organizam o transporte transmembrana de algumas moléculas. A clatrina consiste em uma proteína que se polimeriza sob a membrana celular em domínios *lipid rafts,* constituindo uma rede poliédrica (à semelhança de uma bola de futebol), possibilitando assim o invaginamento desta porção de membrana de modo a formar uma vesícula de endocitose. Este mecanismo, clatrina dependente, é usado na endocitose de LDL-c, mediada pelo LDLR.

Embora a insulina não regule agudamente a expressão de LRP, ela estimula sua reciclagem, do *pool* endossômico para a membrana celular, aumentando, dessa forma, a apresentação de LRP na superfície celular. A resistência à insulina pode, portanto, diminuir a ação da LRP, da mesma forma que nos LDLRs, contribuindo para a dislipidemia relacionada à obesidade.

DGAT

A acil-CoA-diacilglicerol-aciltransferase (DGAT) consiste em uma enzima com duas isoformas que catalisa as etapas finais da síntese de triacilgliceróis em mamíferos. O camundongo *knockout* para DGAT-1 mostrou-se resistente à obesidade induzida por dieta, apresentando aumento da termogênese, da sensibilidade à insulina e à leptina, conferindo a esta classe de enzimas o interesse como possível alvo terapêutico para o tratamento de obesidade, diabetes e aterosclerose. A expressão da DGAT é regulada pela leptina e encontra-se alterada em camundongos *knockout* para IRS-2, bem como no *ob/ob* (*knockout* para o gene codificador da leptina) e naqueles alimentados com dieta hiperlipídica. Em todos estes modelos, verificou-se aumento da expressão da DGAT-2 e inibição da expressão da DGAT-1. O exato papel da DGAT-2 é pouco compreendido, pois os animais *knockout* para esta isoenzima morrem logo após o nascimento.

Foi demonstrado que a expressão de DGAT-1 e FAS (mas não de LPL) em adipócitos era diretamente proporcional à sensibilidade à insulina, e estas enzimas lipogênicas têm importância na proteção de tecidos suscetíveis à lipotoxicidade, como fígado e músculo esquelético.

TRATAMENTO

As diretrizes de tratamento da dislipidemia relacionada à obesidade não diferem significativamente daquelas que norteiam o tratamento das dislipidemias em geral. Em certa medida, a obesidade pode ser encarada como causa de uma dislipidemia, que, neste caso, seria catalogada como sendo secundária. De fato, a redução ponderal pode melhorar de forma variável uma dada dislipidemia, particularmente em relação à hipertrigliceridemia. Em cirurgia bariátrica observam-se as alterações mais dramáticas, não raro levando à normalização dos níveis de lipoproteínas, em paralelo à melhora obtida nos demais elementos do risco cardiometabólico.

À parte o exemplo extremo representado pela cirurgia, como observado previamente, não existe ainda hoje um arsenal terapêutico eficiente para reverter os quadros de obesidade. Entretanto, ainda que não se possa assegurar redução ponderal consistente para os obesos, ao menos muito se avançou no tratamento de suas comorbidades, constitutivas do risco cardiometabólico. Não seria ousado afirmar que o tratamento farmacológico das dislipidemias, a partir do desenvolvimento das estatinas, constituiu a maior revolução na terapêutica farmacológica depois do advento da penicilina. Até então, o óbito decorria principalmente por doenças infectoparasitárias. Com o advento dos antibióticos, bem como a melhoria de condições de saneamento, houve grande salto na expectativa de vida, passando as pessoas a morrer predominantemente de causas cardiovasculares e câncer, notadamente em países desenvolvidos.

O incremento das novas drogas hipolipemiantes, bem como a melhoria expressiva no tratamento da hipertensão arterial e do diabetes, justificam a expectativa de vida crescente que se verifica em países desenvolvidos, a despeito da piora global em aspectos ambientais relacionáveis à saúde (poluição atmosférica, sedentarismo, piora nutricional e aumento do estresse psicossocial). No contexto atual, as doenças cardiovasculares ceifam mais vidas, proporcionalmente, em países pobres, nos quais o acesso a medicamentos encontra restrições. Em seguida, destacaremos as quatro principais classes de hipolipemiantes utilizáveis, com destaque para as ações pleiotrópicas dos primeiros.

ESTATINAS

Esta classe de drogas age por bloqueio competitivo da enzima HMG-CoA redutase, que é limitante na via de biossíntese de colesterol (Figura 10.6). As estatinas reduzem a disponibilidade do colesterol no meio intracelular, depletando seu *pool* regulatório. Esta redução ativa o sítio esterol sensível da SCAP (*SREBP cleavage activating protein*), que promove então a clivagem e a translocação da SREBP-2. Esta, uma vez ativada, liga-se ao domínio SRE da região promotora de genes ligados à biossíntese de colesterol (HMG-CoA redutase, pirofosfato de farnesil sintase) e à endocitose de LDL-c (receptor de LDL-c). O aumento transcricional dos primeiros não resulta, neste caso, em aumento significativo da biossíntese de colesterol, dado que o aparato enzimático para tal se encontra proximalmente bloqueado pela estatina. Consequentemente, ocorre então aumento da expressão de LDLR na superfície celular, particularmente nos hepatócitos, determinando maior remoção da LDL-c circulante. Note-se que, neste caso, há ativação seletiva da SREBP-2, com inibição da SREBP-1, diferente da ativação indiscriminada de ambas, resultante da obesidade, além de que, nesta condição fisiopatológica, não há bloqueio da via sintética de colesterol, de modo que o eventual aumento da expressão de LDLR resulta irrelevante.

Além da redução de LDL-c, as estatinas também promovem aumento da transcrição de apoA-I e de HDL-c e reduzem os triglicerídios. Um dos mecanismos propostos para explicar estes outros efeitos é a ativação de PPAR-α pelas estatinas, à semelhança dos

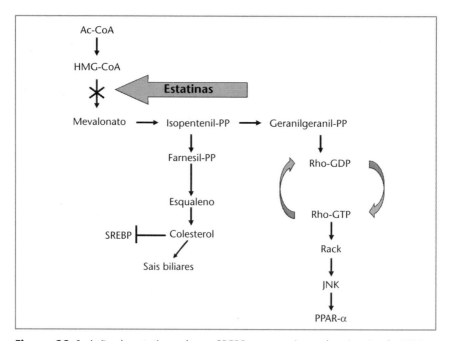

Figura 10.6. Ação da estatina sobre a SREBP e mecanismo de ativação do PPAR-α por *cross-talk*.

fibratos. Diferente destes, entretanto, as estatinas não são ligantes sintéticos de PPAR-α, mas parecem ativá-los indiretamente. Como se observa nas figuras 10.6 e 10.7, o bloqueio proximal na via de biossíntese do colesterol determina também redução de várias moléculas (denominadas em conjunto de isoprenoides) com função regulatória sobre vários sistemas. Dentre estes, o pirofosfato de geranilgeranil, responsável pela ativação (por prenilação) do elemento proximal Rho. Esta é uma GTPase acoplada à membrana celular, que, uma vez "geranilada", converte-se de sua forma inativa (ligada a GDP) para a forma ativa (ligada a GTP), que dá sequência à via das MAPK, particularmente terminando por fosforilar JNK que, por sua vez, fosforila o PPAR-α.

Assim, demonstrou-se redução na fosforilação de PPAR-α com o uso de estatinas, com aumento de sua atividade. Conforme mencionado anteriormente, a fosforilação de PPAR-α pode agir bidirecionalmente sobre sua atividade, talvez na dependência de sítios alternativos de fosforilação. Na figura 10.7 destaca-se o principal mecanismo responsável pelos efeitos pleiotrópicos das estatinas. Tal termo refere-se a ações simultâneas em várias frentes. Qualquer estratégia, farmacológica ou não, que diminua LDL-c resultará necessariamente em redução de risco cardiovascular, particularmente infarto do miocárdio. Com as estatinas não seria diferente, senão pelo fato que a redução de risco obtida com seu uso extrapola aquela prevista apenas pela melhoria do perfil lipídico. Colocado de outra forma, basta citar experimentos em que dois grupos de animais dislipidêmicos chegam à igual melhoria do seu perfil lipídico, o primeiro apenas por correção da dieta e o segundo mantendo dieta hiperlipídica e tratado com estatina. A análise de vários parâmetros, tais como a extensão da aorta comprometida por aterosclerose, evidencia resultados muito superiores no grupo tratado. Isso porque, além da normalização lipídica, as estatinas proporcionam:

- redução documentada na expressão de moléculas de adesão (VCAM-1, ICAM-1, E-selectina);
- redução de fatores quimiotáticos para monócitos (MCP-1, IL-8);
- redução de expressão vascular de matriz-metaloproteinases 1, 3 e 9, responsáveis pela instabilização por ruptura das placas de aterosclerose;
- redução da atividade da trombina e *plasminogen activator inhibitor* (PAI-1) e aumento da atividade de tPA (ativador tecidual do plasminogênio) e da óxido-nítrico-sintase endotelial, com consequente efeito antitrombótico, antiplaquetário e aumento da atividade trombolítica, resultando em redução da aterotrombose, bem como da trombose venosa;
- redução de citocinas pró-inflamatórias (TNF-α, IL-6, interferon gama, proteína C-reativa), implicadas na instabilização das placas ateroscleróticas;
- aumento da paraoxonase do HDL-c, responsável por sua ação antioxidante sobre a LDL-c.

Todas estas ações convergem para reduzir a formação das placas (e induzir sua regressão) para sua estabilização e redução do risco de acidentes aterotrombóticos, responsáveis finais pela incidência de IAM e AVCi. Dessa forma, as estatinas seriam melhor definidas como drogas antiateroscleróticas, mais do que hipolipemiantes. Corroboran-

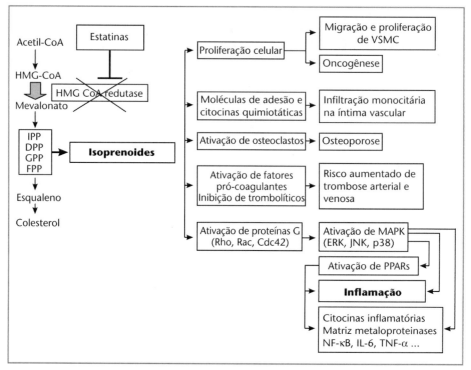

Figura 10.7. Ações pleiotrópicas das estatinas mediadas por prenilação proteica. VSMC = células do músculo liso vascular. HMG = hidróxi-metilglutaril CoA redutase.

do esta abordagem, pode-se mencionar o recente estudo JUPITER, em que se administrou rosuvastatina 20 mg ou placebo, em padrão aleatorizado e duplo-cego, a uma população de adultos de baixo risco coronariano, com elevação do marcador inflamatório pela proteína C-reativa ultrassensível e com LDL-c inferior ao limite máximo (130 mg/dL), ou seja, pessoas sem nenhuma indicação para o uso de estatinas. O estudo foi interrompido antecipadamente, pois houve tamanha redução de eventos cardiovasculares fatais e não fatais no grupo tratado que passou a ser antiética a manutenção de um grupo placebo.

Poucas classes de medicamentos foram tão exaustivamente estudadas, inclusive em grandes ensaios clínicos, com dezenas de milhares de pacientes acompanhados por muitos anos. Não há um só estudo, humano ou experimental, que não aponte na mesma direção, qual seja, ação pleiotrópica sobre a aterosclerose e redução marcante de todos os eventos cardiovasculares.

Não obstante, têm-se descoberto outras ações de caráter pleiotrópico, fora do sistema cardiovascular (Figura 10.7), que podem ser resumidas como redução (confirmada) do risco de osteoporose, redução (confirmada) de trombose venosa, redução (bastante provável) da incidência de demência como Alzheimer, redução (provável) da incidência de várias neoplasias, redução (em estudo) da incidência de arritmias e melhora (em estudo) da resistência à insulina.

Com relação ao perfil de segurança, o único efeito colateral temível é a rabdomiólise, que tem ocorrência estimada em cerca de 1 caso para cada 20.000 usuários e que, diagnosticada a tempo, nada acarreta. Já o efeito colateral mais frequente, ainda que bastante superestimado, é a miopatia relacionada à estatina, consistindo em dor e fraqueza muscular, geralmente de caráter tolerável, e menos frequente com as novas estatinas (cerca de 1% dos usuários).

FIBRATOS

Destinam-se prioritariamente ao tratamento da hipertrigliceridemia, tanto em jejum como a pós-prandial, também elevando significativamente a HDL-c (mais do que as estatinas). Os fibratos de primeira geração podiam elevar o LDL-c, supostamente por aumentar a conversão de VLDL-c em LDL-c, decorrente do aumento da atividade da LPL. Os fibratos mais recentes (ciprofibrato, bezafibrato e etofibrato), ao contrário, levam à redução, ainda que modesta, do LDL-c, supostamente por aumentar a afinidade destes para o LDLR, além de reduzir sua fração pequena e densa.

Agem basicamente como ligantes sintéticos do PPAR-α, apresentando também atuação pleiotrópica em vários determinantes da aterosclerose e aterotrombose: ativam a LPL, reduzem a transcrição de apoC-III (inibidora da LPL) e aumentam a da apoA-I, reduzem o fibrinogênio (reconhecido como fator de risco por aumentar a viscosidade sanguínea e a aterotrombose) e o PAI-1. Além disso, também apresentam ação anti-inflamatória ao reduzirem a proteína C-reativa (PCR), a IL-1 e IL-6 e a ciclo-oxigenase 2 (COX-2). Aumentam a excreção biliar de colesterol, reduzem os níveis circulantes de ácidos graxos livres (reduzindo a resistência à insulina), reduzem a oxidação da LDL-c e a expressão de moléculas de adesão.

Embora menos estudados que as estatinas, também demonstram coerência de resultados, demonstrando redução consistente de eventos cardiovasculares tanto em prevenção primária como secundária. Seu perfil de tolerabilidade é semelhante ao das estatinas, podendo ser a elas associados, neste caso, com monitoração mais intensiva de CPK (creatinofosfoquinase) e transaminases, devido ao aumento de risco de hepatotoxicidade e rabdomiólise.

EZETIMIBE

Trata-se de um medicamento que inibe a absorção intestinal de colesterol, oriundo da dieta e dos sais biliares. É absorvida, convertida em sua forma ativa e então secretada na bile, atuando posteriormente na bordadura em escova do intestino delgado. O mecanismo de ação consiste em sua ligação com a NPC1L1 (*Niemann-Pick C1-like 1*), uma proteína transmembrana que desempenha papel crítico na absorção do colesterol pelos enterócitos. A ligação do colesterol à NPC1L1 determina sua internalização por endocitose, à semelhança do que ocorre com o LDLR. O ezetimibe parece inibir esta endocitose ao interferir na incorporação da NPC1L1 às vesículas recobertas de clatrina. Outro efeito descrito diz respeito à interferência nas *lipid rafts* de monócitos. Ao promover o sequestro do colesterol dietético e biliar na luz intestinal, aciona-se a ativação da SREBP, à semelhança das estatinas. Porém, como neste caso não há bloqueio na sua biossíntese, atenua-se assim o efeito hipolipemiante do aumento da expressão de LDLR. Dessa forma, o ezetimibe apresenta, em uso isolado, ação modesta de redução de LDL-c.

Sua principal indicação consiste na associação com estatinas, em que o sinergismo entre ambas leva a reduções de LDL-c maiores do que aquelas possíveis com o uso isolado de estatinas, mesmo as de alta potência. Adicionalmente, verifica-se também elevação de HDL-c e redução de triacilgliceróis.

Por tratar-se de medicamento mais recente, não dispomos ainda de dados clínicos que corroborem sua eficácia na redução de eventos cardiovasculares, mas tão somente em parâmetros substitutivos, tais como PCR e medida da espessura da íntima média. Neste último aspecto, houve um estudo recente – *Ezetimibe and Simvastatin in Hypercholesterolemia Enhances Atherosclerosis Regression (ENHANCE) trial* – que colocou em dúvida a eficácia desta droga, pois sua associação à sinvastatina, embora resultando em diminuição adicional expressiva do LDL-c, não demonstrou redução da espessura da íntima média em relação ao uso isolado da sinvastatina. Há críticas metodológicas importantes a este estudo, e novas evidências serão necessárias antes que se possa afirmar sua eficácia na redução de eventos cardiovasculares.

Por hora, sua indicação está para pacientes intolerantes a outros fármacos, e como associação às estatinas, quando elas isoladamente não levarem à redução desejada no LDL-c. Uma preocupação adicional decorreu de um estudo que sinalizou aumento da incidência de câncer em usuários do ezetimibe associado à estatina, em relação ao uso isolado da última. Tal suspeita não obteve respaldo em análises extensas de pós--comercialização, envolvendo estudos maiores e com seguimento de tempo superior.

ÁCIDO NICOTÍNICO

O ácido nicotínico, ou niacina ou vitamina B_3 é uma vitamina hidrossolúvel que, usada em doses muito elevadas, apresenta atividade farmacológica reduzindo os triacilgliceróis e, em menor proporção, o LDL-c, e aumentando o HDL-c. Foi uma das primeiras alternativas para o tratamento das dislipidemias, tendo sido abandonada com o advento das estatinas e fibratos. Recentemente, seu uso foi resgatado devido a crescentes evidências relacionando o padrão HDL-c baixo, mesmo isoladamente, como fator de risco coronariano.

Frequentemente, o uso de estatinas ou fibratos não se mostra suficiente para a obtenção de níveis adequados de HDL-c. O ácido nicotínico, inicialmente concebido para o tratamento da hipertrigliceridemia, era na verdade o medicamento disponível mais eficaz para elevar níveis baixos de HDL-c. Além disso, já havia estudos a longo prazo confirmando redução expressiva na incidência de eventos cardiovasculares, decorrentes de seu uso. Também houve influência da alteração do seu perfil farmacocinético, com a introdução de formulações de liberação lenta, com o que se conseguiu reduzir a incidência de seu principal efeito colateral, o rubor por vasodilatação periférica.

Seu mecanismo de ação não é totalmente elucidado. Liga-se a um receptor de membrana acoplado à proteína G, cujo ligante endógeno é desconhecido, e, por mecanismos ignorados, bloqueia a lipólise. Dessa forma, reduz a oferta de ácidos graxos livres para o fígado, diminui a resistência à insulina e a síntese de VLDL-c.

A niacina também interfere com a sinalização AMPc/PKA e estimula a produção de prostaglandina D_2, cujo principal metabólito, a 15-deoxi-delta-prostaglandina J2, é o mais potente ativador do PPAR-gama. Seria esperado, por esses mecanismos, um aumento da sensibilidade à insulina. De fato, ele ocorre no início do tratamento, para em seguida reverter-se em resistência à insulina, por razões desconhecidas.

CONSIDERAÇÕES FINAIS

Uma pletora de fatores permite a associação fisiopatológica entre obesidade e alterações desfavoráveis do perfil lipídico. A homeostase lipídica envolve regulação extensa em várias vias, intimamente relacionadas àquelas que participam do controle metabólico como um todo. Assim, perturbações no equilíbrio ponderal, particularmente envolvendo oferta descontrolada de ácidos graxos não esterificados para o fígado e resistência à insulina, promovem desregulação simultânea em vários sistemas envolvidos no controle do nível sérico das lipoproteínas.

Apesar das limitações ainda presentes no tratamento da obesidade, suas comorbidades – em particular a dislipidemia a ela associada – encontram hoje um arsenal terapêutico bastante efetivo, não só para corrigir a dislipidemia, mas também para atuar em vários mecanismos da doença aterosclerótica. Com isso, é possível intervir preventivamente, e com grande eficiência e segurança, a fim de evitar uma proporção significativa dos AVCi e IAM, que seguem dominantes como causa de morbimortalidade nos países ocidentais desenvolvidos e em desenvolvimento.

BIBLIOGRAFIA

1. Dattilo AM, Kris-Etherton PM. Effects of weight reduction on blood lipids and lipoproteins: a meta-analysis. Am J Clin Nutr 1992;56:320-8.
2. Gierens H, Nauck M, Roth M. Interleukin-6 stimulates LDL receptor gene expression via activation of sterol-responsive and Sp1 binding elements. Arterioscler Thromb Vasc Biol 2000;20:1777-83.
3. Gower BA, Weinsier RL, Jordan JM. Effects of weight loss on changes in insulin sensitivity and lipid concentrations in premenopausal African American and white women. Am J Clin Nutr 2002;76:923-27.
4. Howard BV, Ruotolo G, Robbins DC. Obesity and dyslipidemia. Endocrinol Metab Clin North Am 2003;32:855-67.
5. Howard BV. Insulin actions in vivo: insulin and lipoprotein metabolism. In: Alberti KGMM, DeFronzo RA, Keen H, eds. International textbook of diabetes mellitus. 2nd ed. West Sussex, UK: John Wiley & Sons; 1995. p. 531-9.
6. Lee CD. Blair SN, Jackson AS. Cardiorespiratory fitness, body composition, and all-cause and cardiovascular disease mortality in men. Am J Clin Nutr 1999;69:373-80.
7. Lewis CE, Smith DE, Wallace DD. Seven-Year Trends in Body Weightand Associations with Lifestyle and Behavioral Characteristics in Black and White Young Adults: The CARDIA Study. Am J Public Health 1997;87:635-42.
8. Martin G, Duez H, Blanquart C. Statin-induced inhibition of the Rho-signaling pathway activates PPAR-α and induces HDL apo A-I. J Clin Invest 2001;107:1423-32.
9. Ridker PM, Danielson E, Fonseca FAH. Rosuvastatin to Prevent Vascular Events in Men and Women with Elevated C-Reactive Protein. N Engl J Med 2008;359:2195-207.
10. Shimano H, Yahagi N, Alyssa MAK. Sterol Regulatory Element-binding Protein-1 as a Key Transcription Factor for Nutritional Induction of Lipogenic Enzyme Genes. J Biol Chem 1999;274:35832-9.

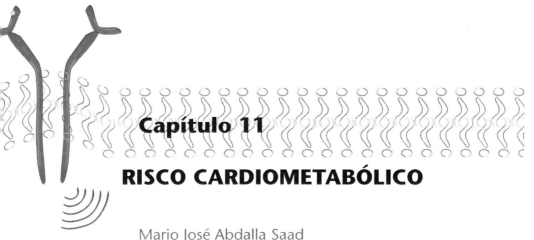

Capítulo 11
RISCO CARDIOMETABÓLICO

Mario José Abdalla Saad

DEFINIÇÃO DO TERMO

Nos últimos anos, no Brasil e em países do mundo desenvolvido, a obesidade tornou-se um problema de saúde pública mais importante que a desnutrição. Com o aumento de prevalência de obesidade, identificou-se a relação entre gordura visceral abdominal e resistência à insulina, e uma nova entidade clínica heterogênea associada com obesidade abdominal e resistência à insulina foi identificada como fator de risco maior para doença cardiovascular aterosclerótica.

A associação de fatores de risco cardiovascular é muito bem estabelecida em pacientes com obesidade, *diabetes mellitus* tipo 2 (DM tipo 2), dislipidemia e hipertensão arterial. Essa entidade, inicialmente denominada "síndrome X" por Reaven ou "síndrome de resistência à insulina" por outros, é agora conhecida como síndrome metabólica. Embora as tentativas iniciais de definir a síndrome tenham levado à ampla discrepância com respeito aos critérios diagnósticos, o objetivo central deve ser a identificação de indivíduos com maior risco de desenvolver DM tipo 2, doença cardiovascular aterosclerótica e morte cardiovascular. Nos últimos anos, dois sistemas de classificação ou critérios diagnósticos para a síndrome metabólica vêm sendo amplamente utilizados e são descritos no quadro 11.1.

Eles apresentam similaridade quanto aos fatores de risco cardiovascular, incluindo obesidade abdominal, intolerância à glicose/resistência à insulina, dislipidemia e hipertensão arterial. Em abril de 2005, a *International Diabetes Federation (IDF)* reformulou o sistema de Classificação da NCEP-ATP III, apresentando critérios mais estritos para o diagnóstico de síndrome metabólica. Entretanto, é possível que nos próximos anos o termo síndrome metabólica e seus critérios diagnósticos sejam abandonados e substituídos por "risco cardiometabólico", que é mais abrangente, inclui outros fatores de risco cardiovascular e é mais prático. A figura 11.1 enfatiza essa maior abrangência do termo, bem como a possível limitação da resistência à insulina como único mecanismo fisiopatológico para esses fatores de risco.

Quadro 11.1. Critérios diagnósticos de síndrome metabólica: ATP III, OMS e IDF.

ATP III	OMS	IDF
Presença de três ou mais dos critérios abaixo:	Resistência à insulina – um dos critérios abaixo:	Presença do primeiro e dois outros dos critérios abaixo:
Obesidade abdominal: CA > 102 cm (homem) e > 88 (mulher)	Intolerância à glicose em jejum	Obesidade abdominal: CA > 94 cm (homem) e > 80 (mulher)
Hipertrigliceridemia: > 150 mg/dL	Intolerância à glicose – TOTG	Hipertrigliceridemia: ≥ 150 mg/dL
HDL-c < 40 mg/dL (homem) < 50 mg/dL (mulher)	DM tipo 2	HDL-c < 40 mg/dL (homem) e < 50 mg/dL (mulher)
Pressão arterial > 130/85 mmHg	Presença de dois ou mais dos critérios abaixo:	Pressão arterial ≥ 130/85 mmHg
Glicose plasmática de jejum > 110 mg/dL	Hipertrigliceridemia: ≥ 150 mg/dL	Glicose plasmática de jejum ≥ 100 mg/dL
	HDL-c < 35 mg/dL (homem) e < 39 mg/dL (mulher)	
	Pressão arterial sistólica ≥ 140 mmHg ou pressão arterial diastólica ≥ 90 mmHg	
	Relação C/Q > 0,9 (homem) e > 0,85 (mulher)	
	Albuminúria > 20 µg/min ou relação albumina/creatinina > 30 mg/g	

CA = circunferência abdominal; C/Q = cintura/quadril; TOTG = teste oral de tolerância à glicose. OMS = Organização Mundial da Saúde.

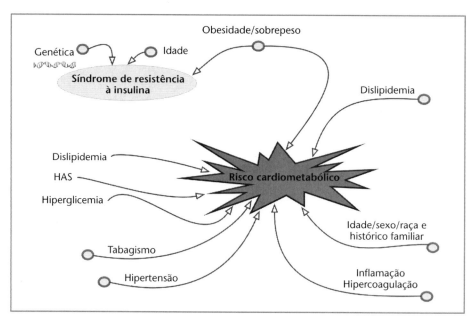

Figura 11.1. Fatores de risco associados ao risco cardiometabólico e à resistência à insulina. HAS = hipertensão arterial sistêmica.

Os componentes individuais da síndrome metabólica são fatores de risco independentes para o desenvolvimento de doença cardiovascular aterosclerótica. As tentativas de se estabelecer critérios diagnósticos para essa síndrome são baseadas no princípio de que esses componentes podem agir de maneira sinérgica ou aditiva, amplificando o risco, o que ainda não foi demonstrado. Entretanto, deve ser mencionado que os estudos sobre mecanismos fisiopatológicos e riscos cardiovasculares bem como as tentativas de definição da síndrome metabólica são recentes, e ainda restam muitas dúvidas e indefinições sobre o assunto.

Em 2005, uma revisão do tópico aprovada pelo Comitê de Prática Profissional da Associação Americana de Diabetes e também por um Comitê da Associação Europeia para o Estudo do Diabetes apontou questões pertinentes em relação à síndrome metabólica, descritas a seguir: a) clareza na definição da síndrome; b) relação entre risco cardiovascular e a síndrome; c) resistência à insulina como mecanismo fisiopatológico único; e d) tratamento dos pacientes com a síndrome. Essas dúvidas são relevantes e ajudam a levantar questões que precisam ser respondidas em novos estudos ou pela reanálise de dados já existentes. Esses pontos serão discutidos de maneira sumária e parcial neste capítulo, objetivando ampliar o debate sobre o tópico em nosso meio.

CLAREZA NA DEFINIÇÃO DA SÍNDROME

Com base nas definições da síndrome apresentadas no quadro 11.1, fica claro que os critérios são ambíguos e incompletos. Nesse ponto, a pressão arterial é o exemplo típico. Na definição do NCEP-ATP III, não está claro se a presença de pressão arterial sistólica > 130 mmHg ou diastólica > 85 mmHg é suficiente ou se é necessário que tanto a sistólica como a diastólica preencham os critérios.

Destaca-se também a discrepância de critérios entre as definições da OMS e do NCEP-ATP III, com microalbuminúria e resistência à insulina presentes apenas na primeira, associados a níveis de pressão mais elevados nessa definição.

RISCO CARDIOVASCULAR E SÍNDROME METABÓLICA

Um grande número de estudos demonstra que pacientes com síndrome metabólica, definida por qualquer critério, apresentam maior prevalência de doença cardiovascular ou risco maior de desenvolvê-la. Nesses estudos, o aumento do risco cardiovascular é muito variável, refletindo provavelmente a população estudada, a definição da síndrome adotada e o tempo de seguimento. A conclusão desses estudos de que indivíduos com síndrome metabólica têm maior risco cardiovascular não é surpreendente, pois os componentes individuais da síndrome são fatores de risco bem estabelecidos, e quando ocorrem simultaneamente é lógico e esperado que o risco cardiovascular seja mais provável.

Um argumento favorável ao diagnóstico de síndrome metabólica é o fato de ela não incluir todos os fatores de risco cardiovascular conhecidos, e assim poder transmitir um risco independente dos convencionais, como LDL-c, idade, fumo e história familiar.

Entretanto, a proporção dos fatores de risco globais capturados pela síndrome é desconhecida. Seria valioso conhecer, da lista de fatores de risco cardiovascular estabelecidos, a hierarquia de combinações com os maiores valores preditivos. Essas questões não foram ainda respondidas e demandarão estudos em grandes populações, avaliando-se diferentes combinações de critérios, com seguimento de muitos anos.

Outra questão relevante nesse tópico é se o risco acrescentado pela síndrome é maior do que a soma dos componentes individuais. Pelo menos cinco estudos avaliaram esse ponto e concluíram que a síndrome não transmite mais informação do que a soma de seus componentes, isto é, o todo não é maior do que a soma das partes.

Precisa ser destacado, ainda, que o critério diagnóstico para a síndrome inclui pacientes com doenças já estabelecidas e graves (diabetes, hipertensão, síndrome nefrótica e doença cardiovascular), bem como pacientes com formas mais brandas dessas alterações, e até indivíduos obesos com apenas hipertrigliceridemia e redução de HDL-c. Assim, é certo que há gradiente de risco em pessoas com a síndrome, mas os critérios diagnósticos não capturam diferenças entre alto e baixo risco cardiovascular, o que está em franco contraste com os modelos de risco do estudo de Framingham e do UKPDS (*United Kingdom Prospective Diabetes Study*), nos quais o espectro de gravidade é ponderado, e fica claro quem tem maior ou menor risco. Nesse ponto, se a intenção for usar o termo síndrome metabólica, que se exclua do diagnóstico pacientes com diabetes ou doença cardiovascular, porque a inclusão não irá trazer nenhum benefício adicional ao tratamento desses pacientes.

RESISTÊNCIA À INSULINA COMO MECANISMO FISIOPATOLÓGICO

Quando o conceito da síndrome foi inicialmente proposto, a resistência à insulina e a hiperinsulinemia foram sugeridos como processos etiológicos primários, principalmente porque muitos indivíduos com a síndrome têm uma ou outra anormalidade.

Em primeiro lugar, é necessário deixar claro que resistência à insulina e hiperinsulinemia não são sinônimos, e, embora muitos pacientes com resistência à insulina apresentem hiperinsulinemia, há grupos de indivíduos que apresentam resistência à insulina sem hiperinsulinemia, e há indivíduos que apresentam a última sem resistência ao hormônio. Assim, a relação entre resistência à insulina e hiperinsulinemia é complexa, e, embora ambos os parâmetros capturem indivíduos com síndrome metabólica, cada um de maneira independente contribui para os achados clínicos associados à síndrome. Em resumo, hiperinsulinemia ou resistência à insulina identificam grupos de indivíduos parcialmente diferentes, ambos se associam a fatores de risco cardiovascular, e indivíduos com síndrome metabólica podem ter hiperinsulinemia ou resistência à insulina, as duas alterações ou nenhuma anormalidade relacionada à insulina.

Assim, a ideia inicial de definir a síndrome metabólica como resultado fisiopatológico da resistência à insulina é controversa e inconsistente. Que fique claro que resistência à insulina e hiperinsulinemia são características da síndrome, mas muitos fatores, talvez ainda não identificados, também são importantes. A definição da síndrome inclui fatores de risco com fraca associação à resistência à insulina ou hiperinsulinemia como pressão arterial, e não inclui outros intimamente associados como proteína C-reativa e adiponectina. A resistência à insulina pode simplesmente ser uma das anormalidades ligadas a um mecanismo central que unifique a fisiopatologia. Nesse sentido, adquirem importância nos mecanismos fisiopatológicos da síndrome a obesidade visceral e o processo inflamatório subclínico que a acompanham.

O DIAGNÓSTICO DA SÍNDROME METABÓLICA MUDA A TERAPÊUTICA?

Como grande parte dos pacientes com síndrome metabólica apresenta obesidade, redução do peso e exercício físico regular são elementos-chave no tratamento. Certamente essa conduta também é chave para o tratamento de qualquer componente da síndrome quando eles ocorrem isoladamente. Portanto, não é necessário o diagnóstico da síndrome para que se prescreva e estimule os pacientes a seguir uma norma fundamental em qualquer área médica, que é a manutenção (ou redução) do peso, refeições saudáveis e exercícios.

Um bom exercício clínico é lembrar-se de casos novos avaliados recentemente, alguns com síndrome metabólica, e verificar o que mudou na conduta desses pacientes para receber ou não o rótulo dessa síndrome. É importante se lembrar sempre de que, em adultos que apresentam um ou outro fator de risco cardiovascular, todos os outros fatores precisam ser avaliados. Todos os fatores de risco precisam ser individual e agressivamente tratados. Quando se avaliam pacientes com diabetes, com hipertensão arterial ou com dislipidemias, há protocolos bem estabelecidos pelas sociedades internacionais e pelas sociedades médicas brasileiras, que nos guiam nesses tratamentos. Logo, fica evidente que o diagnóstico de síndrome metabólica não acrescenta nada em relação ao tratamento do diabetes, da hipertensão arterial, das dislipidemias e dos fatores de risco cardiovascular.

Finalmente um ponto controverso que está sendo mais bem entendido recentemente é: vale a pena a terapia farmacológica da resistência à insulina para prevenir doença cardiovascular? Não há dados conclusivos em pacientes não diabéticos, e em diabéticos há dados que mostram que algumas drogas que melhoram a resistência à insulina podem até induzir maior mortalidade cardiovascular. Assim, se a preocupação é a resistência à insulina, e não deveria ser, a melhor terapêutica continua sendo manutenção ou redução do peso, dieta saudável e exercício físico regular. O uso de medicamentos nessa situação não encontra sustentação científica.

Sendo assim, as críticas ao diagnóstico de síndrome metabólica podem ser resumidas nos seguintes tópicos:

1. Os critérios diagnósticos são ambíguos ou incompletos, e a base racional para a escolha de limiares é mal definida.
2. O valor de se incluir diabetes na definição é questionável.
3. A resistência à insulina como hipótese etiológica unificadora é incerta.

4. Não há uma razão clara para se incluir ou excluir outros fatores de risco cardiovascular.
5. O risco cardiovascular associado à síndrome parece não ser maior que a soma das partes (cada fator de risco).
6. O tratamento da síndrome não é diferente do tratamento de cada um de seus componentes.
7. O valor médico do diagnóstico da síndrome não é claro.

A *American Diabetes Association*, recentemente, tomou a iniciativa de encorajar os médicos a usarem "risco cardiometabólico" como um termo guarda-chuva, que irá ajudar na compreensão e no manejo clínico dos riscos cardiovasculares e metabólicos. Dessa maneira, a *American Diabetes Association* espera substituir o termo síndrome metabólica, que é controverso apesar de ter-se tornado senso comum, por risco cardiometabólico. No momento, as recomendações clínicas com bom senso que poderiam ser feitas são:

1. Em adultos com qualquer fator de risco para doença cardiovascular, é necessário investigar outros fatores de risco.
2. Para pacientes com variáveis de risco para doença cardiovascular acima dos limites normais, recomenda-se mudança de estilo de vida.
3. Para pacientes com alterações bem estabelecidas (pressão arterial > 140/90 mmHg ou glicemia > 126 mg/dL), recomenda-se o tratamento em conformidade com protocolos.
4. Evitar o rótulo de síndrome metabólica, porque se cria a impressão de que a síndrome metabólica denota risco maior que seus componentes ou que é mais grave que outros fatores de risco para doença cardiovascular ou que tem fisiopatologia única.
5. Todos os fatores de risco precisam ser individual e agressivamente tratados.
6. Até que se completem alguns estudos, não há tratamento farmacológico específico para a síndrome metabólica, nem se pode assumir que a terapia farmacológica para a resistência à insulina beneficia pacientes com essa síndrome.

Finalmente, é interessante mencionar que Reaven, um dos precursores da ideia de associação entre fatores de risco cardiovascular e resistência à insulina, em revisão recente, intitulou seu artigo que questiona a síndrome "Síndrome metabólica – descanse em paz", epitáfio sobre o qual Gale, em texto muito recente, concluiu dizendo que só acrescentaria a palavra "Amém". Em um capítulo escrito em português vale a pena citar Machado de Assis e concluir: "Síndrome metabólica – que a terra lhe seja leve".

BIBLIOGRAFIA

1. Alexander CM, Landsman PB, Teutsch SM, Haffner SM. NCEP metabolic syndrome, diabetes mellitus and prevalence of coronary heart disease. Diabetes 2003;52:1210-4.
2. Eckel RH, Grundy SM, Zimmet PZ. The metabolic syndrome. Lancet 2005;365:1415-28.
3. Ford ES. The metabolic syndrome and mortality from cardiovascular disease and all-causes: findings from the National Health and Nutrition Examination Survey II Mortality Study. Atherosclerosis 2004;173:309-14.
4. Gale E. Should we dump the metabolic syndrome? Yes. BMJ 2008;336(7645):640.
5. Girman CJ, Rhodes T, Mercuri M et al. The metabolic syndrome and risk of major coronary events in the Scandinavian Simvastatin Survival Study (4S) and the Air Force/Texas Coronary Atherosclerosis Prevention Study (AFCAPS/TexCAPS). Am J Cardiol 2004;93: 136-41.
6. Kahn R, Buse J, Ferrannini E, Stern M. The metabolic syndrome: time for a critical appraisal. Joint Statement from the American Diabetes Association and the European Association for the Study of Diabetes. Diabetologia 2005;48:1684-99.
7. Nissen SE, Wolski K. Effect of rosiglitazone on the risk of myocardial infarction and death from cardiovascular causes. N Engl J Med 2007;356(24):2457-71.
8. Reaven GM. Role of insulin resistance in human disease. Diabetes 1988;37:1595-607.
9. Reaven GM. The metabolic syndrome: requiescat in pace. Clin Chem 2005;51(6):931-8.
10. Stevens RJ, Kothari V, Adler AI, Stratton IM. The UKPDS risk engine: a model for the risk of coronary heart disease in Type II diabetes (UKPDS 56). United Kingdom Prospective. Diabetes Study (UKPDS) Group. Clin Sci 2001;101:671-9.

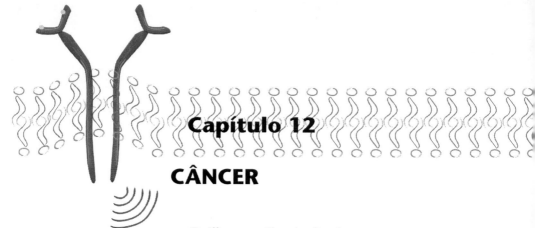

Capítulo 12

CÂNCER

Guilherme Zweig Rocha
Marília Meira Dias
Felipe Osório Costa
José Barreto Campello Carvalheira

OBESIDADE E CÂNCER: UMA ESTREITA RELAÇÃO

A atual pandemia de obesidade apresenta importantes repercussões sobre a saúde mundial. Entre os diversos efeitos do excesso de peso está o aumento do risco de câncer. Esta constatação é respaldada por consistentes evidências epidemiológicas apresentadas neste capítulo e que tornam premente a compreensão dos diversos mecanismos envolvidos neste processo. Serão apresentados também os principais mediadores identificados no processo de carcinogênese induzido pela obesidade, sua relação com o diabetes e os elevados níveis de insulina, hormônios sexuais e proteínas pró-inflamatórias. O aprofundamento na compreensão dos mecanismos que desencadeiam tais eventos representa a possibilidade de formulação de estratégias preventivas e terapêuticas que beneficiem grande parte da população mundial.

RELEVÂNCIA EPIDEMIOLÓGICA

Nos últimos 30 anos, observa-se alarmante aumento nas prevalências de obesidade e diabetes. Este fenômeno começou a ser observado nos países desenvolvidos, embora atualmente já apresente um caráter pandêmico, tornando-se um problema de saúde pública mundial. Ao final do último milênio, aproximadamente dois terços dos adultos norte-americanos apresentavam-se acima do peso ideal, prevalência que continua a aumentar e se estende aos adolescentes e crianças. O aumento na incidência de *diabetes mellitus* tipo 2 (DM tipo 2) acompanhou a epidemia de obesidade neste período e considera-se que seja diretamente influenciada por esta.

Existem evidências epidemiológicas que relacionam adiposidade ao risco de diversos sítios de neoplasia em adultos. Portanto, a investigação de seus mecanismos fisiopatológicos e as possíveis intervenções clínicas aplicáveis ao processo de carcinogênese relacionado ao excesso de peso corporal tornaram-se instigante campo de pesquisa. Este capítulo apresenta as evidências epidemiológicas e clínicas que implicam o excesso de peso corporal ao aumento do risco de determinados sítios de neoplasia, bem como seu impacto sobre o prognóstico destas doenças. Serão exploradas ainda algumas hipóteses que podem explicar estas observações epidemiológicas, especialmente relacionadas aos efeitos metabólicos e endócrinos da obesidade, assim como as alterações por ela condicionadas na produção de esteroides e proteínas do processo inflamatório.

OBSERVAÇÕES EPIDEMIOLÓGICAS

ADIPOSIDADE E RISCO DE CÂNCER

Evidências epidemiológicas indicam que o excesso de peso contribui para um aumento no risco para o desenvolvimento de alguns tipos de neoplasia, além de possivelmente influenciar também em seus prognósticos. Duas importantes agências de combate ao câncer, a *International Agency for Research on Cancer (IARC)* e a *World Cancer Research Fund (WCRF)*, concluíram, em importantes relatórios, haver associação positiva de obesidade e câncer para os seguintes tipos de neoplasia: cólon e reto, pâncreas, mama pós-menopausa, endométrio, rim e adenocarcinoma de esôfago, além de possível associação ao câncer de vesícula biliar.

Tais considerações foram recentemente confirmadas para as neoplasias acima citadas tanto em um grande estudo de coorte realizado no Reino Unido, o *Million Women Study*, como em um estudo de meta-análise e revisão sistemática com dados internacionais. Além disso, ambos os estudos ainda trouxeram dados que ampliaram a lista de neoplasias associada à obesidade (Tabela 12.1). É importante observar que a meta-análise encontrou relação constante entre o índice de massa corporal (IMC) e a incidência de câncer em todas as regiões do planeta, exceção para o câncer de mama pré-menopausa, para o qual foi observada associação positiva apenas em populações do oeste asiático.

EXCESSO DE PESO CORPORAL E PROGNÓSTICO RELACIONADO AO CÂNCER

Uma vez encontrada forte associação do IMC com o risco de vários sítios de neoplasia, não é de estranhar que a obesidade influencie negativamente no prognóstico da doença. Estudos iniciais nessa questão mostram que indivíduos com IMC superior ou igual a 40 apresentam aumento nas taxas de mortalidade em 52 e 62%, respectivamente, nos

Tabela 12.1. Resumo das estimativas de tendência de risco relativo de incidência de câncer por tipo, adaptado a partir de dois grandes estudos recentes. Os dados em itálico ainda não atingiram significância.

	Coorte britânico	Meta-análise multiétnica	
Casos incidentes	45.037	282.137	
	Feminino	Feminino	Masculino
Sítio do câncer	Tendência do risco relativo por 10 kg/m²	Tendência do risco relativo por 5 kg/m²	
Endométrio	2,89	1,59	ND
Adenocarcinoma de esôfago	2,38	1,51	1,52
Renal	1,53	1,34	1,24
Leucemia	1,50	1,17	1,08
Mieloma múltiplo	1,31	1,11	1,11
Linfoma não Hodgkin	1,17	*1,07*	1,06
Mama (pós-menopausa)	1,4	1,12	ND
Colorretal (pré-menopausa)	1,61	ND	ND
Cólon	ND	1,09	1,24
Reto	ND	*1,02*	1,09
Vesícula biliar	ND	1,59	*1,09*
Próstata	ND	ND	*1,03*
Pâncreas	1,24	1,12	*1,07*
Ovário	1,14	*1,03*	ND
Fígado	ND	*1,24*	*1,07*
Estômago	*0,90*	*1,04*	*0,97*

ND = não determinado.

gêneros masculino e feminino, em comparação aos seus pares com IMC na faixa normal. Outros dados foram recentemente confirmados em estudos de coorte, realizados no Reino Unido. Estes dados obtidos em estudos clínicos são corroborados por resultados em modelos animais que observaram redução de sobrevida em modelos de obesidade induzida por dieta, ao contrário do que acontece em modelos de restrição calórica.

NEOPLASIAS RELACIONADAS À OBESIDADE

CÂNCER DE MAMA

O estudo da associação entre obesidade e câncer de mama depende da avaliação do estado hormonal das pacientes. As evidências são contundentes na pós-menopausa, embora isto não ocorra para mulheres na pré-menopausa. Nestas, existem inclusive alguns dados que sugerem diminuição moderada do risco em pacientes com IMC elevado, possivelmente relacionados à tendência de aumento dos ciclos anovulatórios e baixos níveis de esteroides circulantes, principalmente progesterona e estradiol.

O maior número de ciclos anovulatórios em mulheres obesas na pré-menopausa também pode explicar a hipótese de que o ganho de peso ao longo da vida adulta, mais até do que o IMC, possa influenciar no aumento do risco de câncer de mama na pós--menopausa. Quanto ao prognóstico, IMC igual ou superior a 40 kg/m^2 está associado a aumento na mortalidade, risco relativo (RR) = 2,12. Esta maior mortalidade pode ser decorrência de implicações biológicas da obesidade sobre a progressão da neoplasia, como também a dificuldades na realização de diagnóstico precoce.

Com relação aos hormônios esteroides, a maior expressão de aromatase, produtora de estrógenos a partir de precursores androgênicos, pode desempenhar importante papel na fisiopatologia da carcinogênese mamária associada à obesidade. Consistentes evidências apontam níveis elevados de estradiol como principal fator causal desta associação entre IMC e câncer de mama na pós-menopausa. Estas análises também demonstraram que altas concentrações de andrógenos estão associadas ao risco de câncer de mama na obesidade, independente do estado hormonal da paciente, assim estes hormônios também podem influenciar de alguma maneira na carcinogênese mamária nesta situação. É importante ressaltar que, ao contrário do que ocorre no gênero masculino, as concentrações séricas de testosterona são diretamente relacionadas à obesidade no sexo feminino, ou seja, quanto maior o conteúdo gorduroso no organismo, maiores podem ser as concentrações de testosterona.

Além da influência exercida pelos hormônios esteroides, existem vários outros estudos que implicam a hiperinsulinemia, avaliada a partir de altos níveis séricos de peptídio C, ao aumento do risco de câncer de mama na pós-menopausa, embora esta associação seja inconsistente na pré-menopausa. Quanto ao IGF-1 (fator de crescimento semelhante à insulina-1), dados obtidos de coortes e meta-análises indicam que a elevação dos seus níveis, possível efeito indireto de hiperinsulinemia, foi identificada como fator de risco para o câncer de mama na pré-menopausa. No que concerne ao prognóstico, resistência à insulina foi identificada como fator adverso à cura das pacientes.

Quanto às adipocinas, os resultados encontrados até o momento relacionados à leptina como fator de risco para o câncer de mama mostraram-se inconsistentes. Por outro lado, dois estudos de caso-controle relataram relação inversa entre adiponectina e câncer de mama, embora haja controvérsias quanto à existência universal deste efeito, independente do estado hormonal, ou se é restrito à pós-menopausa. Assim, o papel das adipocinas como fator de risco para o câncer de mama permanece indefinido. Seguramente, são necessários novos estudos prospectivos para melhor compreensão da ação de biomarcadores da obesidade no desenvolvimento desta neoplasia.

CÂNCER DE ENDOMÉTRIO

A mais forte associação entre obesidade e risco de câncer foi encontrada para o câncer de endométrio. A fisiopatologia relacionada a esta relação, assim como para o câncer de mama, compreende a exposição tecidual a elevados níveis de estrógeno. Esta hipótese é respaldada por diversos estudos epidemiológicos que relataram altos níveis séricos de estrona e estradiol em mulheres obesas na pós-menopausa. Quanto ao risco para esta neoplasia na pré-menopausa, o hiperandrogenismo parece apresentar efeitos importantes, uma vez que pode induzir a menores níveis de progesterona e ciclos anovulatórios constantes. Além da elevação sérica de estrógenos e andrógenos, estes hormônios ainda apresentam maior bioatividade, pois o excesso de peso relaciona-se à diminuição dos níveis de proteínas que se ligam aos hormônios sexuais. Dessa forma, o aumento do risco de câncer de endométrio na pré-menopausa poderia ser secundário à diminuição dos níveis de progesterona, permitindo exposição contínua das células endometriais ao estrógeno, com consequente estímulo proliferativo sobre elas. Por outro lado, na pós-menopausa esta associação seria secundária a níveis séricos elevados de estrógenos, assim como a aumento na expressão de aromatase na ausência de síntese de progesterona pelo ovário.

Com relação às influências produzidas pela resistência à insulina, existem dados que mostram síntese aumentada do IGF-1 induzida por estrógeno e reduções dos níveis de IGFBP-1 (proteínas transportadoras de IGF). Isto resultaria em maior bioatividade do IGF-1 no tecido endometrial, com consequente estímulo ao desenvolvimento e crescimento de tumores. Além disso, biomarcadores de hiperinsulinemia, como o peptídio C, estão associados ao aumento no risco de câncer de endométrio.

CÂNCER DE CÓLON E RETO

Obesidade foi associada a aumento no risco de câncer colorretal. No entanto, existem diferenças importantes quanto à associação por gênero e sítio. A relação entre IMC e risco de câncer de cólon foi positiva no sexo masculino, RR = 1,24, embora as evidências no sexo feminino sejam menos claras, RR = 1,09. Além disso, a associação com câncer de reto é mais fraca e presente exclusivamente no sexo masculino, RR = 1,09.

Existem algumas hipóteses para explicar estas diferenças entre os gêneros. Uma delas, reforçada por evidências epidemiológicas, é de que a adiposidade central, mais frequentemente observada entre os homens, pode desempenhar importante papel fisiopatológico, levando à associação entre obesidade abdominal e aumento no risco de câncer de cólon. Esta associação poderia ser explicada devido à maior implicação do aumento da circunferência abdominal com alterações metabólicas quando comparado à obesidade gluteofemoral. Neste sentido, existem resultados consistentes que associam resistência à insulina e hiperinsulinemia ao risco de câncer de cólon. Vale ressaltar, no entanto, que estes dados antropométricos não se correlacionam com o aumento do risco de câncer de reto.

Existem dados pré-clínicos e clínicos que implicam o eixo do fator análogo à insulina (IGF) à carcinogênese colorretal. A insulina exerce diversas influências sobre este eixo, como aumento nos níveis de IGF-1, bem como redução da síntese de IGFBPs. Dessa forma, as implicações da hiperinsulinemia sobre o eixo do IGF podem ser um dos mecanismos responsáveis pelo aumento no risco de câncer colorretal associado à obesidade. Estas ações podem ainda ter implicação prognóstica, uma vez que dados recentes encontraram mortalidade aumentada de câncer colorretal em indivíduos tratados cirurgicamente com intenção curativa que, antes do diagnóstico da doença, apresentavam níveis séricos altos de peptídio C e baixos de IGFBP-1. Estes resultados levantaram a hipótese de que níveis séricos de insulina e IGFBP-1 possam ser importantes mediadores da interação entre estilo de vida e mortalidade de pacientes com diagnóstico de câncer colorretal tratados com intenção curativa.

Em relação às citocinas e aos hormônios derivados do tecido adiposo, tem-se considerado que essas adipocinas se associam à carcinogênese do cólon. Quanto à leptina, cujos níveis circulantes são intimamente relacionados ao volume de tecido adiposo e à resistência à insulina, dados pré-clínicos a implicam na progressão dessa neoplasia. É importante ressaltar que os níveis de leptina se encontram elevados em situações de alto consumo alimentar e estoque energético; por outro lado, quando há restrição calórica eles diminuem. Neste sentido, destacam-se consistentes dados que associam restrição calórica à proteção ao câncer. Estas evidências sugerem que a leptina possa influenciar a associação entre obesidade e câncer de cólon.

Dois estudos de caso-controle encontraram relação significativa para essa associação, reforçando a hipótese, embora os resultados não possibilitem a mesma interpretação quanto ao câncer de reto. Por outro lado, a adiponectina é inversamente relacionada ao desenvolvimento de resistência à insulina, além de apresentar propriedades anti-inflamatórias. Seus níveis séricos costumam ser baixos em indivíduos acima do peso. Até o momento, os dados que relacionam baixos níveis de adiponectina ao aumento no risco de câncer colorretal são controversos e há necessidade de novos estudos prospectivos para investigar esta hipótese.

CÂNCER DE ESTÔMAGO E ESÔFAGO

As últimas décadas presenciaram enorme alteração na epidemiologia das neoplasias de estômago e esôfago. Houve marcante aumento na incidência de adenocarcinoma esofágico e câncer gástrico na região da cárdia, manutenção na incidência de carcinoma escamoso de esôfago e declínio de câncer gástrico de antro e corpo. A principal hipótese para o aumento na incidência dessas neoplasias seria o aumento na prevalência de obesidade, respaldada por estudos de coorte e meta-análises que confirmaram essa associação.

Há, no entanto, diferenças quanto ao aumento do risco conforme o gênero, sendo mais comum no sexo masculino. Uma possível explicação para este achado seria o fato de que a obesidade abdominal é mais frequente entre os homens. Hipótese avaliada em estudo de caso-controle encontrou associação entre o aumento do volume abdominal e maior risco para adenocarcinoma esofágico, embora esses achados não tenham se estendido ao câncer de cárdia.

A ocorrência de adenocarcinoma de esôfago depende da substituição do epitélio escamoso por outro colunar, processo de metaplasia intestinal. A fisiopatologia desse processo, conhecido como esôfago de *Barrett*, compreende refluxo gastroesofágico e esofagite. A obesidade correlaciona-se à esofagite e essa associação não é presente apenas em pacientes com sintomas de refluxo gastroesofágico.

CÂNCER DE PÂNCREAS

Por muito tempo houve controvérsia quanto à associação entre obesidade e câncer de pâncreas. No entanto, acredita-se que os primeiros estudos, que apontavam fraca associação, apresentavam importantes vieses relacionados à alta mortalidade da doença e à obtenção indireta do peso dos pacientes, realizados por meio de entrevista em vez de mensuração direta. Estudos prospectivos e de meta-análises posteriores encontraram resultados expressivos para essa associação.

Várias evidências implicam hiperinsulinemia e hiperglicemia à fisiopatologia da neoplasia pancreática. No entanto, não foi encontrada associação com o eixo do IGF em estudos de caso-controle que avaliaram níveis séricos de IGF-1, IGF-2 e IGFBP-3 prévios ao diagnóstico de câncer de pâncreas e o risco para essa doença.

CÂNCER DE FÍGADO E VESÍCULA BILIAR

Vários estudos de coorte e meta-análise investigaram a relação entre obesidade e câncer de vesícula biliar. A maioria deles encontrou associação positiva, inclusive com efeito de dose-resposta, e quanto maior o ganho de peso ou IMC maior o risco dessa neoplasia (RR = 1,15 e 1,66, respectivamente, para indivíduos com sobrepeso e obesidade). Quanto aos gêneros, observou-se maior risco no sexo feminino em comparação ao masculino (RR = 1,88 e 1,35, respectivamente). Os mecanismos por meio dos quais a obesidade influencia o risco de câncer de vesícula biliar ainda são desconhecidos. Uma das relações já observadas, no entanto, é de que colecistolitíase é um fator de risco para essa neoplasia e sua incidência é aumentada em indivíduos obesos.

Quanto ao carcinoma hepatocelular, existem evidências que implicam obesidade e DM tipo 2 ao aumento do risco para a doença. Uma hipótese para essa associação é de que o aumento na incidência de esteato-hepatite não alcoólica, relacionado à obesidade e DM tipo 2, poderia ser responsável pelo aumento do risco dessa neoplasia, pois pode progredir para cirrose hepática e câncer.

CÂNCER RENAL

Existem várias evidências que relacionam a obesidade como fator de risco para o câncer renal. Efeito de dose-resposta, no qual o aumento do risco cresceu proporcionalmente ao aumento do peso ou IMC, também esteve presente. Essa associação é, no entanto, mais forte no sexo feminino, fato para o qual não há explicação convincente até o momento.

Embora também exista associação do aumento do risco dessa neoplasia com a hipertensão arterial sistêmica, várias evidências sugerem que o aumento no risco associado à obesidade seja independente dos níveis pressóricos. Este fato sugere diferentes mecanismos fisiopatológicos para cada uma dessas condições, embora ainda se conheça pouco sobre estes.

CÂNCER DE PRÓSTATA

As evidências epidemiológicas são conflitantes quanto à influência da obesidade como fator de risco para o câncer de próstata. Um grande estudo de meta-análise, no entanto, revelou associação positiva, embora fraca, com aumento do risco estimado de 1,05 para cada 5 kg/m^2 de ganho de peso. Por outro lado, quanto ao prognóstico da doença há evidências convincentes de que o risco de recorrência após prostatectomia radical é maior em homens obesos.

Ainda pouco se conhece quanto aos mecanismos fisiopatológicos por meio dos quais obesidade e resistência à insulina influenciam a carcinogênese da próstata. Embora alguns estudos tenham associado altos níveis de IGF-1 ao risco de câncer de próstata, novos estudos ainda são necessários para o completo entendimento desses efeitos.

OUTRAS NEOPLASIAS

CÂNCER DE PULMÃO

Existe relação inversa entre obesidade e câncer de pulmão, embora esses resultados possam ser secundários a vieses provocados pelo tabagismo. No entanto, estudos que avaliaram populações de não fumantes com câncer de pulmão não observaram nenhuma associação entre obesidade e risco dessa neoplasia.

CÂNCER DE COLO UTERINO

A literatura é bastante exígua quanto à associação entre obesidade e câncer cervical. Não há dados sugerindo a obesidade como fator de risco para a doença, embora um estudo de caso-controle tenha demonstrado associação com adenocarcinoma de colo, dados não extensivos aos carcinomas escamosos, principal tipo histológico neste sítio. Novos estudos com maior número de indivíduos são necessários para melhor compreensão desta questão.

CÂNCER DE OVÁRIO

Existem resultados contraditórios quanto à associação entre câncer de ovário e obesidade, embora em revisão sistemática com maior número de pacientes tenha encontrada fraca associação positiva, RR = 1,3. Os resultados levaram à hipótese de que a relação com obesidade e ganho de peso poderia limitar-se a alguns tipos histológicos de câncer de ovário, embora esta não tenha sido confirmada por estudos de caso-controle.

CÂNCERES HEMATOLÓGICOS

Alguns estudos de coorte e meta-análise encontraram fraca associação entre obesidade e neoplasias hematológicas, incluindo linfomas, leucemias agudas e crônicas e mieloma múltiplo. No entanto, é necessário que outros estudos prospectivos com maior número ro de pacientes avaliem essa hipótese para que haja maior segurança quanto ao papel da obesidade como fator de risco para as neoplasias hematológicas.

SUMÁRIO DAS EVIDÊNCIAS EPIDEMIOLÓGICAS

Existem fortes evidências que permitem concluir que a obesidade aumenta o risco para neoplasias de mama na pós-menopausa, endométrio, cólon, reto, pâncreas, rim e adenocarcinoma do esôfago, além de provável associação com câncer da vesícula biliar e hepatocarcinoma. Ainda mais, obesidade também foi implicada ao diagnóstico de câncer de próstata em estágio mais avançado. Quanto às neoplasias hematológicas, existem evidências que sugerem que haja fraca associação, embora sejam necessários novos estudos que permitam melhor compreensão dos mecanismos moleculares envolvidos nesse processo.

MECANISMOS PROPOSTOS

HORMÔNIOS ENDÓGENOS

A associação entre o excesso de peso e o risco de câncer pode ser explicada por alterações no metabolismo dos hormônios endógenos – incluindo insulina, o fator análogo à insulina (IGF) e os esteroides sexuais – que podem gerar distorções no equilíbrio normal entre a proliferação celular, a diferenciação celular e a apoptose. Entretanto, os mecanismos fisiopatológicos e biológicos que dão suporte a essas associações apenas começam a ser esclarecidos.

A gênese tumoral é o resultado de mutações que conferem uma série de características específicas do câncer, como a autossuficiência de fatores de crescimento e a evasão da apoptose. Muitos genes promotores tumorais codificam proteínas quinase; inclusive, os domínios de proteínas quinase são os domínios funcionais mais conhecidos dos genes tumorais. Uma vez que as proteínas quinase ocupam uma posição apical nas cascatas de transdução de sinal, integrando-se com outras vias de sinalização e regulando a atividade ou a abundância de fatores transcricionais, os efeitos celulares da atividade aberrante das proteínas quinase são de amplo espectro. A importância funcional dessa capacidade adquirida para a manifestação da doença tem sido validada com a aprovação de inibidores tirosina quinase no tratamento do câncer, como os que apresentam as vias de sinalização BCR-Abl (fusão da proteína codificada pelo proto-oncogene Abelson – ABL – com a proteína *Breakpoint Cluster Region* – BCR) e cKIT (*cellular homolog of the feline* – sarcoma viral oncogene v-*kit* ou CD117 homólogo celular do oncogene viral v-*kit* de sarcoma de felinos) como alvo.

O pioneiro clínico, e prova desse conceito, foi o inibidor tirosina quinase Imatinib. O Imatinib foi aprovado para o tratamento de pacientes com leucemia mieloide crônica e tumor estromal gastrointestinal. Numerosos estudos clínicos em andamento visam expandir a aplicação de cada um dos inibidores tirosina quinase, e muitos deles estão sendo avaliados na clínica.

O mesmo é observado para a sinalização mediada por hormônios endógenos, que se integram com outras cascatas de transdução e controlam vários processos, incluindo a expressão gênica. Tem-se observado crescente interesse da ciência no remodelamento e na desregulação dos componentes hormonais endógenos no câncer. Se essas alterações são necessárias para sustentar o fenótipo alterado dos tumores ainda deve ser estabelecido. Neste item são apresentados os componentes centrais dos sistemas de sinalização dos hormônios endógenos, focando no papel da insulina, do IGF e dos esteroides sexuais em um dos aspectos cruciais do fenótipo tumoral – o controle da proliferação celular.

INSULINA E IGF

No início da década de 1990, os cientistas McKeown-Eyssen e Giovanucci observaram que os fatores de risco relacionados aos cânceres ocidentais eram notavelmente similares aos da resistência insulínica, e propuseram que a hiperinsulinemia poderia contribuir para o desenvolvimento de câncer por meio dos efeitos dos elevados níveis da insulina na promoção do crescimento celular. Além da sua importância na homeostase da glicose, é bem estabelecido que a insulina seja um hormônio crucial nos processos anabólicos envolvidos no início do crescimento e desenvolvimento, além de ser um potente mediador dos efeitos adversos da obesidade no prognóstico do câncer.

O excesso de peso corporal, níveis elevados de triacilgliceróis plasmáticos, baixos níveis de atividade física e padrões específicos de dieta (rica em gordura de origem animal) podem favorecer a elevação dos níveis de insulina circulante. Concentrações crônicas elevadas de insulina reduzem a síntese de IGFBP-1 e 2, resultando em níveis aumentados de IGF-1 livre, "bioativo", e concomitante alteração no ambiente celular que favorece o desenvolvimento tumoral. Sugere-se, ainda, que o IGF-1 pode associar-se com outros fatores de crescimento para produzir efeitos mitogênicos aumentados, e operar de maneira endócrina, parácrina ou autócrina para regular o crescimento, a sobrevivência, a transformação e a diferenciação celular.

Hormônios de crescimento fornecem o principal estímulo para a síntese do IGF-1 no fígado, fonte de mais de 80% do IGF-1 circulante, e o balanço energético nutricional exerce efeitos profundos e complexos na síntese e na atividade biológica do IGF-1. Em pacientes com DM tipo 1, ou em pessoas em jejum crônico, a baixa produção de insulina, que gera redução dos níveis de receptores hepáticos do hormônio de crescimento, também resulta em sua resistência e redução nos níveis sanguíneos e síntese de IGF-1. A biodisponibilidade do IGF-1 para os receptores teciduais é reduzida, ainda, pelos níveis crescentes de IGFBP-1 e IGFBP-2. Por outro lado, pacientes com diabetes tipo 2 apresentam altos níveis de insulina endógena e receptores hepáticos do hormônio de crescimento, produzindo quantidades elevadas de IGF-1. Paradoxalmente, entretanto, pessoas obesas apresentam níveis sanguíneos reduzidos de IGF-1 quando comparados com indivíduos de peso normal, bem alimentados. Estudos recentes demonstraram relação não linear entre IGF-1 e índices antropométricos de adiposidade, com os maiores níveis de IGF-1 concentrados em um IMC de aproximadamente 24-27 kg/m^2, e os menores níveis tanto nas menores quanto nas maiores categorias do IMC. Uma explicação para os baixos níveis de IGF-1 sanguíneos em indivíduos obesos, apesar da sensibilidade aumentada ao hormônio de crescimento do fígado e outros tecidos, é que a redução dos níveis de IGFBP-1 e IGFBP-2 aumenta a contrarregulação pelo IGF-1 livre na secreção pituitária do hormônio de crescimento, resultando em síntese reduzida do IGF-1 e em menores concentrações plasmáticas.

Muitos modelos *in vitro* e *in vivo* forneceram evidências convincentes para um papel do receptor de IGF-1 nas diferentes formas de câncer. Experimentos *in vitro* demonstraram que concentrações crescentes de IGF-1 induzem um aumento dose-dependente da proliferação de células tumorais de mama. Modelos *in vivo* que empregaram mutações associadas com baixos níveis de IGF-1 ou níveis reduzidos de seus ligantes demonstraram que o crescimento tumoral é influenciado pela fisiologia do IGF-1 do hospedeiro. Estudos mostram, ainda, que padrões de expressão gênicos induzidos pelo IGF-1 representam vias de maior agressividade e possivelmente hormônio-independência de cânceres mamários clínicos.

Tanto a insulina quanto o IGF-1 ativam a via dos receptores tirosina quinase do receptor de insulina (IR) e IGF-1, respectivamente, assim como os receptores híbridos IGF-1/IR, todos expressos em níveis elevados nas células malignas e resistentes à regulação negativa típica dos receptores das células saudáveis expostas à insulina. A ativação desses receptores resulta em ativação do substrato do receptor de insulina-1 (IRS-1), gerando ativação da via das MAPK (proteína quinase ativada por mitógenos) e da PI3-q/Akt, duas das mais importantes cascatas de sinalização frequentemente desreguladas no câncer. Além disso, há cada vez mais evidências de que essas vias cooperam para favorecer a sobrevivências das células transformadas (Figura 12.1).

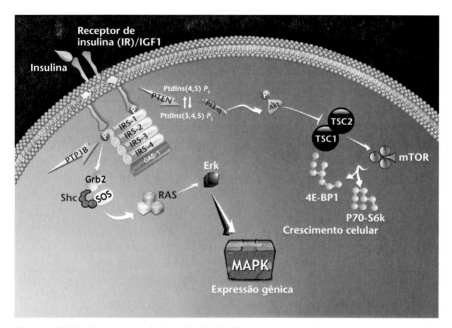

Figura 12.1. O receptor de insulina/IGF1 é um receptor tirosina quinase que sofre autofosforilação e catalisa a fosforilação das proteínas celulares, tais como membros da família do IRS e do Shc. Após a fosforilação em tirosina, estas proteínas interagem com moléculas sinalizadoras por meio dos seus domínios SH2, resultando em uma série de sinalização de diversas vias, incluindo a ativação da PI3-q, de proteínas quinases dependentes PtdIns(3,4,5)P_3, de RAS e da cascata de MAP quinase. Estas vias agem de modo concertado para coordenar a regulação do tráfego de vesículas, a síntese proteica, a ativação e desativação de enzimas e a expressão gênica.

O fosfolipídio PI3-q é recrutado até a membrana após estímulo por diferentes fatores de crescimento e citocinas. Nela, a enzima é ativada e a proximidade com seu substrato lipídico fosfatidilinositol (4,5)-bifosfato [PtdIns(4,5)P_2] gera fosfatidilinositol (3,4,5)-trifosfato [PtdIns(3,4,5)P_3]. O supressor tumoral PTEN (proteína homóloga à fosfatase e à tensina) atua revertendo a ação da PI3-q, desfosforilando PtdIns(3,4,5)P_3, sendo um supressor essencial da sinalização da PI3-q. A função da proteína PTEN é perdida em vários cânceres em estágio avançado. As proteínas Akt e PDK-1 (proteína quinase 1 dependente de 3-fosfoinositídio) utilizam a PtdIns(3,4,5)P_3 como ancoradouro. A Akt fosforila vários substratos envolvidos em diversos processos, incluindo sobrevivência celular (por meio da inativação da proteína pró-apoptótica BAD), síntese de glicogênio (inativação da enzima GSK-3 – glicogênio sintase quinase-3), transcrição gênica (fatores transcricionais FoxO – *forkhead box O*) e crescimento celular.

O mecanismo que demonstra como a via insulina-PI3-q/Akt induz o crescimento celular foi recentemente descrito após descobrirem que a Akt fosforila e inativa a tuberina (também conhecida como complexo tuberosa esclerosa 2), uma proteína inibidora de crescimento celular, inativando, assim, a função do complexo supressor tumoral TSC1-TSC2. TSC1-TSC2 é um complexo das proteínas hamartina (TSC1) e tuberina que agem inibindo a GTPase Rheb. Foi demonstrado que a ativação da PI3-q induzida pela insulina é responsável pelo término dessa atividade inibitória, resultando na ativação da Rheb. A indução da Rheb gera ativação da via da mTOR (*mammalian target of rapamycin*) e de seu substrato, a p70S6K.

A sinalização da via da mTOR é importante na biogênese ribossomal e no crescimento celular. A fosforilação da tuberina pela Rsk1 (p90 ribossomal S6 quinase 1) tem efeito inibitório semelhante ao da Akt no complexo TSC1-TSC2, promovendo a ativação da mTOR. Entretanto, a fosforilação da tuberina pela AMPK (*AMP-activated protein kinase*) em resposta a níveis energéticos celulares reduzidos age de maneira oposta, regulando de forma positiva o complexo TSC1-TSC2.

O crescimento celular é controlado em parte pelo complexo mTOR-raptor, que fosforila a proteína S6K1, ativando a quinase. Foi descrita recentemente a existência de uma alça contrarregulatória que permite que a via da mTOR, por meio da S6K1, dessensibilize a sinalização insulínica pela fosforilação e inativação do IRS-1.

A cascata MAP quinase-RAS-Raf tem importância central na promoção da proliferação das células tumorais. A cascata RAS/Raf/MEK/ERK interliga sinais dos receptores de superfície aos fatores transcricionais, que regulam a expressão gênica. Além disso, essa cascata também regula a atividade de várias proteínas envolvidas na apoptose.

Quando ativada, a proteína Raf fosforila resíduos de serina da MEK (MAPKK). A MEK1/2 fosforila e ativa a proteína MAPK, ERK, em resíduos de treonina e tirosina. A ERK, por sua vez, fosforila diversas proteínas citoplasmáticas e do citoesqueleto, incluindo as proteínas quinase ativadas por MAPK e a Rsk. Quando ativas, ERK e Rsk1/2 translocam-se para o núcleo, onde a ERK fosforila e ativa diversos fatores transcricionais como Sp1, E2F, Elk-1 e AP-1. A via de sinalização da AP-1 controla vários processos celulares, como proliferação, migração e diferenciação.

Parte da ação da insulina e do IGF-1 também é mediada pela inter-relação dessas vias com as vias de sinalização dos receptores estrogênicos em células mamárias.

HORMÔNIOS SEXUAIS

Em relação aos hormônios sexuais, a adiposidade influencia a síntese e a biodisponibilidade dos hormônios por meio de pelo menos três mecanismos. Primeiro, o tecido adiposo expressa uma ampla variedade de enzimas que metabolizam os hormônios sexuais, como a aromatase, que promovem a formação de estrógenos a partir dos precursores androgênicos secretados pelas gônadas e glândulas adrenais. O tecido adiposo é o principal local de síntese de estrógeno em homens e mulheres na pós-menopausa, com os níveis de aromatase e os níveis circulantes de estrona e estradiol fortemente relacionados ao IMC.

A segunda hipótese é a de que a obesidade resulta em aumento dos níveis circulantes de insulina e biodisponibilidade de IGF-1. Insulina e IGF-1 inibem a síntese de hormônio sexual ligado à globulina (SHBG) – a principal proteína carreadora de testosterona e estradiol no plasma – e pode gerar aumento na quantidade de hormônios esteroides livres disponíveis para a bioatividade. Estudos demonstraram que mulheres obesas (IMC > 30 kg/m²) apresentam metade da concentração média de SHBG das mulheres com IMC < 22 kg/m².

O SHBG pode agir diretamente nas células tumorais mamárias inibindo a proliferação celular induzida pelo estradiol. Estudos *in vitro* demonstram que a ligação dessa proteína à membrana de células tumorais mamárias induz o segundo mensageiro cAMP, gerando completa inibição da proliferação induzida pelo estradiol. Além disso, a pré--incubação dessas células com SHBG antes do tratamento com estradiol reverte os efeitos antiapoptóticos do hormônio. Assim, o SHBG previne a ação do estradiol nas células tumorais mamárias, agindo como fator antiproliferativo. Sua perda pode contribuir para a tumorigênese em mulheres obesas.

Estradiol (E_2) e IGFs podem ainda agir como mitógenos em células tumorais mamárias por meio da ativação transcricional do receptor intracelular de estrógeno (ER-α e ER-β). Eles agem em conjunto e de forma recíproca. Além disso, a insulina em doses suprafisiológicas pode reproduzir os efeitos do IGF-1 em células mamárias. Estudos demonstraram que o E_2 interage com toda a via traducional do IGF-1 de células tumorais de mama. O IGF pode agir por meio de dois receptores de membrana: receptores de IGF tipos 1 e 2. A ativação pelos ligantes gera autofosforilação e ligação a proteínas adaptadoras de sinalização, como o IRS-1 e Shc, que ativam as vias da ERK e da PI3-q.

Finalmente, níveis elevados de insulina podem aumentar a síntese de andrógenos no ovário e possivelmente nas glândulas adrenais, acarretando no desenvolvimento da síndrome do ovário policístico (SOP) em mulheres geneticamente suscetíveis na pré--menopausa. SOP é caracterizado pelo hiperandrogenismo e anovulação crônica, resultando em estimulação contínua do endométrio por estrógenos sem oposição pela progesterona. Nas mulheres na pré-menopausa com SOP, o hiperandrogenismo ovariano provavelmente aumenta o risco de câncer endometrial por reduzir a síntese local de IGFBP-1 uterino, aumentando a biodisponibilidade de IGF-1 e favorecendo a formação do tumor. SOP e obesidade estão associados ao aumento do risco de câncer do endométrio nas mulheres na pré e pós-menopausa, respectivamente, e compartilham mecanismos que migram entre as vias do estrógeno, progesterona, andrógenos e IGF.

O risco para o câncer de mama e os fatores de risco mais estabelecidos para o câncer de endométrio, como menarca precoce, menopausa tardia e obesidade, provavelmente se relacionam a vias que refletem maior tempo de exposição aos estrógenos durante a vida. Em níveis moleculares, as ações do estrógeno são mediadas pelos receptores de estrógeno (ER-α e ER-β). As atividades genômicas do ER envolvem seu papel de fator transcricional pela sua ligação direta ao DNA através dos elementos responsivos ao estrógeno, ou ligando ao DNA através de sua conexão a outras proteínas. O estrógeno, entretanto, também pode exibir efeitos pleiotrópicos por meio de interações não genômicas com vias de sinalização de fatores de crescimento, incluindo a via da PI3-q/Akt e MAPK. Assim, apesar de o ER estar localizado predominantemente no núcleo em células tumorais privadas de esteroides, uma quantidade substancial é translocada para a membrana plasmática após estímulo com o hormônio, contribuindo para a sinalização dos receptores de fatores de crescimento.

OBESIDADE, INFLAMAÇÃO E CÂNCER

Uma relação causal entre câncer e inflamação é suspeita há milhares de anos. Galeno foi o primeiro a notar esta relação e Virchow, no século XIX, demonstrou que leucócitos estavam presentes em tecidos malignos, alegando que tumores surgem de locais cronicamente inflamado. Infecções crônicas e consecutiva inflamação que ocorre podem afetar células de tecidos normais, transformando essas células, e até mesmo células tumorais por meio de interação com as células circundantes.

De todas as mortes por câncer, de 15 a 20% estão ligadas à inflamação e à infecção. Por exemplo, os maiores fatores de risco para carcinoma hepatocelular são as infecções crônicas dos vírus das hepatites B e C, e a maioria dos casos de câncer gástrico está associada com infecção por *Helicobacter pylori*. Colite ulcerativa e outras doenças inflamatórias do intestino estão relacionadas ao aumento de risco de câncer colorretal. A irritação e a inflamação das vias aéreas por partículas aerotransportadas e fumaça de tabaco podem ser importantes promotores da carcinogênese de pulmão.

Em paralelo, existe grande número de evidências conectando obesidade, inflamação e desenvolvimento de resistência à insulina. No tecido adiposo de obesos, há recrutamento de macrófagos, resultando em estado pró-inflamatório. Macrófagos infiltrados em outros tecidos são conhecidos por secretar grandes quantidades do fator de necrose tumoral (TNF), levando a um estado inflamatório crônico com comprometimento do depósito de triacilgliceróis e aumento da lipólise. O excesso de triacilgliceróis circulantes e de ácidos graxos livres resultam em perturbação das funções metabólicas normais como fosforilação oxidativa mitocondrial e transporte de glicose estimulada por insulina, desencadeando a resistência à insulina.

A fosforilação em serina dos substratos do receptor de insulina (IRS) são os principais mecanismos que suprimem a via da insulina levando à resistência à insulina. Nesse sentido, a *c-Jun N-terminal kinase* (JNK), um membro da família das MAPs quinase, que pode ser ativado por TNF alfa, pode atuar como retroalimentação negativa durante a estimulação com insulina, uma vez que a ativação de JNK induz à fosforilação inibitória de serina 307 do IRS-1. A serina 307 está localizada próxima ao domínio de ligação de tirosina fosforilada (PTB) no IRS-1 e sua fosforilação inibe a interação do domínio PTB com o motivo NPEY (sequência de aminoácidos onde N é asparagina, P, prolina, E, glutamato, e Y, tirosina) fosforilado no receptor de insulina ativado, causando resistência à insulina. Estudos anteriores sugerem que, além de JNK, a fosforilação de IKK-beta também aumenta a fosforilação em serina do IRS-1. Assim, o complexo IKK parece ser outro candidato que possui um papel importante na fosforilação do IRS-1 e na regulação da sensibilidade à insulina.

A via do fator nuclear kappa B (NF-κB) possui papel central na inflamação e na imunidade. Fatores de transcrição que integram sinais de estresse e coordenam a resposta imune, conhecidos como proteínas NF-κB, foram recentemente relacionados às características da carcinogênese, e dados recentes demonstram as vias pelas quais NF--κB (Figura 12.2) e JNK contribuem para esses aspectos.

Para testar o papel da via de ativação do NF-κB no controle da tumorigênese em um modelo de câncer associado à colite, foram utilizados animais *knockout* condicionais para a proteína IKK-beta. Outras evidências mostram que a perda de IKK-beta em hepatócitos promove a hepatocarcinogênese induzida por compostos químicos por meio de um mecanismo envolvendo aumento da produção de espécies reativas de oxigênio e ativação de JNK com morte celular associada, levando a uma resposta compensatória nos hepatócitos sobreviventes.

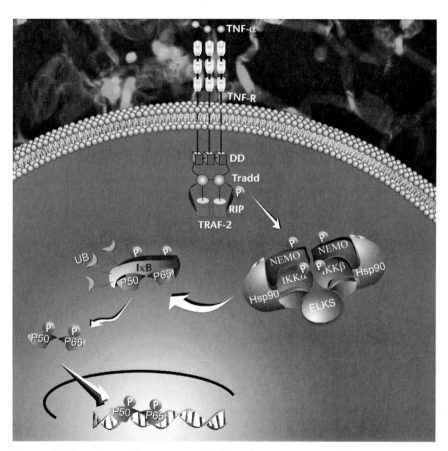

Figura 12.2. Ativação do receptor 1 do fator de necrose tumoral (TNF-R) por meio da ligação do TNF-alfa resulta em rápida montagem do complexo I, que é composto de proteína associada ao receptor 1 de TNF (Tradd), proteína 1 interagindo com o receptor (RIP1). DD = domínio de morte. Este complexo leva à ativação da quinase inibidora de NF-κB (IKK). A ativação de IKK leva à fosforilação de IκB e degradação pela marcação com ubiquitina (UB), que culminam com a translocação nuclear de NF-κB (P50-P65).

Os resultados epidemiológicos consistentes conectando obesidade e risco associado a diversos tipos de câncer torna plausível a hipótese de que o mecanismo molecular de carcinogênese pode ser mediado por vias inflamatórias. Corroborando esta hipótese, recentemente foi descrito que tanto a obesidade induzida por dieta rica em gordura, como a obesidade causada pela ausência de produção de leptina, são potentes promotores de hepatocarcinoma em camundongos. O desenvolvimento do hepatocarcinoma nestes animais foi decorrente da inflamação subclínica observada na obesidade, neste caso, mediado por IL-6 e TNF-α, que resultaram na inflamação hepática e indução da carcinogênese por meio da ativação do fator de transcrição STAT3. Em face da notável prevalência da obesidade, o entendimento exato dos mecanismos moleculares conectando obesidade e inflamação pode ser crucial para o tratamento dessa doença.

CONSIDERAÇÕES FINAIS

A obesidade está associada com risco e prognóstico para diversos tipos de câncer, e muitos mecanismos foram propostos para explicar a conexão entre obesidade e câncer. A confirmação do papel da obesidade no risco do câncer e no seu prognóstico emergiu em estudos clínicos e meta-análises nas últimas décadas. A melhora do conhecimento dos mecanismos fisiopatológicos que conectam obesidade e câncer, mediados por hormônios como a insulina, ainda é necessária para o estabelecimento tanto de intervenções mais coerentes de saúde pública para a redução do impacto do câncer quanto para a contribuição no desenvolvimento de novas estratégias de combate a essa doença.

BIBLIOGRAFIA

1. Balkwill F, Mantovani A. Inflammation and cancer: back to Virchow? Lancet 2001;357 (9255):539-45.
2. Calle EE, Rodriguez C, Walker-Thurmond K, Thun MJ. Overweight, obesity, and mortality from cancer in a prospectively studied cohort of US adults. N Engl J Med 2003;348 (17):1625-38.
3. Hotamisligil GS, Shargill NS, Spiegelman BM. Adipose expression of tumor necrosis factor-alpha: direct role in obesity-linked insulin resistance. Science 1993; 259:87-91.
4. IARC – International Agency for Research on Cancer Working Group on the Evaluation of Cancer-Preventive Strategies – Weight control and physical activity. Lyon, France: IARC Press; 2002.
5. Karin M. The IκB kinase – a bridge between inflammation and cancer. Cell Res 2008;18: 334-2.
6. McTiernan A, Rajan KB, Tworoger SS, Irwin

M, Bernstein L, Baumgartner R et al. Adiposity and sex hormones in postmenopausal breast cancer survivors. J Clin Oncol 2003; 21:1961-6.
7. Reeves GK, Pirie K, Beral V, Green J, Spencer E, Bull D. Cancer incidence and mortality in relation to body mass index in the Million Women Study: cohort study. BMJ 2007;335 (7634):1134.
8. Renehan AG, Tyson M, Egger M, Heller RF, Zwahlen M. Bodymass index and incidence of cancer: a systematic review and meta-analysis of prospective observational studies. Lancet 2008;371(9612):569-78.
9. Sachdev D, Yee D. The IGF system and breast cancer. Endocr Relat Cancer 2001;8:197-209.
10. WCRF – World Cancer Research Fund – Food, nutrition, physical activity, and the prevention of cancer: a global perspective. Washington: American Institute for Cancer Research; 2007.

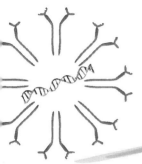

Parte IV

AÇÕES TERAPÊUTICAS NO CONTROLE DA OBESIDADE E DIABETES

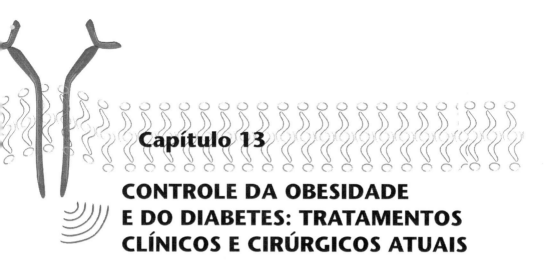

Capítulo 13

CONTROLE DA OBESIDADE E DO DIABETES: TRATAMENTOS CLÍNICOS E CIRÚRGICOS ATUAIS

Bruno Geloneze
José Carlos Pareja
Lício A. Velloso

OBESIDADE COMO UMA DOENÇA CRÔNICA, NEUROQUÍMICA E RECIDIVANTE

A obesidade tem assumido proporções epidêmicas em vários países no mundo, incluindo o Brasil. A prevalência de sobrepeso e obesidade depende de uma interação complexa entre fatores genéticos, ambientais e comportamentais. A obesidade ocorre quando o consumo calórico ultrapassa o gasto energético. Além disso, existem várias evidências sobre a provável presença de mecanismos individualizados de regulação do peso corporal que são influenciados por padrões dietéticos inadequados e reduzida atividade física em nossa população. Apesar disso, a obesidade continua sendo considerada uma doença comportamental, reforçando a imagem negativa e estigmatizante da pessoa obesa.

A presença de obesidade, em especial quando associada à distribuição abdominal e troncular, está associada a uma série de anormalidades metabólicas. Indivíduos obesos sofrem também de estigmatização social, discriminação e consequente redução da autoestima. Assim, a perda de peso é um objetivo importante em função das doenças concomitantes e prevenção do aparecimento de novos problemas relacionados à obesidade.

TRATAMENTO DA OBESIDADE

ABORDAGEM E OBJETIVOS TERAPÊUTICOS

A obesidade e suas comorbidades, tais como diabetes e hipertensão arterial, devem ser conduzidas clinicamente como condições crônicas e, portanto, o tratamento deve ser focado em uma abordagem para toda a vida do paciente.

Quando um paciente apresenta sobrepeso/obesidade ou simplesmente distribuição centrípeta da gordura corporal, a história médica e o exame clínico devem estar focados nas potenciais causas e complicações da obesidade. Uma vez estabelecido o risco associado à obesidade, a motivação para a perda de peso deve ser abordada.

Pacientes desmotivados ou que simplesmente não queiram perder peso raramente terão sucesso em um programa de perda de peso. Se ele não está "pronto" para reduzir seu peso, então deverá ser aconselhado a não ganhar mais peso, tentar mudar seu estilo de vida e principalmente tratar suas comorbidades de forma adequada. Para os pacientes de alto risco, os clínicos devem despender um esforço adicional para motivar seus pacientes discutindo os potenciais benefícios da perda de peso, incluindo o conceito de grandes benefícios na saúde mesmo com pequenas reduções, entre 5 e 10%, no peso corporal.

Para os pacientes "prontos" para perder peso, o tratamento inicial deve ser focado na implementação de um programa dietético e de atividade física adaptado a seu estilo de vida e suas necessidades e possibilidades físicas. Objetivos realistas devem ser estabelecidos. Na tentativa de superar os obstáculos ao tratamento, a terapia comportamental deve ser implementada.

Quando os pacientes não atingem suas metas realistas de tratamento, a abordagem farmacológica pode ser implementada. Segundo diversos consensos de tratamento, incluindo a posição oficial da Associação Brasileira de Estudos para a Obesidade (ABESO), as medicações antiobesidade podem ser usadas em pacientes com índice de massa corporal (IMC) $\geq$ 30 kg/m² ou 25 kg/m² na presença de comorbidades.

Nos pacientes com obesidade clinicamente grave ou mórbida, com IMC $\geq$ 40 kg/m² ou $\geq$ 35 kg/m² com comorbidades graves, nos quais tenha havido falha dos tratamentos clínicos, a cirurgia antiobesidade, ou bariátrica, é uma opção terapêutica. Na maioria dos pacientes há melhora significativa e sustentada das comorbidades.

Outro aspecto importante refere-se à expectativa dos pacientes com relação a tratamentos. Estudos demonstram que os pacientes desejam alcançar pesos muito baixos. Considerando o desejo como legítimo, cabe ao terapeuta alertar para a necessidade e benefício de objetivos realistas. Pesquisas comportamentais demonstram que o "peso dos sonhos" dos pacientes que procuram tratamento é cerca de 37% menor o inicial, o "peso feliz" é 27 a 30% menor, o "peso aceitável" é 22 a 24% menor e o "peso desapontador" é 14% menor. Normalmente, o peso referido corresponde ao menor peso que a pessoa alcançou em toda sua vida adulta. Outro ponto interessante é a surpreendente semelhança entre as faixas de peso consideradas adequadas à estética e à promoção da saúde. Tomando estes dados em confronto com a realidade dos achados clínicos, é possível considerar como difícil, senão impossível, atender às expectativas dos pacientes. A tranquilidade para o profissional de saúde pode ser alcançada pelo reconhecimento de que o peso saudável muitas vezes corresponde ao peso atual do paciente, ou pode ser atingido pela redução de 5 a 10% do peso inicial.

PACIENTES DE ALTO RISCO COM OBESIDADE ABDOMINAL

Os estudos epidemiológicos mostram a incidência progressiva de doenças crônicas como hipertensão arterial, *diabetes mellitus* tipo 2 (DM tipo 2), dislipidemia e doença coronariana com níveis elevados de IMC. No entanto, apesar da disponibilidade de farta documentação científica, os profissionais de saúde mostram-se perplexos com a heterogeneidade da incidência destas condições em seus pacientes. Na verdade, muitos são os pacientes com IMC elevado e com boa forma metabólica, e outros com IMC dentro da faixa de sobrepeso (25 a 30) com achados clássicos do risco cardiometabólico. Nesse aspecto, os estudos epidemiológicos e metabólicos nos últimos 15 anos têm enfatizado a noção introduzida nos anos 1940 pelo médico francês, Dr. Jean Vague, de que as complicações da obesidade são mais relacionadas ao excesso de gordura abdominal (obesidade android ou centrípeta) do que com o peso corporal em si. Além disso, novos estudos demonstram que o acúmulo preferencial de gordura na região gluteofemoral, comum às mulheres antes da menopausa, descrita por Vague como obesidade ginoide, não está relacionado a risco cardiovascular aumentado.

Na verdade, ao identificarmos indivíduos obesos abdominais por meio de medidas antropométricas como a circunferência da cintura ou pela relação cintura/quadril, estamos indiretamente estimando a quantidade de gordura visceral que parece ser o principal componente pró-aterogênico da adiposidade. Em termos práticos, na ausência de achados óbvios que traduzam o alto risco dos pacientes (hiperglicemia, hipercolesterolemia, hipertensão), os pacientes de maior risco, e mais necessitados de tratamento, podem ser identificados pela simples medida da cintura combinada com a avaliação dos níveis de triacilgliceróis. Esta avaliação pode identificar o fenótipo pró-aterogênico da "cintura hipertrigliceridêmica".

Assim, a avaliação da adiposidade por medidas simples como a circunferência da cintura pode ser até mais importante do que a avaliação do IMC para a identificação dos pacientes que necessitem de uma abordagem mais agressiva para a redução de peso por meio de medidas comportamentais e farmacológicas, e principalmente pela inclusão de programas de exercícios que permitam a redução de peso com preservação de massa magra. Na verdade, quando há redução de peso, há também diminuição da gordura visceral e esta será tanto maior quanto mais adequado for o programa de exercícios associado.

TRATAMENTO COMPORTAMENTAL DA OBESIDADE HUMANA

A terapia comportamental baseia-se em estratégias para ajudar os pacientes a modificar seus hábitos dietéticos e aumentar sua atividade física, tornando-os mais conscientes da inserção destas atividades em seu estilo de vida e ajudando-os na escolha de hábitos saudáveis.

Apesar da presença de um grande interesse no tratamento farmacológico, a modificação no estilo de vida tem sido considerada o ponto central no manejo da obesidade. Da mesma forma, a farmacoterapia, quando indicada, deve ser obrigatoriamente associada a um programa comportamental de tratamento.

Vários são os estudos de meta-análise sobre a efetividade das intervenções comportamentais. Uma avaliação de 41 estudos controlados de intervenção em populações de criancas e adolescentes foi realizada e, em geral, o programa comportamental parece produzir redução de peso significativa e manutenção aceitável a longo prazo. Além disso, observou-se que estudos de intervenção farmacológica ou dietética são mais eficazes quando associados a técnicas de modificação comportamental (Quadro 13.1).

Em outros estudos também de meta-análises observou-se que programas exclusivamente de exercícios produzem perdas modestas de peso. O efeito benéfico do exercício está presente na preservação da massa magra quando há perda de peso, também pelo aumento da magnitude da perda de peso quando associado a programas dietéticos. Por outro lado, a maioria dos estudos com exercícios apenas foram conduzidos em pessoas com IMC $\leq$ 30 kg/m², dificultando a interpretação da sua eficácia em pacientes realmente obesos.

Quadro 13.1. Definição de alguns tipos de terapias comportamentais.

Tratamento	Definição
Modificação comportamental	Técnicas da automonitorização, controle de estímulos, manejo do ritual do ato de comer
Psicoterapia	Terapia humanística, psicodinâmica (psicodrama)
Terapias cognitivas	Racionalização dos motivos emocionais relacionados ao hábito alimentar. Solução de problemas
Exercícios	Qualquer alteração na atividade física, incluindo aumento das atividades não programadas do dia a dia
Dieta	Quaisquer modificações no conteúdo calórico, incluindo aconselhamento para a redução pura e simples da ingestão
Automonitorização	Monitorização do próprio comportamento e atividades
Controle de estímulos	Estratégias para evitar hábitos que induzem à ingestão alimentar, como comer assistindo à TV
Modificação do "comer"	Técnicas voltadas para mudança do ato de comer, como comer mais devagar e soltando os talheres entre as garfadas
Exercícios aeróbicos	Participação em programas vigorosos e sustentados de atividades como corrida, natação, dança etc.
Caminhadas	Programa de caminhada constante e progressiva
Exercícios do estilo de vida	Programa ajustado às atividades diárias como subir escadas e não usar elevadores, caminhar em vez de dirigir etc.
Dietas pré-preparadas	Fornecimento de alimentos pré-acondicionados e definidos quanto ao conteúdo calórico (eliminação da escolha)

DIETAS NA PRÁTICA CLÍNICA

CONCEITOS E NÍVEL DE EVIDÊNCIA CIENTÍFICA

Neste item estão listados alguns pontos ainda não totalmente esclarecidos na prática clínica sobre a utilização e resultados da dietoterapia na obesidade.

Entende-se por evidência científica **categoria A**: dados cientificamente ricos obtidos de estudos controlados randomizados com objetivos e achados bem definidos, **categoria B**: dados limitados e de menor relevância científica em geral derivados de estudos por vezes randomizados, mas pequenos e inconsistentes, **categoria C**: evidência de seguimento não controlado ou de estudos observacionais.

PERDA DE PESO

- O balanço calórico é o maior determinante da perda de peso independente da composição de macronutrientes da dieta. Dietas de 1.400 a 1.500 kcal/dia são eficazes (evidência **categoria A**).
- Dietas automonitorizadas com escolha de alimentos com alto teor de gordura e baixo teor de carboidratos (por exemplo, dieta do Dr. Atkins) levam a um consumo de menores quantidades de calorias e consequente redução de peso (evidência **categoria C**).
- Dietas de alto teor de gordura consumidas em condições experimentais levam à perda de peso (evidência **categoria C**).
- Dietas balanceadas (por exemplo: pirâmide alimentar, vigilantes do peso) tendem a ter menor conteúdo calórico e levam à redução de peso quando consumidas *ad libitum* (evidência **categoria A**).
- Perda de peso em dietas de baixo teor de gordura pode estar associada à mudança no estilo de vida concomitante à dieta (evidência **categoria B**).

COMPOSIÇÃO CORPORAL

- Todas as dietas hipocalóricas resultam em perda de peso e de gordura corporal, não havendo influência da composição da dieta (evidência **categoria A**).
- No seguimento a curto prazo, as dietas de alto teor de gordura/baixo carboidrato são cetogênicas, resultando em perda de água corporal maior do que gordura. Quando a dieta é interrompida, o líquido perdido é recuperado (evidência **categoria C**).
- A atividade física é seguramente o principal determinante da manutenção da massa magra durante o processo de emagrecimento (evidência **categoria A**).

ADEQUAÇÃO NUTRICIONAL

- As propriedades nutricionais das dietas são importantes para a saúde do indivíduo. O consumo de uma dieta variada tende a ser mais equilibrada sob o ponto de vista nutricional. A dieta moderada em gordura, com redução balanceada de nutrientes, usualmente fornece uma quantidade adequada de micronutrientes (evidência **categoria B**).

- Dietas de alto teor de gordura são nutricionalmente inadequadas (reduzidas quantidades de vitaminas E, B_{12} e zinco) e requerem suplementação (evidência **categoria C**).

PARÂMETROS METABÓLICOS

- Dieta de alto teor de gordura leva à cetose com aumento significativo do ácido úrico (evidência **categoria B**).
- Os parâmetros metabólicos (lipídios, glicose, insulinemia) melhoram na proporção da perda e peso (evidência **categoria A**), tanto na dieta de baixo teor de carboidratos (evidência **categoria C**), quanto na dieta de baixo teor de gordura (evidência **categoria B**) e na dieta balanceada (evidência **categoria A**).

FOME E ADESÃO À DIETA

- Muitos fatores influenciam a fome, apetite e subsequente consumo de alimentos. Parece não existir uma dieta para reduzir a fome ou o apetite (evidência **categoria B**).
- A manutenção da dieta a longo prazo depende mais de fatores psicológicos do que da composição da dieta prescrita (evidência **categoria B**).

RESUMO E RECOMENDAÇÕES GERAIS

O balanço calórico (consumo *versus* gasto calórico) talvez seja mais importante do que a composição da dieta na determinação do sucesso terapêutico de um plano dietético tanto na perda de peso quanto no impacto metabólico geral. A importância na composição da dieta na determinação do sucesso a longo prazo em termos de aderência e manutenção do peso ainda não está definida.

Estudos clínicos controlados com dietas de alto teor de gorduras e baixo teor de carboidratos são necessários para definir sua eficácia na manutenção da perda de peso a longo prazo, bem como estabelecer seus potenciais benefícios ou malefícios metabólicos.

As informações atuais são relativamente amplas para estabelecer os efeitos a curto prazo da dietoterapia e falham em evidenciar os benefícios a longo prazo sobre parâmetros de saúde física e mental dos pacientes. Outro estudo meta-analítico demonstrou que apenas 15% dos pacientes mantiveram os resultados de perda de peso por pelo menos cinco anos de seguimento.

ACUPUNTURA

Uma recente revisão de estudos clínicos demonstrou que a utilização da acupuntura para o tratamento da obesidade com ênfase na técnica de acupuntura auricular demonstrou que a maioria dos estudos é puramente descritiva, de curta duração (≤ 12 semanas) e não foram desenhados dentro das normas gerais de protocolos clínicos. Nos poucos estudos controlados com resultados positivos, os efeitos de redução de peso são modestos, e sua interpretação fica prejudicada pela duração muito curta e falta de normatização de procedimentos. A maioria dos autores acreditam que a acupuntura pode ser uma terapia adicional ao tratamento da obesidade, mas sua recomendação requer estudos clínicos adequados.

TERAPIA FARMACOLÓGICA NO TRATAMENTO DA OBESIDADE

Devido à grande prevalência da obesidade e à repercussão negativa de tratamentos passados, a comunidade médica anseia por tratamentos farmacológicos eficazes e seguros.

O perfil da droga deveria incluir condições que não são totalmente preenchidas por nenhuma das drogas disponíveis atualmente (Quadro 13.2). Talvez algumas qualidades possam ser suficientes para caracterizar uma droga como ideal para um dado paciente, mas nenhum tratamento farmacológico ou não farmacológico poderá ser considerado ideal para grandes populações.

Quadro 13.2. Características do regulador ideal do balanço energético para a obesidade.

Demonstração de eficácia em reduzir o peso e melhorar as comorbidades
Tolerabilidade plena ou efeitos colaterais leves e transitórios
Ausência de propriedades aditivas
Eficácia quando utilizada a longo prazo
Ausência de problemas após anos de utilização
Mecanismo de ação conhecido
Custo aceitável
Possibilidade de identificação de "bons respondedores" precocemente

TRATAMENTO FARMACOLÓGICO

O passado

O hormônio tireoidiano foi o primeiro componente utilizado no tratamento da obesidade, talvez pela interpretação equivocada no final do século XIX de que o excesso seria uma manifestação de hipotireoidismo subclínico. O uso de tri-iodotironina (T_3) ou tiroxina (T_4) exógeno pode causar redução de peso, mas pelo menos 80% dessa redução corresponde à perda de massa magra, portanto sem efeito metabólico proveitoso, e mesmo constituindo um prejuízo à saúde. Somado a isso, podem existir graves consequências como arritmias cardíacas, osteopenia acelerada, distúrbios de comportamento e morte súbita. Em vista dessas evidências, é surpreendente que os hormônios tireoidianos continuem a ser utilizados de forma indiscriminada na prática clínica de alguns profissionais.

Dinitrofenol, um composto que afeta a fosforilação oxidativa aumentando a taxa metabólica, foi introduzido na prática clínica em 1933. Sua utilização levava a uma perda de peso associada ao aumento da temperatura corporal, sudorese e mesmo febre intensa. Várias toxicidades foram identificadas, tais como agranulocitose, hepatotoxicidade, perda da visão e morte, levando a sua descontinuação clínica.

A anfetamina original (não estamos falando dos seus derivados atualmente utilizados) foi introduzida em 1938 e rapidamente se tornou amplamente utilizada devido a sua eficácia em inibir a fome. Essa droga foi utilizada entre 1940 e 1960 combinada com hormônios tireoidianos, digitálicos e diuréticos, promovendo perda de peso e também perda de saúde e de vidas, em função da hipertensão arterial, miocardiopatia grave e morte súbita.

Aminorex, um derivado anfetamínico simpaticomimético com propriedades anorexígenas, foi introduzido na Europa em 1965. Ocorreu uma epidemia de casos de hipertensão pulmonar entre os usuários do aminorex, com mortalidade de 50% nesses casos.

Fenfluramina é uma droga que estimula a liberação e inibe a recaptação pré-sináptica da serotonina. Essa droga foi muito utilizada combinada com o agente simpaticomimético, fentermina com bons resultados em termos de perda de peso. Após anos de utilização, foram identificados casos de hipertensão pulmonar com essa combinação. Mais tarde, a fenfluramina esteve associada com lesão valvar cardíaca. Por fim, outro componente, a dextrofenfluramina, foi igualmente retirada do mercado por suspeita dos mesmos problemas da fenfluramina.

O presente

Derivados de anfetamina

Os derivados de anfetamina, como anfepramona, femproporex, além do mazindol são largamente utilizados no mundo, inclusive no Brasil. Apesar de não existirem estudos a longo prazo bem controlados comprovando sua eficácia clínica sustentada, seu uso faz-se pela ausência de complicações graves como as encontradas com a fenfluramina, bem como pela experiência clínica positiva de alguns grupos quando sua utilização é criteriosa. Esses agentes promovem anorexia pela potencialização da norepinefrina com redução entre 3 e 8% no peso corporal, podendo causar palpitações, taquicardia, insônia, hipertensão e boca seca. Não há relatos de hipertensão pulmonar e doença valvar cardíaca. Cumpre ressaltar que a utilização desses componentes pode levar à drogadição, especialmente quando utilizados dentro de objetivos irrealistas, com fins puramente estéticos ou em dissociação de um programa dietético e comportamental, ou mesmo quando indicados para pacientes com distúrbios mais graves de comportamento alimentar.

Sibutramina

A sibutramina bloqueia a recaptação pré-sináptica de noradrenalina e serotonina potencializando os efeitos sacietógenos e anorexígenos desses dois componentes no sistema nervoso central. Não há relatos de disfunção ou lesão valvar com essa droga. O problema da drogadição, comum a outros agentes antiobesidade, não foi detectado mesmo quando a sibutramina foi utilizada em doses duas a cinco vezes maior do que a dose terapêutica.

O mais longo estudo randomizado duplo-cego com sibutramina envolveu 605 pacientes obesos em oito centros europeus. Durante o seguimento, 43% dos pacientes do grupo sibutramina e 50% do grupo placebo não completaram o estudo a longo prazo. A manutenção de 80% do peso perdido foi alcançada por 43% no grupo sibutramina e 16% no placebo. A perda absoluta de peso com sibutramina foi de 8,9 kg. Vários estudos são atualmente conduzidos com doses de 10 a 20 mg/dia combinadas com programas dietéticos com seguimento clínico de até um ano, mostrando melhoras significativas nas comorbidades clínicas, incluindo redução de lipídios e melhora no metabolismo da glicose. No Brasil, recente estudo demonstrou redução na resistência à insulina durante a utilização da sibutramina, possivelmente relacionada à redução do peso e não a um efeito direto da sibutramina.

Em resumo, a sibutramina promove perda sustentável de peso com melhora de comorbidades, sem risco aparente de drogadição e sem efeitos colaterais relevantes a longo prazo.

Orlistat

Esta substância é um inibidor da lipase gastrodigestiva, principalmente a lipase pancreática, a enzima responsável pela hidrólise dos triacilgliceróis em ácidos graxos no lúmen intestinal. Seu mecanismo de ação implica a redução da absorção de gorduras em torno de 30% e efeito clínico de redução de peso comparável ao de uma dieta de restrição de gorduras. Não existem relatos de efeitos sistêmicos do orlistat, pois não há absorção. No entanto, a possibilidade de deficiência absortiva de vitaminas lipossolúveis está presente, tornando a suplementação dessas vitaminas uma possibilidade em casos selecionados. A redução da absorção e gorduras foi testada comparando o orlistat com a quitosana, uma substância extraída da casca de crustáceos. No grupo tratado com orlistat, houve aumento de 16% na gordura fecal contra apenas 0,27% no grupo tratado com quitosana. Isso comprova o efeito inibitório do orlistat sobre a absorção de gorduras e demonstra a ineficácia da quitosana sobre a redução da absorção de gorduras.

Outros estudos com duração menor que dois anos demonstraram perdas médias de 5,9 a 10%, comparados a 4,6 a 6,4% no placebo. O orlistat mostrou-se eficaz na prevenção da recuperação do peso perdido em pacientes submetidos à dieta hipocalórica e reduziu a conversão da intolerância a carboidratos para diabetes. Em estudo latino-americano houve redução de 4,7 *vs.* 3% em 24 semanas, com melhoras significativas no controle glicêmico de pacientes com diabetes tipo 2. Outros efeitos observados nos estudos com orlistat são melhora na pressão arterial e perfil lipídico.

Orlistat e sibutramina combinados

Estas duas drogas apresentam mecanismos de ação diferentes, sendo a combinação de ambos uma possibilidade terapêutica segura. Após a administração por um ano de sibutramina em indivíduos obesos, parece haver redução média de 11,6% do peso. Já a associação dessas drogas parece conduzir à perda de peso adicional, reforçando o conceito de sua potencial combinação na prática clínica.

Fluoxetina e bupropiona

Vários antidepressivos estão associados com o ganho de peso corporal, tais como os tricíclicos e inibidores da MAO (monoamino-oxidase). A fluoxetina, um inibidor da recaptação de serotonina, está associada com perdas de peso modestas em certos estudos, o mesmo ocorrendo com a bupropiona, um inibidor da MAO. Essas drogas podem ser úteis em pacientes deprimidos que necessitem de tratamento farmacológico e que tenham obesidade associada, ou na prevenção do ganho de peso em pacientes de risco.

Topiramato

Várias drogas antiepilépticas causam ganho de peso com suas eventuais consequências metabólicas negativas e reduzem a aderência ao tratamento. O topiramato é o único entre os antiepilépticos com tendência à perda de peso. Em estudo a longo prazo com pacientes sem epilepsia, os pacientes em uso de topiramato apresentaram redução entre 5 e 6,3% do peso corporal em comparação com 2,7 no placebo.

Outras drogas

Algumas drogas apresentam efeitos benéficos sobre a redução de peso em estudos não controlados com placebo, nos quais a perda de peso foi considerada um efeito paralelo. Dentre estes, existem estudos com pequenos grupos de pacientes: cabergolina em mulheres hiperprolactinêmicas, bromocriptina em intolerantes à glicose, hormônio de crescimento (GH) em indivíduos deficientes desse hormônio e em diabéticos.

Evidências têm sugerido a possibilidade de utilização, a médio prazo, de drogas calorigênicas, em especial de baixas doses de efedrina e cafeína combinadas, com bom nível de segurança e sem efeitos de drogadição.

Futuro

A perda de peso máxima encontrada com a utilização de diversas técnicas farmacológicas ou dietéticas na obesidade parece não ultrapassar 10% do peso corporal inicial. Quando essa cifra é alcançada, existem ganhos estéticos e, principalmente, melhora na saúde dos pacientes. No entanto, diante de uma perda de peso expressiva, mecanismos fisiológicos parecem estimular a fome, reduzir o gasto calórico visando à manutenção do peso corporal. Essa regulação da adiposidade a longo prazo envolve uma série de sinais neurais, hormonais e bioquímicos que sinalizam aos centros hipotalâmicos a regulação da fome/saciedade e do gasto calórico. As perspectivas terapêuticas envolvem a intervenção nesses circuitos regulatórios do peso corporal.

A leptina é um hormônio produzido pelo tecido adiposo, em proporção a seu volume, com efeitos anorexígenos sobre o sistema nervoso central, funcionando como sinalizador do grau de adiposidade de um indivíduo ou, em outras palavras, como um "lipostato". O uso de leptina recombinante por via subcutânea na dose de 0,3 mg/kg (a maior dose já estudada) por 24 semanas mostrou perda de peso de 7,1 kg. Os resultados com doses intermediárias foram mais modestos, mas este estudo pode identificar os pacientes ditos responsivos dos não responsivos. Outros estudos não demonstraram perdas significativas de peso ou alterações no gasto calórico de pacientes magros ou obesos. Os resultados desapontadores dos estudos com leptina parecem identificar a presença de resistência à ação hipotalâmica da leptina em alguns pacientes obesos. Assim, uma perspectiva terapêutica é o desenvolvimento de substâncias sensibilizadoras da ação da leptina, em analogia aos conhecidos sensibilizadores da ação da insulina, outro hormônio com conhecida resistência a sua ação fisiológica.

O hormônio estimulador da melanocortina, ou α-MSH, é um potente inibidor hipotalâmico da fome. O aumento em seus níveis hipotalâmicos constitui um desafio farmacológico. Um estudo com 36 indivíduos magros que receberam α-MSH intranasal demonstrou redução de 1,68 kg de gordura corporal. O resultado é modesto, mas demonstra seu potencial terapêutico.

A descoberta da grelina, hormônio com propriedades estimuladoras do apetite produzido no estômago, abriu uma nova frente de pesquisa no tratamento da obesidade. A grelina aumenta antes das refeições, parecendo estar relacionada ao processo de iniciação da alimentação, e aumenta durante tratamentos dietéticos da obesidade, talvez contribuindo para a recuperação do peso. Este fenômeno não é observado nas cirurgias bariátricas com *bypass* gástrico. O uso de inibidores da ação da grelina constitui um potencial alvo terapêutico para a redução de peso, e talvez para a manutenção do peso perdido por outras formas de tratamento. Outro hormônio, o PYY (peptídio YY), apresenta potente ação anorexígena que se apresenta aumentada após as refeições, sendo conhecida como a antigrelina. O desenvolvimento de compostos semelhantes a esse hormônio poderá auxiliar no tratamento da obesidade.

Os mecanismos hipotalâmicos e periféricos que envolvem a regulação do peso corporal parecem ser mais eficientes na manutenção do peso corporal do que na prevenção do acúmulo de tecido adiposo, o que certamente constitui um caráter evolutivo da espécie humana. Reverter esse processo é o grande desafio terapêutico da farmacologia antiobesidade. Considerações a respeito do processo evolutivo adaptativo do ser humano em armazenar energia e do controle central da ingestão alimentar podem ser revisadas com detalhes nos capítulos 5 e 6, respectivamente.

TRATAMENTO CIRÚRGICO DA OBESIDADE

O tratamento cirúrgico da obesidade está indicado nos casos de obesidade grau III, ou mórbida (IMC $\geq$ 40 kg/m²), ou em pacientes com IMC $\geq$ 35 e comorbidades significativas. Estes critérios são válidos para pacientes que não obtiveram resultados satisfatórios com os métodos clínicos de tratamento.

Os riscos anestésicos e cirúrgicos, a falta de conhecimento da fisiologia e fisiopatologia da obesidade, associados às complicações das fases iniciais da cirurgia bariátrica levaram a um atraso na difusão do tratamento cirúrgico. Atualmente, as técnicas são seguras, amplamente conhecidas quanto a resultados e complicações, sendo utilizadas em todo o mundo com relativo sucesso. Além de uma equipe cirúrgica experiente, os cuidados de uma abordagem multidisciplinar, incluindo profissionais da área de nutrição, psicologia, enfermagem e fisioterapia, além de endocrinologistas dão segurança ao processo.

As primeiras técnicas difusamente utilizadas eram as derivações jejunoileais. As complicações crônicas desses procedimentos, como insuficiência hepática, litíase renal, alteração imunológica associada à artrite, levaram ao abandono dessas técnicas. No entanto, o entusiasmo pelos resultados ponderais sustentou o interesse pelo desenvolvimento de novas técnicas.

As cirurgias gástricas, ou puramente restritivas, foram introduzidas por Mason com a técnica de gastroplastia. Uma grande variação técnica foi ocorrendo, enquanto os resultados clínicos se mostraram excelentes inicialmente com casos de recuperação parcial do peso. As gastroplastias são ainda utilizadas, mas houve o movimento de substituição desses procedimentos por outros mais eficazes. Uma variação do princípio da gastroplastia é a utilização de bandas gástricas que podem ser fixas ou ajustáveis. Esses procedimentos são igualmente eficazes em reduzir peso, mas os resultados a longo prazo são desapontadores em algumas séries.

O principal procedimento restritivo combina gastroplastia com derivação gastro-jejunal em *Y de Roux*, acoplando um procedimento parcialmente restritivo. No Brasil e nos Estados Unidos, esse tipo de procedimento corresponde à imensa maioria das cirurgias antiobesidade, e são utilizadas devido aos bons resultados a longo prazo na perda sustentada de peso e no baixo índice de complicações crônicas.

As cirurgias disabsortivas foram retomadas com a técnica da derivação biliodigestiva aprimorada por Scopinaro et al. Neste procedimento, o conteúdo enzimático duodenal é drenado para a porção distal do íleo, promovendo redução na absorção dos alimentos. Os resultados de perda de peso, impacto positivo na saúde e índice de complicações nutricionais, são comparáveis aos do *bypass* gástrico quando as recomendações nutricionais e as reposições vitamínicas obrigatórias são implementadas.

Novos procedimentos bariátricos vêm sendo utilizados como o balão intragástrico e marca-passo gástrico. Esses procedimentos são considerados promissores como terapias menos invasivas aos procedimentos bariátricos tradicionais. As séries de seguimento com balão intragástrico mostram perda significativa de peso durante o tempo de utilização de aproximadamente seis meses, seguida de franca recuperação do peso perdido na maioria dos casos. Uma indicação para o balão é no preparo de pacientes sem condição clínico-anestésica de um procedimento definitivo, mas com melhora o suficiente durante a utilização do balão para submeter-se a um procedimento definitivo. O marca-passo gástrico ainda é considerado um procedimento experimental, mostrando resultados heterogêneos até o presente momento.

Em comparação com pessoas de peso normal, uma pessoa de 25 anos de idade com obesidade mórbida apresenta redução de 22% em sua expectativa de vida ou aproximadamente perda de 12 anos de vida. Nos pacientes obesos mórbidos, a prevalência de DM tipo 2 é de 20 a 30%, ou seja, talvez haja no Brasil algo como 400 mil obesos mórbidos com DM tipo 2. Vale a pena destacar outros dois pontos: 1. os demais obesos mórbidos não diabéticos apresentam alto risco de desenvolver diabetes enquanto expostos aos fatores de risco, obesidade e da resistência à insulina; 2. existe um grupo duas vezes maior de obesos grau II (IMC > 35) com diabetes e outras morbidades associadas com possibilidade da discussão da conduta cirúrgica bariátrica nesses pacientes.

As terapias convencionais, como dietas, modificações comportamentais, grupos de apoio, exercícios físicos e mesmo agentes farmacológicos, são ineficazes em proporcionar perda sustentada no peso. Em outras palavras, existem diversos relatos de perdas significantes de peso nesses pacientes, mas a taxa de reganho de peso atinge a quase totalidade.

A partir de 1991, várias sociedades médicas internacionais estabeleceram como critério de recomendação da cirurgia bariátrica o insucesso do tratamento clínico em pacientes com IMC > 40, ou IMC > 35 nos casos de comorbidades graves associadas, sendo esperada reversão ou melhora desses problemas com o emagrecimento induzido pela cirurgia. Alguns pontos devem ser acrescidos a essa indicação (ver Quadro 13.1).

SELEÇÃO DE PACIENTES

O primeiro consenso de indicação da cirurgia bariátrica foi desenvolvido em 1986. O critério de IMC > 40 foi acrescentado da necessidade do fornecimento de um consentimento livre e informado detalhando as complicações possíveis e a necessidade de um atendimento e seguimento multidisciplinar a longo prazo. Em pacientes com IMC > 35, na presença de comorbidades significativas com possibilidade de melhora ou reversão, existe indicação da cirurgia bariátrica. Esse critério se aplica aos pacientes com DM tipo 2. Uma discussão em aberto refere-se a pacientes diabéticos do tipo 2 com IMC > 32. Alguns autores advogam a indicação cirúrgica em casos selecionados. Um argumento favorável a essa discussão é que alguns pacientes mal controlados metabolicamente com IMC < 35 irão atingir estes valores ao ser mais bem controlados, por exemplo: utilizando insulina e passando a preencher o critério vigente. A decisão deve ser feita por pacientes e médicos esclarecidos sobre os riscos e benefícios potenciais. Na dúvida, o critério de seleção recomendado deve ser seguido (ver Quadro 13.1). Embora a cirurgia seja segura, com taxas de mortalidade abaixo de 1% no período pré-

-operatório, alguns pacientes diabéticos irão apresentar riscos adicionais atribuíveis às complicações crônicas, micro e macrovasculares. Uma atenção especial deve ser concentrada para a avaliação do risco cardiovascular nestes pacientes.

RISCOS ASSOCIADOS À CIRURGIA BARIÁTRICA

Existem dados que reforçam o conceito de que os benefícios na saúde e na qualidade de vida do paciente operado superam os riscos envolvidos. Da mesma forma, em um dado paciente, os riscos pós-operatórios são menos intensos do que o risco de manter-se obeso mórbido. A mortalidade perioperatória pode ser minorada pelo treinamento da equipe anestésica, cirúrgica, de enfermagem e fisioterápica. Além disso, parece haver risco mínimo, no caso de emagrecimento pré-operatório. Em nossa experiência, os pacientes apresentam facilidade para reduzir em 10% seu peso corporal com medidas comportamentais (embora não teriam a mesma facilidade para manter essa perda), resultando em risco cirúrgico-anestésico reduzido.

As complicações mais drásticas na história da cirurgia bariátrica referem-se ao procedimento de derivação jejunoileal, abandonado há vários anos, tais como nefrolitíase, desnutrição proteica grave, doença osteometabólica etc. A cirrose hepática encontrada nesses pacientes foi atribuída à manutenção de uma alça cega levando a inflamação e infecção crônicas afetando o fígado. Os procedimentos atuais como a cirurgia de *Scopinaro* (derivação biliodigestiva) são disabsortivos, mas não criam alças intestinais cegas. A disabsorção ocorre, pois os sucos digestivos, pancreático e biliar são desviados e encontram com alimento a apenas 50cm do íleo terminal. Embora a cirurgia de *Scopinaro* promova perda sustentada de peso, ela está relacionada a complicações significativas, tais como desnutrição proteica, hipocalcemia e doença osteometabólica, diarreia com odor intenso e deficiências de ferro, vitamina B_{12} e vitaminas lipossolúveis. A prevenção dessas complicações pode, em grande parte, ser alcançada pela suplementação vitamínica contínua no pós-operatório.

As bandas gástricas ajustáveis são colocadas usualmente pela via laparoscópica, com promessa de menor risco perioperatório. No entanto, existem complicações como refluxo gastroesofágico intenso, erosão da banda para a luz do estômago, ou ainda sua migração para porções mais baixas do tubo digestório. De fato esse procedimento apresenta piores resultados de perda ponderal e de melhora das comorbidades, e os índices de complicações mais baixos são superados por esse insucesso parcial.

A gastroplastia vertical com derivação gastrojejunal em *Y de Roux*, ou cirurgia de *Fobi-Capella*, é o resultado do aprimoramento de técnicas anteriores como a gastroplastia de Mason. As complicações aparecem em 10% dos casos e incluem trombose venosa profunda, fístulas em bocas anastomóticas, hérnias internas, úlceras etc. O *bypass* do estômago e duodeno resulta em disabsorção de cálcio, ferro, tiamina e vitamina B_{12}; assim, a suplementação e a monitorização clínica contínua são imperativas. Um estudo com seguimento de nove anos retratou que a mortalidade em um grupo de 154 operados foi de 1%, e nos 78 pacientes não operados por recusa ao procedimento por decisão pessoal, de 4,5%.

RESULTADOS NA PERDA DE PESO

Um paciente com obesidade apresenta excesso de peso acima do normal esperado para sua altura. Como exemplo, um indivíduo de 1,70m teria IMC de 25 kg/m^2 (valor superior da normalidade em estudos epidemiológicos) com peso corporal de 72,2 kg. Um indivíduo de 172,2 kg tem peso corporal extra de 100 kg. A medida da perda de peso após as cirurgias bariátricas é obtida pela porcentagem de peso extraperdido.

$$\text{Perda de peso (\%)} = \frac{(\text{peso inicial} - \text{peso final})}{(\text{peso inicial} - \text{peso para IMC} = 25)}$$

Nas cirurgias bariátricas, perda de peso sustentada a longo prazo maior que 50% do extra é considerada sucesso terapêutico. Existem diferentes resultados de acordo com a técnica cirúrgica empregada, variando de 47,5% nas bandas gástricas ate 74% para a derivação biliopancreática (cirurgia de Scopinaro). Ver quadro 13.1.

Existe intensa discussão no meio médico, com diversos relatos de insucessos a longo prazo e falência do procedimento cirúrgico. Não existem dados publicados sobre o assunto. Em nossa experiência, temos observado que são crescentes os relatos mais frequentes em grupos com seguimento clínico pós-operatório insuficiente em pacientes inadequadamente selecionados (com ganho de peso voluntário no pré-operatório, distúrbios graves de comportamento alimentar, história prévia de alcoolismo e drogadição etc.). Em nossa casuística de 1.300 pacientes operados e regularmente acompanhados nos serviços de obesidade cirúrgica do HC-Unicamp e Centro de Cirurgia da Obesidade de Campinas, observamos recuperação de 50% do peso perdido em apenas 2,6% dos casos. Três fatores merecem discussão: 1. o potencial aumento de casos de insucesso pela seleção e acompanhamento inadequados resultante da crescente utilização da cirurgia bariátrica; 2. a valorização de resultados insatisfatórios como forma de exercício do preconceito direcionado ao indivíduo obeso; 3. alguns pacientes aumentam de peso como resultado da retomada da sua história natural de ganho de peso (observada também em indivíduos não obesos), mas em um patamar mais baixo e, portanto, com menor morbidade. A comunidade científica aguarda uma compilação (meta-análise) dos resultados de perda e manutenção de peso de prazo mais ampliado.

RESULTADOS NA MELHORA OU RESOLUÇÃO DAS COMORBIDADES

Diabetes tipo 2

A prevenção, a melhora e mesmo a reversão do diabetes são observadas nas diversas modalidades cirúrgicas bariátricas. Uma das primeiras grandes séries de cirurgias em diabéticos é o estudo de Greenville (EUA), no qual 165 pacientes diabéticos foram operados pelo *bypass* gástrico e 83% desses permaneceram em remissão do diabetes em 14 anos de acompanhamento. O segundo maior estudo é o SOS (*Swedish Obesity Subjects*), que compara um grupo de pacientes operados com um grupo não operado.

Os dados do SOS indicam que houve prevalência do *diabetes mellitus*, após 2 anos de seguimento, em 8% no grupo controle e 1% no grupo operado, e após 10 anos, 24% no grupo controle e apenas 7% no grupo operado.

Vários outros estudos demonstram remissão entre 70 e 90% dos casos, sendo evidente em taxas menores nos pacientes usuários de insulina por vários anos, nos quais a capacidade funcional da célula beta pode estar muito comprometida. Por outro lado, a totalidade dos pacientes usuários de hipoglicemiantes orais reverte o diabetes com a cirurgia. O problema desses estudos observacionais é que nenhum deles foi desenhado para verificar especificamente o efeito em pacientes diabéticos.

Mecanismos de ação das técnicas cirúrgicas sobre a fisiopatologia do diabetes (Figura 13.1)

Cirurgias restritivas

As cirurgias puramente restritivas são representadas pela antiga gastroplastia vertical de Mason, uma técnica praticamente abandonada no Brasil, devido ao reganho de peso, e por sua inferioridade de resultados ponderais e metabólicos quando comparada ao *bypass* gástrico. A versão atual da técnica puramente restritiva é a banda gástrica. O mecanismo de ação dessa técnica sobre o diabetes resume-se à redução da resistência à insulina decorrente da perda de peso em si. Embora existam trabalhos demonstrando resultados positivos sobre a remissão do diabetes, isto não corresponde à prática encontrada no Brasil. Além disso, existe tendência natural da não divulgação/publicação dos resultados insatisfatórios sobre a perda de peso e inferiores na melhora das

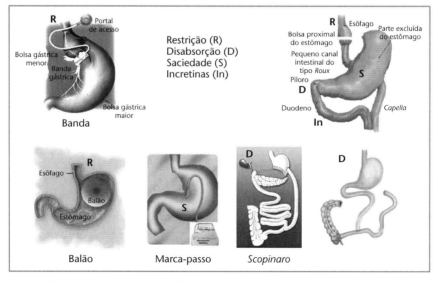

Figura 13.1. Procedimentos bariátricos disponíveis e mecanismos de ação.

comorbidades. O estudo SOS demonstra perdas ponderais de 25% do peso corporal após 10 anos do *bypass* gástrico, contra 13% na banda gástrica. A redução da insulinemia foi de 54% e 25%, respectivamente, mais uma vez evidenciando a inferioridade das técnicas puramente restritivas.

Cirurgias disabsortivas

Os procedimentos disabsortivos são eficazes na redução do peso e na melhora da sensibilidade à insulina. O primeiro procedimento bariátrico utilizado era a derivação jejunoileal, iniciada em 1954 e caracterizada por perdas maciças de peso, mas associada às altas taxas de complicações como desnutrição, litíase renal e insuficiência hepática, essa técnica foi abandonada. A versão atual e eficaz da técnica disabsortiva e representada pela cirurgia de derivação biliodigestiva, conhecida no Brasil como cirurgia de *Scopinaro*, cuja perda de peso média é de 80% sobre o peso excessivo inicial com reversão do diabetes em pelo menos 85% dos casos. O sucesso dessa cirurgia em diabéticos é reflexo da disabsorção de lipídios (provável redução da lipotoxicidade) e intensa melhora da sensibilidade à insulina. A comparação entre o *bypass* gástrico (cirurgia de *Capella*) e a cirurgia de *Scopinaro* sobre a resistência à insulina foi feita em conjunto pelo nosso grupo e um grupo italiano. Nesse trabalho, foi demonstrado que a cirurgia de *Scopinaro* leva à melhora da sensibilidade à insulina de forma mais intensa do que a cirurgia de *Capella*. Isso, no entanto, não confere uma superioridade à cirurgia disabsortiva, pois as complicações crônicas, em especial a desnutrição, são mais intensas nessa cirurgia. Além disso, as taxas de remissão do diabetes parecem ser maiores na cirurgia de *Capella*.

Cirurgias "societógenas-incretínicas"

A cirurgia de gastroplastia vertical com derivação jejunoileal é vista como uma evolução da gastroplastia vertical de Mason. Os resultados superiores foram inicialmente atribuídos à característica restritiva da cirurgia associada à disabsorção imposta pela derivação gastrojejunal. Essa cirurgia é classicamente conhecida como mista, com predominância do componente restritivo sobre o disabsortivo. A proposta de nomeá-la como societógena-incretínica refere-se ao conhecimento acumulado em relação aos mecanismos hormonais de perda de peso e melhora das comorbidades, em especial à reversão do diabetes. Trabalhos observacionais mostraram melhora do controle glicêmico poucos dias após a cirurgia, não podendo ser atribuído ao emagrecimento, tampouco à melhora da resistência à insulina. Na verdade, a intensa redução da ingestão alimentar acompanhada da redução paradoxal do apetite é atribuída à diminuição da produção do hormônio grelina (um orexígeno endógeno) pela exclusão do fundo gástrico do trânsito alimentar. A redução da grelina no seguimento de pacientes diabéticos foi demonstrada, pela primeira vez, pelo nosso grupo no Brasil. Essa redução deve ser importante na prevenção do reganho de peso a longo prazo, caracterizando o efeito societógeno desse procedimento.

A reversão do diabetes deve-se a aumento da sensibilidade à insulina associado à melhora na função de célula beta, incluindo a recuperação da primeira fase de secreção de insulina. Essa recuperação deve-se a aumento do hormônio gastrointestinal com ação incretínica, o *glucagon like peptide 1* (GLP-1) secundário à derivação jejunoileal. Assim, a cirurgia de *Capella* pode ser considerada um procedimento com resultados positivos decorrentes da modulação de hormônios e incretinas, e é a cirurgia padrão-ouro para o paciente diabético obeso mórbido (Figura 13.2).

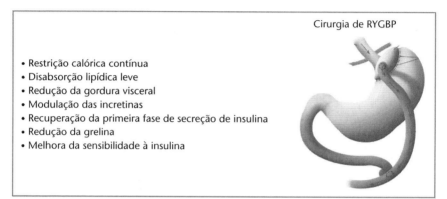

Figura 13.2. *Bypass* gástrico: cirurgia bariátrica padrão-ouro para o diabetes. Mecanismos para a reversão do diabetes e metabólicas. RYGBP = cirurgia de derivação gastrojejunal com reconstrução em *Y de Roux*.

Dislipidemias

Todos esses resultados demonstram melhora da dislipidemia, com relato de normalização da hiperlipidemia em 70% dos casos, independente do tipo de cirurgia executada. Os melhores resultados são encontrados nas cirurgias disabsortivas (derivação biliopancreática e duodenal (*switch*) com melhora em 99,1% dos casos e nas cirurgias de *bypass* gástrico com 96,9% dos casos com melhora.

Outro estudo em meta-análise demonstrou para o colesterol total redução média de 33,2 mg/dL; para o LDL-c, de 29,3 mg/dL; e para os triacilgliceróis, de 79,6 mg/dL, e aumento de 5 mg/dL no HDL-c.

Os mecanismos para a redução lipídica são: diminuição da ingestão calórico-lipídica, melhora da sensibilidade à insulina e disabsorção lipídica de até 40% para as cirurgias disabsortivas.

Hipertensão arterial

Considerando as informações científicas até o momento, parece haver concisão na reversão da hipertensão arterial sistêmica em 61,7% dos casos (IC 95%, 55,6-67,8%).

A porcentagem com melhora da hipertensão, ou seja, com melhor controle e menores necessidades de uso de anti-hipertensivos, eleva-se para 78,5% dos casos, independente da técnica cirúrgica utilizada.

Apneia obstrutiva do sono

Os distúrbios ventilatórios como a apneia de sono e a síndrome de Pickwick (síndrome de hipoventilação por obesidade) apresentam melhora significativa após as cirurgias bariátricas. A resolução tem sido reportada em 85,7% dos casos. A melhora da apneia ou simplesmente da sonolência pode ser observada precocemente, com três meses após a cirurgia de *Capella*, com melhora da qualidade de vida dos pacientes.

Resistência à insulina

A obesidade é um estado de resistência à insulina *per se*. No caso da obesidade mórbida, esse fenômeno é ainda mais intenso e está na base fisiopatológica de diversas condições como DM tipo 2, dislipidemia, estado inflamatório crônico subclínico, hipercoagulabilidade, hipertensão arterial etc. No Brasil, alguns estudos caracterizam a melhora da resistência à insulina por diversos métodos de medição, como o modelo homeostático (HOMA), o teste de tolerância à insulina e o *clamp* euglicêmico hiperinsulinêmico, caracterizando redução intensa dos índices de resistência à insulina em seguimento de até seis anos, e correlacionado à melhora metabólica ou a uma ação mais efetiva da insulina. Outros achados interessantes são a redução dos níveis séricos de adipocinas como o TNF-α, IL-1β, IL-6, resistina etc., e aumento nos níveis de adiponectina, esta última uma citocina com propriedades anti-inflamatórias, antiaterogênicas e sensibilizadoras da ação da insulina.

CONCLUSÕES E RECOMENDAÇÕES PARA O TRATAMENTO CIRÚRGICO DA OBESIDADE

A obesidade deve ser considerada uma doença neuroquímica recidivante. Assim, seu tratamento deve incluir abordagens a longo prazo. A aceitação do tratamento cirúrgico do paciente diabético depende da percepção de médicos e pacientes, da influência da obesidade na fisiopatologia da doença e da possibilidade de intervenção duradoura sobre a obesidade. A cirurgia bariátrica que promove prevenção e reversão a longo prazo da doença pode alterar essa percepção (Quadros 13.3 e 13.4, Tabela 13.1).

A redução de 5 a 10% do peso corporal tem sido apontada como eficaz em melhorar o controle do diabetes ou promover uma reversão da doença nas suas fases iniciais. No entanto, estes conhecidos dados referem-se aos pacientes com sobrepeso ou obesidade grau I. Nos casos de obesidade grau III e na superobesidade (IMC > 50), essa redução, embora útil, é muito modesta para atingir os objetivos de tratamento do diabetes. Além disso, se considerarmos o diabetes uma doença relacionada à disfunção

Quadro 13.3. Normas e procedimentos para a indicação e seguimento do tratamento cirúrgico da obesidade.

Falha no tratamento clínico

IMC > 40 ou > 35 kg/m² com presença de risco cirúrgico aceitável

Esclarecimento do paciente quanto a:
  – seguimento a longo prazo
  – manutenção de terapias dietéticas e suplementação vitamínica contínua
  – realização do procedimento por cirurgião habilitado

Possibilidade de avaliação e seguimento com equipe multidisciplinar das áreas clínicas (endocrinologia), nutricional e psiquiátrica

Quadro 13.4. Indicações e contraindicações da cirurgia bariátrica no paciente obeso diabético.

Indicação sugerida para pacientes diabéticos do tipo 2
  IMC > 35
  Pacientes mais jovens (< 60 anos)
  Diagnóstico recente
  Falência de tratamentos clínicos para perda de peso
  Motivação elevada
  Outros componentes da síndrome metabólica
  Risco anestésico/cirúrgico aceitável

Pacientes com cuidados especiais ou contraindicações
  Doença arterial coronariana
  Nefropatia avançada
  Compulsões alimentares
  Alcoolismo e drogadição
  Baixa motivação
  Suporte social inadequado

Indicações a serem definidas
  Obesidade grau I (IMC = 30-35)
  Obesidade do idoso (idade > 60 anos)
  DM tipo 2 no adolescente

Tabela 13.1. Perda de peso a longo prazo (em torno de dois anos após a cirurgia).

Técnica cirúrgica	Perda de peso (%)	Intervalo de confiança (95%)
Banda gástrica	47,5	40,7-54,2
Bypass gástrico	61,6	56,7-66,5
Gastroplastia	68,2	61,5-74,8
Derivação biliopancreática	70,1	66,3-73,9

Adaptado da meta-análise de Buchwald et al., JAMA 2004;292:1724.

do eixo enteroinsular, a redução de peso deixa de ser o foco único, sendo acrescida da modulação da produção prandial de insulina. Essa modulação pode ser alcançada ao menos pela técnica de *Capella*.

Da parte dos pacientes existe o medo e a ansiedade gerados pela ideia de cirurgias chamadas de "radicais". Da parte dos diabetologistas, não há dúvidas de que o diabetes é uma doença crônica que deve ser "radicalmente" tratada, a fim de evitar suas complicações crônicas. Vários estudos indicam melhora geral da qualidade de vida mesmo diante de restrições dietéticas impostas pelas cirurgias. A reversão ou melhora do diabetes e alterações metabólicas associadas são acrescidas da melhora da aparência física e das oportunidades sociais e econômicas.

Em resumo, a potencial reversão do diabetes nesses pacientes faz com que a cirurgia bariátrica deva ser considerada uma opção terapêutica em todos os pacientes diabéticos obesos mórbidos.

CONSIDERAÇÕES FINAIS

- A obesidade é uma epidemia reconhecida em vários países do mundo, incluindo o Brasil.
- O reconhecimento de pacientes de risco e das comorbidades é essencial para a definição dos objetivos do tratamento.
- O conceito de peso ideal deve ser substituído pelo conceito de peso saudável.
- Reduções sustentadas entre 5 e 10% do peso corporal têm grande impacto positivo sobre a saúde dos pacientes obesos.
- A melhor forma de tratamento é a combinação de orientação dietética, mudança comportamental (incluindo atividades físicas) e farmacoterapia em casos selecionados.
- Na obesidade mórbida, os tratamentos clínicos costumam falhar, sendo a cirurgia bariátrica uma opção segura quando utilizada dentro de um esquema de assistência multidisciplinar.
- Nenhum tratamento farmacológico deve scr utilizado isoladamente.
- O sucesso dos tratamentos depende da motivação dos pacientes.
- Sendo uma doença crônica, o tratamento deve incluir uma abordagem a longo prazo.

BIBLIOGRAFIA

1. Cigaina V. Gastric pacing as therapy for morbid obesity: preliminary results. Obes Surg 2002;12(Suppl 1):2S-16S.
2. Evans JD, Scott MH. Intragastric balloon in the treatment of patients with morbid obesity. Br J Surg 2001;88:1245-8.
3. Geloneze B, Pereira J, Pareja JC, Souza A, Tambascia MA, Muscelli E. Circulating concentrations of adiponectin increase in parallel with enhancement of insulin sensitivity in humans. Diabetes 2003;52:A393.
4. Geloneze B, Repetto EM, Geloneze SR, Picolo M, Cruzes G, Tambascia MA. Hypertriglyceridemic waist: a useful tool to assess insulin resistance in clinical practice. Diabetes 2002;51(Suppl 2):A531.
5. Geloneze B, Repetto EM, Pareja JC, Tambascia MA. The insulin tolerance test in morbidly obese patients undergoing bariatric surgery. Obes Res 2001;12:763-9.
6. Geloneze B, Repetto EM, Pilla VF, Tambascia MA, Pareja JC. Ghrelin a gut-brain hormone. Effect of gastric bypass. Obes Surg 2003;13:17-22.
7. Heymesfield SB, Greenberg AS, Fujioka K et al. Recombinant leptin for weight loss in obese and lean adults: a randomized, controlled, dose-escalation trial. JAMA 1999;282:1568-75.
8. Muscelli E, Mingrone G, Camastra S, Manco M, Pereira JA, Pareja JC, Ferrannini E. Differential effect of weight loss on insulin resistance in surgically treated obese patients. Am J Med 2005;118:51-7.
9. National Institute of Health, National Heart, Lung, and Blood Institute. Obesity Education Initiative. Clinical Guidelines and the identification, evaluation, and treatment of overweight and obesity in adults. Obes Res 1998;6(Suppl 2):51S-210S.
10. Scopinaro N, Ginaetta E, Adami GF et al. Biliopancreatic diversion for obesity at eighteen years. Surgery 1996;119:261-8.
11. Sjostrom L, Rissanen A, Andersen T et al. Randomized placebo-controlled trial of orlistat for weight loss and prevention of weight regain in obese patients. European multicentreorlistat study group. Lancet 1998;352:167-72.
12. Willianson DF. Pharmacotherapy for obesity. JAMA 1999;281:278-80.
13. Yang M-U, Van Itallie TB. Composition of weight loss during short-term weight reduction. Metabolic responses of obese subjects to starvation and low-calorie ketogenic and nonketogenic diets. J Clin Invest 1976;58:722-30.
14. Yudkin J, Carey M. The treatment of obesity by the "high-fat" diet: the inevitability of calories. Lancet 1960;2:939-41.

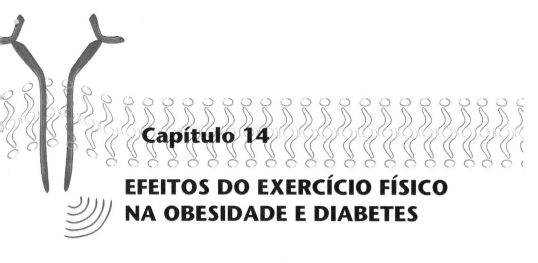

Capítulo 14
EFEITOS DO EXERCÍCIO FÍSICO NA OBESIDADE E DIABETES

Eduardo Rochete Ropelle

ATIVIDADE FÍSICA: CLÁSSICA ESTRATÉGIA SOB NOVA PERSPECTIVA

Não existem registros precisos que apontem quais foram as primeiras civilizações que fizeram da atividade física uma estratégia preventiva ou terapêutica durante a história da humanidade. Nas obras de importantes filósofos como Sócrates, Platão, Aristóteles e Hipócrates, é possível observar a importância dada ao exercício físico na sociedade grega, mais especificamente os espartanos. Postula-se que *Icco de Tarento* foi o fundador da medicina desportiva. Dentro de uma contextualização médico-pedagógica, observa-se uma preocupação higiênica e preventiva. Portanto, acredita-se que a partir de então o exercício físico passa a ser entendido pela primeira vez como um importante aliado para a manutenção da saúde.

Dados epidemiológicos demonstram um crescimento vertiginoso da prevalência da obesidade nos últimos anos, principalmente em países industrializados. Os avanços tecnológicos dos bens de consumo rumo ao aprimoramento do *design*, da comodidade e do conforto são ameaças à manutenção da saúde e estão associados à obesidade. Segundo o Instituto Brasileiro de Geografia e Estatística (IBGE), o menor gasto energético proporcionado por sistemas elétricos e automáticos de veículos, controles remotos de aparelhos televisores e telefones sem fios transformou-se em ganho de peso ao fim de um ano de avaliação. Infelizmente, a relação entre o excesso de peso e o aparecimento de doenças cronicodegenerativas é bastante estreita. Nesse sentido, a forma física deixou de ser uma preocupação meramente estética e atualmente é entendida como fator determinante para a manutenção da saúde. O baixo grau de atividade física pode aumentar o risco de infarto agudo do miocárdio (54%), acidente vascular cerebral (50%) e desenvolvimento de alguns tipos de câncer (35%).

Atualmente, a atividade física é considerada uma das pedras angulares tanto na prevenção como no tratamento de doenças associadas à obesidade como diabetes e doenças cardiovasculares. O dispêndio energético proporcionado pela atividade física, seja de baixa, seja alta intensidade, é um dos fatores mais importantes na redução do peso, contribuindo para a diminuição da incidência de outras doenças associadas à obesidade. Este capítulo descreve como a atividade física é capaz de prevenir, atenuar ou até mesmo reverter os efeitos deletérios provocados por desordens metabólicas oriundas da obesidade e do diabetes, com ênfase especial aos mecanismos moleculares envolvidos no processo.

EXERCÍCIO FÍSICO E OBESIDADE

O peso corporal é regulado por diferentes fatores que incluem principalmente componentes genéticos e ambientais. Entende-se hoje a obesidade como uma doença multifatorial e sua etiologia está longe de ser completamente entendida. Diversas evidências científicas apontam que o aumento do gasto energético diário promovido pela atividade física é o principal elemento que contribui para a manutenção do peso corporal no fenótipo magro e também pela redução do peso corporal em indivíduos com sobrepeso ou obesos.

A taxa metabólica de repouso (TMR), o efeito térmico do alimento (ETA) e o efeito térmico da atividade física (ETAF) são elementos que ajudam a estimar as necessidades individuais para a manutenção ou redução do peso corporal (para revisão ver Capítulo 5). O efeito térmico do exercício é entendido como a energia despendida acima da taxa metabólica de repouso para a realização de determinada atividade. O equilíbrio entre esses três elementos (TMR, ETA e ETAF) é essencial para a manutenção do peso corporal.

Nas duas últimas décadas estimou-se que o gasto energético proporcionado por 30 minutos de exercícios aeróbicos com intensidade leve seria suficiente para a manutenção e até mesmo, em alguns casos, para a redução do peso corporal. No entanto, novos estudos apontam que talvez essa recomendação esteja subestimada para parte da população. Alguns destes estudos que utilizaram protocolos de exercícios com cerca de 150 minutos por semana (aproximadamente 30 minutos por dia) com gasto energético entre 700 e 1.000 kcal por semana demonstraram que a magnitude da perda de peso induzida pelo exercício físico foi inexistente ou apenas modesta em indivíduos com sobrepeso ou com obesidade. Entretanto, protocolos de exercícios que proporcionaram déficit energético equivalente a 3.500 kcal por semana mostraram-se mais eficazes na redução de peso em indivíduos obesos. Com base nestes e outros achados, a Associação Internacional para o Estudo da Obesidade (IASO) passou a recomendar de 45 a 60 minutos de atividade física por dia, com intensidade leve a moderada, para a manutenção ou redução do peso corporal. É importante destacar que, em grande parte dos estudos longitudinais que avaliaram o efeito do exercício no controle do peso corporal, os inquéritos alimentares muitas vezes não foram precisos, dificultando a elaboração da recomendação de gasto energético diário ou semanal. De qualquer forma, fica claro que quanto maior o gasto energético induzido pelo exercício, maior é a probabilidade de manutenção ou redução do peso corporal.

Pelo fato de o exercício físico aeróbico prolongado de baixa intensidade utilizar predominantemente a gordura como substrato energético, durante muito tempo acreditou-se que este seria o único tipo de exercício responsável pela redução do peso corporal. No final da década de 1990, um grande número de estudos demonstrou que atividades resistidas, principalmente aquelas que envolvem grandes grupos musculares, também são importantes para aumentar o gasto energético, contribuindo assim de forma significativa para a redução do peso corporal, além de outros aspectos positivos relacionados à saúde. Os exercícios resistidos como a musculação envolvem componentes que sabidamente interferem diretamente na promoção do gasto energético, dentre estas variáveis, destacam-se intensidade, velocidade de execução, número de séries e intervalo entre as séries. No entanto, parece haver um consenso de que o volume total de exercício é determinante para gasto energético. Além disso, o consumo de oxigênio em excesso pós-exercício, conhecido como EPOC (*excess post-exercise oxygen consumption*) está diretamente relacionado com a intensidade do exercício. Grande parte dos estudos que se propuseram a comparar o gasto energético promovido por exercícios aeróbicos e resistidos muitas vezes desconsideraram o gasto energético pós--exercício. De tal forma, esses resultados passaram a subestimar o gasto energético total promovido principalmente pelos exercícios resistidos.

Atualmente, diversas evidências apontam que programas semanais de atividade física que combinaram exercícios aeróbicos e resistidos apresentaram resultados mais satisfatórios na redução do peso corporal quando comparados aos dois tipos de exercícios quando praticados de maneira isolada. Ainda que pareçam consistentes, esses resultados não representam um consenso e necessitam de novos estudos. Embora o gasto energético promovido pela atividade física represente um importante fator para o controle do peso corporal, outros efeitos metabólicos são de crucial importância para a prevenção ou tratamento da obesidade e, dentre estes, destaca-se a melhora da homeostase da glicose, decorrente principalmente da melhora da sensibilidade à insulina.

EXERCÍCIO E *DIABETES MELLITUS* TIPO 2

Uma das primeiras evidências de que a contração muscular poderia exercer o mesmo papel que a insulina em relação à captação de glicose ocorreu em 1887 quando pesquisadores identificaram que, durante o processo de mastigação, a captação de glicose era aumentada no músculo masseter de cavalos. Baseados nesses achados, diversos estudos concretizaram a ideia de que a prática de exercício físico promove efeitos positivos principalmente sobre o metabolismo de carboidratos e também sobre a sensibilidade à insulina.

A curto prazo, exercícios físicos moderados podem trazer repercussões positivas no metabolismo da glicose em indivíduos com *diabetes mellitus* tipo 2 (DM tipo 2). Diversos estudos demonstraram redução da hemoglobina glicosilada, diminuição dos níveis de insulina sérica e aumento da sensibilidade à insulina em poucas semanas após o início do programa de atividade física. Esses efeitos podem ocorrer independentes da alteração do peso corporal. Contudo, o principal benefício proporcionado pela atividade física em indivíduos com DM tipo 2 é, sem dúvida, a redução do peso corporal e consequentemente os distúrbios associados à obesidade.

Embora o exercício físico não seja capaz de reverter completamente o DM tipo 2, diversos estudos demonstraram que o paciente diabético inserido em programas regulares de exercício físico apresenta menores distúrbios metabólicos associados à doença, como, por exemplo, obesidade, retinopatia, nefropatia, neuropatia, dentre outras. A principal repercussão metabólica responsável por esse efeito protetor mediado pelo exercício é a melhora do perfil glicêmico.

Os efeitos da atividade física sobre a resistência à insulina são determinantes para prevenir o aparecimento do DM tipo 2, principalmente quando associada à dieta balanceada. Os efeitos do exercício físico regular e a intervenção dietética na prevalência de diabetes têm sido explorados intensivamente em diversos estudos em todo o mundo, como importantes alternativas terapêuticas para reduzir o número de novos casos de DM tipo 2 em indivíduos com sobrepeso ou obesos com resistência à insulina. Estudo clínico examinou os efeitos de três intervenções, incluindo: placebo, metformina e combinação de uma dieta balanceada e exercício físico no risco relativo de desenvolvimento de DM tipo 2 em indivíduos com intolerância à glicose. Nesse estudo, as investigações mostraram que a intervenção sobre o estilo de vida (dieta e exercício) foi significativamente mais efetiva do que o uso de metformina em prevenir o desenvolvimento de DM tipo 2. Resultados semelhantes foram encontrados por um estudo finlandês após investigação durante quatro anos, em que foi observada a diminuição de 58% no risco de desenvolvimento de DM tipo 2 em homens e mulheres que tiveram estilo de vida modificado, com realização de pelo menos 30 minutos de exercício de intensidade moderada, redução de 5% do peso corporal, de 30% da ingestão calórica e de 10% da gordura saturada. Esses registros reforçam que os hábitos de vida saudável podem contribuir de maneira mais efetiva do que a intervenção farmacológica na prevenção ao desenvolvimento de DM tipo 2.

A determinação da intensidade de atividade física para pacientes com DM tipo 2 deve ser elaborada, levando em consideração a presença ou não dos distúrbios metabólicos associados à doença. Pacientes diabéticos que apresentam retinopatia, nefropatia ou neuropatia associadas devem ser desaconselhados a praticarem exercícios com alto grau de impacto ou exercícios que possam promover apneia, como, por exemplo, mergulho e exercícios resistidos intensos. Por outro lado, indivíduos com diagnóstico precoce ou com bom controle glicêmico são aptos a realizar tanto exercícios aeróbicos como resistidos. Atualmente, existe uma ampla discussão sobre qual tipo de exercício é mais indicado para pacientes com DM tipo 2. Recentemente, um consistente estudo demonstrou que um programa de exercício que combinou exercícios aeróbicos e resistidos durante seis meses foi mais eficiente em reduzir o perfil glicêmico em indivíduos com DM tipo 2, quando comparado aos programas de exercício constituídos de atividades exclusivamente aeróbicas ou resistidas.

Embora o risco de hipoglicemia seja bastante pequeno no paciente com DM tipo 2 durante o exercício, alguns dados ainda são conflitantes em relação à associação de alguns tipos de medicamentos como as sulfonilureias (drogas hipoglicemiantes) e atividade física. Alguns casos relatam que o uso de metformina mostrou relação positiva com acidose láctica em diabéticos exercitados, dessa forma, mesmo não havendo um consenso, sua utilização é provavelmente inadequada durante atividade física muito intensa. Por outro lado, o risco de hipoglicemia representa um grande desafio aos praticantes de atividade física portadores de DM tipo 1.

EXERCÍCIO FÍSICO E *DIABETES MELLITUS* TIPO 1

Após a descoberta da insulina no início da década de 1920, um grupo de pesquisadores canadenses da universidade de Toronto, liderado por Frederick Banting, propôs um modelo de insulinoterapia em humanos a partir do isolamento da insulina de cães. Esse modelo proporcionou uma revolução no tratamento do DM tipo 1, demonstrando que a insulinoterapia seria capaz de proporcionar vida normal a esses pacientes. A descoberta foi de suma importância para o tratamento do diabetes, tanto que Frederick Banting e John Macleod receberam o Prêmio Nobel de fisiologia em 1923, um ano após a descoberta.

Pacientes com DM tipo 1 podem realizar todos os níveis de exercício, desde atividades de lazer até esportes de alto rendimento. Um exemplo claro de como isso é possível: o atleta norte-americano, Gary Hall Jr., portador de DM tipo 1, sagrou-se bicampeão olímpico (Barcelona-92 e em Atlanta-96) na prova dos 50m de nado livre, marcando seu nome na história dos jogos. Essas conquistas de Gary Hall mostram como os portadores de DM tipo 1 podem usufruir de uma vida normal e inclusive participar de provas de alto rendimento, quando a doença é adequadamente controlada.

A principal preocupação do praticante de atividade física com DM tipo 1 consiste em monitorar de maneira rigorosa os níveis glicêmicos antes, durante e após a realização do exercício, para reduzir o risco de hipoglicemia. É importante que cada indivíduo aprenda como se dá a resposta glicêmica para diferentes condições de exercício, principalmente em relação à intensidade e à duração da atividade a ser realizada. Durante a atividade física, a recomendação é consumir de 20 a 60 gramas de carboidrato a cada 30 minutos, principalmente durante as atividades moderadas ou intensas. Após a realização da atividade, a glicemia deve ser verificada para a determinação da quantidade de carboidrato que deverá ser consumida para a estabilidade da glicemia, e também qual deverá ser a próxima dose de insulina a ser administrada. Recomenda-se sempre a consulta com nutricionista e com médico para ajustes na alimentação e na terapia com o hormônio.

Adicionalmente, a insulinoterapia também requer cuidado especial aos portadores de DM tipo 1 que realizam atividade física regular. Postula-se que as doses de insulina que precedem o exercício devam ser reduzidas ou até mesmo suspensas, dependendo do tipo de ação da insulina utilizada e da intensidade e duração da atividade. A recomendação é de que a administração de insulina de ação intermediária, que precede o exercício, pode ser reduzida de 30 a 35% e a administração da insulina de ação curta pode ser suspensa, sempre considerando a duração e a intensidade da atividade. O quadro 14.1 demonstra alguns cuidados básicos que devem ser tomados antes, durante e após a atividade física.

Quadro 14.1. Exercício físico e diabetes tipo 1: cuidados básicos.

Suspender a atividade se a glicemia estiver menor que 100 mg/dL
Suspender a atividade se a glicemia estiver acima de 250 mg/dL e com presença de cetose
Suspender a atividade se a glicemia estiver acima de 300 mg/dL, independente de cetose
Antes de iniciar a atividade, ingerir 20-60 g de carboidratos simples, se sua glicemia é inferior a 120 mg/dL
Dependendo da intensidade e duração do exercício, suspender a administração de insulina regular ou insulina de ação rápida de 10 a 40% antes do exercício
A injeção de insulina deve ser por via subcutânea, abdominal e/ou membros que não serão envolvidos durante o exercício
Verificar a glicemia a cada 30 minutos de exercício
Durante o exercício moderado ou intenso, consumir de 20 a 60 g de carboidratos simples, a cada 30 minutos

HIPOGLICEMIA OU HIPERGLICEMIA APÓS O EXERCÍCIO

A preocupação com o controle glicêmico deve continuar após o exercício físico. Prevenções favoráveis podem ser tomadas por meio do controle na dose de insulina e dieta. O consumo de carboidratos após o exercício permite uma reposição mais eficiente dos depósitos de glicogênio muscular e, sobretudo, auxilia na redução do risco de hipoglicemia de início tardio após esforço físico, que pode ocorrer em um intervalo de até 24 horas. Tais cuidados devem ser tomados principalmente após exercícios aeróbicos de longa duração ou exercícios intermitentes de alta intensidade, sendo melhor haver a ingestão de carboidratos 30 minutos após o exercício. Vale ressaltar que nesse período a captação de glicose no músculo, a fim de restaurar os estoques de glicogênio, pode ser realizada com uma quantidade mínima de insulina circulante, uma vez que a sensibilidade à insulina é intensificada. Dessa maneira, a restauração adequada do glicogênio reduz o risco de hipoglicemia de início tardio. Recomenda-se que a glicemia seja monitorada em intervalos de 1 hora para fazer ajustes desejados na aplicação de insulina ou na alimentação, prevenindo a hipo ou hiperglicemia.

DESIDRATAÇÃO NO INDIVÍDUO DIABÉTICO

Os cuidados com a hidratação devem ser dobrados com o paciente diabético, para prevenir a desidratação. O diabético é mais suscetível à desidratação do que a população geral, especialmente quando a glicemia está elevada, o que pode favorecer maior frequência de micção (fenômeno conhecido como poliúria), ou nos portadores de neuropatia autonômica. Para esses, o diabetes afeta o sistema nervoso autônomo e pode causar disfunção cardíaca, especialmente alterações no ritmo cardíaco, tontura e comprometimento da deglutição e o movimento dos alimentos pelo trato digestório. A disfunção autonômica associada ao diabetes pode comprometer os centros controladores da sede, que são ativados tardiamente em resposta à perda de água do corpo, prejudicando a percepção da sede mesmo diante da desidratação. Por essa razão, o diabético deve estar adequadamente hidratado antes do exercício para compensar a sudorese durante o exercício. Água pura e fria é recomendada para rápida absorção antes, durante e após o exercício moderado de curta duração (por volta de 60 minutos). Em algumas condições, é necessário bebida que contenha também carboidratos, especialmente em atividades com duração superior a 60 minutos. É preciso enfatizar que a reposição hídrica deverá continuar após o exercício, uma vez que o tempo de restauração hídrica corporal pode levar até um dia para recompor o líquido perdido por meio da sudorese e ventilação. Por fim, cuidados com as condições climáticas, evitando a prática de exercícios em horários mais quentes do dia. Esse cuidado pode ser importante na prevenção da desidratação.

COMPLICAÇÕES CRÔNICAS DO DIABETES E EXERCÍCIO FÍSICO

A hiperglicemia crônica representa um dos maiores problemas para a instalação e progressão das complicações associadas ao DM tipos 1 e 2. Dentre essas complicações destacam-se a nefropatia, a retinopatia e a neuropatia. Em meio a esse cenário, alguns cuidados básicos devem ser respeitados para a prática de exercício na presença de tais complicações.

RETINOPATIA DIABÉTICA

O grau de retinopatia deve ser usado para estratificar o risco da atividade física para uma prescrição individualizada. Indivíduos diagnosticados com retinopatia diabética (proliferativa ou retinopatia severa não proliferativa) devem evitar exercícios anaeróbicos, de resistência ou qualquer atividade que requeira a manobra de Valsalva, para reduzir o risco de hemorragia vítrea ou do descolamento de retina.

A retinopatia é um processo de formação de vasos sanguíneos frágeis na retina, os quais podem romper ou extravasar para o líquido vítreo, preenchendo o olho. Não há indícios de que o exercício acelere o processo proliferativo, no entanto, alguns cuidados como previamente descritos são necessários. Como prevenção, inclui-se ainda evitar atividades que envolvam grande aumento da pressão arterial sistólica ou contatos e choques, como lutas (boxe, judô, caratê), esportes coletivos (futebol, basquetebol, handebol, *rugby*), musculação de alta intensidade e exercícios aeróbicos de grande impacto. Atividades como hidroginástica, natação, bicicleta ergométrica e exercícios de *endurance* como caminhada e trote de intensidade leve a moderada são altamente sugeridas.

NEUROPATIA AUTONÔMICA

Indivíduos com neuropatia diabética autonômica geralmente apresentam frequência cardíaca de repouso aumentada, VO_2 máximo mais baixo e menor capacidade de responder à desidratação. Por esses motivos, exercícios em temperaturas extremas devem ser evitados.

Diante da atividade física, indivíduos com neuropatia autonômica apresentam respostas alteradas da frequência cardíaca, limitando a prescrição de exercício baseada nesse componente. Dessa forma o uso da escala de percepção subjetiva de esforço é uma importante estratégia para monitorar a intensidade do exercício. A presença de neuropatia autonômica pode limitar a capacidade do indivíduo ao exercício e aumentar o risco de eventos cardiovasculares adversos durante a prática de atividade física. Por exemplo, a isquemia induzida pelo exercício (fluxo sanguíneo reduzido para o músculo cardíaco) pode ser assintomática em diabéticos com neuropatia autonômica. A Associação Americana de Diabetes (ADA) orienta para que sejam feitos testes de esforço com incremento de intensidade em diabéticos portadores dessa disfunção. Esse grupo inclui diabéticos com mais de 35 anos de idade, portadores de DM tipo 1 por mais de 15 anos ou de tipo 2 por mais de 10 anos e aqueles com fatores de risco adicionais para doenças cardiovasculares, doenças macrovasculares (retinopatia ou nefropatia, incluindo a microalbuminúria), doença vascular periférica ou neuropatia autonômica. O teste de esforço deve ser realizado periodicamente para verificar o limiar de isquemia, de forma que a atividade a ser prescrita seja em um nível inferior para minimizar o risco de eventos cardiovasculares ou de arritmia.

NEUROPATIA PERIFÉRICA

A redução da sensibilidade em extremidades resulta em risco alto de lesões de pele, infecções e artropatia de Charcot (tipo de neuropatia que acomete aproximadamente 0,2% dos portadores de diabetes). Por isso, na presença de neuropatia periférica, praticantes de atividade física devem utilizar calçados e meias adequados e desencorajados de praticar exercícios com sobrecarga excessiva ou com alto grau de impacto. A manutenção da higiene dos pés e os exames de rotina podem minimizar os riscos inerentes à neuropatia periférica. Exercícios físicos como o método de Pilates, por serem realizados descalços ou só com meias, e de contato mínimo dos pés com o solo, isso pode ser uma estratégia interessante e uma alternativa para a melhora do condicionamento físico.

NEFROPATIA

Pouco se discute a prescrição de exercício para pacientes com nefropatia. Não há recomendação clara de quais são os exercícios mais adequados. Pacientes com nefropatia possuem capacidade reduzida para a realização de determinados tipos de atividade. Embora não exista nenhuma razão clara para limitar a atividade física, indivíduos com retinopatia podem ser inseridos em programas de atividade física que contemplem exercícios aeróbicos de intensidade baixa e, provavelmente, desencorajados de realizar atividades anaeróbicas. No entanto, urge a necessidade de novos estudos sobre esta temática.

Validada a premissa de que um bom controle do perfil glicêmico a longo prazo é essencial para reduzir o risco de desenvolvimento das complicações do diabetes, torna-se evidente a importância do conhecimento profundo acerca dos mecanismos moleculares que envolvem o metabolismo da glicose. Atualmente, as recomendações de atividade física para indivíduos obesos e principalmente para os portadores de diabetes ainda são bastante generalizadas; certamente, a falta de subsídios científicos torna a prescrição de exercícios para estas populações pouco específica.

Apenas no início deste século é que pesquisadores e especialistas passaram a responder pelo menos parcialmente questões mais específicas, por exemplo: como o exercício físico melhora a sensibilidade à insulina na célula muscular? Como a contração muscular aumenta a captação de glicose mesmo na ausência de insulina? Quais as vias de sinalização intracelulares moduladas pela atividade física? Nesse sentido, a biologia molecular vem sendo utilizada como importante aliada para ajudar a compreender tais mecanismos.

EFEITOS DO EXERCÍCIO FÍSICO NA VIA DE SINALIZAÇÃO DA INSULINA

No início da década de 70, especialistas identificaram melhora da tolerância à glicose e menores níveis de insulina em homens que participavam regularmente esportes competitivos. Mais tarde, demonstraram que mulheres hiperinsulinêmicas e obesas tiveram os níveis de insulina plasmática diminuídos após seis semanas de treinamento físico. Tais descobertas sugeriam que o exercício regular poderia aumentar a sensibilidade à insulina no músculo e em outros tecidos, uma ideia que só seria confirmada na década de 1980 por diversos grupos de cientistas.

Em diversas condições fisiológicas, o transporte de glicose através da membrana celular é um fator limitante na utilização de glicose pelo músculo esquelético. A insulina e o exercício físico são os estimuladores fisiologicamente mais relevantes do transporte de glicose no músculo esquelético.

A sinalização da insulina em condições normais inicia-se com a ligação do hormônio a um receptor específico de membrana, uma proteína heterotetramérica com atividade quinase intrínseca, composta por duas subunidades alfa e duas subunidades beta, denominado receptor de insulina (IR). A ativação do IR resulta em fosforilação em tirosina de diversos substratos, incluindo substratos do receptor de insulina 1 e 2 (IRS-1 e IRS-2). A fosforilação das proteínas IRSs cria sítios de ligação para outra proteína citosólica, denominada fosfatidilinositol-3-quinase (PI3-q), promovendo sua ativação. A PI3-q é importante na regulação da mitogênese, na diferenciação celular e no transporte de glicose estimulada pela insulina. A ativação da PI3-q aumenta a fosforilação em serina da proteína quinase B (Akt) e isso permite o transporte de glicose no músculo e no tecido adiposo, através da translocação da proteína GLUT-4 para a membrana celular. Portanto, a ativação da Akt resulta na translocação do GLUT-4 para a membrana, permitindo a entrada de glicose por difusão facilitada. Os GLUT-4 são os principais responsáveis pela captação da glicose circulante nos humanos. Além disso, o sinal transmitido através da PI3-q ativa a síntese de glicogênio no fígado e no músculo, e da lipogênese no tecido adiposo. Portanto, a via PI3-q/Akt exerce importante papel nos efeitos metabólicos da insulina (para revisão das vias de sinalização da insulina ver Capítulo 4).

Resultados obtidos em modelos experimentais e em humanos saudáveis mostraram que tanto o exercício de *endurance* como os exercícios resistidos aumentam a sensibilidade à insulina. Roedores submetidos a um protocolo de uma hora por dia de natação durante seis semanas com sobrecarga de 5% do peso corporal apresentaram aumento da fosforilação em tirosina do IRS-1 e IRS-2, a associação dessas proteínas com a PI3-q em amostras do músculo gastrocnêmio, após o estímulo com insulina. Essas evidências foram reproduzidas em humanos saudáveis submetidos a uma única sessão de exercício em cicloergômetro durante 60 minutos em intensidade de 75% do $\dot{V}O_2$ máximo. Amostras obtidas por meio de biópsia 120 minutos após a atividade física revelaram aumento da associação da proteína IRS-2 com a PI3-q no músculo esquelético. Além disso, outros estudos demonstraram também que ocorre maior fosforilação em serina da Akt, proteína fundamental para iniciar a translocação do GLUT-4 para a membrana citoplasmática. Esses resultados suportam a ideia de que, mesmo na ausência do fenômeno de resistência à insulina, o exercício potencializa os efeitos da insulina na captação de glicose (Figura 14.1).

O GLUT-4 é o principal transportador de glicose expresso no músculo esquelético, e sua translocação do meio intracelular até a membrana plasmática e túbulos T pode ser considerada o principal mecanismo através do qual ambos, insulina e exercício, efetuam o transporte de glicose no músculo esquelético. A atividade contrátil do músculo pode estimular a translocação do GLUT-4 na ausência de insulina, e alguns estudos sugerem que existem diferentes *pools* intracelulares de GLUT-4, em que é um estimulado por insulina e outro estimulado pelo exercício. Portanto, os efeitos da insulina e da contração muscular são aditivos, sugerindo que a insulina e o exercício ativam os transportadores de glicose por diferentes mecanismos. Os efeitos da contração muscular e a captação de glicose independente de insulina serão tratados no final deste capítulo.

Contudo, os mecanismos moleculares que envolvem a melhora da sensibilidade à insulina, mediados pela atividade física no músculo de indivíduos insulinorresistentes ou diabéticos, são mais complexos, pois o processo inflamatório subclínico decorrente da obesidade interfere negativamente na transdução do sinal da insulina.

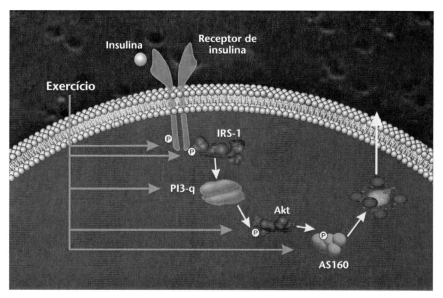

Figura 14.1. Via de sinalização da insulina na captação de glicose em resposta ao exercício. O exercício aumenta a fosforilação da subunidade beta do receptor de insulina e a fosforilação dos substratos 1 e 2 do receptor de insulina (IRS-1 e IRS-2) em resíduos de tirosina em resposta à insulina. A contração muscular favorece a associação do IRS-1 e do IRS-2 com a PI3-q, aumentando também a fosforilação da Akt, promovendo o transporte do GLUT-4 para a membrana celular.

OBESIDADE, INFLAMAÇÃO E RESISTÊNCIA À INSULINA: PAPEL DO EXERCÍCIO FÍSICO

Atribui-se ao fenômeno conhecido como resistência à insulina o elo entre a obesidade e o aparecimento do DM tipo 2. Resistência à insulina pode ser definida como uma condição clínica em que os níveis normais de insulina são insuficientes para uma resposta normal à insulina nos tecidos insulinossensíveis, como músculo, fígado e tecido adiposo.

Embora a origem da insulinorresistência seja desconhecida, sabe-se que o processo inflamatório subclínico, observado em pacientes obesos e diabéticos, tem relação direta com a menor capacidade da insulina em alcançar seus efeitos biológicos. Acredita-se que o tecido adiposo seja o órgão de origem do processo inflamatório. Resultados consistentes demonstraram que a ativação do programa pró-inflamatório no tecido adiposo ocorre a partir do recrutamento e da ativação de macrófagos. A ativação dos macrófagos resulta no aumento da produção e liberação de citocinas pró-inflamatórias como o fator de necrose tumoral-alfa (TNF-α), interleucina-6 (IL-6) e interleucina-1 beta (IL-1β). Essas moléculas, por sua vez, ganham a corrente sanguínea podendo agir de forma parácrina em tecidos insulinossensíveis, aumentando a resistência à insulina por mecanismos previamente descritos. O exercício físico é capaz de melhorar a ação da insulina, principalmente no músculo esquelético. Acredita-se que boa parte dos efeitos do exercício na melhora da sensibilidade à insulina seja decorrente da chamada "resposta anti-inflamatória" observada nas horas que sucedem à atividade física. É importante destacar que a melhora da sensibilidade à insulina bem como a resposta anti-inflamatória promovida pela atividade física podem ser observadas após uma única sessão de exercício, sem nenhuma alteração do peso corporal. Esses dados sugerem que os efeitos do exercício sobre a sensibilidade à insulina seja um efeito direto e não apenas secundário à redução do peso corporal.

Para estudar-se agudamente a resposta anti-inflamatória promovida pelo exercício físico, um grupo de pesquisadores criou um modelo de inflamação de baixo grau em humanos, mimetizando a inflamação observada em indivíduos com resistência à insulina. Esses pesquisadores injetaram baixa dose da endotoxina, *Escherichia coli,* em voluntários saudáveis em repouso e pré-exercitados e avaliaram o processo inflamatório e a sensibilidade à insulina. Nos indivíduos que se mantiveram em repouso, a endotoxina aumentou em duas a três vezes os níveis circulantes de TNF-α. Em contrapartida, quando os indivíduos realizaram 3 horas de exercício de *endurance* em cicloergômetro e em seguida receberam a infusão da endotoxina, o aumento dos níveis de TNF-α não foi observado. Esses dados demonstram que uma única sessão de atividade física foi capaz de proteger esses indivíduos de produzir a resposta inflamatória mediada pela endotoxina, caracterizando o efeito anti-inflamatório do exercício físico. Algumas evidências apontam que a resposta anti-inflamatória mediada pelo exercício seja conduzida pela ação de uma "miocina" produzida pela contração muscular, a interleucina-6 (IL-6). Embora seja conhecida como uma citocina pró-inflamatória, sabe-se que em determinadas situações a IL-6 assume papel anti-inflamatório, controlando a expressão de proteínas anti-inflamatórias como a interleucina-10 (IL-10), o antagonista do receptor de interleucina-1 (IL-1ra) e o receptor solúvel de TNF (TNFsr). A premissa de que a IL-6 seja responsável pela resposta anti-inflamatória ocorreu após a observação de que o pico de liberação de IL-6 durante o exercício precede a resposta anti-inflamatória (Figura 14.2). Esses outros efeitos moleculares do exercício físico sobre a resposta inflamatória e sobre a sensibilidade à insulina serão detalhados no capítulo 18.

Em estudos longitudinais, a resposta anti-inflamatória do exercício físico também foi claramente observada. Indivíduos submetidos a um longo período de treinamento físico apresentaram redução significativa dos níveis plasmáticos de proteína C-reativa (PCR). Em modelos experimentais, o treinamento físico também foi capaz de reduzir os níveis plasmáticos do TNF-α e IL-6. Esses e outros resultados sugerem que tanto uma única sessão de exercício físico como o treinamento de longa duração apresentam capacidade de suprimir a inflamação sistêmica de baixo grau e, dessa forma, contribuir para a melhora da sensibilidade à insulina. No entanto, é importante destacar que a melhora da sensibilidade observada após um longo período de treinamento físico não deve ser entendida somente como efeito direto do exercício, mas também devido às alterações da composição corporal promovida pelo treinamento, principalmente pela redução da gordura corporal, caracterizando assim como um efeito secundário ao treinamento.

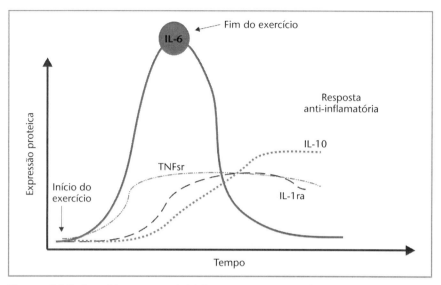

Figura 14.2. Exercício aumenta inicialmente a expressão de IL-6 por meio da contração muscular. Posteriormente, observa-se o aumento dos níveis de proteínas anti-inflamatórias, como o receptor solúvel de TNF (TNFsr), o antagonista do receptor de IL-1 e principalmente a expressão de IL-10.

LIPOTOXICIDADE MUSCULAR E RESISTÊNCIA À INSULINA: PARADOXO

Além de ser importante para a captação de glicose no músculo, a insulina participa efetivamente do controle da quantidade de ácidos graxos circulantes através de sua atividade antilipolítica. No entanto, em estado de resistência à insulina, o efeito antilipolítico é atenuado, aumentando a quantidade de ácidos graxos na corrente sanguínea. A seguir são descritos como os ácidos graxos e os depósitos de gordura interferem negativamente na transdução do sinal de insulina.

No decorrer das últimas décadas, acumulado número de evidências determinou que a gordura visceral intra-abdominal, quando aumentada, relaciona-se à resistência à insulina. O tecido adiposo, adicionalmente a sua função de armazenar energia, produz e libera ácidos graxos (AGL), hormônios e citocinas pró-inflamatórias. O aumento nos níveis circulantes de ácidos graxos livres em indivíduos obesos está intimamente relacionado à resistência à insulina, como demonstrado em capítulos anteriores. Além de participar efetivamente do sistema endócrino secretando hormônios e citocinas, o tecido adiposo visceral também parece ser uma fonte específica para o aumento dos níveis de AGL. Assim, a resistência à insulina decorre de um fenômeno secundário ao excesso de gordura visceral. Em resposta à perda de peso mediada pela atividade física ou pela redução da ingestão calórica, o tecido adiposo visceral apresenta redução mais evidente do que o subcutâneo, justificando por que reduções modestas do peso (5 a 10%) em obesos podem induzir melhora clínica significativa em diferentes parâmetros metabólicos. O balanço energético positivo e o aumento de adiposidade são suficientes para iniciar a cascata de eventos que induzem à resistência à insulina. A questão central que se apresenta é como o aumento de adiposidade pode resultar em resistência à insulina em tecidos-alvo (fígado e músculo) e, posteriormente, intolerância à glicose e DM tipo 2. Vários mecanismos etiopatogênicos são atualmente propostos para explicar o fenômeno de resistência à insulina, alguns deles serão resumidamente apresentados a seguir.

Indivíduos obesos são geralmente resistentes aos efeitos antilipolíticos da insulina. Sabe-se que os adipócitos presentes na gordura visceral são metabolicamente mais ativos e apresentam lipólise acentuada. O mecanismo pelo qual a elevação dos AGLs pode induzir resistência à insulina se dá por meio da ativação de proteínas serinas quinase (exemplos: PKC – proteína quinase C, IKK-β, JNK), que induzirão a fosforilação em resíduos de serina, principalmente do substrato do receptor de insulina (IRS-1), reduzindo a sinalização transmitida por esse hormônio e o transporte de glicose no músculo esquelético, bem como a síntese de glicogênio no músculo e no tecido hepático. Evidências apontam que o exercício físico atua de maneira significativa sobre esses mecanismos de resistência à insulina, aumentando a sensibilidade desse hormônio, esses aspectos serão comentados no capítulo 18.

As consequências adversas de uma oferta maior de lipídios aos tecidos periféricos são múltiplas. Cronicamente, a obesidade resulta em acúmulo intramiocelular de ácidos graxos e seus metabólitos, e esse acúmulo também pode ativar isoformas da proteína quinase C, que estão estreitamente relacionadas à menor capacidade da insulina em alcançar seus efeitos metabólicos. Paradoxalmente, atletas de *endurance* também apresentam maiores concentrações de triacilgliceróis no tecido muscular, no entanto não apresentam os mesmos efeitos deletérios sobre a sensibilidade à insulina. Esse fenômeno pode ser atribuído ao processo conhecido como adaptação ao treinamento físico que, por sua vez, promove aumento da biogênese mitocondrial e consequentemente maior capacidade oxidativa, uma vez que esses ácidos graxos podem servir como combustível energético durante as atividades físicas de longa duração, preservando ao máximo os estoques de glicogênio muscular. Dessa forma, embora o acúmulo de ácidos graxos esteja relacionado com a resistência à insulina, alguns aspectos devem ser ressaltados.

Estudos recentes demonstraram que o acúmulo intramiocelular de triacilglicerol (IMTG) não afeta negativamente a transmissão do sinal da insulina. Alternativamente, os metabólitos bioativos provenientes do metabolismo dos ácidos graxos, tais como diacilglicerol (DAG) e a ceramida, desempenham papel fundamental na resistência à insulina no músculo. Nesse contexto, algumas enzimas tornam-se importantes para determinar o perfil dos ácidos graxos no tecido muscular, como, por exemplo, a glicerol-3-fosfato (mGPAT) e a diacilglicerol-aciltransferase (DGAT), que catalisam etapas importantes na síntese de triacilglicerol. Sabe-se que a superexpressão de mGPAT ou DGAT aumenta significativamente a síntese de triacilglicerol em diversos tipos de células. Mais especificamente, a superexpressão da isoforma DGAT-1 resulta em aumento expressivo das concentrações de IMTG, o que implica papel importante para DGAT-1 na regulação de síntese de triacilgliceróis no tecido muscular. Curiosamente, a superexpressão DGAT-1 em fibroblastos pulmonares diminuiu de forma significante o acúmulo de DAG, em paralelo com o aumento da síntese de triacilglicerol. Esse mecanismo ocorre, pois a DGAT-1 utiliza o DAG e as moléculas de Acetil-CoA para aumentar a síntese de triacilglicerol e consequentemente reduzindo os níveis de DAG e ceramida no meio intracelular (Figura 14.3).

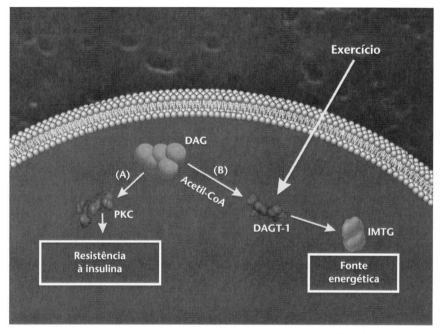

Figura 14.3. No acúmulo de diacilglicerol o músculo pode: (**A**) ativar proteínas serinas quinase como a proteína quinase C (PKC) e induzir resistência à insulina em indivíduos sedentários/obesos ou (**B**) ser convertida em triglicerídio intramuscular (IMTG) por meio da diacilglicerol aciltransferase 1 (DGAT-1). Dessa forma, o exercício aumenta a expressão da DGAT-1 e consequentemente os níveis de IMTG.

De maneira interessante, uma única sessão de exercício físico aeróbico com duração de 90 minutos com intensidade de 65% do VO_2 máximo foi capaz de aumentar os níveis de mGPAT e de DGAT-1 no músculo esquelético de humanos com resistência à insulina induzida por sobrecarga de ácidos graxos. Além disso, a atividade física aumentou os níveis de IMTG e reduziu significativamente os níveis de DAG e ceramida no músculo esquelético. Esses e outros achados suportam a hipótese de que o exercício físico modula seletivamente o metabolismo dos ácidos graxos no músculo esquelético, contribuindo para a redução da resistência à insulina neste tecido e favorecendo o metabolismo energético durante o exercício. Acredita-se que a melhora da sensibilidade à insulina que ocorre em resposta à modulação do metabolismo dos ácidos graxos no músculo também decorra da alteração do perfil inflamatório local.

AMPK: MOLÉCULA-CHAVE NO CONTROLE DA HOMEOSTASE DA GLICOSE

A AMPK foi identificada na década de 1980, tendo suas funções metabólicas mais detalhadas nos últimos 15 anos. A AMPK é uma enzima importante para a manutenção energética intracelular, especificamente durante situações de estresse, como o exercício físico ou privação alimentar. É uma molécula heterotrimérica que contém uma subunidade catalítica α e duas subunidades regulatórias β e γ. Essa proteína é ativada pela fosforilação do resíduo de treonina na posição 172 da alça de ativação da subunidade α, causada principalmente pelo decréscimo do estado energético celular. Uma vez fosforilada, a AMPK induz a fosforilação e inibe a atividade da Acetil-CoA carboxilase, a ACC. Evidências sugerem que essa via de sinalização participe de eventos metabólicos importantes como: a lipólise (adiposo), metabolismo de lipídios (fígado e músculo), transporte de glicose (músculo e adiposo) e metabolismo de glicogênio (músculo e fígado) e controle de ingestão alimentar (hipotálamo) (Figura 14.4).

As funções biológicas da AMPK no fígado e no músculo esquelético são de grande importância para o controle da homeostase da glicose. Veremos em destaque a participação dessa enzima no músculo e no fígado em resposta ao exercício físico.

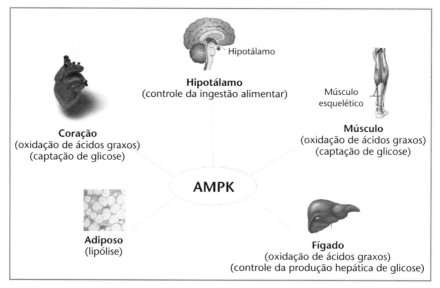

Figura 14.4. A AMPK está presente em vários tecidos. Exerce diversas funções no metabolismo celular.

FUNÇÕES DA AMPK NO MÚSCULO ESQUELÉTICO EM RESPOSTA AO EXERCÍCIO

A contração muscular mediada pelo exercício é a principal condição fisiológica para a ativação dessa molécula. A ativação é causada pelo decréscimo do estado energético celular. Na situação em que a relação AMP:ATP é aumentada, ocorre mudança conformacional da molécula, deixando-a suscetível à fosforilação e à ativação. A AMPK fosforilada ativa vias que geram o aumento de ATP, tais como a oxidação de ácidos graxos, ao mesmo tempo que desativa as vias anabólicas que consomem o ATP, como a síntese de ácidos graxos. A ativação da AMPK induzida pela contração muscular está envolvida com a captação de glicose em modelos experimentais e em seres humanos, por meio do aumento da translocação do transportador de glicose 4 (GLUT-4) para a membrana celular.

A contração muscular aumenta a razão AMP:ATP, favorecendo a ativação dessa enzima, que é capaz de recrutar vesículas de GLUT-4 do *pool* intracelular e assim estimular a captação de glicose de maneira independente de insulina. Estudos demonstram que a ativação da AMPK é diretamente proporcional à intensidade de exercício. A contração muscular efetivamente aumenta a atividade da AMPK. Está bem estabelecido que a contração muscular por estimulação elétrica *in situ* e a contração isolada de músculo de ratos *in vitro* aumentam significativamente a atividade da AMPK. O exercício de ciclismo também aumenta a atividade dessa enzima em humanos, no entanto, tal ativação é dependente da intensidade e do tempo de duração do esforço.

Vale destacar que diferentes isoformas da AMPK foram descritas e que a isoforma α2 (α2-AMPK) é ativada durante o exercício de intensidade moderada quando, em geral, a isoforma α1-AMPK parece ser mais resistente à ativação e é somente ativada em condições extremas como na contração isolada de músculo de ratos *in vitro*, durante o *sprint* no ciclismo e/ou nos exercícios supramáximos em humanos.

Alguns estudos conduzidos em roedores e em humanos obesos avaliaram a atividade da AMPK no músculo esquelético e demonstraram que a atividade dessa enzima é parcialmente reduzida quando comparada aos respectivos fenótipos magros. Os mesmos resultados foram encontrados em humanos com DM tipo 2. Mesmo diante desse desarranjo molecular, a atividade física mostra-se eficiente em aumentar a fosforilação da AMPK no resíduo de treonina na posição 172 em indivíduos obesos e diabéticos. Em estudo conduzido em ratos obesos e com resistência à insulina, demonstrou-se que uma única sessão de atividade física moderada foi capaz de aumentar a fosforilação da AMPK no músculo gastrocnêmio, mantendo sua atividade por até 16 horas após o término da atividade. A ativação dessa proteína é bastante importante na condição de resistência à insulina e DM tipo 1 e 2, principalmente no que se refere à homeostase da glicose. Mesmo na ausência da insulina, a AMPK aumenta a fração das vesículas de GLUT-4 na membrana celular, facilitando a entrada da glicose.

A comprovação de que a AMPK modula a translocação do GLUT-4 de forma independente do sinal da insulina foi feita em um estudo que demonstrou que músculo isolado de ratos tratados com o ativador farmacológico da AMPK foi capaz de aumentar a captação de glicose mesmo na presença do inibidor farmacológico da PI3-q (Wortmannin). Embora esse mecanismo de captação de glicose mediado pela AMPK não seja completamente conhecido, sabe-se que ele envolve a ativação de uma proteína chamada AS160 (Figura 14.5). Além de induzir a translocação de GLUT-4 para a membrana celular, a AMPK também é capaz de controlar diretamente a transcrição de GLUT-4. Uma única sessão de atividade física, leve ou intensa, é capaz de aumentar a expressão de GLUT-4 no músculo esquelético de humanos. Esse aumento pode ser atribuído, pelo menos em parte, ao aumento da atividade da AMPK. Dessa forma, essa via intracelular mostra-se importante para o controle da glicemia em diabéticos, pois independe da ação da insulina.

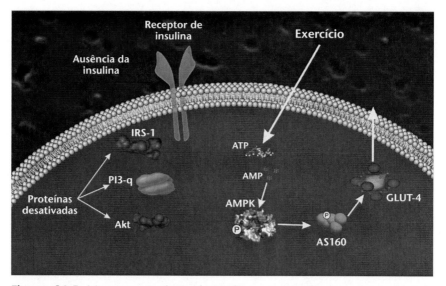

Figura 14.5. Mesmo na ausência da insulina, a contração muscular aumenta a translocação do GLUT-4 para a membrana celular. O exercício promove a quebra de ATP, aumentando os níveis de AMP e consequentemente a razão AMP:ATP, condição favorável ao aumento da fosforilação da AMPK, enzima-chave para a captação de glicose.

Na situação de resistência à insulina, além de promover a captação de glicose independente da sinalização da insulina, a AMPK quando ativada também aumenta a sensibilidade à insulina no músculo, no entanto esse mecanismo ainda não está completamente elucidado. A AMPK exerce um papel anti-inflamatório no tecido muscular e esse talvez seja um fenômeno importante para aumentar a sensibilidade à insulina. No capítulo 18 será abordado de maneira mais detalhada os aspectos moleculares da captação de glicose mediada pela AMPK no músculo esquelético, bem como diversos mecanismos envolvidos na melhora da sensibilidade à insulina mediada pelo exercício físico.

AMPK NO CONTROLE DA PRODUÇÃO HEPÁTICA DE GLICOSE: EFEITO DO EXERCÍCIO FÍSICO

A ativação da via AMPK/ACC (acetil-CoA carboxiquinase) no tecido hepático, por meio de agentes farmacológicos como a metformina, é determinante para a diminuição da produção hepática de glicose, como demonstrado em diversos modelos experimentais. A ativação da AMPK no fígado é responsável por modular negativamente a expressão de enzimas gliconeogênicas como a glicose-6-fosfatase (G6Pase) e a fosfoenolpiruvato carboxiquinase (PEPCK). Esse mecanismo pode ser considerado de suma importância para o controle dos níveis glicêmicos, uma vez que indivíduos diabéticos apresentam maior atividade do programa gliconeogênico hepático, mesmo durante o jejum. Adicionalmente, evidências demonstraram que animais diabéticos apresentam baixa atividade da AMPK hepática durante o período de jejum prolongado quando comparado aos animais controle na mesma condição.

Embora muitos estudos evidenciarem a ativação da AMPK no músculo esquelético em resposta ao exercício, pouco se sabe sobre o efeito da atividade física no controle dessa enzima no tecido hepático. Camundongos diabéticos *ob/ob* (deficientes em leptina) submetidos à sessão de exercício aeróbico apresentaram recuperação parcial da fosforilação da AMPK em resposta ao jejum. Os mesmos resultados foram obtidos em camundongos diabéticos *db/db* (deficientes do receptor de leptina), demonstrando que a atividade física pode restaurar a capacidade de inibição do programa de neoglicogênese hepática mediada pela AMPK em dois modelos experimentais de DM tipo 2. No entanto, esses resultados necessitam de investigações mais aprofundadas.

CONSIDERAÇÕES FINAIS

Essas novas descobertas demonstram que o exercício físico pode atuar por diferentes mecanismos intracelulares, sendo uma ferramenta importante na melhora da sinalização da insulina em organismos saudáveis ou com resistência à insulina. Na condição de resistência à insulina associada à obesidade induzida pelo alto consumo de dietas ricas em gordura, assim como tem se mantido o padrão ocidental de alimentação, pesquisas revelam que o exercício físico é capaz de modular proteínas inflamatórias de efeito negativo no sinal de insulina. No entanto, os resultados encontrados pelos diversos estudos carecem de investigações continuadas, uma vez que a duração, magnitude e intensidade dos efeitos na sinalização da insulina são variáveis. Tais alterações dependem ainda do tipo, duração e intensidade do exercício executado no organismo obeso, sem se descartar a possibilidade de os efeitos serem decorrentes de outros fatores e envolverem outras vias moleculares. Dentre as vias moleculares intensamente exploradas tem-se a ativação da AMPK pelo exercício físico. Regulada pelo déficit energético e de maneira independente da via da insulina (IR/IRS/PI3-q/Akt), o aumento na atividade da AMPK ocorre de forma independente da redução de massa adiposa. Em termos práticos, isso significa que indivíduos obesos e diabéticos podem se beneficiar com a prática de exercícios físicos e essa via responde a forma pela qual isso ocorre.

Ademais, uma das possibilidades talvez esteja associada a mudanças hemodinâmicas induzidas pelo exercício. É conhecido que uma única sessão de exercício reduz a atividade simpática e aumenta o fluxo sanguíneo muscular no período após o exercício. Ainda, é interessante notar que, durante uma única sessão de exercício, a atividade simpática é menor, e a vasodilatação muscular, maior. Essas e outras mudanças hemodinâmicas podem, também, contribuir para a reversão ou melhora do quadro de resistência à insulina, favorecendo a captação de glicose. Deve-se destacar, somado aos eventos anteriores, que os efeitos do exercício físico não se restringem às clássicas e bem documentadas adaptações sobre o músculo esquelético, estendendo-se ao tecido hepático. Tal fato demonstra que a ação do exercício sobre as vias moleculares no hepatócito, bem como na via da AMPK, repercute em inibição sobre a gliconeogênese hepática, e isso favorece a redução da hiperglicemia do indivíduo obeso resistente à insulina e do diabético. Apesar da necessidade de se definirem muitas outras etapas da ação do exercício em vias de sinalização intracelular, todas essas descobertas abrem novas perspectivas para a compreensão do efeito do exercício sobre a captação de glicose e, sobretudo, auxiliam numa prescrição de exercícios físicos cada vez mais personalizados, o que repercute no aumento da eficácia da terapêutica esportiva no que diz respeito ao controle da obesidade e diabetes.

BIBLIOGRAFIA

1. Guelfi KJ, Jones TW, Fournier PA. New insights into managing the risk of hypoglycaemia associated with intermittent high-intensity exercise in individuals with type 1 diabetes mellitus: implications for existing guidelines. Sports Med 2007;37(11):937-46.
2. Hill JO. Role of physical activity in preventing and treating obesity. J Appl Physiol 2005;99(2):765-70.
3. Jørgensen SB, Richter EA, Wojtaszewski JF. Role of AMPK in skeletal muscle metabolic regulation and adaptation in relation to exercise. J Physiol 2006;574(Pt 1):17-31.
4. Kahn BB, Alquier T, Carling D, Hardie DG. AMP-activated protein kinase: ancient energy gauge provides clues to modern understanding of metabolism. Cell Metab 2005;1(1): 15-25.
5. Knowler WC. Reduction in the incidence of type 2 diabetes with lifestyle intervention or metformin. N Engl J Med 2002;346(6):393-403.
6. Pauli JR, Ropelle ER, Cintra DE, Carvalho--Filho MA, Moraes JC, De Souza CT et al.

Acute physical exercise reverses S-nitrosation of the insulin receptor, insulin receptor substrate 1 and protein kinase B/Akt in diet-induced obese Wistar rats. J Physiol 2008; 586(2):659-71.
7. Schenk S, Horowitz JF. Acute exercise increases triglyceride synthesis in skeletal muscle and prevents fatty acid-induced insulin resistance. J Clin Invest 2007;117(6): 1690-8.
8. Sigal RJ. Effects of aerobic training, resistance training, or both on glycemic control in type 2 diabetes: a randomized trial. Ann Intern Med 2007;147(6):357-69.
9. Starkie R, Ostrowski SR, Jauffred S, Febbraio M, Pedersen BK. Exercise and IL-6 infusion inhibit endotoxin-induced TNF-alpha production in humans. FASEB J 2003;17(8): 884-6.
10. Wojtaszewski JF, Richter EA. Effects of acute exercise and training on insulin action and sensitivity: focus on molecular mechanisms in muscle. Essays Biochem 2006;42:31-46.

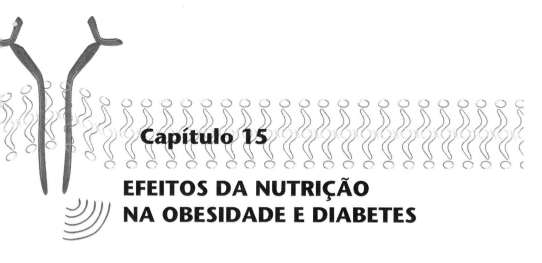

Capítulo 15
EFEITOS DA NUTRIÇÃO NA OBESIDADE E DIABETES

Dennys Esper Cintra

O ESTADO DA ARTE

É consenso entre a maioria das obras apresentadas sobre este assunto a conclusão sobre a necessidade da adoção de hábitos de menor ingestão calórica, provenientes principalmente de carboidratos e lipídios. Fugindo um pouco dessa obviedade e de forma diferente, serão apresentadas neste capítulo evidências sobre o perfil singular dos principais nutrientes moduladores de ações benéficas ou deletérias em obesos e portadores do diabetes.

As ciências nutricionais evoluíram e permitiram novas interpretações sobre o papel dos nutrientes nos organismos de indivíduos saudáveis ou enfermos. E com isso foi possível também aprender que uma dada resposta diante de determinado tratamento não depende apenas do nutriente consumido, mas também de como o organismo responde ao que lhe está sendo oferecido. Isso demonstra claramente que a nutrição não é uma ciência de mão única, em que apenas o nutriente desempenhará uma ação sobre o indivíduo, pois é necessário compreender que o organismo exerce e exibe uma resposta diante daquele nutriente que está sendo ingerido. Essa resposta é dada de forma individual, baseada na variabilidade genética apresentada por todos os seres vivos, o que, por sua vez, caracteriza a via de mão dupla dessa ciência.

Com base em tais proposições, então não apenas os indivíduos demonstram necessidades de uma nutrição com perfil cada vez mais personalizado, mas também os nutrientes têm merecido atenção especial sobre os papéis específicos que desempenham nos organismos de humanos e animais. Não há mais como serem classificados de forma generalizada por seus grupos familiares, como, por exemplo, carboidratos simples ou complexos ou ainda como ácidos graxos saturados, mono ou poli-insaturados. As ciências nutricionais demonstram de forma revolucionária que cada componente exerce efeitos específicos e independentes de suas famílias, bem como em pontos diferentes de determinadas vias metabólicas e de sinalização intracelular ou em tecidos específicos. Portanto, a nutrição nunca esteve tão em evidência como agora, e veremos o porquê neste e nos capítulos a seguir.

UMA NOVA ORDEM?

Para obesos e diabéticos em geral são adotadas estratégias dietéticas baseadas em restrições de gorduras e carboidratos, limitadas no poder hiperglicemiante pós-prandiais, com menos de 10% de gorduras saturadas do total calórico e entre 10 e 20% de poli--insaturados, além de quantidades satisfatórias de fibras, conquistadas pelo consumo de frutas e vegetais, e também aumento recomendado no consumo de peixes. Seguindo a ideia das principais obras encontradas na literatura brasileira, este capítulo poderia ser encerrado por aqui com tal recomendação, se não fossem as novas e intrigantes descobertas das ciências nutricionais. Atualmente, a atividade dos nutrientes encontra--se cada vez mais dissociada dos seus grupos familiares. Os carboidratos não se dividem mais apenas em simples e complexos. As diversas subclasses existentes dentro desses grupos têm recebido constante notoriedade, de tal forma que, em breve, haverá a necessidade até mesmo da alteração da nomenclatura à qual estamos tradicionalmente familiarizados, pois já há algum tempo tal normatização demonstra-se inadequada e insuficiente. Dentro de ambas as classes de carboidratos, por exemplo, temos açúcares com alto ou baixo índice glicêmico, pré-bióticos (inulina), estruturais (quitina), e até mesmo açúcares com funções específicas como sinalizadores intracelulares (galectinas). O mesmo ocorre com os outros macros e micronutrientes.

Outro importante fato relacionado à especificidade de nutrientes é a possibilidade de um mesmo nutriente atuar de forma diferente em indivíduos distintos, ou seja, um nutriente pode exibir sua atividade tradicional ou esperada em uma pessoa e uma atividade diferente em outra. Em outras palavras, uma pergunta frequentemente feita nos consultórios, hospitais e escolas é: por que uma dieta de 2.500 kcal emagreceu o paciente A e engordou o paciente B? Sendo que eles possuíam biótipos métricos idênticos? As condições que permitiram o surgimento de tais hipóteses têm sido cada vez mais abordadas por diversos cientistas em todo o mundo, os quais apontam em sua maioria para um evento denominado variabilidade genética, ou seja, os dois personagens citados aqui possuíam toda métrica corporal idêntica, mas não seus códigos genéticos. E hoje sabemos que a nutrigenética tem conseguido trazer à luz da ciência tais questionamentos. As interações entre genes e nutrientes, bem como as respostas dos genes perante os nutrientes serão abordadas posteriormente neste livro, no qual a nutrigenômica se faz presente. Entretanto, tais considerações serão profundamente abordadas no capítulo 19.

A individualização dos papéis, tanto dos nutrientes quanto dos indivíduos que recebem esse nutriente, tem fundamentado cada vez mais as antigas lições que insistiam em dizer que para cada indivíduo há um perfil dietético específico a ser seguido. Com

EFEITOS DA NUTRIÇÃO NA OBESIDADE E DIABETES

base em tais propósitos, o objetivo deste capítulo é trazer os principais mecanismos de ação desempenhados pelos nutrientes, relacionados ao tratamento ou à terapia nutricional adjuvante às condições de obesidade e *diabetes mellitus* tipo 2 (DM tipo 2).

Sabemos que a transição nutricional moderna verteu o estado deplorável da fome à soberba da ingestão alimentar excessiva. Juntamente, diversas doenças surgiram e mantêm-se fortemente associadas aos fatores e aos comportamentos alimentares. Tomando por base a predisposição genética de cada indivíduo, este provavelmente se tornará obeso ou portador do diabetes se a estas predisposições forem somados os fatores ambientais como a má alimentação e o sedentarismo.

Reduzir a ingestão de açúcares e gorduras sempre foi uma estratégia adotada com certo sucesso, porém existem outras formas mais interessantes de manipulação desses nutrientes, sem a necessidade de serem reduzidos em suas quantidades oferecidas, mas sim apenas modulando-os para garantir um cardápio mais diversificado e menos restritivo.

As novas conhecidas ações dos nutrientes vão além do controle calórico de uma refeição. Determinados nutrientes podem estimular e aumentar a secreção de insulina pelo pâncreas, melhorar a captação de glicose pelos tecidos, aumentar o gasto energético e, no cérebro, controlar a fome por meio da indução de sinais sacietógenos. Em breve será possível a elaboração de dietas pontuais em tais objetivos, e a elucidação dessas possibilidades é a proposta deste capítulo.

CARBOIDRATOS: UM POUCO ALÉM DA DOÇURA

ÍNDICE GLICÊMICO E CARGA GLICÊMICA

O índice glicêmico (IG) é um método que diferencia os diversos alimentos carboidratados de acordo com seu potencial em aumentar a glicose no sangue (Figura 15.1), ou seja, esse índice demonstra a qualidade de uma quantidade fixa de carboidrato disponível de determinado alimento, em relação a um alimento-padrão, que normalmente é o pão branco ou a glicose. Para sabermos o IG de um alimento, analisa-se a curva glicêmica produzida por 50g de carboidrato (disponível) de um alimento teste em relação à curva de 50g de carboidrato do alimento-padrão (pão branco ou glicose). Atualmente, utiliza-se o pão branco por ter resposta fisiológica melhor que a da glicose. Tal índice foi proposto para auxiliar a seleção de alimentos, assim, quando o alimento controle utilizado é o pão, os alimentos analisados que apresentam IG < 75 são considerados de baixo IG e os alimentos com IG > 95 são considerados de alto IG.

A recomendação para o uso do IG baseia-se, principalmente, na substituição de alimentos de alto pelos de baixo IG ao longo do dia.

A carga glicêmica (CG) é o produto do IG e da quantidade de carboidrato presente na porção de alimento consumido, comparado com o alimento-padrão. Isto se traduz pela seguinte fórmula:

$$CG = (IG \times \text{quantidade de CHO em uma porção}) \div 100$$

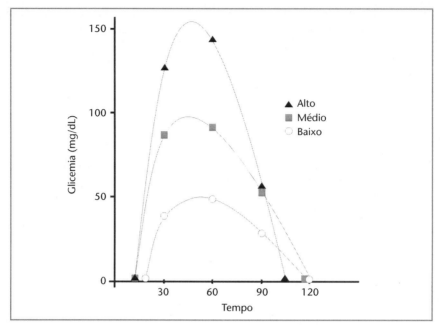

Figura 15.1. Absorção relativa de glicose. O período que o organismo leva para absorver e digerir varia conforme o carboidrato. O tempo com que 50 g dessas substâncias são convertidas em glicose sanguínea após a ingestão é o índice glicêmico do alimento, atribuindo como referência o valor 100 à glicose ou ao pão branco.

Por exemplo, para saber a carga glicêmica de uma porção de 100g de feijão-preto cozido, dos quais 14g são carboidratos, faz-se:

CG = (IG do feijão "20" × carboidratos da porção "14") ÷ 100
CG = 2,8, ou seja, uma carga glicêmica baixa neste caso

A tabela com o índice glicêmico de alimentos comuns na alimentação brasileira encontra-se disponível no *site* da Sociedade Brasileira de Diabetes – SBD – www.diabetes.org.br.

Tendo-se a glicose como controle, os alimentos podem ser considerados de baixa CG (< 10) e alta CG (> 20).

Existem diversos fatores que podem interferir na resposta glicêmica dos alimentos, como sua procedência, tipo de cultivo, forma de processamento e cocção, consistência e teor de fibras. Ao recorrer a tabelas, corre-se o risco primeiramente de identificar alimentos que, no caso, não são típicos do Brasil, uma vez que dispomos de tabelas internacionais. Além disso, muitos alimentos que oferecem baixo IG trazem em sua composição altas concentrações de gorduras, o que se torna desinteressante sob outros pontos de vista. Diante dessa situação, vale ressaltar a importância da orientação nu-

EFEITOS DA NUTRIÇÃO NA OBESIDADE E DIABETES

tricional realizada pelo nutricionista especialista no atendimento dos portadores do DM tipo 2, para esclarecer quanto à viabilidade e vantagens na escolha de alimentos com baixo IG e CG.

PRÉ E PRÓ-BIÓTICOS

RELAÇÃO DA SIMBIOSE PARA A TERAPÊUTICA DA OBESIDADE E O DIABETES

Outra classe de carboidratos ganhou destaque há bastante tempo devido às funções especiais que poderiam desempenhar no organismo. Os pré-bióticos são pequenos carboidratos (oligossacarídeos) que possuem a habilidade de selecionar e estimular o crescimento de bactérias bifidogênicas e lactobacilos no intestino. Os pré-bióticos, em geral, são fermentados pela microbiota intestinal, o que resulta na liberação de hidrogênio e dióxido de carbono, além de ácidos graxos de cadeia curta. Atualmente, o único pré-biótico com dados suficientemente consistentes encontrados na literatura científica e passível de ser classificado como alimento funcional é a inulina. A inulina é um fruto-oligossacarídeo que, ao contrário da maioria dos outros, não é digerido pelo trato digestório, sendo apenas fermentado pelas bifidobactérias (pró-bióticos) presentes na microbiota intestinal. Sua fermentação contribui com reduzida oferta calórica de apenas 1,5 kcal por grama. Foi obtido pela primeira vez no Brasil, extraído da raiz da chicória. As fontes mais comuns de inulina além da chicória são: trigo, cebola, banana, alho, alho-porró e alcachofra. Dois benefícios para obesos e diabéticos podem ser gerados pela ação da inulina no organismo. O primeiro trata-se justamente da oferta glicêmica reduzida que esse sacarídeo oferece, podendo substituir parcialmente o açúcar presente na dieta. O sabor amargo impede que todo o açúcar seja substituído pela inulina, portanto, essa substituição fica em torno de 5%. A inulina já é encontrada adicionada a alimentos industrializados como biscoitos, pães, massas de bolos e derivados e até mesmo em fórmulas infantis. O segundo efeito ocorre pela utilização da inulina pelos pró-bióticos presentes no intestino. Esses micro-organismos quando exercem fermentação sobre a inulina, utilizando-se dela então, são capazes de multiplicar-se e recolonizar a microbiota intestinal em detrimento à proliferação de bactérias potencialmente prejudiciais, reforçando os mecanismos naturais de defesa do hospedeiro. A partir dessa interação entre pró-bióticos e inulina, diversos outros benefícios surgem para o organismo. O produto gerado na fermentação da inulina pelas bactérias bifidogênicas pode contribuir de diversas formas para a manutenção saudável do trato digestório como um todo, efeito esse que se propaga direta e indiretamente por todo o organismo. O ácido láctico e os ácidos graxos de cadeia curta (AGCC), acético (C2:0), propiônico (C3:0) e butírico (C4:0), gerados na relação fermentativa sobre os pré-bióticos, contribuem com diversos processos metabólicos, que serão demonstrados adiante.

Ainda que os pré e os pró-bióticos possuam mecanismos de ação em comum, especialmente em relação à modulação da microbiota intestinal, eles diferem em seu metabolismo. O destino dos pré-bióticos no trato digestório é mais conhecido do que o dos pró-bióticos. De forma similar aos outros carboidratos não digeríveis, os pré-bióticos exercem um efeito osmótico no intestino, enquanto não são fermentados; portanto, apresentam o risco teórico de aumentar a diarreia em alguns casos e ser pouco tolerados por pacientes com síndrome do intestino irritável. Contudo, a tolerância de doses baixas de pré-bióticos em geral é excelente. Os pró-bióticos, por outro lado, não apresentam esse inconveniente e têm sido efetivos na prevenção e no alívio de diversos episódios clínicos, envolvendo diarreia.

AÇÃO DOS PRÉ E PRÓ-BIÓTICOS

Além dos fruto-oligossacarídeos (FOS), outros pequenos carboidratos como os galactooligossacarídeos (GOS) e os xilo-oligossacarídeos (XOS) podem auxiliar a absorção de outros nutrientes como os minerais e na síntese de vitaminas. As fibras da dieta, demonstradas em diversos estudos como responsáveis pela absorção reduzida desses nutrientes, seja por quelação, seja por conjugação, têm sido apreciadas de forma diferente, as quais, dependendo de sua composição, facilitam a absorção de alguns minerais ionizados como o Ca^{2+} e em menor grau o Mg^{2+}. Devido à intensa fermentação realizada pelos micro-organismos, ocorre a acidificação do meio, o que, por sua vez, favorece a dissociação desses minerais das fibras, os quais poderiam estar a elas agregados, favorecendo sua absorção por difusão passiva. O aumento da biodisponibilidade do Ca^{2+} e Mg^{2+} poderia ocorrer também pela transferência desses minerais do intestino delgado para o grosso, juntamente com o efeito osmótico da inulina ou dos outros oligossacarídeos, os quais resultariam na transferência de água para o intestino grosso, permitindo, assim, que se tornem mais solúveis. Ainda sim, há a hidrólise do complexo cálcio-fitato, por ação de fitases bacterianas liberadoras de Ca^{2+}. Mas melhor absorção é associada à diminuição de pH nos conteúdos do íleo, ceco e cólon. Essa diminuição resulta em aumento na concentração de minerais ionizados, condição essa que facilita a difusão passiva, a hipertrofia das paredes do ceco e o aumento da concentração de ácidos graxos voláteis, sais biliares, Ca^{2+}, P, PO_4 e, em menor grau, Mg^{2+}, no ceco. Esses minerais atuam em conjunto ou de forma independente no organismo, executando funções vitais como estruturação e manutenção óssea, contração muscular, mensageiros bioquímicos, sinalizadores intracelulares etc.

Além das inúmeras funções vitais desempenhadas pelo Ca^{2+} e Mg^{2+}, em especial nos obesos e diabéticos, estudos têm demonstrado aumento da capacidade secretória de insulina pelas ilhotas pancreáticas, além de maior sensibilidade à insulina, tanto em humanos quanto em animais portadores do DM tipo 2. Esses efeitos foram conquistados pelo aumento da absorção de cálcio por meio de sua suplementação na dieta. Da mesma forma, o Mg^{2+} contribui para a metabolização adequada da glicose ao atuar como cofator de diversas enzimas envolvidas nesse processo. Exemplo disso é a atuação do Mg^{2+} em conjunto com as enzimas hexoquinase e glicoquinase na fase preparatória da glicólise, além da glicose-6-fosfatase, fosfoglicerato quinase, piruvato quinase e enolase, que atuam em diferentes pontos dessa via no citosol. A suplementação de magnésio tem apresentado implicações clínicas relevantes, principalmente por favorecer a utilização da glicose em indivíduos obesos resistentes à insulina e em diabéticos. Trabalhos demonstram que a suplementação desse mineral pode melhorar os sinais e sintomas do diabetes como a sede intensa (polidipsia) e a frequência de micções (poliúria). Outros descrevem também que animais deficientes nesse íon apresentam diversas proteínas participantes da via de transdução do sinal da insulina exibindo menor atividade. A ligação entre os dois eventos apresentados acima demonstra que, perante uma deficiência de Mg^{2+}, a metabolização da glicose será prejudicada, pela diminuição na produção final de ATPs, devido à ineficiência das enzimas glicolíticas, que são dependentes de Mg^{2+} (Figura 15.2).

Em resposta a isso, a célula, em um mecanismo de *feedback* negativo, aumenta a expressão e a atividade de proteínas envolvidas na via da insulina, na tentativa de

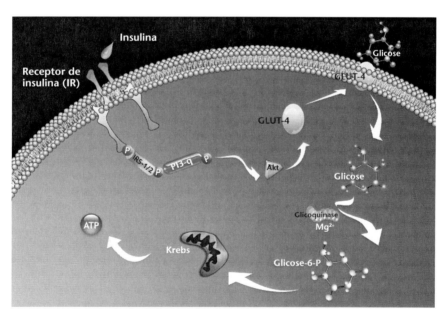

Figura 15.2. Sinalização para captação e metabolização de glicose. Sensibilização do receptor (IR) pela insulina e início da ativação da via de sinalização intracelular. O receptor de insulina ativo fosforila o substrato 1 e 2 do receptor de insulina (IRS-1/2), que por sua vez ativa a proteína fosfatidilinositol-3-quinase (PI3-q) e consecutivamente a Akt, que dá início à extrusão do transportador de glicose (GLUT-4) em tecidos como o músculo esquelético e adiposo. A glicose no meio intracelular é imediatamente fosforilada pela enzima glicoquinase, a fim de que não retorne para o meio externo à célula. Porém, a ação dessa enzima é totalmente dependente de íons Mg^{2+}, que atuam como cofatores para que a reação tenha continuidade e a glicose possa ser utilizada adequadamente.

aumentar sua avidez por captar glicose, uma vez que sinais de plenitude energética (ATP) não estão sendo gerados. A insulina quando se liga à porção externa do seu receptor na membrana celular (IR) dispara um sinal intracelular capaz de recrutar quatro substratos desse receptor, chamados de IRS-1, 2, 3 e 4, contudo, o substrato 1 e 2 são os mais importantes e bem estudados. Fosforilados pelo próprio IR, o IRS-1 e 2 ativam uma proteína chamada fosfatidilinositol-3-quinase (PI3-q) que, por sua vez, fosforila e ativa a principal proteína envolvida na via da insulina, a Akt. Com atividade nodal no meio intracelular, a proteína Akt recebe e propaga diversos sinais. Nos tecidos periféricos, sinaliza para a síntese de novas proteínas, é antilipolítica e antiapoptótica, além de aumentar a extrusão do transportador de glicose no músculo e no tecido adiposo, chamado GLUT-4 (Figura 15.2). No hipotálamo, a Akt quando fosforilada pela insulina é a responsável pela emissão de sinais sacietógenos, os quais irão dar início à interrupção da sensação de fome. Esse mecanismo é explorado detalhadamente no capítulo 6.

Com base em tais fatos, o aumento na captação de Ca^{2+} e Mg^{2+} intestinal, mediados pela ação de pró-bióticos, exibe potencial benéfico na terapêutica nutricional da obesidade e principalmente do DM tipo 2. Mas a atividade desempenhada em simbiose por pré e pró-bióticos vai muito além disso. A fermentação de produtos lácteos por bactérias lácticas pode aumentar a concentração de determinados nutrientes, como vitaminas do complexo B, o que pode ser bastante útil em indivíduos obesos submetidos às cirurgias bariátricas.

Dados consolidados na literatura demonstram que os AGCCs gerados no intestino pela fermentação bacteriana, quando absorvidos, contribuem para o *pool* de energia disponível para o hospedeiro e podem neutralizar a atividade de alguns carcinógenos da dieta, como as nitrosaminas, resultantes da atividade metabólica de bactérias comensais em indivíduos que fazem uso de dietas com alto teor de proteínas.

Mas as ações desses ácidos podem ir muito além das conhecidas atividades desempenhadas por eles no intestino. Um importante e bem controlado estudo experimental concluiu que o ácido butírico melhorou a sensibilidade à insulina e aumentou o gasto energético em animais submetidos ao consumo diário de uma dieta rica em lipídios. A suplementação com o ácido butírico aumentou a expressão das proteínas PGC-1α (coativador-1α do PPAR-γ) e UCP-1 (proteína desacopladora mitocondrial-1) no tecido adiposo marrom desses animais, demonstrando aumento da biogênese mitocondrial e melhora na termogênese adaptativa desempenhada por essas duas proteínas, respectivamente.

A mitocôndria é tida alusivamente como a usina da célula, na qual toda a forma de energia é processada. Logo, quanto mais dessas pequenas usinas houver nas células, pressupõe-se que mais energia nelas será processada. Isso se torna interessante quando o objetivo é produzir e gastar (queimar) energia. Tecidos ricos em mitocôndrias possuem maior habilidade nessa dissipação energética. A PGC-1α é uma das proteínas responsáveis pelo aumento do número de mitocôndrias na célula, daí o termo "biogênese mitocondrial". Encontrar alternativas capazes de modulações seguras nos níveis dessa proteína é objeto de interesse de todo o meio científico, para o desenvolvimento de nova estratégia terapêutica.

EFEITOS DA NUTRIÇÃO NA OBESIDADE E DIABETES

O tratamento de animais com ácido butírico ainda foi capaz de favorecer a sinalização da insulina em tecidos como o fígado e o músculo, por terem tido aumento na atividade das proteínas-chave dessa via o IR, IRS-1 e Akt. Houve também aumento significativo na massa muscular, com aumento consecutivo na expressão das proteínas marcadoras para proliferação de células musculares, miosina e mioglobina. Além disso, o índice de VO_2 máximo demonstrou maior utilização de lipídios como substrato energético consumido pelo organismo. A suplementação com ácido butírico aumentou na musculatura esquelética a expressão da proteína carnitina palmitoiltransferase-1 (CPT-1), responsável pela translocação de ácidos graxos presentes no citoplasma da célula para o interior da mitocôndria. Isso demonstrou melhora na eficiência da utilização energética da dieta pelo organismo desses animais.

Experimentos *in vitro* que testaram a viabilidade de células musculares, onde o ácido butírico também foi adicionado, exibiram resultados idênticos aos observados anteriormente, além da ativação de uma proteína chamada AMPK (proteína quinase ativada por AMP), responsável por indicar, por meio de vias sinalizadoras celulares, maior necessidade de síntese energética. O ATP é reduzido a ADP e posteriormente a AMP. Essa condição mínima energética (AMP) serve como sinal de carência celular para a aquisição de novos substratos energéticos. A partir daí, a enzima AMPK é ativada. Ainda, demonstraram reduzidas concentrações plasmáticas de colesterol total e triacilgliceróis.

Com isso, tais resultados demonstram a capacidade aumentada na coordenação de eventos fisiológicos e moleculares desempenhados por substâncias que podem ser conquistadas por organismos pró-bióticos. Efeitos dos pré e pró-bióticos atuando em vias moleculares começam a ser demonstrados na literatura científica, voltados para os benefícios relacionados à melhor captação intestinal de ferro, zinco e cobre, redução na pressão arterial, melhora nos perfis lipídicos séricos, redução na atividade ulcerogênica causada pela bactéria *Helicobacter pilory* e controle da colite induzida por rotavírus e pelo *Clostridium difficile*, causador da colite pseudomembranosa, além de prevenção a infecções urogenitais, comuns em obesos, e efeitos inibitórios sobre a mutagenicidade. Contudo, tais evidências necessitam de estudos mais elucidativos que indiquem os pontos corretos de interferência dessas substâncias nas diversas vias de sinalização celular envolvidas com os mecanismos descritos, além da dose adequada e segura de administração, que possam comprovar esses benefícios.

PROTEÍNAS

ATIVIDADE DE AMINOÁCIDOS-CHAVE PARA A OBESIDADE E O DIABETES

Atualmente, os ensaios que trazem demonstrações sobre mecanismos de ação dos aminoácidos têm despertado novos interesses na comunidade científica, não apenas por demonstrarem continuamente importante participação nas diferentes vias de sinalização celular, mas também por atuarem como importantes reguladores de expressão gênica.

Concentrações fisiológicas de aminoácidos garantem o funcionamento adequado de diversas substâncias no organismo, como o óxido nítrico, as poliaminas, os hormônios tireoidianos, a serotonina, entre outras substâncias que podem auxiliar na prevenção do desenvolvimento da obesidade e do DM tipo 2, bem como serem adjuvantes no tratamento. Entretanto, elevados níveis de aminoácidos ou de alguns de seus metabólitos específicos, como amônia, homocisteína e dimetilarginina, podem atuar como fatores prejudiciais, levando a desordens neurológicas, cardiovasculares, estresse oxidativo, entre outras.

Contudo, concentrações de aminoácidos específicos, facilmente alcançados pela dieta, têm demonstrado efeitos potencialmente benéficos como reguladores metabólicos, auxiliares na produção e excreção de insulina, redutores de programas apoptóticos, e até mesmo na modulação de neurotransmissores responsáveis pelo controle da fome.

Alguns autores chamam esses aminoácidos de "aminoácidos funcionais", e estão entre alguns deles arginina, cisteína, glutamina, leucina, prolina, triptofano, entre outros. A suplementação com um desses aminoácidos ou com uma mistura deles pode ser benéfica em diversas condições, inclusive as voltadas para os portadores de obesidade e DM tipo 2.

ARGININA

A arginina é necessária principalmente em períodos de rápido crescimento celular (infância e em certas doenças), e sua síntese depende da disponibilidade dos precursores ornitina e citrulina, normalmente presentes no fígado, originados no ciclo da ureia. Frequentes relatos científicos mostram que a arginina pode auxiliar no tratamento da obesidade e do DM tipo 2. Trabalhos experimentais realizados com diferentes modelos que desenvolvem obesidade e DM tipo 2, ou por indução com drogas e dietas ou ainda utilizando modelos que são geneticamente propensos ao desenvolvimento dessas doenças, quando suplementados com arginina, apresentaram redução na glicemia, nos níveis de homocisteína, nos ácidos graxos livres circulantes e triacilgliceróis, e ainda melhoraram a sensibilidade à insulina. Resultados semelhantes foram observados em testes com humanos saudáveis, obesos ou portadores do DM tipo 2 que receberam arginina por via oral ou intravenosa. Em outros modelos experimentais, a arginina suplementada, juntamente com dieta hiperlipídica, foi capaz de reduzir a incorporação de ácidos graxos na gordura visceral, protegendo-os não apenas da obesidade, mas também das diversas complicações metabólicas associadas, além de melhorar o perfil metabólico e aumentar o ganho de massa magra. Dados recentes demonstram até mesmo discreta vantagem da suplementação de arginina em relação a drogas antidiabéticas como metformina e tiazolinedionas em diminuir a adiposidade e melhorar a sensibilidade à insulina.

Alguns estudos tentam traçar os mecanismos pelos quais a arginina é capaz de desempenhar tais atividades. Um importante estudo foi realizado utilizando técnicas como as de *macro* e *microarrays*, em que os tecidos de animais tratados com arginina são analisados, em comparação aos seus controles, para mapeamento dos genes que apresentam alteração em sua expressão. Concluiu-se que os genes que apresentaram as maiores modificações em sua expressão foram aqueles envolvidos com o aumento do gasto energético, como os genes da PGC-1α e da AMPK, e outras alterações como no gene da NOS1 (óxido nítrico sintase 1) e da HO_3 (hemeoxigenase 3). Neste mesmo estudo, a suplementação com arginina em animais obesos e diabéticos reduziu o ganho de peso bem como o peso do tecido adiposo epididimal. Houve aumento na oxidação de glicose e ácidos graxos e em todo o gasto energético desses animais. Os níveis de PGC-1α aumentaram e, como dito anteriormente, a PGC-1α é o principal regulador da biogênese mitocondrial, e se o tratamento com a arginina elevou seus níveis, isso indica que o número de mitocôndrias aumentou no tecido e que este tecido está mais habilitado em produzir e gastar energia. A arginina induziu a fosforilação da AMPK (p-AMPK), indicando que houve déficit energético. A arginina ainda aumenta os níveis de óxido nítrico (NO) e citrulina na célula. A produção de NO torna-se interessante desde que os níveis estejam dentro de uma pequena variação suprafisiológica, pois em grandes quantidades ele pode causar desarranjos metabólicos, como aumento dos processos oxidativos, e com isso ativação de vias pró-inflamatórias. O NO foi o responsável em diminuir a massa gorda nesses animais por favorecer a oxidação de substratos energéticos e aumentar a lipólise. Dados obtidos com estudos em humanos reforçam esses achados e demonstram que a suplementação com arginina é capaz de aumentar a oxidação de glicose e palmitato em proporções de 32% e 51%, respectivamente. A enzima HO_3 é a responsável por catalisar a oxidação do grupamento heme em biliverdina e monóxido de carbono, o qual pode ativar a guanilato ciclase e gerar GMPc (guanosina monofosfato-cíclico). A sinalização subsequente ao GMPc resulta no aumento da lipólise e oxidação da acetil-CoA no tecido adiposo.

É importante ser salientado que a suplementação de arginina para a aquisição dos efeitos relatados anteriormente se encontra entre duas e três vezes no máximo a recomendação diária de sua ingestão. A suplementação com altas doses de arginina favorece demasiadamente a produção de NO, que em grandes quantidades pode colocar em desequilíbrio todo o sistema metabólico, aumentando os processos oxidativos e os danos causados por isso, além de aumentar o processo inflamatório, mediado pelo NO. Experimentos têm demonstrado importantes efeitos na redução da glicemia por melhorar a sensibilidade à insulina em humanos, com doses baixas de arginina suplementada na dieta. Essas ideias asseguram que toda a arginina necessária para a observação de tais efeitos pode ser tranquilamente adquirida por fontes alimentares, dispensando as sintéticas.

CISTEÍNA E TAURINA

Os aminoácidos cisteína e a taurina podem ser sintetizados a partir da metionina, contudo a vitamina B_6 (piridoxina) é essencial como cofator para que ocorra tal reação.

A cisteína é um aminoácido condicionalmente essencial e participa de inúmeras funções em diferentes organismos. Além disso, é precursora da taurina, um aminoácido não essencial, porém sobre o qual iremos manter o foco desta discussão.

Desde os anos 1970 evidências fomentam a hipótese de que a taurina poderia ter um papel-chave ou ao menos modulador das funções relacionadas ao metabolismo energético e, além disso, participar também na melhora da sensibilidade à insulina. Em 1974, um trabalho relacionou a presença de taurina com a secreção de insulina pelo pâncreas. Depois de estabelecida essa relação, muitos anos se passaram, até que as investigações mergulharam nos meandros intracelulares e emergiram repletas de questões provocativas à compreensão dessas conexões e mecanismos. Paralelamente foram desvendados muitos outros mecanismos que mostraram uma aptidão diferenciada desse aminoácido em favorecer os diversos sistemas envolvidos ou acometidos pelos distúrbios metabólicos e endócrinos.

A taurina demonstrou em estudos com ratos, camundongos e em humanos a capacidade de modular os lipídios séricos, o que, por sua vez, reduziu as lesões ateroscleróticas em ratos e camundongos e preveniu a doença cardiovascular em humanos. Embora a suplementação oral com taurina tenha evidenciado em humanos uma redução nos níveis de colesterol total e suas frações prejudiciais como o LDL-c e o VLDL-c, ainda não são concretos os mecanismos responsáveis por tais alterações.

Resultados importantes com a suplementação de taurina têm sido conquistados no aumento da secreção de insulina pelas ilhotas pancreáticas. A taurina é capaz de, na célula betapancreática, fechar os canais de potássio ATP sensíveis, que despolarizam a membrana e aumentam o influxo de cálcio para o meio intracelular. O cálcio, nesse mecanismo, realiza a extrusão dos grânulos de insulina, que ganharão a circulação sanguínea (Figura 15.3).

Outras evidências demonstram que a taurina exibe propriedades hipoglicemiantes por potencializar os efeitos da insulina e por interagir com o receptor de insulina. Um experimento em roedores demonstrou que a taurina pode aumentar a síntese de glicogênio, a glicólise e a captação de glicose pelo fígado e coração. Em condições de estresse oxidativo induzido, a taurina demonstrou capacidade de anular tais efeitos, protegendo e melhorando a função das ilhotas. Um efeito associado a isso e que colabora com os achados de melhora metabólica em alguns estudos é o favorecimento que a taurina desempenha na fosforilação do receptor de insulina, aumentando e melhorando a transdução do sinal do hormônio.

Comorbidades associadas ao DM tipo 2, como as retinopatias, parecem receber influência do tratamento com o aminoácido taurina. Uma proteína chamada GFAP (proteína ácida fibrilar da glia), regulada nas células de Müller da retina, aparece sempre em baixos níveis ou encontra-se ausente neste meio. Porém esta proteína tem sua expressão aumentada em resposta à degeneração dos fotorreceptores, no descolamento da retina, na isquemia, na retinopatia diabética ou na retina que sofreu algum outro tipo de traumatismo. A taurina exerce efeitos bloqueadores dessa proteína na retina, e também é capaz de bloquear a expressão de outra proteína chamada VEGF, que é um fator de crescimento da epiderme vascular. O VEGF altera a vascularização local e

EFEITOS DA NUTRIÇÃO NA OBESIDADE E DIABETES

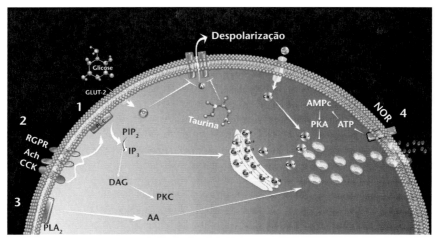

Figura 15.3. Principais mecanismos de secreção de insulina. **1)** A glicose se difunde na célula beta-pancreática através de seu receptor específico, o GLUT-2, onde é metabolizada e gera ATP. Canais de potássio sensíveis à ação de ATPs são bloqueados e impedem a saída de potássio da célula, o que consecutivamente impede sua despolarização. Com isso, os canais de cálcio mantêm-se abertos e há grande influxo para o interior celular. O cálcio é o principal agente responsável pela extrusão do grânulo de insulina pela ilhota pancreática. A taurina interfere pontualmente nesse mecanismo, interrompendo a despolarização. **2)** Respostas mediadas por receptores de proteína G a substâncias como colecistocinina (CCK), acetilcolina (Ach) e proteínas relacionadas à proteína G (RGPR) ativam a enzima fosfolipase C, que catalisa a reação de transformação de fosfoinositol-difosfato (PIP$_2$) em inositol 3-fosfato (IP$_3$), que aumenta a liberação de cálcio intracelular estocado no retículo endoplasmático, o que favorece a secreção de insulina. **3)** A enzima fosfolipase A$_2$ quando ativa libera o ácido araquidônico (AA) da membrana citoplasmática, que favorece a extrusão dos grânulos de insulina. **4)** Por meio da enzima fosfoquinase A, a noradrenalina (NOR) também sinaliza para a extrusão de insulina.

causa aumento na permeabilidade da retina, o que pode favorecer ainda mais o dano. Dessa forma, a taurina parece atuar em diversos pontos de ação da doença, favorecendo seu controle.

A taurina exerce suas funções de diversas formas, contribuindo para a homeostase da glicose em indivíduos obesos e diabéticos. Sua suplementação não parece ser tão problemática quando comparada com outros aminoácidos e, além disso, tem apresentado cada vez mais evidências que fundamentam sua utilização.

GLUTAMINA

Concentrações fisiológicas extracelulares de glutamina são encontradas em torno de 0,7 mmol/L e de 2 a 20 mmol/L no meio intracelular, dependendo do tipo celular. A glutamina promove e mantém diversas funções em várias células e órgãos como rins, intestino, coração, neurônios, linfócitos, macrófagos, neutrófilos, células beta-pancreáticas e tecido adiposo branco, além de ser requerida para a síntese de purinas e pirimidinas, e para a subsequente produção de RNAm e síntese proteica. A glutamina é consumida rapidamente pelo organismo e utilizada também em grandes quantidades pelas células β. Embora essa velocidade de utilização pelas ilhotas pancreáticas seja grande, a suplementação da glutamina isolada não implica o aumento da secreção de insulina. Preferencialmente desviada para a produção de GABA (ácido gama-aminobutírico) e aspartato dentro das ilhotas, juntamente com outras hipóteses ainda pouco compreendidas, a glutamina é insignificante em estimular sozinha a secreção de insulina. Porém, diversos e importantes são os papéis desempenhados por ela no auxílio à condição de obesidade e diabetes em geral.

A glutamina é um aminoácido especial para os portadores dessas doenças por desempenhar importante papel na gliconeogênese e por servir como doador de nitrogênio para a síntese de aminoácidos, além de ser precursora da síntese de nucleotídios em células, incluindo fibroblastos e macrófagos, contribuindo para o incremento nas atividades do sistema imunológico e na reparação tecidual. Naqueles submetidos à cirurgia bariátrica, por exemplo, principalmente àquelas nas quais ocorrem grandes derivações intestinais, algumas deficiências nutricionais podem surgir conduzindo o indivíduo à incompleta recuperação cirúrgica ou ocasionando problemas tardios. Os níveis de glutamina caem rapidamente após qualquer tipo de intervenção cirúrgica em que haja necessidade de reparo tecidual, e sua suplementação, que acelera a síntese proteica, pode até mesmo reduzir o tempo de internação hospitalar.

Um estudo demonstrou que indivíduos suplementados com glutamina previamente a serem submetidos a uma cirurgia bariátrica do tipo *Y de Roux* apresentaram redução no estresse tecidual gerado pelo processo cirúrgico. Um marcador de estresse celular, conhecido como HSP70 (*heat shock protein-70*), é responsável pela remodelação de proteínas intracelulares. A HSP70 é uma chaperona que se encontra elevada no plasma sob condições às quais o organismo é submetido, como aumento da temperatura (febre), presença de vírus e bactérias, ação de certos hormônios, na alta diferenciação celular, entre outras, a fim de reparar os possíveis danos nas estruturas proteicas. A presença dessa chaperona demonstrou-se diminuída com a suplementação prévia de glutamina nesses pacientes que sofreram a derivação gástrica, indicando que houve aceleração na recuperação tecidual.

Animais que foram submetidos ao transplante de ilhotas pancreáticas e suplementados *a priori* com glutamina apresentaram esses mesmos achados de melhora pós-cirúrgica. Esses resultados ainda podem ser interpretados da seguinte forma: a suplementação imediata com glutamina perante uma situação de dano tecidual aumenta a atividade dessa chaperona, que tem a função de remodelamento proteico. Isso, por sua vez, acelera a reparação tecidual. Logo, caso essa proteína seja detectada em baixos níveis no próprio tecido ou na circulação sanguínea, é bem possível que ela já tenha cumprido sua função ou até mesmo não tenha sido tão exigida para tal. Mas as hipóteses para tais melhoras encontram-se associadas a outros mecanismos clássicos de reparação tecidual mediados pela glutamina, como o aumento das concentrações de glutationa peroxidase, que é uma importante enzima com papel de antioxidante endógeno, responsável por reduzir o peróxido de hidrogênio a água e consecutivamente reduzir o dano tecidual, acelerando sua recuperação.

Em semelhante procedimento cirúrgico de transplante de ilhotas, observou-se que a suplementação com glutamina aumentou a expressão de BCL2, que é uma proteína com a nobre função antiapoptótica. Com isso, houve melhora na sobrevida celular e redução nos níveis das proteínas inflamatórias iNOS (óxido nítrico sintase induzível) e IL-1β (interleucina-1-beta) que interferem negativamente não apenas na secreção de insulina, mas também na própria sinalização mediada pela insulina.

Outro importante estudo demonstrou que a suplementação com glutamina em animais obesos e diabéticos diminuiu a sinalização da insulina no tecido adiposo branco, contudo melhorou a sinalização no fígado e no músculo desses animais. Na história natural da evolução da resistência à insulina, o tecido adiposo branco parece ser o último dentre os tecidos metabolicamente ativos a desenvolver a resistência. Isso gera um prejuízo muito grande para aqueles indivíduos que estão desenvolvendo o quadro de resistência à insulina, pois, se o tecido não se torna resistente ao hormônio, a captação de glicose continua, e sua hipertrofia também. Parece haver uma ordem cronológica de desenvolvimento tecidual à resistência à insulina, que se inicia no hipotálamo e evolui posteriormente para os músculos, fígado e por último o tecido adiposo. O hipotálamo acometido por tal desordem perde o controle da ingestão alimentar, podendo conduzir o indivíduo ao desenvolvimento de obesidade, devido ao consumo excessivo de alimentos e posteriormente DM tipo 2. Os músculos e o fígado tornam-se em seguida também resistentes à ação da insulina, o que reduz a captação de glicose pelos músculos e aumenta a produção de glicogênio pelo fígado. O tecido adiposo branco continua por longo tempo sensível à ação da insulina, captando glicose e aumentando seu tamanho na tentativa de compensar o excedente hiperglicêmico. Possivelmente, tais eventos apresentados são mecanismos adaptativos e evolutivos que o homem moderno e muitas espécies animais ainda exibem. Encontrar substâncias que sejam capazes de modular a ação da insulina de forma diferente em cada tecido é ainda grande objeto de estudo de todas as ciências.

REGULAÇÃO DAS INCRETINAS POR AMINOÁCIDOS

A terapia nutricional, como vemos, é preponderante na intervenção da obesidade e do DM tipo 2, reduzindo o peso e melhorando o controle glicêmico dos portadores dessas doenças. Em obesos e diabéticos, a resistência à insulina, associada à secreção reduzida desse hormônio, é determinante para a progressão da doença. Outros hormônios chamados de incretinas, como o GLP-1 (peptídio semelhante ao glucagon) e o GIP (polipeptídio gastrointestinal) possuem papel relevante no controle da liberação fisiológica de insulina após as refeições. Esses hormônios são secretados em resposta à presença de glicose e outros nutrientes no intestino. Após serem absorvidos, ganham a circulação e potencializam a ação da glicose em estimular a liberação de insulina pelas ilhotas pancreáticas. Porém o GLP-1 é rapidamente metabolizado e inativado pela enzima DPP-4 (dipeptidilpeptidase 4). Esta rápida metabolização faz com que a meia-vida desse hormônio seja de apenas 90 segundos, dificultando seu emprego no tratamento do DM tipo 2.

Análogos ao GLP-1 com meia-vida mais longa vêm sendo desenvolvidos e empregados na terapêutica do DM tipo 2. Outra estratégia emergente é a utilização de inibidores da DPP-4, aumentando a vida do GLP-1 endógeno. Essas substâncias poderão ter grande impacto no tratamento do DM tipo 2, pois, além de possuírem atividade secretagoga e estimularem a neogênese de ilhotas pancreáticas, também diminuem a resistência à insulina e apresentam efeito redutor do peso.

A glutamina é o nutriente mais potente, após a glicose, em favorecer a secreção de tais hormônios. Alguns trabalhos demonstram que a suplementação nutricional com glutamina pode aumentar de forma exuberante a liberação de GLP-1 e também GIP, este último em menores proporções, em indivíduos magros, obesos ou com DM tipo 2. O mecanismo pelo qual a glutamina desempenha tal feito ainda não é completamente conhecido, mas alguns dados indicam que como seu mecanismo de captação intestinal é dependente de sódio, esse evento possa ser responsável diretamente pelo aumento da liberação desses hormônios. Outra hipótese mais provável é que a glutamina, por ser um importante aminoácido fonte de energia para as células intestinais, seja metabolizada por uma via que culmina na produção de dióxido de carbono, lactato, prolina, citrulina, ornitina e glicose, voltando novamente a sensibilizar as regiões produtoras de GLP-1 e GIP.

CONTROLE DA FOME PELA AÇÃO DE AMINOÁCIDOS

O assunto "controle da fome" é discutido hoje em um contexto quase mítico do ponto de vista científico, em que inúmeras pesquisas direcionam seus esforços para o descobrimento e desenvolvimento de substâncias naturais ou sintéticas que possuam algum tipo de modulação no mecanismo de controle da fome. Mas a incapacidade em controlar a ingestão e a obesidade como sua maior consequência continua por intrigar muitos investigadores.

Atualmente, as maiores dificuldades em conseguir desenvolver tais substâncias estão na grande fronteira imposta pela, como o próprio nome diz, barreira hematoencefálica, que permite a passagem de selecionadíssimas estruturas para o sistema nervoso central (SNC). Muitas vezes quando a substância-alvo consegue atravessar tal barreira, acaba por manifestar diversos efeitos colaterais importantes que tornam sua utilização desinteressante ou mesmo imprópria.

O interesse por substâncias naturais, principalmente as facilmente adquiridas pela alimentação e que possuam alguma capacidade de modulação da ingestão alimentar, cresceu e revelou alguns aminoácidos como coadjuvantes. São eles a leucina e novamente a taurina. O mecanismo pelo qual esses aminoácidos desempenham tais atividades ainda está para ser totalmente elucidado, mas dados bem consolidados já apontam uma direção. Uma importante via de sinalização que ocorre em diversos tipos de tecidos, controlada por uma proteína chamada mTOR (*mammalian target of rapamycin*), é sensível à presença intracelular de nutrientes, que indicam o gradiente energético disponível para a célula. Os aminoácidos possuem capacidade especial em controlar a atividade dessa proteína, entretanto, a leucina tem importância destacada em tal via, dentre os demais aminoácidos.

A mTOR fosforila e ativa uma proteína chamada P70S6K, que tem a função de controlar intrincados mecanismos celulares de síntese proteica (Figura 15.4). Essa síntese proteica controlada pela P70S6K é um mecanismo de ação pós-transcricional, coordenada pela ação ribossomal, ou seja, quando essa proteína é ativada pela mTOR, os ribossomos são ativados em sequência e dão início ao mecanismo de síntese proteica. Esse mecanismo é importante, pois o crescimento e a multiplicação celular são controlados a partir de tal via. Nesse sentido, uma pergunta surge: Por que a mTOR é

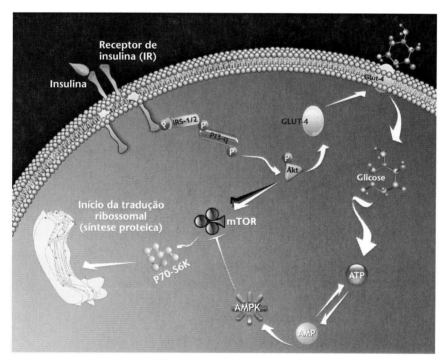

Figura 15.4. mTOR e AMPK como sensores energéticos. Em indivíduos sadios, na presença de glicose, a via da insulina é ativada para a captação de glicose. A proteína nodal Akt é fosforilada e ativada, indicando disponibilidade energética intracelular, o que, por sua vez, ativa mecanismos de viabilidade e proliferação celular controlados pela proteína mTOR. A mTOR ativada sinaliza para a P70S6K dar início, no retículo endoplasmático, à síntese proteica. Quando a energia na forma de ATP é consumida, ocorre alteração na dinâmica relação entre ATP:AMP. A concentração elevada de AMP ativa a proteína AMPK, que inibe a ativação da mTOR.

um sensor energético? Porque quando há a presença de nutrientes no interior da célula, existe, portanto, a indicação de viabilidade para o desenvolvimento e crescimento celular. Logo, existindo energia haverá a ativação da via da mTOR e a proliferação celular. A mTOR é sensibilizada por uma proteína anterior a sua posição, a já apresentada Akt (Figura 15.2). A Akt ativada (p-Akt) transloca o GLUT-4 para a membrana celular a fim de que haja a captação de glicose. Sendo a glicose um dos principais substratos energéticos para a célula, a Akt pode então indicar disponibilidade de energia derivada desse nutriente. Desse modo, a p-Akt torna-se a principal proteína responsável pela ativação da mTOR. Do contrário, quando a disponibilidade de glicose se encontra em níveis baixos, poucos são os estímulos para a síntese e liberação de insulina, o que, por sua vez, mantém essa via inibida ou pouco ativada em diversos tipos de tecidos. Com a atividade da Akt inibida, a mTOR não pode ser ativada. O mesmo acontece na condição de resistência à insulina, o que é comum em obesos e principalmente nos portadores do DM tipo 2. Nesses indivíduos, ocorre grande disponibilidade de glicose, contudo, a sinalização da via da insulina encontra-se prejudicada e há, portanto, reduzida captação de glicose com a consequente manutenção do estado hiperglicêmico. Mesmo com a alta disponibilidade de glicose sanguínea, os níveis intracelulares desse nutriente encontram-se reduzidos, mimetizando baixa oferta energética, culminando na inativação da via da mTOR, o que de forma consecutiva mantém toda a síntese de proteínas desativada. Esse evento é interpretado pela célula como inviabilidade para a continuidade de seu crescimento e proliferação.

Outra proteína com papel de sensor energético, a AMPK, entra em cena, inibindo a ação da mTOR. Se a razão ATP:AMP diminui, isso convém como um sinal de debilidade energética para a célula, o que novamente tornaria inconveniente e inoportuna a síntese de proteínas mediante baixa disponibilidade energética.

Compreendendo o papel de modulador energético que a mTOR desempenha, é possível pensar que no SNC essa proteína desempenhe ação importante no controle da fome. Experimentos em roedores demonstraram que a infusão direta de leucina no hipotálamo foi capaz de inibir a proteína AMPK e ativar diretamente a mTOR. A leucina elevou a razão ATP:AMP, o que consequentemente reduziu a fosforilação da AMPK, inativando-a. Juntamente com isso, a mTOR ativada deu início à sinalização de síntese proteica. Esses dois eventos concomitantes foram responsáveis por reduzir a ingestão alimentar devido ao fato de terem reduzido a transcrição gênica do neuropeptídio Y (NPY), que é um neuropeptídio orexigênico, e aumentou a expressão da propriomelanocortina (POMC), substância anorexigênica (para revisão das vias de controle da fome, ver Capítulo 6). Esse mecanismo é o responsável por explicar como as dietas hiperproteicas, difundidas amplamente na sociedade, são tão efetivas em reduzirem a fome, porém, outros aminoácidos infundidos isoladamente no hipotálamo de animais não apresentaram a mesma intensidade na resposta anorexigênica como a leucina. A taurina exerce controle sobre a fome através de outra via de sinalização, à qual favorece e intensifica o sinal da insulina no hipotálamo. A infusão de taurina no hipotálamo de animais foi capaz de ativar o IR, IRS-1 e a Akt. Com isso, houve também inibição da fosforilação da AMPK e aumento na ativação da mTOR. Esses dados são relevantes por trazerem à luz da ciência a via pela qual tais substâncias exercem seus efeitos, pois outra via primordial de controle da fome é através da via de sinalização da leptina, à qual os aminoácidos leucina e taurina não demonstraram nenhuma interferência.

Como visto, são complexos, diversos e muitas vezes redundantes os papéis desempenhados pelos aminoácidos em sistemas que podem auxiliar obesos e diabéticos a controlar a ingestão alimentar, a glicemia e a secreção de insulina. Outros aminoácidos que desempenham atividades nem tão notórias como as demonstradas aqui podem apresentar papéis adjuvantes na terapêutica dessas doenças, contudo, o essencial, a saber, é que esses são apenas exemplos de aminoácidos que têm sido trazidos diariamente como novos e importantes instrumentos nutricionais, indo muito além do "simples" papel de construtores dado a eles no início das aplicações das ciências nutricionais.

LIPÍDIOS

PAPEL DOS ÁCIDOS GRAXOS NA OBESIDADE E NO DM TIPO 2

Inúmeras são as atividades desempenhadas pelos ácidos graxos na gênese da obesidade e do DM tipo 2. Este é o primeiro pensamento que ocorre em relação às gorduras quando as correlacionamos com obesidade e DM tipo 2, ou seja, é real que a ingestão elevada ou inadequada de determinados lipídios contribui para a instalação ou evolução da doença. Contudo, a natureza muniu-nos de diversos outros interessantes tipos de lipídios, que figuram como importantes estratégias nutricionais no controle e tratamento de diversas doenças, inclusive na obesidade e DM tipo 2, e são aos papéis benéficos desses ácidos, pouco discutidos na literatura atual, que será dada maior ênfase nesta discussão.

Os ácidos graxos saturados (AGS), mono (AGM) e poli-insaturados (AGPI) participam do *status quo* da obesidade e do DM tipo 2, como se fizessem parte de uma orquestra, ora como integrantes de uma sinfonia coordenada de eventos metabólicos e moleculares, ora como regentes dessa intrincada rede de acontecimentos. Pequenos desafinos nas atividades desses ácidos graxos podem passar rotineiramente despercebidos pelo maestro, que aqui chamamos de corpo. Entretanto, a perpetuação mesmo que de pequenos desarranjos pode colocar todo o conjunto sob risco. Para que seja compreensível o papel dos ácidos graxos na orquestração molecular que controla os processos de saúde e doença, é necessário que, assim como os outros nutrientes, sejam separadas das suas características estruturais as atividades biológicas que desempenham.

A literatura científica encontra-se dinamicamente provendo dados que demonstram e sugerem o papel individual desses ácidos graxos. Por exemplo, sabe-se hoje que nem todas as gorduras saturadas são prejudiciais, assim como nem todos os poli-insaturados são totalmente benéficos, outrossim, foi demonstrado que os principais ácidos graxos da família dos ômega-3 (ω-3), como o ácido α-linolênico (ALA), o ácido eicosapentaenoico (EPA) e o ácido docosa-hexaenoico (DHA) podem desempenhar distintas atividades mesmo em grupos celulares idênticos, reforçando a ideia de que cada um possui uma atividade específica, dada a natureza de sua estrutura química, e não de seu grupamento familiar.

Diante de tal ideia, os AGSs ainda recebem injustamente o cunho pejorativo em relação as suas funções, mas quando são individualizados suas características se alteram totalmente. Paulatinamente, porém de forma constante, tem sido veiculado em mídia científica os saudáveis papéis desempenhados por alguns deles. Como vimos anteriormente e em detalhes, os AGCCs exercem inúmeros benefícios para o organismo como um todo. Conforme é aumentado o tamanho da cadeia carbônica desses ácidos, outras características a eles peculiares surgem. Ácidos graxos saturados de cadeia média (AGCM), que possuem em sua estrutura de 6 a 12 átomos de carbono, apresentam também características individuais. Os AGCMs são bons recursos nutricionais, utilizados em diversas condições de doença, pois, em geral, são gorduras que apresentam absorção facilitada, sendo hidrolisados pela ação da lipase pancreática, sais biliares ou no interior dos próprios enterócitos, que os absorvem também com facilidade. Quando já no interior das células, são prontamente direcionados à β-oxidação mitocondrial. A absorção desses ácidos graxos pela mitocôndria depende muito pouco da ação da proteína carnitina palmitoiltransferase-1 (CPT-1). No fígado, sua ação encontra-se entre 5 e 10% em translocar os AGCMs do citosol para o interior da mitocôndria, entretanto nos músculos a atividade dessa proteína tem um incremento e torna-se essencial para tal função. De qualquer forma, os AGCMs são estruturas que rapidamente disponibilizam energia. Por essa razão, deve-se limitar sua utilização em obesos e portadores do DM tipo 2. Além disso, um ácido graxo pertencente à família dos AGCMs, o ácido láurico (C12:0), é capaz de ativar de forma independente uma via de sinalização potencialmente prejudicial, principalmente para os portadores dessas doenças. A via dos *Toll like receptors* (TLRs) engloba proteínas responsáveis pelo reconhecimento de agentes invasores, como micro-organismos patógenos. Quando essa via é ativada, uma robusta resposta inflamatória é estimulada, o que, por sua vez, exerce grande prejuízo em importantes outras vias de sinalização. As vias de controle da fome, controladas pela leptina e insulina, são uma das mais afetadas (via detalhada no Capítulo 6).

O ácido láurico e também o mirístico (C14:0), este último de cadeia longa, têm sido demonstrados como ativadores diretos desses receptores TLRs, o que reforça a ideia de reduzir sua oferta aos portadores dessas doenças, selecionando alimentos com baixo teor desses ácidos. Tais pesquisas são importantes também para o desenvolvimento de novos produtos, como, por exemplo, os módulos de nutrição enteral, que não deveriam conter tais ácidos graxos para pacientes que apresentem sinais de infecção.

É importante chamarmos a atenção para o fato de que os AGSs em geral são utilizados principalmente para a biossíntese de energia, proteção corporal contra choques e como barreira térmica, estocando-se principalmente sob os tecidos cutâneos. Os AGPIs, principalmente os essenciais ω-3 e ω-6, são desviados do metabolismo energético e estão, por sua vez, na composição de membranas celulares, da bainha de mielina, na retina e como integrantes de 60 a 70% da massa encefálica. Obviamente, quando o consumo dos AGPIs é baixo e o de AGS é alto, há incorporação de saturados nos tecidos supracitados, e quando essa relação é inversa os AGPIs acabam mais envolvidos na síntese de energia.

AGM E AGPI EM AÇÃO: O PAPEL DAS "GORDURAS INTELIGENTES"

Obesos e diabéticos apresentam um sistema metabólico tomado por reviravoltas moleculares que invariavelmente promovem complicações a elas associadas como hipertensão, dislipidemias, esteatose hepática, ovários policísticos, vários tipos de câncer, entre outras. Atualmente, entende-se que o pivô que realiza o acoplamento entre os desarranjos moleculares e a doença propriamente dita é a inflamação, que vem acompanhada de perto pela resistência à insulina, estresse oxidativo, estresse de retículo endoplasmático e apoptose. A integração entre esses fenômenos e a propagação de suas consequências dependem da intensidade dos sinais que estão sendo gerados. Os ácidos graxos exercem efeitos em todas essas etapas, sendo executores importantes na tentativa de reorganizar tais processos.

O ácido oleico (AO) (C18:1), que é um AGM, surge atualmente como a vedete dos ácidos graxos, atuando de forma surpreendente em diversos mecanismos, como, por exemplo, na inflamação. Nesse aspecto, os ácidos graxos ω-3 dominavam a presença na literatura e a potência na resposta anti-inflamatória, mas é sabido hoje que o AO aumenta a transcrição da mais potente interleucina anti-inflamatória, a IL-10. A IL-10 é transcrita juntamente com as outras pró-inflamatórias (IL-1β, IL-6 e a citocina TNF-α), na tentativa de desligar ou modular o sinal inflamatório gerado por elas, culminando em uma resposta de *feedback* negativo.

O AO é capaz de aumentar a transcrição da IL-10 de tal forma que haja a supressão das outras moléculas pró-inflamatórias. Se não houvesse esse mecanismo modulador, a resposta inflamatória seria mantida ativada de forma perpétua, ocasionando grandes danos para a célula e para o organismo. Mesmo assim, uma grande e provocadora questão surge: se a IL-10 é transcrita juntamente com outras citocinas pró-inflamatórias, poderia então o AO, colateralmente, induzir, além da transcrição da IL-10, também as outras citocinas pró-inflamatórias? Faz-se saber que a razão entre a produção de substâncias anti e pró-inflamatórias ocorre por mecanismos ainda mal compreendidos, pois a inflamação é um fenômeno necessário para a recuperação do sistema afetado. Mas em um dado momento essa inflamação necessita cessar. A IL-10 é determinante nesse processo, contudo não é sabido o exato momento nem a concentração com que ela é liberada. Em uma resposta inflamatória exacerbada ou contínua, torna-se muito interessante uma estratégia que possibilite aumentar a presença dessa interleucina reguladora.

Um mecanismo recentemente descrito sobre a transcrição da IL-10 demonstrou que o ácido oleico induziu a complexação entre duas proteínas, a PGC-1α e outra chamada cMAF. Como dito anteriormente, a PGC-1α atua principalmente na biogénese mitocondrial. No mecanismo a seguir, é apresentado mais uma de suas principais funções, a de coativação proteica. Seu alvo clássico e que deu origem ao seu nome é o PPAR-γ, que apresenta uma ação mais pronunciada quando a PGC-1α é conectada a ele, coativando-a. Já o cMAF é um fator de transcrição que pode ligar-se a diferentes regiões do DNA, transcrevendo diversas proteínas. Sua principal função é transcrever o gene da proteína IL-2, que é uma das substâncias responsáveis pela diferenciação celular do linfócito T *helper* (Th). Quando o sistema imunológico é acionado, a diferenciação de células T em Th1 e Th2 faz-se necessária para que a resposta seja efetiva. Entretanto, quando ocorre a coativação da cMAF pela PGC-1α, mediadas pelo AO, a cMAF migra até o núcleo e liga-se ao DNA, na região promotora da IL-10, fazendo com que haja apenas a transcrição dela (Figura 15.5). Esse é um mecanismo novo e que ainda necessita de mais evidências na literatura, contudo, um dos mais plausíveis. Um recente trabalho demonstrou que a PGC-1α poderia ativar também a subunidade P50 do NF-κB (fator nuclear *kappa* B). De posse dessas informações, observa-se a necessidade de mais estudos que esclareçam como se dá o equilíbrio da resposta inflamatória. Pelo observado, fina é a regulação desse sistema. A compreensão clara de como ele funciona e ainda de como o AO pode controlar ou influenciar tal via é de interesse muito grande para as ciências nutricionais.

Com a presença acima de 80% nos azeites, e sendo o AO um ácido graxo com potencial atividade anti-inflamatória, então talvez isso justifique os estudos que têm demonstrado sua ação na melhora da sinalização da insulina em tecidos como fígado, adiposo, músculo e hipotálamo, aumentando a atividade das proteínas dessa via. Além disso, outra via surgiu com resposta beneficamente semelhante, a via da leptina. Tais vias e mecanismos de sinalização têm respondido de forma interessante ao AO, talvez por ser considerado um lipídio estável, uma vez que possui uma única dupla ligação em sua molécula, não necessitando de grandes aparatos antioxidantes para sua conservação. Diferentes disso, os poli-insaturados, que executam também importantes atividades nos organismos em geral, podem apresentar efeitos indesejados ou contrários aos aqui demonstrados, caso seu consumo elevado gere a necessidade de um dispêndio grande de recursos antioxidantes endógenos e exógenos, e o organismo não esteja preparado para isso.

INTEGRIDADE DOS ÁCIDOS GRAXOS

Proteger os ácidos graxos insaturados de radicais livres do exterior, e principalmente do interior do organismo, é tarefa complexa e vital. A dupla ligação de um ácido graxo é o alvo de diversos fatores que levam o lipídio a se oxidar e, caso venha a ser ingerido, esse ácido torna-se uma molécula instável dentro do organismo, o que, por sua vez, pode causar enormes prejuízos ao sistema como um todo. Luz, calor e oxigênio são fatores externos que podem comprometer a qualidade de um lipídio. Óleos como os da semente de linhaça, rico em ω-3 (α-linolênico), e os de açafrão, milho, girassol e prímula, ricos em ω-6, e com certo preciosismo até mesmo os azeites, ricos em ω-9,

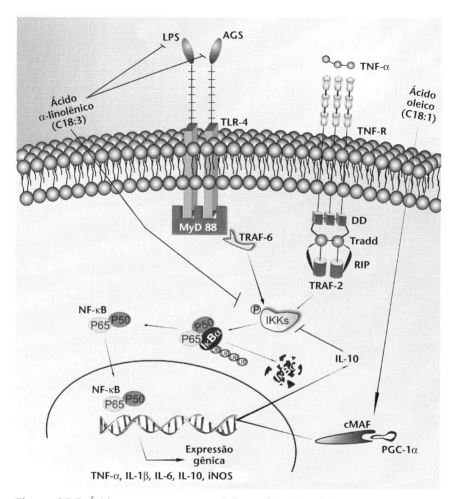

Figura 15.5. Ácidos graxos na resposta inflamatória. Os *Toll like receptors* (TLRs) reconhecem agentes invasores pela detecção dos ácidos graxos C12:0 e C14:0, presentes na estrutura do lipopolissacarídeo (LPS) da parede celular de bactérias. Quando ativados, uma pronunciada resposta inflamatória tem início, pela ativação do IKK, uma proteína com atividade de quinase, que fosforila e inativa a proteína IκB, responsável por manter ancorado e inativo o complexo NF-κB. Com o IκB fosforilado, este é marcado com ubiquitina e desviado para a inativação no proteassomo. Livre, o complexo NF-κB migra até o núcleo e inicia a transcrição de proteínas envolvidas na inflamação, assim como o TNF-α, que executa ações endócrinas e autócrinas. Conectado ao seu receptor específico, intensifica ainda mais a resposta inflamatória. O ácido graxo C18:3 impede a fosforilação do IKK e também parece impedir fisicamente a conexão entre LPS e TLRs, bloqueando ou atenuando a inflamação. O ácido C18:1 induz a complexação da PGC-1α com cMAF, que juntas transcrevem a IL-10, reduzindo e controlando a inflamação. Para detalhes do receptor de TNF, ver figura 5.8, no capítulo 5.

devem ser abrigados da luz (diversos produtos já vêm em frascos âmbares por este motivo), do oxigênio e da temperatura, e por isso devem até mesmo ser armazenados em geladeira. Com a excelência de sua qualidade garantida no meio externo, resta então tentar assegurar essa mesma qualidade no interior do organismo. Para isso, a ingestão adequada, de acordo com a RDA (*Recommended Dietary Allowances*), de vitaminas e minerais que possuem atividades antioxidantes deve ser garantida.

As vitaminas A, C, E e os minerais zinco e selênio são os mais amplamente conhecidos efetores de ações antioxidantes. Caso os AGPIs sejam consumidos de forma suplementar à dieta, talvez seja necessário uma adequação às quantidades ingeridas de antioxidantes. Não é possível por enquanto saber a relação exata do que deve ser consumido entre gorduras poli-insaturadas e antioxidantes. Diante desse fato, é possível que a ingestão de um ou outro "passe da conta" e, caso isso ocorra, o organismo pode sofrer sérias repercussões. Os AGPIs em excesso às defesas antioxidantes exógenas (vitaminas e minerais) e endógenas (superóxido dismutase, catalase, glutationa peroxidase) tornam-se vulneráveis à ação de radicais livres de oxigênio e outros pró-oxidantes como os ânions superóxidos e as hidroxilas. A peroxidação lipídica é um sério fator de risco associado a diversas doenças, principalmente aumentando a predisposição ao desenvolvimento de processos ateroscleróticos e também câncer, caso os efeitos da oxidação cheguem até a membrana lipídica das células. Mas o contrário torna-se verdadeiro em expor o organismo ao risco de oxidação, caso o consumo de antioxidantes se torne excessivo.

Diversos trabalhos experimentais *in vitro* e *in vivo* demonstram que após os antioxidantes terem cumprido suas funções, caso em excesso, eles próprios podem dar início a processos oxidativos. Por exemplo, o oxigênio que desempenha funções de radical livre encontra-se nessa condição por conter elétrons despareados em sua última camada atômica. Quando um antioxidante como a vitamina C se encontra com um oxigênio despareado, essa vitamina doa um de seus elétrons para o oxigênio, deixando-o pareado e impedindo-o de executar ações deletérias. Mas essa vitamina, ao doar esse elétron, oxida-se, necessitando então encontrar outros radicais e continuar doando elétrons até que se esgote toda sua função. Caso todos os radicais do organismo tenham sido inativados, essas vitaminas em estado oxidado tornam-se pró-oxidantes. Esta é a razão da necessidade de cautela no consumo suplementar de antioxidantes, pois, muito comumente, ao buscar-se a proteção de um antioxidante, o efeito contrário pode ser facilmente conquistado. Nesse momento, ressalta-se a capacidade que os alimentos possuem em oferecer quantidades moderadas e seguras desses nutrientes, capazes de cumprirem suas funções, com baixo risco de superdosagens, assim como ocorre quando cápsulas com concentrados de antioxidantes são utilizadas.

ÁCIDOS GRAXOS ÍNTEGROS: SINALIZAÇÃO SURPREENDENTE

Em experimentos com células derivadas de tecido adiposo em que foram tratadas por 24 horas com ácido palmítico (C16:0) ou DHA (C20:6), observaram-se diferentes

EFEITOS DA NUTRIÇÃO NA OBESIDADE E DIABETES

respostas diante da liberação de substâncias pró e anti-inflamatórias. O tratamento com o ácido palmítico aumentou a expressão em 70% de TNF-α e reduziu em 75% a de IL-10. Já o tratamento com DHA não interferiu na expressão de TNF-α, contudo aumentou em duas vezes a expressão de IL-10. O ácido palmítico ainda aumentou em quatro vezes a atividade do NF-κB, um complexo proteico-chave na ativação da resposta inflamatória, enquanto o DHA reduziu em 60% sua ativação. Isso sugere que a ingestão de ácidos graxos possa exercer efeitos diretos sobre os produtos gerados no organismo a partir do tecido adiposo, e que o DHA consiga modular tal resposta, reduzindo por diferentes mecanismos a inflamação. Além disso, testes em crianças de 5 a 7 anos de idade demonstraram que a suplementação de DHA foi capaz de alterar toda a resposta imune, incluindo um significante aumento na expressão de IL-10.

Visto que os ácidos graxos participam da modulação inflamatória de diversas formas, é possível unir a tais fatos a modulação de outras importantes respostas metabólicas mediante suplementação com certos lipídios. Já a mais de uma década especula-se a participação de ácidos graxos no potencial controle da fome. São ainda poucos mas consistentes os trabalhos que demonstram a influência negativa de alguns AGSs como o ácido esteárico (C18:0) e araquídico (C20:0) na ingestão alimentar. Atualmente, sabe-se que tais ácidos são capazes de iniciar a resposta inflamatória hipotalâmica, por aumentarem a expressão de citocinas como o TNF-α, IL-1β e IL-6, além de indiretamente serem os responsáveis pela ativação dos TLRs. Essa inflamação local, como discutido anteriormente, pode interferir na sinalização da insulina e leptina no hipotálamo, culminando no descontrole da ingestão alimentar. De forma contrária, o AGPI ω-3 α-linolênico (C18:3) demonstrou reduzir a expressão das proteínas inflamatórias supracitadas, além de diversos trabalhos na literatura apontarem seguramente que isto se deve à inibição do NF-κB possivelmente pela interrupção física da conexão entre LPS e TLRs (Figura 15.5). Como visto anteriormente, os ácidos graxos oleico, EPA, DHA e também o α-linolênico podem efetivamente aumentar a expressão de IL-10, reduzindo sistemicamente a intensidade do processo inflamatório. O α-linolênico e o AO têm demonstrado reduzir a ingestão alimentar em humanos e roedores com sobrepeso e obesidade, provavelmente devido à redução do processo inflamatório. Dados demonstram que, além dessa atenuação no processo inflamatório, há um retorno na atividade das proteínas da via da insulina e da leptina, bem como a transcrição consecutiva dos neurotransmissores anorexigênicos (POMC e CART) e redução na expressão do NPY, o principal neurotransmissor orexigênico, controlados justamente pela insulina e principalmente leptina.

Além disso, ao notar-se importante proteína envolvida no aumento do gasto energético, a UCP-1, respostas surpreendentes, como o aumento da expressão dessa proteína no tecido adiposo marrom e a redução do tamanho de adipócitos do tecido adiposo branco visceral, também são observadas em indivíduos suplementados com esses ácidos graxos. Alguns outros achados ainda carentes de maiores comprovações tentam elucidar tais mecanismos, demonstrando que o ácido α-linolênico reduz a expressão das proteínas envolvidas na síntese de lipídios. As proteínas lipogênicas como a ACC (acetil-CoA carboxilase), FAS (ácido graxo sintase) e malonil-CoA demonstraram-se com expressão reduzida em organismos que receberam esse ácido graxo e, além disso, o ácido α-linolênico parece aumentar a expressão da proteína CPT-1, responsável pela translocação de ácidos graxos do citoplasma celular para o interior da mitocôndria, aumentando, por sua vez, o processo de oxidação de lipídios (Figura 15.6). Se as principais causas da obesidade e, por oportuno, do DM tipo 2 são a ingestão calórica excessiva e a redução do gasto energético, e se os ácidos graxos aqui apresentados forem realmente capazes de controlar ou ao menos participarem do controle dessas duas condições, então poderemos estar diante de promissoras substâncias naturais que encabeçarão a frente nutricional de batalha contra essas doenças.

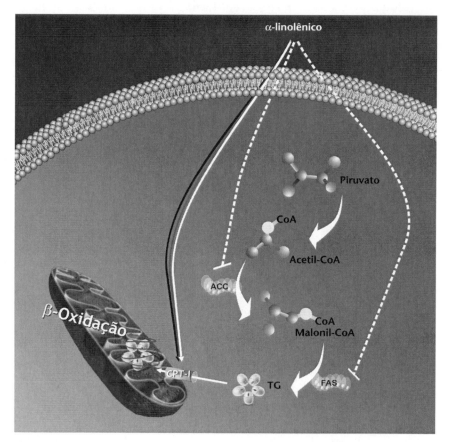

Figura 15.6. Síntese e oxidação de ácidos graxos. A energia disponível na forma de acetil-CoA é transformada em malonil-CoA pela ação da enzima acetil-CoA carboxilase e culmina na biotransformação de triacilgliceróis pela ação da enzima ácido graxo sintase. Os triacilgliceróis produzidos pela célula ou adquiridos exogenamente são destinados ao interior da mitocôndria pela ação da proteína carnitina palmitoil-transferase-1 para serem oxidados. Portadores do DM tipo 2 apresentam hiperatividade de enzimas de síntese de lipídios ACC e FAS, e deficiência na proteína oxidativa CPT-1. O ácido α-linolênico reduz a ativação das proteínas lipogênicas e aumenta a ação da CPT-1, contribuindo para o aumento da oxidação de gordura.

PERSPECTIVAS FUTURAS

Até então, com exceção dos módulos específicos de nutrição enteral, era bastante difícil encontrar produtos que dissociavam um nutriente do outro, ainda mais quando se tratava de suas subunidades formadoras, como, por exemplo, no caso das proteínas, os aminoácidos. Atualmente a lista de variedades de produtos com nutrientes modulados é pequena e inclui principalmente alimentos restritos em calorias. Em breve será possível encontrar no mercado produtos planejados, com ou sem determinados nutrientes, como alimentos fontes de leucina ou taurina, bem como produtos isentos do ácido graxo láurico ou mirístico. O exemplo atual de como essas ciências, juntamente com a indústria de alimentos, têm caminhado com competência foi o desenvolvimento de novas gorduras que pudessem substituir os ácidos graxos com isômeros *trans* dos alimentos. Inúmeras marcas de alimentos exibem orgulhosamente em seus rótulos o selo que indica a ausência de gorduras *trans*. Futuramente, outras alegações como esta estarão impressas nos rótulos, o que deverá ser visto e interpretado com cautela, devido às distorções que uma propaganda mal planejada pode causar.

O que tem contribuído para um detalhamento maior da composição dos alimentos, no que diz respeito aos teores de nutrientes nele encontrados e no destino desses nutrientes dentro do organismo, é o avanço das ciências nutricionais, principalmente das ciências dos alimentos. Associadas a isso, as ciências básicas, com seus ensaios bioquímicos e moleculares, têm tido o contínuo e incansável papel de mapear as vias metabólicas seguidas e desempenhadas pelos nutrientes. Essas ciências atuando em conformidade têm provido informações sobre quais os nutrientes e a localização exata de suas ações no interior da célula. De posse dos dados gerados pelo cruzamento dessas informações, será possível aprimorar ainda mais as estratégias nutricionais, pela escolha adequada de cada alimento, destinando-o cada vez mais a situações específicas.

Outro instrumento que tem colaborado muito com essas ações em nutrição são as tabelas de composição de alimentos. A evolução tecnológica tem rotineiramente possibilitado o incremento de novos nutrientes e em mais precisas quantidades à já antiga tabela de composição. A tabela de índice glicêmico (www.diabetes.org.br) é outro exemplo de como a nutrição tem sido aos poucos decifrada, facilitando e dando a oportunidade de escolha dos alimentos de acordo com a necessidade vigente.

CONSIDERAÇÕES FINAIS

À luz da biologia molecular, inúmeras substâncias recém-descobertas ou mesmo as já antigas companheiras das ciências nutricionais ganham novas compreensões. Velhos mecanismos desnudados pelas ferramentas moleculares ganham novas oportunidades de aplicação e entendimento. Ao encerrar este capítulo, é preciso que pontos norteadores desse conhecimento estejam sempre à tona para direcionamento das ações em nutrição, e são eles:

1. A atividade de diversas substâncias foi demonstrada aqui de forma isolada, com suas potentes e benéficas ações no organismo, entretanto faz-se necessário ressaltar a importância da alimentação variada. A ciência faz seu papel em demonstrar tais mecanismos, contudo e bem de perto, uma ansiedade em consumir esses nutrientes em concentrados isolados nas formas farmacêuticas (cápsulas, comprimidos, injeções, entre outras) acompanha esse processo. Por isso, torna-se importante observar que, por enquanto, apenas os alimentos são capazes de fornecer quantidades seguras desses nutrientes funcionais, o que minimiza, por sua vez, o risco de superdosagens ou de desequilíbrio nos sistemas celulares que irão trabalhar com essas substâncias, podendo-se correr o risco de causar estresse em tais mecanismos, os quais muitas vezes ativam as vias de morte celular.

2. As técnicas em genômica nutricional auxiliaram na resolução de dúvidas e incertezas que pairavam sobre o comportamento de uma mesma substância em organismos diferentes. Como dito no início deste capítulo, um alimento ou um nutriente isolado, quando ingerido, pode não se comportar da forma esperada ou indicada pela maioria dos estudos. A variabilidade genética dos indivíduos é a responsável pela especificidade em uma resposta esperada quando esse alimento ou nutriente é ingerido, e é a nutrigenética a ciência encarregada pela determinação dessas diferentes possibilidades, baseada no código genético de cada um, e que será abordada com mais detalhes no capítulo 19.

Dezenas de outras substâncias encontradas nos alimentos podem exercer benefícios para obesos e portadores do DM tipo 2, todavia, para demonstrar os novos mecanismos pelos quais a nutrição é capaz de modular diversas respostas nos organismos desses indivíduos, apenas alguns nutrientes foram elencados.

As potencialidades dos nutrientes encontram-se longe de estar esgotadas. Novos conhecimentos e novas necessidades certamente encontrarão nos alimentos soluções, por meio da descoberta e desenvolvimento de novos produtos e moléculas com atividades terapêuticas, ou com aplicações no desenvolvimento de produtos com alegações funcionais, de maior eficiência de ação, destinados às diversas enfermidades, principalmente nas com maior potencial de acometimento epidemiológico como a obesidade e o DM tipo 2.

BIBLIOGRAFIA

1. Carneiro EM, Latorraca MQ, Araujo E. Taurine supplementation modulates glucose homeostasis and islet function. J Nutr Biochem 2009;20(7):503-11.
2. Gao Z, Yin J, Zhang J, Ward RE. Butyrate improves insulin sensitivity and increases energy expenditure in mice. Diabetes 2009;58(7):1509-17.
3. Greenfield JR, Farooqi IS, Keogh JM. Oral glutamine increases circulating glucagon-like peptide 1, glucagon, and insulin concentrations in lean, obese, and type 2 diabetic subjects. Am J Clin Nutr 2009;89(1):106-13.
4. Jang HJ, Kwak JH, Cho EY. Glutamine induces heat-shock protein-70 and glutathione expression and attenuates ischemic damage in rat islets. Transplant Proc 2008;40(8):2581-4.
5. Medzhitov R, Horng T. Transcriptional control of the inflammatory response. Nat Rev Immunol 2009;9(10):692-703.
6. Morari J, Torsoni AS, Anhê GF, Roman EA, Cintra DE, Velloso LA. The role of proliferator-activated receptor gamma coactivator-1alpha in the fatty-acid-dependent transcriptional control of interleukin-10 in hepatic cells of rodents. Metabolism 2010;59:215-23.
7. Roberfroid MB. Functional food concept and its application to prebiotics. Dig Liver Dis 2002;34(Suppl. 2):S105-10.
8. Ropelle ER, Pauli JR. A central role for neuronal AMP-activated protein kinase (AMPK) and mammalian target of rapamycin (mTOR) in high-protein diet-induced weight loss. Diabetes 2008;57(3):594-605.
9. Sociedade Brasileira de Diabetes – www.diabetes.org.br.

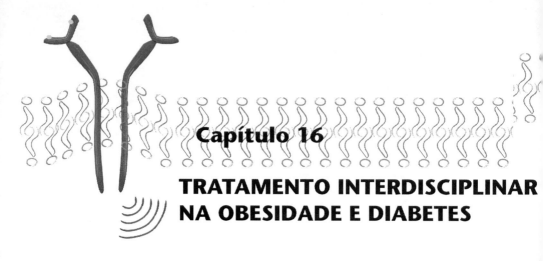

Capítulo 16

TRATAMENTO INTERDISCIPLINAR NA OBESIDADE E DIABETES

Ana Dâmaso
Aline De Piano
José Rodrigo Pauli
Dennys Esper Cintra

INTER-RELAÇÕES

A etiologia comum e multifatorial da obesidade e diabetes deve ser considerada para a execução de um tratamento efetivo dessas doenças. Dessa forma, é essencial que a elaboração de um programa interdisciplinar seja focada em ações integradas de saúde. O exercício físico constante e a nutrição adequada são procedimentos primários no tratamento dessas doenças, estruturados e apoiados pelo suporte clínico adequado e também pelo acompanhamento psicológico. A integração entre os profissionais especialistas nessas áreas é fundamental para a estruturação das ações perante essas enfermidades. O objetivo deste capítulo é apontar os pontos norteadores das ações terapêuticas interdisciplinares para os portadores da obesidade e diabetes.

DA COMPLEXIDADE DA DOENÇA ÀS AÇÕES EM CONJUNTO

A complexidade do desenvolvimento e progressão das doenças metabólicas em questão não deixa dúvidas sobre a não existência de alternativas palpáveis em relação a seu tratamento, o que vem por fortalecer como importante alternativa o tratamento em conjunto, aqui chamado de interdisciplinar.

PANORAMA GERAL

A obesidade é caracterizada pelo aumento na quantidade de massa adiposa acima do padrão de normalidade, distribuída por vários compartimentos ou locais, como na região subcutânea, visceral, gluteofemoral e tronco. Essa doença foi reconhecida como uma doença de origem multifatorial, influenciada por fatores endógenos como os genéticos, endócrinos, psicogênicos, medicamentosos, neurológicos e metabólicos, e fatores exógenos como alimentação, estresse e inatividade física.

Além disso, é importante relatar que as novas evidências sustentam a hipótese de que a obesidade é uma doença caracterizada não somente por apresentar origem multifatorial, mas também por ser conceituada como uma doença inflamatória crônica. A partir desse novo ponto de vista da comunidade científica, acredita-se que o aumento de marcadores inflamatórios seja o principal fator para o desenvolvimento da síndrome metabólica, mais recentemente denominada de risco cardiometabólico por razão de haver maior prevalência de doença cardiovascular ou risco maior de desenvolvê-la, assim como descrito no capítulo 11.

Neste sentido, destaca-se a importância da distribuição e localização da adiposidade. A gordura visceral, também chamada de intra-abdominal, é considerada mais deletéria à saúde, estando intimamente relacionada ao desenvolvimento de doenças crônicas não transmissíveis. Isso se deve ao fato de que o excesso de tecido adiposo visceral está diretamente relacionado com dislipidemias, resistência à insulina, hiperglicemia e hiperinsulinemia, elevação da pressão arterial sistólica e diastólica. Observa-se também a elevação dos níveis séricos de leptina e ácido úrico. Não obstante, nota-se maior acúmulo de gordura hepática (esteatose). Tais alterações estão associadas a maior risco de desenvolver *diabetes mellitus* tipo 2 (DM tipo 2), doença cardiovascular aterosclerótica e falência do músculo cardíaco.

Nos últimos anos, o tecido adiposo foi "reinaugurado" e definido como um órgão endócrino, devido ao fato de este secretar vários fatores peptídicos e proteínas bioativas denominadas adipocinas, bem como fatores não peptídicos. As adipocinas influenciam uma variedade de processos fisiológicos, entre eles o controle da ingestão alimentar, a homeostase energética, a sensibilidade à insulina, a angiogênese, a proteção vascular, a regulação da pressão arterial e a coagulação sanguínea. Alterações na secreção de adipocinas, consequentes à hipertrofia ou hiperplasia dos adipócitos, podem constituir situação relacionada à gênese do processo fisiopatológico da obesidade e suas complicações, tais como o desenvolvimento da resistência à insulina.

Portanto, o tecido adiposo desempenha papel fundamental na resistência à insulina. Os ácidos graxos livres (AGL) circulantes provenientes dos adipócitos através da lipólise estão elevados em muitos estados de resistência à insulina. Isso culminou por implicar sua participação na resistência à insulina do DM tipo 2 e da obesidade por meio da inibição da captação e oxidação de glicose, menor síntese de glicogênio e também da maior produção hepática de glicose.

Além disso, sabe-se hoje que os AGLs provenientes da dieta ou da lipólise do tecido adiposo são capazes de desencadear a inflamação subclínica relacionada à obesidade. Alguns tipos de ácidos graxos se ligam aos receptores de membrana da família *Toll*, em especial, a ligação desses ao TLR-4. O TLR-4 é uma das isoformas do receptor mais passíveis de modulação por fatores nutricionais (gordura saturada), capazes de ativarem proteínas inflamatórias com ação negativa sobre diversas vias, entre elas a via de sinalização da insulina. Entre as principais proteínas com perfil pró-inflamatório nessa via, subsequentes à ativação do TLR-4, encontram-se a JNK (*c-Jun N-terminal kinase*) e o

IKK (I *kappa* kinase). Outros detalhes da participação do tecido adiposo na gênese da resistência à insulina envolvendo tais mecanismos são descritos nos capítulos 5, 7 e 8. Por este fato, o indivíduo obeso aumenta o risco de desenvolver DM tipo 2. Neste sentido, verificamos em 300 adolescentes obesos que aproximadamente 90% destes apresentam resistência à insulina.

O *diabetes mellitus* é caracterizado como uma desordem metabólica associada à deficiência absoluta ou relativa de insulina, promovendo consequências clínicas alterações metabólicas assim como complicações vasculares e neuropáticas. Os indivíduos diabéticos apresentam hiperglicemia devido à falta ou à insuficiência da produção de insulina, um hormônio com função anabólica e anticatabólica, com participação na regulação do metabolismo dos carboidratos, gorduras e proteínas.

Por essa razão, é de fundamental importância a intervenção primária e secundária visando à prevenção e ao tratamento da obesidade, evitando as comorbidades a ela associadas, especialmente o diabetes. Para isso, a participação de uma equipe interdisciplinar tem-se mostrado bastante eficaz em alcançar resultados satisfatórios com indivíduos obesos com resistência à insulina e diabéticos.

ESTRATÉGIAS DE INTERVENÇÃO CLÍNICA NO TRATAMENTO DA OBESIDADE E DIABETES

A avaliação clínica detalhada para o diagnóstico preciso da etiologia da obesidade e de suas comorbidades associadas são fundamentais na estruturação de todo o processo de atenção e cuidado a essas doenças. As possíveis causas, sejam elas de ordem genética, metabólica, endócrina, farmacológica ou por outros agentes, devem ser consideradas na análise clínica.

Os exames a serem realizados são dependentes ainda do grau de obesidade, do histórico clínico e das doenças associadas a cada paciente. Atenção especial deve ser dada aos pacientes com obesidade mórbida, os quais quase sempre apresentam mobilidade limitada, com implicações ao exame físico, sendo o excesso de gordura corporal um item que dificulta a ausculta e a aferição da palpitação das áreas anatômicas. Nesses indivíduos, o risco elevado para comorbidades, muitas das quais não são reconhecidas como prioridade na avaliação inicial, devem ser investigadas. Ao serem clinicamente silenciosas e requererem exames apropriados para a detecção precoce, como, por exemplo, o diabetes, dislipidemias etc., a mensuração glicêmica e da glicação da hemoglobina ou o perfil lipidêmico são fundamentais.

Os clínicos devem estar atentos às desordens alimentares como a bulimia nervosa e às condições psicossociais como depressão e baixa autoestima, as quais estão significantemente presentes em adolescentes obesos e podem apresentar um impacto importante na terapia clínica. Essas condições podem afetar o êxito da redução e manutenção subsequente da massa corporal e produzir consequências adversas à saúde. Além disso, a análise clínica assume papel relevante na condução do programa interdisciplinar, por aferir periodicamente a saúde e auxiliar no desenvolvimento do trabalho dos demais profissionais envolvidos.

TRATAMENTO INTERDISCIPLINAR NA OBESIDADE E DIABETES **289**

Em geral, os parâmetros clínicos são avaliados no início, após seis meses e um ano de intervenção interdisciplinar em todos os pacientes participantes do programa desenvolvido na Universidade Federal de São Paulo (UNIFESP). No cronograma estabelecido, a rotina clínica consiste da consulta do paciente uma vez ao mês. Casos especiais deverão ser tratados individualmente e de acordo com as avaliações e diagnósticos previamente realizados. Em geral, o plano clínico consiste das seguintes avaliações no início e após curto e longo prazo de intervenção interdisciplinar:

- **Anamnese médica**: realizada por meio de consulta individual para a análise do histórico familiar, fatores de risco associados à doença, distúrbios alimentares, uso de fármacos, uso de drogas e de bebidas alcoólicas etc.

- **Exames antropométricos e de composição corporal**: análise das medidas de perímetro, índice de massa corporal (IMC), relação cintura/quadril (RCQ), circunferência abdominal (CA), pesagem hidrostática, bioimpedância, dobras cutâneas, pletismografia etc.).

- **Avaliação do conteúdo de gordura visceral, subcutânea e hepática**: exames feitos por meio de ultrassonografia, ressonância magnética e tomografia computadorizada.

- **Determinação do estágio maturacional**: realizado por meio dos indicadores de maturação sexual (estágios de Tanner) ou pela avaliação do crescimento ósseo e fusão das epífises (avaliação da idade óssea), quando se tratar de adolescentes obesos.

- **Avaliação da pressão arterial sistólica e diastólica**: aferição da pressão arterial por meio de esfigmomanômetro.

- **Análise do perfil lipídico**: colesterol total e frações e triacilgliceróis.

- **Exames laboratoriais**: coleta de sangue em jejum para avaliar a resistência à insulina, hipotireoidismo, dislipidemias, alterações no perfil dos marcadores bioquímicos hepáticos como as transaminases hepáticas (aspartato aminotransferase – AST, e alanina aminotransferase – ALT) e da gamaglutamiltransferase (γ-GT), bem como outros indicadores de processos inflamatórios relacionados à obesidade, incluindo as citocinas pró-inflamatórias (TNF-α, leptina, PCR, IL-6, resistina, ICAM, VCAM, PAI-1) e anti-inflamatória (adiponectina).

- **Função renal**: ureia, creatinina e microalbuminúria.

- **Polissonografia**: em algumas situações, é necessário realizar este exame para identificar apneia do sono, roncos e outros distúrbios do sono.

- **Exames ortopédicos**: realizados para identificar alterações que possam prejudicar a realização de exercícios físicos, sendo cruciais no prosseguimento do tratamento junto à equipe interdisciplinar, especialmente quando se tratar de paciente obeso diabético neuropático.

- **Desordens alimentares**: deve-se levar em conta distúrbio alimentar (bulimia), bem como as condições psicossociais como depressão e baixa autoestima, as quais estão consideravelmente elevadas em adolescentes obesos e podem apresentar um impacto importante na terapia clínica.

Em relação ao controle do diabetes no indivíduo obeso, pressupõe-se como estratégia primária a melhora do quadro de resistência à insulina, uma vez que este compõe o mecanismo comum à obesidade central e ao desenvolvimento do DM tipo 2. Além disso, o comprometimento da secreção de insulina leva à instalação e à manutenção da hiperglicemia, tornando essencial investigar e diagnosticar precocemente elevações na secreção de insulina, por meio da dosagem da insulina sérica e glicemia de jejum para posterior cálculo do HOMA-IR *(homeostasis model assessment-insulin resistance).*

O HOMA-IR é um parâmetro de análise da sensibilidade à insulina que pode ser calculado de acordo com a fórmula a seguir:

$$\text{HOMA-IR} = \frac{\text{Glicemia de jejum (mg/dL)} \times \text{insulina sérica de jejum (}\mu\text{UI/mL)}}{405}$$

Os valores de HOMA-IR acima de 2,0 (para crianças e adolescentes) e 3,29 (para adultos) são considerados resistência à insulina.

O teste de tolerância à glicose, que consiste na análise da glicemia 2 horas após a ingestão de 75 g de glicose, também é indicado na suspeita de intolerância à glicose e diabetes. O valor de glicemia nesse teste não deve ser superior a 140 mg/dL.

Além da avaliação da concentração sérica de glicose e insulina de jejum, a dosagem da hemoglobina glicosilada (HbA1c) é um exame de grande valia para o controle do paciente diabético, pois permite a identificação do controle glicêmico no período anterior de 60 a 90 dias. De acordo com consensos nacionais e internacionais, o valor de HbA1c mantido abaixo de 7% promove proteção contra o surgimento e a progressão das complicações vasculares do diabetes (retinopatia e nefropatia) e de neuropatia.

Outro sinal clínico da resistência à insulina é a *Acanthosis nigricans,* comumente encontrada em portadores de risco cardiometabólico. Essa é uma condição dermatológica caracterizada por espessamento, hiperpigmentação e acentuação das linhas da pele, gerando aspecto grosseiro e aveludado no local afetado. Histologicamente, é comum a observação de hiperceratose, projeção acentuada das papilas da derme e discreto espessamento das camadas da epiderme. Embora possa ocorrer em qualquer local da superfície corporal, a área mais atingida é a região posterior do pescoço, seguida pelas axilas, face lateral do pescoço, superfícies flexoras dos membros, região periumbilical, inframamária, mucosa oral ou mesmo, em casos raros, planta dos pés e palma das mãos.

Como dito anteriormente, a resistência à insulina está intimamente associada às diversas alterações do risco cardiometabólico, tais como elevações na pressão arterial, dislipidemias, intolerância à glicose e esteatose hepática não alcoólica, vertentes estas que deverão ser diagnosticadas e tratadas pela equipe interdisciplinar, inicialmente por meio da promoção de mudança no estilo de vida, também caracterizada como terapia não farmacológica (Figura 16.1). Portanto, é por meio da mudança no estilo de vida que o obeso com resistência à insulina deve prevenir o futuro desenvolvimento de diabetes e outras comorbidades.

Dentro das estratégias preventivas, tem sido demonstrado que a promoção de mudança no estilo de vida é significativamente mais efetiva no tratamento de diabetes em

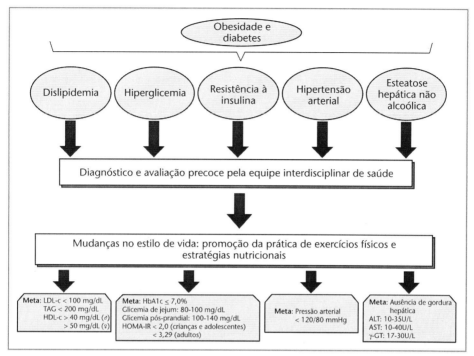

Figura 16.1. Abordagem multifatorial no tratamento da obesidade e diabetes. LDL-c = lipoproteína de baixa densidade; HDL-c = lipoproteína de alta densidade; TAG = triacilglicerol; HbA1c = hemoglobina glicosilada; HOMA-IR = *homeostasis model assessment-insulin resistance index*; ALT = alanina aminotransferase; AST = aspartato aminotransferase; γ-GT = gamaglutamiltransferase.

obesos quando comparada com a intervenção somente farmacológica. A adoção de hábitos alimentares saudáveis associada à prática de exercício físico regularmente são medidas terapêuticas importantes no controle e prevenção das comorbidades da obesidade. No entanto, quando esse tipo de intervenção não resulta no controle da doença, orienta-se a terapia medicamentosa e em condições mais severas a cirurgia bariátrica.

INTERVENÇÃO E ESTRATÉGIAS NUTRICIONAIS NO TRATAMENTO DA OBESIDADE E DIABETES

Mudanças no padrão alimentar, composição da dieta e no estilo de vida devem ser adotadas pela equipe interdisciplinar como estratégias primárias no tratamento da obesidade e diabetes. Ressalta-se a importância da individualização do plano alimentar como ferramenta nutricional, a qual deve estar baseada nas necessidades nutricionais, hábitos alimentares, estado fisiológico, nível de atividade física, uso de medicamentos e situação socioeconômica do paciente.

Torna-se essencial avaliar a história dietética pregressa do indivíduo e de sua família por meio de anamnese alimentar detalhada. Outras questões importantes no tratamento individualizado referem-se à história também pregressa do estado nutricional (EN) do paciente, tais como peso e comprimento ao nascer, aleitamento materno, idade do desmame e quais os alimentos introduzidos no desmame. Além disso, devem-se investigar as peculiaridades da história clínica e alimentar do paciente em cada fase de sua vida, as quais podem influenciar no estado nutricional. Após a realização da avaliação da história pregressa do paciente, é importante avaliar a história atual não apenas alimentar, mas do estado de saúde-doença. Inclui-se a isso medidas antropométricas, exames bioquímicos, alterações recentes na massa corporal, bem como a questões relacionadas ao comportamento alimentar como preferências e aversões alimentares, mastigação, consumo hídrico e alterações no trato digestório, como constipação intestinal, dispepsias, dores, gases, entre outros. Por fim, deve-se avaliar o padrão alimentar atual por meio de ferramentas como o Recordatório Alimentar de 24 horas, Questionário de Frequência Alimentar e Registro Alimentar de Três Dias, utilizando-se aqui a ferramenta mais pertinente.

O planejamento dietético deve ser baseado em objetivos e metas alcançáveis. O paciente deve ser esclarecido a respeito das possíveis dificuldades e da importância da adesão ao tratamento a longo prazo e reeducação alimentar, a fim de evitar recidiva no ganho de massa corporal e evasão ao tratamento.

DISPOSIÇÕES DO PLANEJAMENTO ALIMENTAR

DENSIDADE ENERGÉTICA DA DIETA

A prescrição da dieta para promover a redução de massa corporal deve sempre considerar o estado de saúde geral do paciente, principalmente aqueles que apresentam obesidade relacionada com outras doenças como DM tipos 1 e 2, dislipidemias ou doenças cardiovasculares.

Setores especializados da nutrição são responsáveis por trazerem respostas à luz da ciência ao avaliarem grupos populacionais, contudo, a nutrição é classicamente um instrumento de estudo individualizado. Essa ênfase é dada principalmente neste tópico que traz considerações sobre o cálculo da ingestão calórica diária, de acordo com a fórmula específica das DRIs (*dietary requirements intakes*), 2001, utilizando as medidas antropométricas também individuais, incluindo estatura, massa corporal desejável, idade e nível de atividade física. Essa deve promover *deficits* proporcionais e relacionados ao metabolismo basal do indivíduo. O estabelecimento de uma meta de redução ponderal de 5 a 10% da massa corporal excedente é comumente utilizado como objetivo inicial.

Diferente do que comumente é encontrado em ambientes "especializados" em redução de peso corporal, ressalta-se que a ingestão energética não deve ser inferior a

1.200 kcal/dia, pois as dietas altamente restritivas não atendem às recomendações mínimas diárias de diversos nutrientes, e quando realizadas por longos períodos podem acarretar sérios danos à saúde do paciente. São exemplos dessas alterações desenvolvimento de esteatose hepática não alcoólica, hipovitaminoses, desequilíbrio eletrolítico, perda de massa magra e carências nutricionais importantes. Neste sentido, torna-se importante reforçar que a redução de massa muscular tem implicações sobre o gasto energético diário e capacidade funcional do indivíduo, tendo consequências relevantes nos programas de emagrecimento. Por essa razão, deve-se preservar sempre ou até mesmo aumentar a musculatura esquelética visando ao maior *deficit* energético e à boa capacidade física para a realização de atividades físicas, sejam elas da vida diária ou supervisionada. Consequentemente, para que isso seja alcançado, a dieta estabelecida precisa estar de acordo com os pressupostos previamente informados.

Um estudo prévio realizado pelo nosso grupo, com adolescentes obesos submetidos a 12 semanas de intervenção interdisciplinar, baseada em uma redução ponderal gradual de 500 a 1.500g/semana, verificou redução significante na massa corporal, IMC, gordura visceral, glicemia, insulinemia e HOMA-IR, com consequente redução na incidência de esteatose hepática não alcoólica (*non alcoholic fat liver disease* – NAFLD), ou seja, aquela causada por excesso de ingestão de gordura e refletida no aumento da adiposidade visceral.

CARBOIDRATOS

A contagem de carboidratos é uma estratégia do *Diabetes Control and Complications Trial* (DCCT) utilizada desde 1935 na Europa para aperfeiçoar o controle glicêmico, reduzindo as variações glicêmicas pós-prandiais.

Essa técnica pode ser utilizada por portadores de DM tipo 1 em terapia convencional com insulina, ou terapia intensiva com múltiplas doses, ou com bomba de infusão, e por diabéticos do tipo 2 em uso de medicamentos orais ou apenas em tratamento dietético. Para o método de contagem de carboidratos, é importante levar em conta o total de carboidratos consumido por refeição. A distribuição deverá obedecer às necessidades diárias, previamente definidas desse nutriente, associadas com a anamnese do indivíduo, no qual se identifica o consumo real por refeição.

Usualmente, 1 unidade de insulina metaboliza 15 g de carboidratos. Os alimentos são agrupados de forma que cada porção de alimento escolhido pelo paciente corresponda a 15g de carboidratos, classificando-os em categorias (grupo de alimentos) e porções de uso habitual de sua realidade. Os grupos são formados com base na função nutricional e na composição química, compondo uma lista de alimentos equivalentes, a qual deverá ser fornecida e bem esclarecida pelo profissional nutricional da equipe interdisciplinar.

Sendo assim, após definidas as necessidades nutricionais (valor energético total), calcula-se a quantidade de carboidratos em gramas ou por número de substituições por refeição e divide-se este valor por 15, oferecendo ao paciente a informação da quantidade de carboidrato permitida a ser ingerida. Veja o exemplo a seguir:

> Valor calórico total da dieta = 2.000 kcal
>
> **1ª etapa**
>
> 2.000 kcal – 100%
>
> X kcal – 50% (advindos de carboidrato)
>
> X = 1.000 kcal : 4 kcal (advindos de carboidrato) = 250 g/dia
>
> **2ª etapa**
>
> 250 g/dia de carboidrato : 15 g = 16,66 ~ 17 equivalentes/substitutos de carboidrato/dia

De acordo com as Diretrizes Brasileiras de Obesidade (2007) da Associação Brasileira para o Estudo da Obesidade e da Síndrome Metabólica e Recomendações da Sociedade Brasileira de Diabetes, o conteúdo de carboidrato da dieta deve corresponder a 50-60% do valor energético total, sendo que 20% desses de absorção simples e o restante de carboidratos complexos.

Em 1981, foi proposto por Jenkins et al. o conceito do índice glicêmico (IG), o qual classifica os alimentos de acordo com o aumento da glicose sanguínea em relação a um controle, que pode ser 50 gramas de carboidrato do pão branco ou a mesma quantidade de carboidrato de glicose disponível. Desta forma, o índice glicêmico representa o conteúdo de carboidrato dos alimentos diante das diferentes respostas glicêmicas, quando testados em condições padronizadas, tanto em diabéticos como em não diabéticos.

$$IG = \frac{\text{área da curva glicêmica do alimento testado} \times 100}{\text{área da curva glicêmica do padrão}}$$

Escolher carboidratos com baixo índice glicêmico, os quais promovam pequenas flutuações na glicemia e na insulinemia, é uma ferramenta coadjuvante importante, reduzindo o risco de desenvolvimento do diabetes e melhorando alguns parâmetros do risco cardiometabólico.

O índice glicêmico sofre influências de vários fatores, tais como o tipo de amido presente no alimento (amido resistente), teor de lipídio, entre outros. Embora um alimento rico em lipídio possa apresentar baixo índice glicêmico, a ingestão desse tipo de alimento deve ser evitada. O capítulo 15 mostra importantes considerações práticas sobre o índice glicêmico. No controle de diabetes, NAFLD e dos componentes do risco cardiometabólico, torna-se importante avaliar não apenas o índice glicêmico, mas também a carga glicêmica, a qual representa o efeito na glicemia considerando a quantidade e a qualidade de carboidrato por porção consumida (Tabela 16.1).

Tabela 16.1. Valores de referência para a classificação do índice e carga glicêmica (glicose como alimento padrão).

	Índice glicêmico	**Carga glicêmica**
Alto	≥ 70	≥ 20
Médio	56-69	11-19
Baixo	≤ 55	≤ 10

Fonte: www.glycemicindex.com

Segundo estudo realizado por Willet et al. (2002), mulheres com ingestão diária de alta carga glicêmica e baixo consumo de fibra alimentar, o risco relativo de apresentarem DM tipo 2 é 2,5 vezes maior.

Na composição da dieta, deve haver alto teor de fibras, principalmente as do tipo solúvel. Esse tipo de fibra apresenta alta viscosidade no estômago, retardando o esvaziamento gástrico. Além disso, sua característica de gelatinização é capaz de reduzir o conteúdo de glicose a ser absorvida pelo intestino, por dificultar sua absorção ao conduzir essa glicose para as fezes. Essas ações em conjunto, por sua vez, são capazes de auxiliar o controle sobre a glicemia e a insulinemia. A quantidade ideal de fibras requerida no tratamento do diabetes estabelecida pela Associação Americana de Diabetes (ADA, 2004) é de 25 a 30 gramas de fibras por dia, considerando aproximadamente 20-30% desse total composto por fibras solúveis.

Sabe-se que a elevada ingestão de fibras e de carboidratos de baixo índice glicêmico promovem efeito benéfico no controle glicêmico e no perfil lipídico. Dessa forma, a escolha adequada de alimentos fontes de carboidratos considerados saudáveis pode gerar efeitos benéficos no tratamento de portadores de risco cardiometabólico.

PROTEÍNAS

A recomendação de ingestão proteica para a população obesa e diabética vai de 12 a 15% em relação ao valor energético total da dieta diária, caso não haja a presença de microalbuminúria. Deve-se ter atenção quanto à prescrição das fontes proteicas no que tange a composição agregada ao alimento de outros nutrientes como os lipídios e o sódio. Alimentos fontes de proteínas de origem animal podem conter em demasiado tais substâncias, o que, por sua vez, contribui de forma negativa com o tratamento dietoterápico empregado em tais situações.

Os portadores de obesidade ou diabetes devem ser avaliados quanto ao estado de sua função renal. Muitos cardápios que reduzem a quantidade de gordura e carboidratos oferecidos certamente estarão com quantidades excessivas de proteínas em sua composição, o que, consequentemente, sobrecarregará a função renal do indivíduo. Os diabéticos são suscetíveis às nefropatias, e a atenção com esse órgão é fundamental.

Na presença de microalbuminúria, é recomendada a redução do total proteico da dieta. Para isso, a prescrição de proteína deve estar entre 0,8 e 1,0 g/kg do peso corporal/dia. Nos portadores de nefropatia evidente, tais valores devem ser ajustados para 0,6 a 0,8 g/kg de peso corporal/dia. A terapêutica nutricional adequada pode ainda auxiliar na remissão ou redução da progressão da doença renal nesse indivíduo. Ressalta-se ainda que para cada comorbidade associada à obesidade e ao diabetes deve-se realizar avaliação diagnóstica específica para terapêutica nutricional adequada em relação à oferta proteica.

LIPÍDIOS

O alto consumo de gordura é um dos principais responsáveis pelo excedente calórico acumulado no organismo, o que pode conduzir o indivíduo à obesidade. Além disso, a gordura dietética, principalmente a gordura saturada, pode influenciar a ação da insulina em armazenar lipídios no músculo. Portanto, dietas balanceadas devem apresentar baixo teor de lipídios, sempre atentando para os tipos de gordura que compõem o cardápio.

Há forte associação entre a ingestão excessiva de gorduras saturadas, elevação do colesterol sérico e aparecimento de doenças cardiovasculares. Um dos mecanismos propostos para a ação deletéria dos ácidos graxos saturados é a redução no número de receptores hepáticos de LDL-c, o que pode inibir a remoção dessa lipoproteína e também aumentar os níveis de triacilgliceróis no plasma. O consumo de gordura saturada em quantidades superiores a 10% do valor energético total da dieta em indivíduos propensos ou já portadores de obesidade, diabetes, dislipidemias e hipertensão pode contribuir para o desenvolvimento ou intensificação da resistência à ação da insulina.

Dentre os ácidos graxos com ações negativas, encontramos os ácidos graxos *trans* (AGT), que estão teoricamente banidos da alimentação humana, apesar de terem sido muito úteis às propriedades sensoriais e conservantes de diversos alimentos no passado. Com a literatura científica inundada de informações que não deixam dúvidas sobre as ações negativas de tais ácidos, a indústria de alimentos, sob os olhos atentos da agência nacional de vigilância sanitária (ANVISA), rapidamente encontraram substitutos para essas gorduras antes utilizadas demasiadamente em muitos tipos de alimentos.

Os AGTs podem ser encontrados naturalmente em gorduras originadas de animais ruminantes, como resultado do processo de bio-hidrogenação de alguns tipos de rações na microbiota do rúmen. Contudo, a fonte mais comum desse tipo de ácido encontra--se em produtos alimentícios industrializados que receberam em sua composição lipídios que sofreram processo de hidrogenação parcial ou total. Os AGTs são encontrados principalmente nas gorduras vegetais hidrogenadas e em todos seus derivados alimentícios como biscoitos, sorvetes, alguns pães, batatas fritas (*fast food*), pastelarias, bolos, massas, entre outros. Mesmo estando a indústria alimentícia sob fiscalização, ainda há que ficar atentos aos produtos caseiros derivados da gordura vegetal hidrogenada.

Os AGTs advindos do processo de industrialização de determinados alimentos foram incluídos entre os lipídios dietéticos que atuam como fatores de risco para doença arterial coronariana, aumentam os marcadores inflamatórios, induzem à disfunção endotelial e modulam a síntese do colesterol e suas frações, aumentando o LDL-c e reduzindo HDL-c. Sendo assim, recomenda-se veementemente não consumir alimentos que possuam tais substâncias.

Os ácidos graxos monoinsaturados podem ser encontrados em frutas oleaginosas como castanhas e amendoim, no abacate e em seu principal representante, o azeite de oliva. Esses lipídios exercem efeitos benéficos nos fatores de riscos cardiovasculares e nas dislipidemias em virtude de promoverem a redução do colesterol total e dos triacilgliceróis, além de diminuir a oxidação da fração LDL-c, contudo, sem reduzir as concentrações séricas da HDL-c. Alguns dados sugerem que os ácidos graxos mono-insaturados pode elevar a fração HDL-c, contudo, tais mecanismos ainda carecem de elucidação.

As duas séries de ácidos graxos poli-insaturados (PUFAS), ω-3 e ω-6 e seus derivados, originam-se dos ácidos α-linolênico e linoleico, respectivamente. Mas os principais representantes dos ácidos graxos poli-insaturados com importantes atividades biológicas no organismo humano são o ácido araquidônico (AA), um ácido graxo da família dos ω-6, com 20 carbonos e 4 duplas ligações (C20:4), o ácido eicosapentanoico (EPA) e o ácido docosa-hexaenoico (DHA), ambos ácidos graxos da família dos ω-3, com as respectivas estruturas C20:5 e C22:6. Atribui-se aos ácidos graxos da família dos ω-3 importante e potente atividade anti-inflamatória. Há algum tempo, o dado mecanismo responsável por tais ações figurava-se por meio da modulação na cascata dos eicosanoides, que posteriormente eram derivados em prostaglandinas, prostaciclinas e tromboxanos. Esse mecanismo, não menos importante, foi atualmente deixado de lado em detrimento de novos outros que, com o auxílio da nutrigenômica, foram esclarecidos e apresentados de forma pontual e precisa nas ações perante tais gorduras. Esses detalhes são demonstrados nos capítulos 15 e 19.

Ainda que poli-insaturados, dependendo do equilíbrio proporcional entre eles, tais ácidos podem representar perigo ao organismo. A proporção adequada de ingestão dos ácidos ω-6 em relação aos ω-3 encontra-se atualmente como concisão entre diversos cientistas nas respectivas proporções de 5:1. A dieta ocidental é considerada pró--inflamatória por apresentar em média as proporções de 40 e até 50 partes de ω-6 para uma única parte de ω-3. Essa desproporcionalidade implica desequilíbrio entre os sistemas enzimáticos que cuidam da derivação desses ácidos graxos dentro do organismo. Um sistema repleto ou sobrecarregado de ω-6 é responsável pela ativação de vias pró-inflamatórias.

Os ácidos graxos da família dos ω-6 são facilmente encontrados na natureza, diferente dos da família dos ω-3. Talvez essa seja uma das razões pelas quais essas diferenças estejam sob tais discrepâncias deletérias. Já os ω-3, ao contrário do que a imensa maioria acredita, não se encontra tão disponível em peixes de água fria, assim como regularmente é veiculado, inclusive em mídias científicas.

É fato que os peixes são ricos nesses ácidos, contudo, não nas partes que a população comum costuma ingerir. Em geral, faz-se consumo dos saborosos filés dos nobres peixes (arenque, anchovas, truta, salmão, cavala etc.), os quais possuem por volta de < 0,5% de ácidos ω-3. Então, tais ácidos graxos essenciais estão embutidos nas vísceras desses animais, como nos olhos, cérebro, rins e principalmente no fígado. Isto explica a grande pesquisa feita por Dyerberg em 1979, que avaliou o consumo dos óleos desses peixes por esquimós. A grande alteração orgânica notada nos indivíduos em seu estudo foi atribuída, claro, ao consumo desses animais marinhos, contudo observou-se algo não corriqueiro, ou seja, o consumo de todas as partes do peixe, incluindo suas vísceras.

O antigo e famoso óleo de fígado de bacalhau, comercialmente conhecido como Emulsão de Scott®, é um dos principais representantes comerciais de tais ácidos, porém, trazem consigo sabor e aroma ora não atraentes.

De forma natural, a nutrição consegue resolver esse desafio para a população que, a cada dia, torna-se carente de tais tipos de gorduras. A econômica sardinha, a brasileira semente de linhaça marrom e o social óleo de soja são fontes importantíssimas de ω-3, esquecidos até mesmo pelos especialistas em alimentação.

Óleos como os de milho, girassol, algodão, prímula são fontes quase exclusivas de ω-6, portanto, extremamente pró-inflamatórios ou potencializadores dos processos inflamatórios já instalados, devendo ser evitados.

A recomendação diária de ingestão de gorduras propostas pelas Diretrizes Brasileiras de Obesidade (2007) da Associação Brasileira para o Estudo da Obesidade e da Síndrome Metabólica corresponde de 20 a 25% do valor energético total, sendo menos de 7% de gorduras saturadas, 10% de gorduras poli-insaturadas e 10% de gorduras monoinsaturadas.

INTERVENÇÃO E ESTRATÉGIAS DO EXERCÍCIO FÍSICO NO TRATAMENTO DA OBESIDADE E DIABETES

O treinamento físico é reconhecido como ferramenta importante na melhora da qualidade de vida de indivíduos obesos e diabéticos, mostrando-se eficaz no controle das comorbidades relacionadas a essas doenças, por ser capaz de melhorar o perfil metabólico, endócrino e inflamatório dessa população.

Para a obtenção de resultados satisfatórios, torna-se essencial que o indivíduo portador dessas doenças seja submetido a algum programa de exercícios físicos. Contudo, a avaliação deve contemplar rigorosa anamnese clínica, exames que atestem condições adequadas para a prática esportiva, desde que supervisionada pelo profissional de educação física, auxiliado em quesitos específicos por outras equipes, como as de apoio médico, psicológico e nutricional. Com isso, espera-se alcançar as metas individualizadas, de acordo com a necessidade de cada paciente.

Consultas periódicas são necessárias para o acompanhamento da evolução da terapia interdisciplinar e readequação de protocolos de treino, assim como orientações alimentares e uso de medicamentos, quando necessários. A seguir, serão apresentadas considerações acerca dos efeitos do exercício físico regular na prevenção e tratamento da obesidade, resistência à insulina e diabetes, bem como a prescrição adequada de exercício necessário para esse fim.

EXERCÍCIO FÍSICO E O INDIVÍDUO OBESO DIABÉTICO

O principal objetivo da intervenção física é promover mudanças no estilo de vida (sedentarismo), motivando os pacientes a incorporarem maior nível de atividade física diária, bem como manterem balanço energético negativo para gerar a redução gradual de massa corporal. Melhora da oxidação lipídica, da taxa metabólica de repouso, sensibilidade à insulina, função cardiorrespiratória e composição corporal são metas que devem ser estabelecidas pelo profissional de educação física integrante de uma equipe interdisciplinar. No quadro 16.1 estão apresentados os efeitos comumente observados pelos treinamentos físicos aeróbico, resistido e combinado com ou sem dieta sobre as disfunções metabólicas decorrentes da obesidade e diabetes.

Quadro 16.1. Efeito dos exercícios físicos aeróbico, resistido e combinado com ou sem dieta sobre as disfunções metabólicas decorrentes da obesidade e diabetes. ($\uparrow$) = Aumento nos valores; ($\downarrow$) = redução nos valores; ($\leftrightarrow$) = manutenção nos valores; ($\uparrow$) ou ($\downarrow$) = pequeno efeito; ($\uparrow\uparrow$) ou ($\downarrow\downarrow$) = médio efeito; ($\uparrow\uparrow\uparrow$) ou ($\downarrow\downarrow\downarrow$) = grande efeito; (HbA1c) = hemoglobina glicosilada; (HDL-c) = lipoproteína de alta densidade; (LDL-c) = lipoproteína de baixa densidade.

Parâmetros avaliados	Exercício aeróbico	Exercício resistido	Exercício combinado	Exercício combinado + dieta
Metabolismo da glicose				
Tolerância à glicose	$\downarrow\downarrow$	$\downarrow\downarrow$	$\downarrow\downarrow$	$\downarrow\downarrow$
Sensibilidade à insulina	$\downarrow\downarrow$	$\downarrow\downarrow$	$\downarrow\downarrow$	$\downarrow\downarrow$
Glicemia de jejum	$\downarrow\downarrow$	$\downarrow\downarrow$	$\downarrow\downarrow$	$\downarrow\downarrow\downarrow$
HbA1c	$\downarrow\downarrow \leftrightarrow$	$\downarrow \leftrightarrow$	$\downarrow\downarrow$	$\downarrow\downarrow\downarrow$
Lipídios séricos				
HDL-c	$\uparrow\uparrow\uparrow$	$\uparrow \leftrightarrow$	$\uparrow \leftrightarrow$	$\uparrow \leftrightarrow$
LDL-c	$\downarrow\downarrow\downarrow$	$\downarrow \leftrightarrow$	$\downarrow \leftrightarrow$	$\downarrow\downarrow$
Triacilgliceróis	$\downarrow\downarrow\downarrow$	$\downarrow \leftrightarrow$	$\downarrow \leftrightarrow$	$\downarrow\downarrow$
Colesterol total	$\downarrow\downarrow\downarrow$	$\downarrow \leftrightarrow$	$\downarrow \leftrightarrow$	$\downarrow\downarrow$
Pressão arterial de repouso				
Sistólica	$\downarrow \leftrightarrow$	$\leftrightarrow$	$\downarrow \leftrightarrow$	$\downarrow$
Diastólica	$\downarrow \leftrightarrow$	$\downarrow \leftrightarrow$	$\downarrow \leftrightarrow$	$\downarrow$
Composição corporal				
% gordura corporal	$\downarrow\downarrow$	$\downarrow$	$\downarrow\downarrow\downarrow$	$\downarrow\downarrow\downarrow$
Massa corporal magra	$\leftrightarrow$	$\uparrow\uparrow$	$\uparrow\uparrow\uparrow$	$\uparrow\uparrow\uparrow$
Metabolismo basal	$\uparrow$	$\uparrow\uparrow$	$\uparrow\uparrow\uparrow$	$\uparrow$
Força e potência muscular	$\leftrightarrow$	$\uparrow\uparrow$	$\uparrow$	$\uparrow$
Capacidade aeróbica ($VO_{2máx.}$)	$\uparrow\uparrow\uparrow$	$\uparrow \leftrightarrow$	$\uparrow\uparrow\uparrow$	$\uparrow\uparrow\uparrow$

PRESCRIÇÃO DE EXERCÍCIOS FÍSICOS AO INDIVÍDUO OBESO DIABÉTICO

Preparo para a realização do exercício

Indivíduos obesos e especialmente idosos com DM tipo 2 são na maioria das vezes fisicamente despreparados e possuem limitações de força e flexibilidade. O engajamento em algumas atividades pode representar um grande desafio pela presença de osteoartrite, neuropatia periférica e autonômica e excesso de peso que dificulta a locomoção. Portanto, a meta de 30 minutos de atividade física durante uma sessão nem sempre é atingida e isso pode desestimular a participação dos indivíduos em qualquer outro tipo de programa de exercícios físicos. Tais considerações devem ser pensadas antes do início do programa.

Portanto, a opção por realizar exercícios por períodos mais curtos talvez seja a melhor estratégia, sendo mais bem aproveitada e tolerada pelos indivíduos. A realização de exercícios combinados com incremento de exercícios resistidos pode permitir que muitos indivíduos gradualmente aumentem seu nível de condicionamento físico, permitindo alcançar metas recomendadas. Além disso, todos os pacientes diabéticos devem ser informados sobre os sintomas típicos e atípicos da doença, como a isquemia do miocárdio, e ainda necessitam receber instruções sobre os cuidados que devem ser tomados evitando-se prejuízos à saúde quando eles ocorrerem.

Em geral, os diabéticos apresentam circulação reduzida e, com frequência, isto é exacerbado pela pobre função vascular ou aterosclerose. Por essa razão, é necessário aquecimento adequado para o início da atividade física, promovendo maior suprimento de sangue devido à vasodilatação endotelial na região muscular exercitada. Além disso, como preparação para o exercício devem-se ainda ser incluídas considerações a respeito da hidratação e cuidados com os pés. Atenção especial quanto à alimentação, medicação prévia e uso de insulina, evitando-se, sobretudo, episódios de hipoglicemia.

Por fim, é preciso estar atento às respostas do organismo antes, durante e após a realização do esforço, especialmente nos obesos diabéticos não controlados. Esses e outros detalhes sobre a prescrição do exercício físico ao indivíduo diabético com complicações são apresentados no capítulo 14. No quadro 16.2, adaptado do *American College of Sports Exercise* (ACSM) e da *American Association Diabetes* (ADA), estão as recomendações para a avaliação pré-exercício, por meio do teste de estresse (teste de esforço) para a análise cardiovascular do paciente. Resultados anormais podem necessitar de planejamento individual sobre a intensidade do exercício.

Quadro 16.2. Protocolo de avaliação modificado do ACSM/ADA.

Fatores de riscos cardiovasculares para a realização do teste de estresse
Atividade física vigorosa/profissional
DM tipo 2 a mais de 10 anos
DM tipo 1 a mais de 15 anos
Mais de 35 anos de idade
Fatores de risco para doença coronariana
Doença macrovascular
Doença microvascular
Doença vascular periférica

Tomadas as devidas precauções quando necessárias, como preparação ao início dos exercícios, deve-se seguir as recomendações básicas, como aquecimento inicial de 5 a 10 minutos, partindo de exercícios simples aos mais complexos, incluindo alongamentos, com atenção especial ao grupo muscular que será enfatizado na sessão de exercício.

Frequência de treinamento

Várias frequências de exercícios físicos podem ter diferentes efeitos sobre os aspectos metabólicos do DM tipo 2. Exercícios regulares apresentam potencial maior na manutenção do efeito agudo da captação de glicose mediada por insulina ou independente de insulina. Os efeitos agudos do exercício físico no controle glicêmico podem durar de 48 a 72 horas após o esforço e parece ser cumulativo, portanto maior frequência semanal pode ser favorável no controle da glicemia, bem como do gasto energético.

A perda de peso relacionada à dose de exercício pode produzir melhoras adicionais a respeito do controle da glicemia e de fatores de risco das doenças cardiovasculares. Melhoras em ambos os fatores são observadas também quando não ocorre concomitantemente redução do índice de massa corporal. Contudo, alta frequência de treinamento maximiza o dispêndio energético e o exercício diário favorece a manutenção de um peso corporal desejável ou mesmo a perda de peso. Para tanto, pacientes com DM tipo 2 devem exercitar-se no mínimo três dias por semana. Maior frequência de treinamento (por exemplo, cinco dias ou mais) pode ampliar a redução aguda da glicose e o efeito protetor sobre as doenças cardiovasculares.

Intensidade de treinamento

São inúmeras as evidências científicas mostrando os benefícios à saúde com os exercícios de intensidade leve-moderada (40-70% do VO_2 máximo). No entanto, exercícios em intensidades maiores tendem a promover até maiores benefícios, particularmente mudanças na HbA1c e capacidade aeróbica. Por exemplo, exercícios aeróbicos a 75-80% do consumo máximo de oxigênio (VO_2 máximo) têm sido associados a consideráveis melhoras na HbA1c e aptidão cardiorrespiratória. Tais considerações sugerem que os pacientes que já estão no nível de prática de exercícios de intensidade moderada possam ser encorajados a aumentar sua intensidade. Faz-se necessário ressaltar que diabéticos em geral têm menor capacidade para a realização de exercícios se comparados a indivíduos saudáveis, sendo a intensidade de exercício identificada em teste incremental de cicloergômetro situada em aproximadamente 60% da frequência cardíaca máxima e percepção subjetiva de esforço (PSE) de 4-6, utilizando-se a escala de Borg de 10 pontos. Intensidades de exercício acima do limiar de lactato ou do limiar ventilatório nem sempre são bem toleradas por diabéticos sedentários, havendo respostas mais acentuadas de pressão arterial e esforço cardíaco (medido pelo duplo produto), com potencial de maior risco cardiovascular ao paciente. Portanto, a melhor estratégia é a cautela e a prescrição individualizada da intensidade de treinamento, de acordo com a capacidade inicial de cada indivíduo obeso e diabético.

Duração do exercício

A duração do exercício prescrito pode ser dividida na duração da sessão de cada exercício, bem como no período de treinamento requerido para se ter os efeitos desejados.

Sessão de exercício – os indivíduos com DM tipo 2 e obesos devem acumular no mínimo 150 minutos de exercícios de intensidade moderada ou 90 minutos de intensidade vigorosa em cada semana. A duração de cada sessão pode variar, embora o objetivo desejável seja no mínimo de 10 minutos por sessão. Sessões longas entre 30 e 90 minutos têm sido tipicamente utilizadas nas intervenções. Entretanto, recentes evidências indicam que três sessões de curta duração (10 minutos) por dia pode ser preferível a uma sessão única de 30 minutos, com considerável controle glicêmico em pacientes com DM tipo 2.

Duração do programa – efeitos benéficos são alcançados em curtos períodos de tempo. Melhoras na resistência à insulina (mensurada pela técnica de *clamp*) foram documentadas após somente três semanas de treinamento com exercícios aeróbicos, apesar de carecer em relação a mudanças em mensurações antropométricas (índice de massa corporal ou gordura total). Vale reforçar que a melhora glicêmica e de risco cardiovascular são observadas independentemente de mudanças na composição corporal, pois essas tipicamente requerem três semanas de intervenção. Entretanto, para a manutenção dos efeitos a longo prazo, mudanças no estilo de vida são necessárias para se tornarem permanentes, e a recomendação é de que os pacientes se mantenham fisicamente ativos por período equivalente de quatro a seis meses para a obtenção de resultados satisfatórios, especificamente sobre a massa adiposa corporal.

Tipo de exercício

Tanto o treinamento aeróbico como o resistido têm papel importante ao indivíduo portador de DM tipo 2. Recentes trabalhos comparando o efeito individual e combinado do treino aeróbico ou resistido revelaram que ambas as formas de exercício foram igualmente benéficas para o controle glicêmico, sendo que o treinamento aeróbico apresenta maior efeito na composição corporal (exceto em relação ao aumento na área seccional transversa do músculo). A combinação de ambas as formas de treinamento tem sido sugerida como estratégia de treino em indivíduos obesos, com resistência à insulina e diabéticos tipo do 2.

Exercício aeróbico – para pacientes com DM tipo 2, a meta do exercício é aumentar o dispêndio energético, e isso é diretamente relacionado à quantidade de massa muscular utilizada durante o exercício físico. Por essa razão, exercícios que utilizam maior massa muscular e que são aqueles que podem ser realizados mais satisfatoriamente oferecem melhores resultados ao diabético. Exercícios aeróbicos como caminhadas, ciclismo e corridas são tipicamente incluídas nessa categoria.

Existe forte correlação entre mudanças na capacidade aeróbica (VO_2 máximo) e melhoras no controle glicêmico e sensibilidade à insulina. Este efeito pode ser mediado por mudanças na adiposidade visceral. Contudo, nem todos os estudos têm sido capazes de mostrar efeitos positivos do treinamento aeróbico no controle da glicemia, e isso pode ter relação com a intensidade ou duração do exercício físico.

Dentre as possibilidades de treinamento, a natação pode ser uma boa opção, pois essa forma de exercício pode minimizar suas limitações causadas pela obesidade e pelos problemas com os pés. Por exemplo, indivíduos obesos frequentemente apresentam queixas de dores articulares devido à sobrecarga local de exercícios de caminhada ou corrida e, então, um ambiente de baixo impacto, como o de uma piscina, pode possibilitar a realização de uma atividade mais intensa. Contudo, o efeito da natação *per se*, como um modelo de exercício, não tem sido avaliado em pacientes com DM tipo 2. Já, o exercício em cicloergômetro mostra-se eficaz em reduzir parâmetros indesejáveis associados ao diabetes, como a alteração na glicemia e a sensibilidade à insulina, sem, contudo, provocar impacto excessivo aos pés, sendo uma boa alternativa. O exercício combinado, intercalando exercícios aeróbicos em bicicleta ou esteira com exercícios de musculação, também tem sido bem aceito, provocando alterações favoráveis sobre as variáveis metabólicas do paciente obeso resistente à insulina.

Exercício resistido – o treinamento resistido mostra indução de respostas hipertróficas e alterações nos tipos de fibra no músculo exercitado, permitindo aumento na utilização de glicose corporal. O aumento na massa muscular permite maior armazenamento de glicogênio após o esforço físico, contribuindo assim para a homeostase da glicose.

O consequente aumento na proteína GLUT-4 (tipo de transportador de glicose no músculo esquelético) pode aumentar o controle da glicemia. A melhora do controle glicêmico por meio do treinamento resistido tem sido aceito pelo ACSM e pela ADA. Exercícios com três séries de 8 a 10 repetições entre 75 e 85% de uma repetição máxima tem-se mostrado promotor de melhoras metabólicas, além de bem tolerado pelos pacientes com DM tipo 2. No entanto, para alguns pacientes obesos e diabéticos, intensidades menores podem ser mais adequadas. A recomendação do ACSM é que os exercícios sejam feitos com baixa resistência e alta repetição para a maioria dos diabéticos. Exercícios de alta resistência podem ser bem tolerados pelos pacientes diabéticos bem controlados e atletas.

Exercícios anaeróbicos, de flexibilidade e funcionais – os exercícios anaeróbicos (intervalados de alta intensidade) são recomendados somente para atletas diabéticos rigorosamente controlados, sendo a intensidade indicada similar aos atletas não diabéticos. Exercícios de flexibilidade são recomendados para a manutenção ou melhora do movimento articular. A indicação é de duas a três sessões semanais, embora os dados sobre essa forma de exercício a pacientes diabéticos sejam limitados e ainda pouco conclusivos.

As atividades neuromusculares, como a ioga, podem promover melhora no equilíbrio e agilidade do paciente. Os exercícios funcionais, considerando aqueles que se assemelham às atividades de vida diária, mostram-se relevantes ao tratamento da doença, sendo recomendado que sejam desenvolvidos de acordo com as características de cada paciente. Dentre eles, o método de Pilates tem-se mostrado eficaz em produzir adaptações no organismo que favoreçam as atividades de rotina das pessoas.

EXERCÍCIO FÍSICO, DISPÊNDIO ENERGÉTICO E PERDA DE PESO NO INDIVÍDUO OBESO DIABÉTICO

Um dos grandes problemas da obesidade está relacionado à inflamação subclínica e resistência à insulina a ela associada. Como o prejuízo em relação à ação da insulina constitui-se em estágio prévio ao diabetes, reduzir a adiposidade corporal, especialmente a gordura abdominal, e com isso a inflamação que agrava a resistência à insulina, significa também proteção contra o diabetes. Por essa razão, uma das metas principais do programa de treinamento físico é auxiliar o indivíduo a reduzir a massa corporal ao longo da intervenção interdisciplinar.

Quando determinamos se o exercício físico é efetivo para a perda de peso, é importante determinar a magnitude dessa perda necessária para reduzir os riscos à saúde, não a magnitude necessária para mudanças estéticas ou de metas pessoais. A essa questão, existem evidências científicas mostrando que a perda de peso entre 5 e 10% reduz consideravelmente o risco à saúde. Portanto, para determinar se o exercício é efetivo em reduzir a massa corporal, é apropriado determinar se ele promove redução de 5 a 10% do peso-base. Para tanto, os exercícios que provocam um gasto energético de no mínimo 2.000 kcal por semana são eficientes em causar redução de 5% da massa corporal base. Contudo, observa-se que a manutenção do peso corporal perdido é mais facilmente mantida com maior gasto energético nas atividades físicas semanais (> 2.500 kcal/semana) (Figura 16.2).

No entanto, para maior precisão da necessidade de exercício para perda de peso, é recomendável que seja feita a avaliação da taxa metabólica de repouso de cada indivíduo. A determinação desse índice permite ajustes mais finos na predição de exercício supervisionado e de forma livre. Em certos casos, o indivíduo obeso diabético não é capaz de manter uma atividade na intensidade e duração necessárias para provocar um gasto energético de 2.000 kcal por semana. Desse modo, alguns pacientes, além de terem orientação nutricional (restrição alimentar) e de exercício supervisionado, devem ser encorajados a aumentar o gasto energético diário com um estilo de vida mais ativo, provocando com isso um déficit calórico diário adicional, para a redução da massa corporal em longo período. Por exemplo, uma pessoa que não consiga um *deficit* de energia de 2.000 kcal semanais correndo em esteira pode completar seu gasto energético necessário por meio de atividades adicionais como subir escadas, andar a pé, lavar o carro, varrer a casa, entre outras. Para isso, a orientação do educador físico e psicólogo é fundamental na motivação do paciente para a aquisição de uma vida fisicamente mais ativa.

No entanto, como previamente salientado, a meta da equipe interdisciplinar deve ir além da redução do peso equivalente a 5-10% do peso inicial. A longo prazo, o intuito do programa deve ser o alcance de um peso desejável e de acordo com o biótipo, idade e sexo do paciente. Nesse contexto, em 1995, o ACSM recomendava que adultos sedentários acumulassem 30 minutos ou mais de atividade física de intensidade moderada, preferencialmente todos os dias da semana. Em decorrência do aumento na

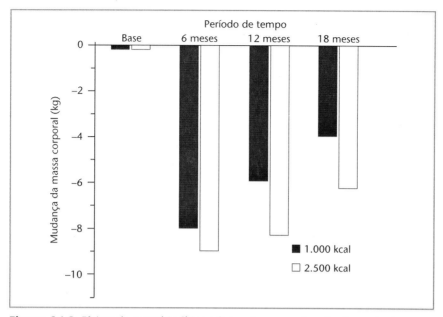

Figura 16.2. Efeitos do exercício físico adicional na manutenção da perda de massa corporal. O grupo 1 (1.000 kcal/dia), por meio da dieta e do exercício físico, reduziu a massa corporal em 8,1 kg (seis meses), 6,1 kg (12 meses) e 4,1 kg (18 meses). O grupo 2 (2.500 kcal/dia) por meio de dieta e maior gasto energético pelo exercício físico teve redução da massa corporal de 9,3 kg (seis meses), 8,5 kg (12 meses) e 6,7 kg (18 meses), mostrando-se mais eficaz na manutenção da perda de peso. Adaptado de Jakicik et al., 1999.

taxa de obesidade, essa recomendação foi reavaliada. Em 2001, o ACSM já recomendava que para perda de peso os indivíduos precisavam participar de no mínimo 150 minutos de exercícios de intensidade moderada por semana, e quando possível acumular > 200 minutos de exercícios semanais (Figura 16.3). Reconhece ainda que um período maior (200 a 300 minutos por semana) teria efeitos mais significativos sobre a redução de peso.

Um ano depois, a *United States Institute of Medicine* (IOM) recomendou que indivíduos acumulassem 60 minutos por dia (420-630 minutos por semana) de exercícios de intensidade moderada para a aquisição de peso desejáveis. Em 2003, a *International Association for the Study of Obesity* (IASO) criou duas recomendações distintas. Para indivíduos obesos, foi recomendada a realização de 60-90 minutos de exercícios de intensidade moderada por dia (420-630 minutos por semana) como necessário para a prevenção de reaquisição do peso. A IASO também sugeriu 45-60 minutos de exercício de intensidade moderada por dia (315-420 minutos por semana) como necessário para prevenir que um indivíduo com sobrepeso se torne obeso.

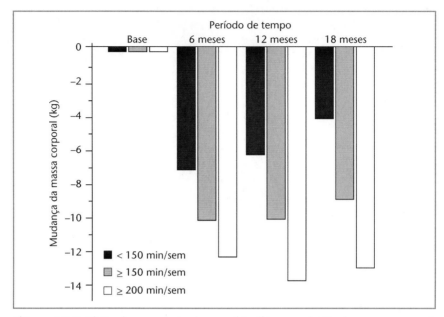

Figura 16.3. Efeito dose-resposta do exercício físico e redução da massa corporal. Exercícios de aproximadamente 150-200 minutos por semana com um *deficit* energético equivalente de 1.000-2.000 kcal/semana tem se mostrado efetivo para a redução da massa corporal. Porém, um conteúdo de exercício superior tem sido necessário para a manutenção da perda de peso. A redução da massa corporal em 18 meses foi significantemente maior no grupo exercício ≥ 200 minutos/semana (–13,1 kg) comparado com os grupos exercícios < 150 minutos/semana (–3,5 kg) e ≥ 150 minutos/semana (–8,5 kg). Adaptado de Jeffrey et al., 2003.

Fica evidente pelas recomendações que o exercício requerido para a prevenção da reaquisição de peso é muito maior do que o exercício requerido para a saúde em geral e prevenção de doenças. Como o ACSM reconheceu, esse aumento na recomendação pode não ser facilmente cumprido por muitos indivíduos. Pois, como esperar que indivíduos exercitem por 60 minutos quando 60-70% da população em geral não pratica ao menos 30 minutos de exercício por dia? Uma alternativa para realizar os 30-60 minutos de exercício diários é fazê-lo em algumas sessões de 10-15 minutos. Quando comparado ao exercício contínuo, o exercício intermitente tem respostas similares para a manutenção do peso corporal.

De fato, parece existir uma clara relação de dose-resposta para o exercício e manutenção ou perda de peso, com mais exercícios providenciando melhores resultados. Além disso, parece evidente que o exercício esteja associado principalmente com a manutenção do peso corporal e não com a perda de peso. A redução do peso corporal é facilitada quando junto ao programa de exercícios físicos e da rotina de vida diária mais fisicamente ativa é incorporado um programa alimentar em acordo com as necessidades de cada indivíduo, como previamente discutido neste capítulo. Por essa razão, os programas interdisciplinares que levam em consideração singularidades de cada paciente acabam sendo efetivos em provocar perda significativa do peso corporal. Quando o treinamento resistido é incorporado ao programa de treinamento aeróbico e de restrição alimentar, são observados resultados satisfatórios sobre a redução da massa corporal, além dos comumente obtidos apenas em programas com exercícios aeróbicos ou de restrição alimentar.

EXERCÍCIOS RESISTIDOS, APTIDÃO FÍSICA E PERDA DE PESO CORPORAL

O gasto energético diário é composto de três componentes: taxa metabólica de repouso (TMR), efeito térmico da atividade física (ETAF) e efeito térmico dos alimentos (ETA). A TMR, que é o custo energético para manter os sistemas funcionando no repouso, é o maior componente do gasto energético diário (60 a 80% do total).

O tratamento da obesidade apenas por meio de restrição calórica pela dieta leva a uma diminuição da TMR (por meio de diminuição de massa muscular) e do ETA (por meio do menor ingresso de alimento no organismo), o que promove a redução ou manutenção na perda de peso, e tendência de retorno ao peso inicial.

No entanto, a combinação de restrição calórica com treinamento físico ajuda a manter a TMR, melhorando os resultados de programas de redução de peso de longo período. Tal fato é decorrente do efeito do exercício físico em elevar a TMR após sua realização, por meio do aumento da oxidação de substratos (recuperação dos reservatórios de energia – glicogênio) e estimulação de síntese proteica (reconstituição da fibra muscular lesionada). Além disso, outro efeito do exercício físico que o torna bem-vindo aos programas de emagrecimento relaciona-se ao fato de ser o componente mais variável do gasto energético (Figura 16.4). A maioria das pessoas consegue gerar taxas metabólicas 10 vezes maiores do que seus valores de repouso durante exercícios com participação de grandes grupos musculares, como caminhadas rápidas, corridas e natação.

O dispêndio energético associado com o treinamento resistido costuma ser menor do que o tradicionalmente obtido com exercícios aeróbicos. Entretanto, essa forma de treinamento pode aumentar o dispêndio energético pela promoção de um aumento na massa muscular. Além disso, o gasto energético após o exercício resistido depende de uma série de variáveis, incluindo intensidade (sobrecarga), número de séries, número de repetições, velocidade de execução, forma de realização (em circuito, piramidal, linear, ondulatório etc.) e nível de condicionamento físico.

A massa muscular tem um requerimento de energia em repouso de aproximadamente 15-25 kcal/kg/dia. O exercício resistido é um potente estímulo para aumentar a massa, a força e a potência muscular, podendo ajudar a preservar a musculatura, que tende a diminuir devido à dieta, maximizando a redução de gordura corporal (Figura 16.5). Além disso, seu potencial em melhorar a força e resistência muscular pode ser especialmente benéfico para as tarefas do cotidiano, podendo facilitar a adoção de um estilo de vida mais ativo em indivíduos obesos diabéticos sedentários. Assim, atividades complementares ao do programa de exercício supervisionado, como subir escadas, andar a pé, fazer serviços domésticos corroboram o balanço energético negativo.

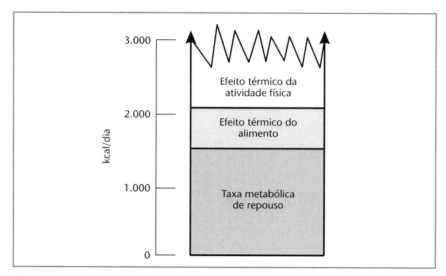

Figura 16.4. Componentes do dispêndio energético. O efeito térmico da atividade física é o componente mais variável do gasto energético diário, sendo por isso relevante aos programas interdisciplinares de perda de peso.

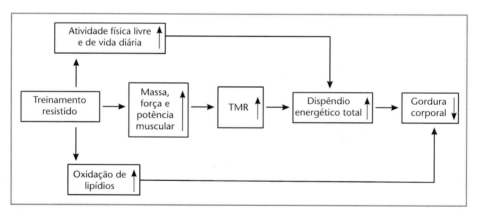

Figura 16.5. Adaptações decorrentes do treinamento de força. O aumento do gasto energético é decorrente tanto do aumento da massa muscular como do aumento na capacidade em realizar atividades livres e de vida diária, repercutindo a longo prazo na redução da gordura corporal e na saúde do paciente obeso diabético. TMR = taxa metabólica de repouso.

Um aumento na massa muscular de aproximadamente 1-2 kg é comumente reportado com um programa de treinamento resistido, e portanto, de 2 kg na massa muscular pode aumentar o dispêndio energético diário em aproximadamente 50 kcal. Por meio desse conjunto de dados, sugere-se que o exercício resistido pode ser importante para os indivíduos obesos diabéticos.

Para o treinamento resistido, é recomendado de início ao menos uma série, três vezes por semana, de 8 a 12 repetições, usando em média 8 a 12 exercícios. Esse número pode chegar a três séries para cada exercício em uma sessão de treino com o decorrer do programa. Os exercícios físicos devem abranger músculos superiores e inferiores do corpo e ser realizados de forma lenta e controlada, reduzindo os riscos de lesão. Preferencialmente, são executados exercícios para grande grupos musculares, pois esses apresentam maior capacidade de suportar peso, evitando lesões, provendo maior gasto energético e também aumento no consumo de glicose. Não se pretende neste capítulo aprofundar a prescrição do treinamento resistido, mas sim dar um direcionamento quanto aos efeitos do exercício aeróbico ou de força para indivíduos obesos diabéticos.

EFEITOS DO EXERCÍCIO FÍSICO NA AÇÃO E SINALIZAÇÃO DA INSULINA NO MÚSCULO ESQUELÉTICO DE HUMANOS

Como meta principal do programa interdisciplinar de tratamento do obeso resistente à insulina, busca-se uma melhora na sensibilidade à insulina do organismo, prevenindo, com isso, o desenvolvimento do diabetes e das complicações associadas a esse distúrbio metabólico. Nas últimas décadas, estudos demonstraram que o exercício físico é capaz de aumentar a ação da insulina e também sua sensibilidade, por meio de efeitos sobre mecanismos moleculares de sinalização da insulina.

Um dos efeitos do exercício físico na melhora da homeostase da glicose está relacionado a sua capacidade de aumentar a expressão de transportadores de glicose (GLUT-4) e posteriormente sua translocação para a membrana celular do músculo esquelético. Satisfatoriamente, os dados atuais permitem dizer que esse efeito acontece independentemente da redução da massa corporal e por mecanismos dependentes e independentes à insulina, indicando que os indivíduos diabéticos podem beneficiar-se com a prática de exercícios físicos, assim como os indivíduos saudáveis.

Contudo, cabe ressaltar que os efeitos da atividade física são dependentes do tipo de exercício realizado (aeróbico, anaeróbico ou resistido, em bicicleta ou esteira ergométrica), das características do grupo avaliado (sedentário, fisicamente ativo, atleta, jovem ou idoso), da musculatura submetida ao esforço físico (fibras oxidativas ou glicolíticas), da intensidade e duração da sessão de exercício (dose-resposta = baixa ou alta intensidade; curta ou longa duração), da presença ou não de doenças associadas (obesidade, diabetes, hipertensão ou saudável) e do tempo de análise após o esforço físico (tempo-dependente = imediatamente ao término, após 2, 16, 24 e 48 horas).

Embora sejam necessários mais estudos para melhor elucidar os efeitos do exercício físico sobre proteínas-chave envolvidas na captação de glicose, parece claro que o exercício favorece a captação de glicose melhorando a expressão e a atividade de proteínas, tanto da via de sinalização da insulina, quanto de outras proteínas independentes ao hormônio, como a AMPK (proteína quinase ativada por AMP). Observa-se também que o exercício físico regular promove modificações na expressão de algumas proteínas e o mesmo não acontece com o exercício agudo, reforçando a importância de obesos e diabéticos se manterem fisicamente ativos, essencialmente porque se tem uma diminuição dessas adaptações após alguns dias da cessação do treinamento.

Além disso, sabe-se que o exercício físico é capaz de reduzir a expressão e a atividade de proteínas pró-inflamatórias de efeito negativo à via de sinalização da insulina. Felizmente, os efeitos sobre essas proteínas (por exemplo, o fator de necrose tumoral alfa – TNF-α) ocorrem de forma independente da perda de peso. No entanto, a redução do tecido adiposo com um programa interdisciplinar que inclui exercícios físicos regulares e dieta pode promover mudanças mais consistentes e permanentes em relação a elas. Esse fato também colabora com a melhora na sensibilidade à insulina e captação de glicose observada em obesos resistentes à insulina fisicamente ativos. Entretanto, novamente, é preciso documentar que os efeitos anti-inflamatórios do exercício físico são dependentes de inúmeros fatores, como intensidade, duração, tipo, grupo de indivíduos avaliados. Outras considerações acerca do efeito anti-inflamatório do exercício podem ser observadas nos capítulos 14 e 18 deste livro.

INTERVENÇÃO E ESTRATÉGIAS PSICOLÓGICAS NO TRATAMENTO DA OBESIDADE E DIABETES

A presença de problemas psicológicos decorrentes da obesidade e do diabetes pode influenciar de forma negativa no resultado do tratamento dos pacientes. Tanto a redução de massa corporal como do controle glicêmico são dependentes da atividade psíquica. Por isso, é fundamental que esses sejam diagnosticados, avaliados e tratados pelo psicólogo da equipe interdisciplinar.

Os problemas psicológicos comumente associados à obesidade são: distúrbios da imagem corporal, ansiedade, baixa autoestima, depressão, desordens alimentares, problemas familiares, alcoolismo, entre outros. Ressalta-se, portanto, a importância da abordagem de questões que envolvem a relação entre sentimentos e a comida, e outros tópicos importantes para melhorar o perfil psicológico desses pacientes. No quadro 16.3 estão apresentados alguns tópicos essenciais a serem debatidos dentro do programa interdisciplinar.

O tratamento psicológico não deve visar apenas ao suporte para a redução da massa corporal, mas sim para tratar psicopatologias específicas, exatamente como é realizada a psicoterapia em eutróficos. As metas a serem alcançadas devem ser as mais reais

Quadro 16.3. Temas abordados relacionando obesidade dentro de um programa interdisciplinar.

Obesidade e aspectos psicológicos
Escolha alimentar e sentimentos/emoções
Perdas e frustrações
Ansiedade, depressão e estresse
Mudanças corporais, imagem corporal, adolescência e emagrecimento
Transtornos alimentares (anorexia, bulimia)
Ambiente social (trabalho, escola, grupo social)
Preconceito (inclusão e exclusão social)
Família e adesão ou não adesão aos cuidados do paciente

possíveis, com o propósito de encontrar dentro de si motivação para enfrentar o tratamento da obesidade, bem como das comorbidades psiquiátricas associadas, melhorando a estrutura e o funcionamento emocional. Discussões em grupos de indivíduos portadores da mesma doença bem como com a família deles é uma etapa importante no tratamento da obesidade e diabetes. A participação do psicólogo consiste em realizar a avaliação psicodiagnóstica inicial e acompanhamento psicológico, para trabalhar questões emocionais e comportamentais visando às mudanças no estilo e qualidade de vida.

A ajuda mútua da medicina e da psicologia, mais especificamente da psicossomática, sem dúvida é relevante ao tratamento do paciente. Os diabetólogos com acesso aos trabalhos realizados pela equipe interdisciplinar têm compreendido o papel imprescindível dos psicossomaticistas no tratamento dos pacientes.

Além de conviver com injeções de insulina cotidianas e com um arsenal de medicamentos para o equilíbrio metabólico o diabético também deve ter atenção com as refeições, a atividade física e com os aspectos psicológicos, sendo este último, parte da vivência psíquica do portador de diabetes. O período em que se adquire o diabetes, no início da vida, na adolescência ou quando adulto, implica diferenças na forma de lidar com a doença. Para um jovem diabético que no seio familiar teve oportunidade de vivenciar em seus entes mais queridos as consequências da doença e suas comorbidades como ulcerações, amputações, cegueira, episódios recorrentes de hipoglicemia e hiperglicemia e até a morte, as desorganizações no campo mental podem ser progressivas com repercussões neuroendócrinas e de dificuldade no controle da doença. Biologicamente, a precariedade metabólica do diabetes é acompanhada por reações neuroendócrinas de estresse, o que dificulta o controle glicêmico da doença.

A aceitação da doença e a forma pela qual o indivíduo constrói seu perfil psicológico são fundamentais no tratamento. Naqueles em que há má compreensão do diabetes, a contrarregulação glicêmica pode ser prejudicada em decorrência da ação do hipotálamo em constante sintonia com outras áreas, incluindo o sistema límbico. Diante da dificuldade em lidar com a doença (ansiedade ou angústia), o hipotálamo estimula, por via nervosa, a medula suprarrenal a secretar catecolaminas e as células alfa das ilhotas pancreáticas a secretarem glucagon. Além disso, a ramificação simpática que inerva o fígado desencadeia a glicogenólise e a gliconeogênese. O hormônio de crescimento também liberado em situação de estresse aumenta a lipólise e favorece a resistência à insulina. Somado a tais condições, a hipófise promove a liberação do hormônio adrenocorticotrófico (ACTH), o qual contribui para aumentar a gliconeogênese, a resistência à insulina e a cetoacidose. Como consequência ocorre aumento na concentração de glicose, da liberação de ácidos graxos livres (lipólise) e exacerbação da cetoacidose como se tratasse de uma ameaça física. Tais eventos prejudicam as ações terapêuticas. Nesse sentido, o psicólogo, por meio de tratamento individual ou em grupos, bem como com os familiares, traz possibilidade de uma compreensão mais harmoniosa do processo de enfrentamento da doença e suas comorbidades. Isso, somado à intervenção clínica, nutricional e da atividade física, tem provido resultados satisfatórios ao tratamento dessas doenças. Não há dúvidas de que isso reflita na melhora não só biológica, mas também das organizações mentais para o enfrentamento da obesidade e do diabetes.

EFEITOS DA TERAPIA INTERDISCIPLINAR PARA O TRATAMENTO DA OBESIDADE

Estudos prévios realizados no Grupo de Estudos da Obesidade (GEO) do Centro de Estudos em Psicobiologia e Exercício (CEPE) da Universidade Federal de São Paulo (UNIFESP) com adolescentes obesos têm mostrado que a terapia interdisciplinar é efetiva na redução da prevalência do risco cardiometabólico, com resultados dependentes do tempo de tratamento. O programa, com duração de um ano, inclui exames clínicos e físicos, consultas nutricionais, psicológicas e médicas, além de atividades físicas personalizadas.

Além dos exames e da rotina clínica previamente citada, aos obesos participantes é calculado o gasto energético basal (GEB), realizado por calorimetria indireta de circuito aberto por meio de ergoespirometria, sendo o valor obtido em média de 1.800-2.500 kcal (variável de acordo com as características do indivíduo). Depois disso, é calculado o fator de atividade física para o indivíduo obeso. Para esse cálculo, são consideradas as atividades físicas do cotidiano, seja na escola, seja no ambiente em que ele vive, acrescidas do exercício físico que será realizado de maneira personalizada e sob supervisão do profissional de educação física. O gasto energético em cada atividade física pode ser obtido facilmente por meio de tabelas amplamente utilizadas.

As atividades comumente realizadas pelos indivíduos dentro do programa são exercícios aeróbicos na esteira e na bicicleta ergométrica (com duração de 30 minutos), em intensidade equivalente ao limiar ventilatório 1, controlada por frequência cardíaca predeterminada em teste ergoespirométrico, combinados com exercícios resistidos. Este último é realizado em aparelhos de musculação, sendo três séries de 10-12 repetições para todos os grupos musculares (em média de 9 a 11 exercícios) com carga a 70% de uma repetição máxima (1RM) com intervalo de 45 segundos entre as séries. Como sugestão, para maior precisão na mensuração do gasto energético durante a atividade física, deve-se utilizar, quando possível, equipamentos ergoespirométricos portáteis, obtendo-se com maior precisão o real déficit de energia na atividade praticada.

Contribuindo na perda de massa corporal, tem-se a intervenção do nutricionista. Preconiza-se redução ponderal de 0,5 a 1,5 kg/semana. De acordo com a literatura, cada 250 gramas de massa adiposa equivalem a 3.500 calorias. Dessa forma, para perda de 0,5 a 1,0 kg/semana, é necessário promover um déficit de 1.000 kcal/dia (0,5 = 1.000 kcal $\times$ 7 dias/semana). Para isso, é necessário calcular o gasto energético e a média de consumo alimentar por meio de registro alimentar de três dias. Em seguida, o nutricionista deve calcular o consumo energético e subtrair de 500 a 1.000 kcal, sempre incorporando novos hábitos alimentares adequados e estimulando um aumento no gasto energético pela mudança no nível de atividade física e prática de exercícios na rotina diária do paciente.

Essa rotina, associada ao entusiasmo individual alcançado com conversas com o psicólogo e pelas palestras relacionadas aos benefícios da redução da massa corporal e do estilo de vida saudável, tem trazido para a grande maioria dos participantes modificações significativas ao longo de um ano de intervenção interdisciplinar nas seguintes variáveis:

- Redução da massa corporal e do índice de massa corporal (IMC).
- Diminuição da porcentagem de massa adiposa e aumento do conteúdo de massa livre de gordura (músculos).
- Diminuição dos níveis pressóricos.
- Diminuição do índice HOMA e da glicemia de jejum.
- Diminuição do tecido adiposo visceral e subcutâneo.
- Redução das dislipidemias.
- Aumento da TMR.
- Redução dos fatores ligados ao risco cardiometabólico (por exemplo, redução da esteatose hepática não alcoólica e proteínas pró-inflamatórias).
- Aumento do consumo máximo de oxigênio (VO_2 máximo).
- Redução na gravidade dos sintomas de depressão.
- Redução na prevalência de transtornos alimentares.

CONSIDERAÇÕES FINAIS

A equipe interdisciplinar já havia sido reconhecida como importante para o tratamento efetivo de todas as vertentes envolvidas com a obesidade e diabetes, contudo, atualmente, foram evidenciados os resultados práticos alcançados com a interdisciplinaridade. A coesão da equipe, por meio de uma linguagem adequada e comum, é capaz de promover mudanças significantes no estilo de vida dos pacientes a longo prazo, resultando em avanços substanciais no tratamento e controle dessas doenças metabólicas crônicas.

BIBLIOGRAFIA

1. Capanni M, Calella F, Biagini MR, Genise S, Raimondi L, Bedogni G et al. Prolonged n-3 polyunsaturated fatty acid supplementation ameliorates hepatic steatosis in patients with non-alcoholic fatty liver disease: a pilot study. Aliment Pharmacol Ther 2006;23:1143-51.
2. Caranti DA, Mello MT, Prado WL, Tock L, Siqueira KO, De Piano A et al. Short- and long-term beneficial effects of a multidisciplinary therapy for the control of metabolic syndrome in obese adolescents. Metabolism Clinical and Experimental 2007;56:1293-300.
3. Carnier J, Lofrano MC, Prado WL, Caranti DA, De Piano A, Tock L et al. Hormonal alteration in obese adolescent with eating dis-order: effects of multidisciplinary therapy. Horm Res 2008;70:79-84.
4. Dyerberg J, Bang HO. Haemostatic function and platelet polyunsaturated fatty acids in eskimos. Lancet 1979;2(8140):433-5.
5. Jakicik JM, Winters C, Lang W, Wing RR. Effects of intermittent exercise and use home exercise equipment on adherence, weight loss, and fitness in overweight women. JAMA 1999;282:1554-60.
6. Jeffrey RW, Wing RR, Sherwood NE, Tate DF. Physical activity and weight loss: does prescribing higher physical activity goals improve outcome. Am J Clin Nutr 2003;78:684-9.
7. Jenkins DJ, Wolever TM, Taylor RH, Barker H, Fielden H, Baldwin JM et al. Glycemic in-

dex of foods: a physiological basis for carbohydrate exchange. Am J Clin Nutr 1981;34(3):362-6.

8. Melby C, Hickey M. Balanço energético e regulação do peso corporal. Sports Sciences Exchange 2006;48:1-6.

9. Pedersen BK, Saltin B. Evidence for prescribing exercise as therapy in chronic disease. Scand J Med Sci Sports 2006;16(Suppl 1):3-63.

10. Saito T, Misawa K, Kawata S. Fatty liver and non-alcoholic steatohepatitis. Intern Med 2007;46(2):101-3.

11. Schwimmer JB, Deutsch R, Rauch JB, Behling C, Newbury R, Lavine JE. Obesity, insulin resistance, and other clinicopathological correlates of pediatric nonalcoholic fatty liver disease. J Pediatr 2003;143(4):500-5.

12. Steemburgo T, Dall'Alba V, Gross JL, Azevedo MJ. Fatores dietéticos e síndrome metabólica. Arq Bras Endocrinol Metab 2007; 51(9):1425-33.

13. Tock L, Prado WL, Caranti DA, Cristofalo DM, Lederman H, Fisberg M et al. Nonalcoholic fatty liver disease decrease in obese adolescents after multidisciplinary therapy. Eur J Gastroenterol Hepatol 2006;18:1241-5.

14. Willett W, Manson J, Liu S. Glycemic index, glycemic load, and risk of type 2 diabetes. Am J Clin Nutr 2002;76(1):274S-80S.

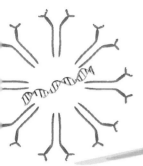

Parte V

NOVAS PERSPECTIVAS MOLECULARES NA COMPREENSÃO E TRATAMENTO DA OBESIDADE E DIABETES

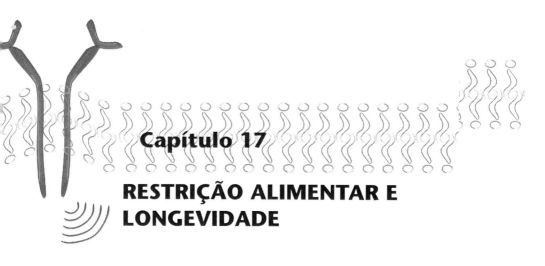

Capítulo 17
RESTRIÇÃO ALIMENTAR E LONGEVIDADE

Mirian Ueno
Maria Esméria Corezola do Amaral

COMPORTAMENTO ALIMENTAR E EXPECTATIVA DE VIDA

O objetivo deste capítulo é realçar os mecanismos celulares envolvidos com a restrição calórica (RC) e as consequentes alterações funcionais observadas nos sistemas biológicos em humanos e também em modelos experimentais, uma vez que muitos dos mecanismos aqui apresentados se encontram no limite do conhecimento. A ênfase é dada para estudos científicos destinados a investigar os efeitos da RC sobre os benefícios fisiológicos observados na longevidade e no retardo do desenvolvimento de doenças crônicas do envelhecimento. Os mecanismos celulares e moleculares da RC estendem-se em uma variedade de espécies como leveduras, vermes, ratos e camundongos. No entanto, esses mecanismos da RC não estão totalmente esclarecidos, mas provavelmente envolvem alterações no metabolismo energético, oxidativo, sensibilidade à insulina e alterações funcionais e sistêmicas em ambos os sistemas endócrino e sistema nervoso autônomo. Os estudos sobre RC e seres humanos analisam mudanças nos biomarcadores do envelhecimento como insulina, fator de crescimento semelhante à insulina-1 (IGF-1), hormônio de crescimento (GH), tri-iodotironina (T_3), tiroxina (T_4) e sulfato de de-hidroepiandrosterona (DHEA-S), para desvendar os fenômenos do antienvelhecimento. Dessa forma, este capítulo pretende dar exemplos e estratégias que possam identificar os principais eventos por meio dos quais as intervenções da RC podem levar à extensão da saúde e da vida.

Em um universo onde a duração da vida é determinada pela sobrevivência, e a sobrevivência é uma característica em que a seleção natural darwiniana é esperada agir com força especial, existe forte interesse em entender os fatores que controlam a extensão da vida. Há também urgência biomédica e social em fazê-la o mais rapidamente possível, tendo em vista o notável aumento da expectativa de vida humana nas últimas décadas, que não terá importância se ao envelhecer não houver autonomia e independência – qualidade de vida.

RESTRIÇÃO CALÓRICA E ENVELHECIMENTO

O quadro demográfico atual de muitos países mostra que a população reflete o ambiente que vive, com consequências importantes sobre a expectativa de vida e longevidade. O aumento do risco de desordens metabólicas como sobrepeso, obesidade, resistência à insulina, *diabetes mellitus* tipo 2 (DM tipo 2), aterosclerose e câncer se manifestam na velhice e encurtam a longevidade.

A alimentação rica em gorduras e carboidratos, bem como a falta de exercícios físicos são responsáveis pelo ganho de peso e doenças correlacionadas. Em adição ao consumo de álcool e ao tabagismo, o hábito de refeições rápidas traduzidas em lanches e refrigerantes *diets* ou *lights* e o estresse do dia a dia somam os principais riscos para o desenvolvimento de doenças relacionadas com a idade. Em relação ao envelhecimento, quatro fenômenos são apontados: 1. o envelhecimento *per se*; 2. determinantes do envelhecimento; 3. doenças associadas à idade; e 4. morte.

O envelhecimento pode ser o evento primário, pois consiste na degradação celular, tecidual e funcional que ocorre independentemente da doença, estilo de vida e influências ambientais, ou o secundário, em que a falência dos sistemas ocorre como resultado de fatores externos. O atraso na progressão de doenças relacionadas à idade pode significar aumento da expectativa de vida. Caso contrário, as doenças da terceira idade podem evoluir com o prognóstico de morte. Do ponto de vista genético, cientistas acreditavam que o envelhecimento não era apenas uma deterioração, mas a continuação ativa do desenvolvimento geneticamente programado. Assim que atingiam a maturidade, os chamados "genes do envelhecimento" do indivíduo começavam a conduzi--lo à morte. No entanto, essa teoria foi abandonada, e hoje se sustenta a ideia de que o envelhecimento é o desgaste através do tempo, em que os mecanismos normais de manutenção e reparo do corpo simplesmente diminuem.

Contudo, diversos são os relatos que demonstram que alguns genes envolvidos na capacidade de o organismo suportar um ambiente agressivo, como o calor excessivo ou a escassez de água e alimento, podem fortalecer as atividades de defesa e reparo naturais do organismo, independente da idade. Ao aperfeiçoarem o funcionamento do corpo para a sobrevivência, tais genes aumentam as chances de o indivíduo superar a crise, aumentando também a saúde do organismo e o tempo de vida. Poderíamos chamar esses genes de "genes da longevidade". Recentemente, foram identificados muitos genes que afetam a resistência ao estresse e o tempo de vida em organismos diversos, como Daf-2, Pit-1, amp-1, clk-1, P66Shc, entre outros.

Neste contexto, a ênfase é dada para a restrição calórica (RC) que se destaca como um elixir da longevidade para o cidadão do século XXI. A RC é conhecida como uma intervenção não farmacológica que pode proporcionar ao ser humano um retardo no envelhecimento. A restrição retarda o início de várias doenças relacionadas à idade e mantém a maioria das funções fisiológicas sensíveis à idade em níveis similares aos da juventude. Porém, o impacto da RC sobre o envelhecimento e longevidade em humanos não é totalmente conhecido.

Os estudos relacionados com RC e longevidade foram iniciados por McCay em 1935. Muitas pesquisas a partir de então surgiram e todas confirmaram que os benefícios da RC, principalmente para o indivíduo obeso e diabético, são maiores do que as desvantagens. As vantagens da RC podem ser observadas em leveduras, insetos, roedores e no homem. Essa condição promove o controle do metabolismo de lipídios por meio da mobilização de gordura do tecido adiposo, controle do metabolismo de carboidratos pela eficiência na ação e sinalização da insulina e do IGF-1 e também o controle das espécies reativas de oxigênio que causam danos celulares e podem levar ao envelhecimento celular precoce.

As incidências de abortos espontâneos e de tumores induzidos quimicamente são reduzidas durante a RC. Além disso, a diminuição no consumo calórico pode promover a cicatrização de feridas de forma mais eficiente e praticamente elimina o desenvolvimento de doenças autoimunes.

Em contraste, a RC severa pode culminar em diversos danos ao organismo, que vão desde o custo negativo para a reprodução, vulnerabilidade perante infecções, até mesmo a condução à morte. Ao menos para o sistema reprodutor, a RC desvia recursos da reprodução e promove investimentos energéticos na manutenção celular. Desse modo, esse desvio de energia da reprodução justifica-se pelo fato de que durante os períodos de fome a probabilidade de sucesso reprodutivo é pequena.

As bases fisiológicas, moleculares e bioquímicas que garantem os efeitos da RC em diversas espécies não são completamente conhecidas. As considerações, de forma geral, serão relatadas neste capítulo a fim de levarem em conta os diferentes períodos de restrição e suas variações, que podem ser de dias até meses, bem como seus diversos níveis, os quais são descritos em diversos trabalhos como indo de10 a 60% de RC, sem causar desnutrição no organismo.

ASPECTOS FISIOLÓGICOS DA RC E ENVELHECIMENTO

A relação entre RC e longevidade já é conhecida há mais de 70 anos, no entanto, os mecanismos neuroendócrinos e metabólicos responsáveis por este benefício permanecem obscuros.

Experimentalmente, a maior parte dos pesquisadores realiza a RC em animais de laboratório, com redução diária de 20 a 40% do total de alimento ingerido por um animal *ad libitum*. Essa restrição promove o aumento de até 50% na longevidade desses animais, comparados aos controles. A RC pode influenciar o processo de envelhecimento por meio da redução na taxa metabólica, diminuição dos danos oxidativos para as células, da massa de gordura tecidual e do efeito térmico dos alimentos. Em mamíferos, a RC é ainda a única intervenção que aumenta significativamente a longevidade. A maioria das doenças, inclusive câncer, diabetes e doenças neurodegenerativas são evitadas. Como exemplo disso, macacos *Rhesus* submetidos a uma RC moderada apresentaram redução na incidência de mortes relacionadas ao envelhecimento e diminuição da incidência de diabetes, câncer, doenças cardiovasculares e atrofia cerebral.

As características fisiológicas marcantes dos animais restritos, que retardam o envelhecimento e prolongam a vida, são o aumento da corticosterona ou cortisol, redução do GH, do IGF-1, da insulina (e, portanto, da glicose), do hormônio da tireoide e dos hormônios reprodutivos. Esses achados apontam para o eixo somatotrófico, o eixo hipotálamo-hipófise-gônoda, o sistema endócrino e o estado nutricional como os responsáveis diretos pelos efeitos da RC em mamíferos de laboratório.

As funções do eixo somatotrófico incluem reações anabólicas e também lipolíticas. Em conjunto com esteroides sexuais (estrógeno e testosterona), GH e IGF-1 regulam o crescimento durante a puberdade e a manutenção da composição corporal. Nota-se redução gradual nas concentrações de GH com o aumento da idade em homens e mulheres. O declínio de GH correlaciona-se com a obesidade, aumento da adiposidade abdominal, redução da sensibilidade periférica à insulina e dislipidemias. Dados epidemiológicos que avaliam o GH e a expectativa de vida mostram que, interessantemente, jogadores de basquete e basebol apresentam correlação negativa entre o crescimento e a expectativa de vida. Eles se destacam por apresentar maior estatura ao mesmo tempo que vivem menos, contudo, o contrário foi observado em pessoas longevas. As pessoas vivem além da média de uma população apresentam baixa estatura e período longo de vida. Como descrito acima, o início das doenças relacionadas com a idade está geralmente associado com mudanças na função endócrina. Várias deficiências hormonais são detectadas no ser humano, incluindo insulina (DM tipo 2), hormônios da tireoide (hipotireoidismo), estrógeno (menopausa), testosterona (andropausa) e DHEA-S (adrenopausa) (Figura 17.1).

Os hormônios tireoidianos são secretados pela glândula tireoide sob a influência do hormônio estimulador da tireoide (TSH) liberado pela hipófise. A T_3 triiodotironina e a T_4 tiroxina atuam principalmente na regulação das taxas metabólicas de células e tecidos. Análises que caracterizam o eixo do envelhecimento e tireoide são discordantes em suas conclusões. Bases epidemiológicas identificaram aumento de hipotireoidismo em indivíduos com idade avançada, enquanto nos adultos com idade entre 20 e 50 anos há pouca ou nenhuma alteração sérica de T_4 e TSH. No entanto, há redução progressiva de T_3 em indivíduos idosos, e acredita-se que isso ocorra devido à conversão periférica reduzida de T_4 em T_3.

O DHEA-S, é sabido, diminui com o envelhecimento. Entre 70 e 80 anos de idade, o pico de DHEA-S está em cerca de 10 a 20% daquele encontrado na vida adulta. A RC em primatas não humanos do Instituto Nacional de Envelhecimento (*National Institute on Aging – NIA, USA*) identificou as concentrações de DHEA-S como um bom marcador de envelhecimento nesses animais e também em homens participantes de um estudo longitudinal de envelhecimento em Baltimore. Portanto, o DHEA-S parece ser importante para a longevidade. Alguns dos efeitos antienvelhecimento atribuídos ao DHEA-S a favor da longevidade incluem a estimulação do sistema imunológico, efeitos na sensibilidade à insulina, alterações da composição corporal e óssea, retardo do aparecimento de aterosclerose e demência. Por essas razões, o DHEA-S é tido atualmente como um candidato potencial no combate ao envelhecimento. Enquanto macacos adultos jovens mantidos em RC de 3 a 6 anos apresentaram declínio de 3% de DHEA-S relativo à idade, macacos alimentados *ad libitum* apresentaram índices de 30%. Humanos com idades variando de 30 a 34 anos submetidos à RC de 6 a 24 meses não apresentaram alterações nas concentrações de DHEA-S. É possível que a falta de

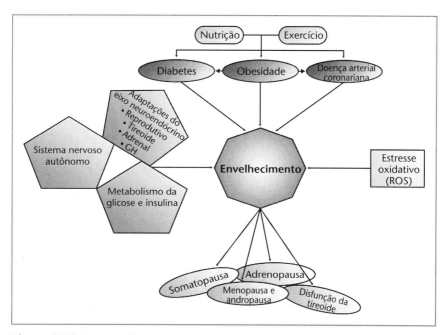

Figura 17.1. Impacto da RC nos fatores relacionados ao envelhecimento. Os mecanismos incluem: redução dos danos celulares devido à redução das espécies reativas de oxigênio, alterações das funções neuroendócrinas incluindo GH, tireoide, eixo hipofisário-hipotalâmico, sistema nervoso autônomo, metabolismo de carboidrato, redução da incidência de doenças como obesidade, diabetes, doenças cardiovasculares e marcadores de antienvelhecimento como glicose, insulina, DHEA-S e temperatura corporal. O envelhecimento é marcado por mudanças endócrinas que podem ocorrer em função de mecanismos primários do envelhecimento ou secundário em função do estilo de vida (nutrição e exercício). Adaptado de Redman e Ravussin, 2009. ROS = espécies reativas de oxigênio.

concordância de evidências entre humanos e animais de laboratório seja devido à idade cronológica e à duração da RC, uma vez que um ano em idade para o homem é relativo a quase quatro para macacos *Rhesus*. Estas controvérsias continuam a ser estudadas a longo prazo em seres humanos submetidos à RC.

Já o aparecimento de DM tipo 2 está fortemente associado com o envelhecimento, mais especificamente após a terceira década. O diabetes instala-se devido à intolerância à glicose (aumento glicêmico na corrente circulatória) associada à resistência periférica à insulina. As alterações fisiológicas associadas ao envelhecimento que contribuem para a diminuição da secreção e ação da insulina são principalmente mudanças na composição corporal, obesidade, sedentarismo, predisposição genética, redução de GH/IGF-1 e elevação dos níveis de ácidos graxos livres. Cabe ressaltar que a obesidade está fortemente associada à inflamação. Nesse sentido, são encontrados níveis elevados de citocinas pró-inflamatórias em indivíduos obesos como a interleucina-6 (IL-6) e o fator de necrose tumoral alfa (TNF-α). Em contrapartida, a RC e a remoção da gordura visceral aumentam a sensibilidade periférica à insulina e diminuem os níveis circulantes desse hormônio (para revisão do processo inflamatório na obesidade e resistência à insulina ver Capítulo 5).

A restrição alimentar pode regular a glicemia e a insulinemia, diminuindo seus níveis e impedindo os processos de glicação, responsáveis por gerarem disfunções de sistemas fisiológicos. A RC de aproximadamente 40% comparada à alimentação livre por 20 dias pode provocar aumento da sensibilidade periférica à insulina, caracterizada por elevação do transportador de glicose no músculo esquelético, aumento da tirosina fosforilada do IR (receptor de insulina) e em seu substrato 1, o IRS-1, além de maior atividade da Akt. As proteínas IR, IRS-1 e Akt são indispensáveis para a transdução do sinal da insulina em tecidos-alvo. A sinalização intracelular da insulina tem início com sua ligação a um receptor específico de membrana (IR), responsável pelo reconhecimento da insulina. Esse receptor se autofosforila e devido a isso ganha a capacidade de transmitir o sinal através da fosforilação de outras proteínas intracelulares adjacentes, como as proteínas IRSs (IRS-1/2) em resíduos de tirosina. A fosforilação das proteínas IRSs cria sítios de ligação para a PI3-q (fosfatidilinositol-3-quinase), que promove sua própria ativação e fosforilação da proteína quinase B (PKB ou Akt) subsequente. A Akt ativada regula várias cascatas de quinases (proteínas doadoras de fósforo) intracelulares envolvidas na transmissão do sinal da insulina até a captação de glicose, síntese de glicogênio, síntese proteica, regulação da expressão de genes e crescimento celular (para revisão das vias de sinalização da insulina ver Capítulo 4). adicionalmente, a maior parte dos estudos com roedores submetidos à RC apresentou melhora na sinalização da insulina, e associado a isso tem sido observado também aumento plasmático de adiponectina, redução plasmática de IL-6, triacilgliceróis e colesterol, o que favorece, por sua vez, a sensibilidade periférica à insulina.

O Instituto Nacional de Envelhecimento (*National Institute on Aging – NIA, USA*) patrocina um estudo clínico chamado *Comprehensive Assessment of the Long-term Effect of Reducing Intake of Energy* (CALERIE) para testar os efeitos de 25% de RC durante dois anos em indivíduos magros (IMC de 22 a 28 kg/m^2), homens e mulheres saudáveis entre 25 e 45 anos. Outros programas similares são CRONIES e BIOSPHERE 2, que correlacionam os estudos de RC de animais com humanos. De forma geral, até o momento, os participantes apresentaram menor massa corporal devido à redução do tecido adiposo subcutâneo e visceral, diminuição dos níveis de glicose e insulina, maior sensibilidade periférica à insulina, menor resposta da célula β à glicose e queda dos níveis de T$_3$ e do metabolismo energético. Além disso, apresentaram diminuição de danos no DNA em função da redução de espécies reativas de oxigênio (EROs). Quanto às concentrações de GH e IGF-1, estes estudos mostraram que sua concentração não se altera. Não há ainda resultados conclusivos sobre as concentrações de DHEA-S (Figura 17.2).

A RC também modula funções de defesa no organismo, aumenta as respostas imunes para a gripe, mantém a produção de interleucina-2 (IL-2) e adia ou previne as alterações na proporção de CD4 e CD8 durante o envelhecimento. Por outro lado, a RC inibe fortemente respostas inflamatórias da senescência, incluindo níveis sanguíneos de IL-6 e TNF-α. A alta ingestão calórica está associada ao risco aumentado de doença de Alzheimer, consistente então com o papel da RC em proteger contra inflamação e

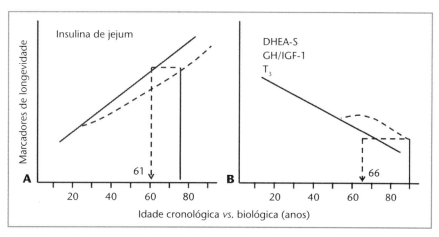

Figura 17.2. Marcadores do envelhecimento. **A)** Homem de 75 anos de idade que fez RC por 25 anos apresenta concentrações de insulina similares a um indivíduo de 61 anos, correspondendo uma idade biológica de 14 anos mais nova. **B)** Homem de 90 anos de idade sob RC por longa data mostra idade biológica compatível com a idade de 66 anos. Adaptado de Redman e Ravussin, 2009. GH = hormônio do crescimento; IGF-1 = fator de crescimento semelhante à insulina; DHEA-S = sulfato de de-hidroepiandrosterona; T_3 = tri-iodotironina.

neurodegeneração. O indivíduo portador da doença de Alzheimer recebe notável benefício de um grande grupo de drogas anti-inflamatórias, particularmente as não esteroides (AINEs). A longo prazo, o uso dos AINEs pode ser responsável pela redução de mais de 80% no risco de doença de Alzheimer. Os AINEs parecem ainda reduzir o risco de cânceres de mama, cólon e outros, possivelmente por inibir a proliferação e diminuir a angiogênese. As similaridades dos efeitos da RC e AINEs em doenças do envelhecimento são consistentes com o papel dos mecanismos inflamatórios em doenças vasculares, de Alzheimer e muitos tipos de câncer. Desse modo, a RC pode aumentar o tempo de vida em mamíferos, atenuando as principais doenças inflamatórias relacionadas à idade.

VIAS MOLECULARES E GENÉTICAS ENVOLVIDAS NA LONGEVIDADE E RESTRIÇÃO CALÓRICA

Apesar das grandes diferenças no tempo de vida em diversas espécies, parte das características do processo de envelhecimento sustenta a existência de um mecanismo comum para a determinação do tempo de sobrevida. É possível que modelos invertebrados e mamíferos tenham semelhanças no processo de envelhecimento.

A RC prolonga a vida nos organismos, da levedura a roedores, e adia ou evita uma série notável de doenças dependentes da idade. Vias moleculares envolvidas na regulação do tempo de vida foram identificadas praticamente ao mesmo tempo em três espécies diferentes, levedura, *Drosophila melanogaster* e no nematódeo *Caenorhabditis elegans*. Essas espécies compartilham várias proteínas homólogas participantes das vias de transmissão do sinal de insulina, incluindo superóxidos dismutases (SODs), catalase, proteínas chamadas *heat shock* (proteínas envolvidas com o remodelamento de outras proteínas), serinas/treoninas quinase (Sch9, Akt 1, Akt 2), entre outras. A longevidade nessas espécies é estendida pela inativação de vias que promovem o crescimento e pelo aumento na proteção contra danos oxidativos e outras formas de estresse. A RC exerce influência sobre o estresse oxidativo e seus efeitos se apresentam amplamente associados à longevidade e a doenças e mudanças biológicas ligadas à idade.

De 1 a 3% do oxigênio consumido está associado com a produção de EROs. A produção dessas moléculas altamente reativas oriundas do metabolismo aeróbio tem direta relação com o metabolismo orgânico. Alguns estudos demonstram que a carbonilação proteica, uma reação química comum de dano oxidativo associado à idade, foi reduzida após quatro semanas de RC em seres humanos obesos. Além disso, a breve RC promoveu redução no movimento de prótons com consequentes reduções de EROs e prejuízo celular. Ainda na RC, nota-se em fígados de roedores a diminuição do RNAm para as enzimas catalase e SOD.

Uma via que se destaca quando se trata de estresse oxidativo é a do fator de transcrição NF-κB. Este pode ser ativado por estímulos exógenos e endógenos, incluindo hiperglicemia, níveis elevados de ácidos graxos livres, EROs, TNF-α, IL-1β, e outras citocinas pró-inflamatórias, p38 MAPK, danos do DNA, infecção viral e irradiação ultravioleta. O NF-κB tem papel crucial em mediar respostas do sistema imunológico e inflamatório e da apoptose. Células normais, em cultura, sofrem apoptose após tratamento com agentes que induzem danos oxidativos, tais como H_2O_2, paraquat e luz ultravioleta. Em contraste, células derivadas do camundongo mutante para a P66Shc exibem resistência aumentada à apoptose, conforme o estresse oxidativo. O mecanismo que promove o aumento de sobrevida para os mutantes da p66 ainda não está claro. Uma possibilidade é que, no tipo selvagem, a perda de células resultantes da apoptose induzida por estresse acelera o envelhecimento, pois essa apoptose é bloqueada nesses mutantes e, assim, a expectativa de vida é prolongada. No entanto, também é possível que a perda da P66Shc reduza a quantidade de dano oxidativo induzido por agentes prejudiciais, em primeiro lugar. Isso teria o efeito de aumentar a saúde das células individuais e, além disso, reduzir a apoptose. A RC induz leve estresse celular que permite a adaptação celular com a síntese de proteínas citoprotetoras como fatores neurotróficos, proteínas de choque térmico, proteínas de desacoplamento mitocondrial e resistência às agressões oxidativas e metabólicas. Por exemplo, a proteína HSP70 (*heat shock protein-70*) pode ser responsável por fornecer proteção neuronal por meio de vários mecanismos, incluindo regulação de cálcio, redução de EROs e inibição de necrose e apoptose (Figura 17.3).

A conservação de genes também participa da regulação da longevidade. O aumento do tempo de vida da levedura é mediado por fatores de transcrição resistentes ao estresse (Msn2 e Msn4) e pela SOD2 mitocondrial. No *C. elegans*, a inativação das vias

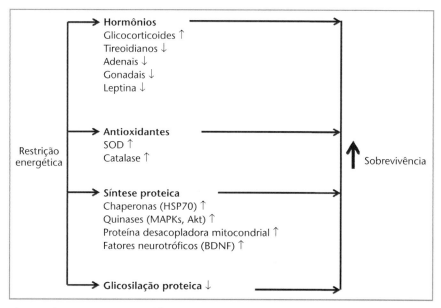

Figura 17.3. Vias neuroendócrinas do estresse. Adaptado de Holloszy e Fontana, 2007.

que incluem as proteínas Daf-2, AGE-1 e Akt 1/Akt 2 aumenta a sobrevida em cerca de 300%, além de aumentar a tolerância à temperatura e as defesas antioxidantes, por meio do fator de transcrição Daf-16. Além disso, sistemas que reparam e substituem danos no DNA, proteínas e lipídios desempenham papel importante no aumento da sobrevida. Mutações que diminuem a atividade na via da insulina/IGF-1 na drosófila causam nanismo, mas aumenta em quase duas vezes o tempo de vida. Estas mutações também aumentam a expressão da SOD e o armazenamento de nutrientes. As similaridades entre as vias regulatórias da longevidade na levedura, verme e mosca sugerem que partes dessas vias evoluíram de ancestrais comuns. Como as vias de sinalização da glicose e insulina/IGF-1 são inativadas na falta de nutrientes, as mutações nestas vias podem simular condições de inanição (Figura 17.4).

As linhagens de camundongos *Ames, Snell* e *knockout* para o receptor do hormônio de crescimento (GHR-KO) apresentam características interessantes relacionadas com a expectativa de vida. Os camundongos *Ames* e *Snell* apresentam mutações nos genes Prop-1 ou Pit-1, respectivamente, expressando defeitos para o desenvolvimento pituitário. Consequentemente, eles são deficientes no hormônio de crescimento (GH), prolactina e hormônio estimulador da tireoide (TSH), levando ao hipotireoidismo e provavelmente à síntese reduzida de tiroxina, bem como IGF-1, o qual é secretado pelo fígado sob estímulo de GH. Isso acontece por não diferenciarem na adeno-hipófise as células somatotróficas, as lactotróficas e as tireotróficas, respectivamente. Esses animais são fenotipicamente anões, levemente obesos, e longevos, mostram retardo no aparecimento de

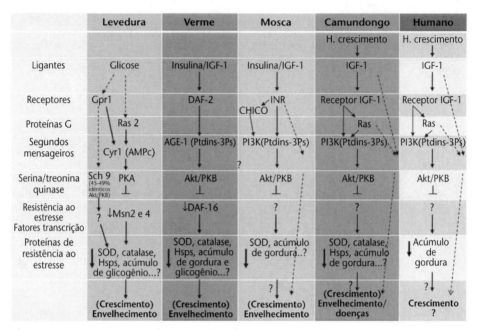

Figura 17.4. Conservação das vias moleculares na longevidade. Em leveduras, vermes e moscas, as vias parcialmente conservadas da glicose ou insulina/IGF-1 inativam as proteínas *heat shock* e as enzimas antioxidantes, reduzem o acúmulo de glicogênio e gordura e aumentam o crescimento e a mortalidade. Mutações que reduzem a atividade dessas vias parecem aumentar a longevidade por simular a RC ou o jejum rigoroso. Nas leveduras e vermes, a indução dos genes resistentes ao estresse é requerida para aumentar a sobrevida. Em camundongos, o IGF-1 ativa as vias de transdução do sinal análogas a vias regulatórias da longevidade em eucariotos inferiores e aumenta a mortalidade. No entanto, os mediadores intracelulares da longevidade em camundongos deficientes para GH ou IGF-1 não foram ainda identificados. Em humanos, mutações ou doenças que resultam em diminuição de GH ou IGF-1 plasmático causam nanismo, obesidade e outros efeitos adversos, mas seus efeitos sobre a longevidade não estão claros. Adaptado de Longo e Finch, 2003.

doenças neoplásicas e baixíssimos níveis de IGF-1. A deficiência da prolactina leva à falência do corpo lúteo e, assim, à esterilidade nas fêmeas. Os machos são reprodutivamente competentes, embora o desempenho sexual seja menor do que o observado para os animais normais. Investigando os efeitos da RC na longevidade já aumentada dos camundongos anões *Ames*, pesquisadores submeteram os animais à redução de calorias a partir de 2 meses de idade, mantendo até o fim da vida. Observaram que a RC levou a um aumento adicional significativo da longevidade nestes camundongos, sugerindo que os mecanismos que regulam o aumento do tempo de vida nesses animais e na RC são diferentes. Por outro lado, a RC em moscas anãs que sofreram mutações retarda o envelhecimento por meio de mecanismos sobrepostos, ou seja, mecanismos semelhantes e, portanto, sem aumento adicional da longevidade. Particularmente, os camundongos *Knockout* para GHR produzem o GH, porém apresentam resistência ao hormônio por não possuírem receptores para este. Esses animais também apresentam baixos níveis séricos de IGF-1, T_3, T_4, insulina, tamanho reduzido quando adulto, aumento de sensibilidade à insulina e são longevos (40 a 55%). Camundongos machos e fêmeas são férteis nessa linhagem. A reposição com IGF-1 sugere que pelo menos parte das características observadas nestes mutantes deve-se à falta de IGF-1 circulante.

Interessantemente, um fenótipo similar é observado em camundongos deficientes na função do receptor de insulina no sistema nervoso central, ou naqueles com deficiência no homólogo *chico*, receptor da insulina em animais inferiores, e IRS-2 em todos os tecidos: massa de gordura aumentada e infertilidade, acompanhadas de deficiência neuroendócrina. Embora os efeitos sobre a longevidade destes camundongos ainda não tenham sido determinada, mais uma vez, a concordância de fenótipos sugere que a sinalização da insulina pode ser central para um mesmo mecanismo que existe por meio de uma regulação neuroendócrina do metabolismo e do estado reprodutivo, e suas consequências associadas ao envelhecimento.

Outra linhagem de camundongos que traz resultados surpreendentes são os *knockout* do receptor da insulina em tecido adiposo (FIRKO). Esses são longevos quando comparados com animais que possuem o gene para o receptor de insulina (linhagem selvagem). Nestes modelos são relatadas deficiências reprodutivas. Os mecanismos evidenciados no FIRKO (*fat insulin recptor knock out*) foram: menor depósito de gordura no tecido adiposo devido à falta do receptor da insulina neste tecido, menores níveis séricos de insulina, maior consumo de dieta, porém, menor peso corporal em relação aos selvagens. Essas características metabólicas observadas no FIRKO foram atribuídas ao aumento da taxa metabólica e à redução do tecido adiposo.

Merece atenção ainda a mTOR (*mammalian target of rapamycin*), um sensor de nutrientes que afeta o tempo de vida. Trata-se de uma via regulatória que está ligada a outras vias metabólicas, particularmente à sinalização de insulina. A inibição da sinalização da TOR aumenta a sobrevida em leveduras, vermes e moscas e, embora sua função para o controle da sobrevida de mamíferos não tenha ainda sido investigada, a conservação entre as espécies sugere que a via de sinalização da TOR é um forte candidato para regular o tempo de vida de mamíferos. Interessantemente, a RC não estende ainda mais o tempo de vida de leveduras, vermes e moscas que apresentem a via de sinalização da TOR reduzida, sugerindo um mecanismo comum de ação entre essas duas intervenções.

Os modelos animais são de fundamental importância na busca da compreensão de fatores genéticos e ambientais que contribuam para o envelhecimento humano. Em comparação com o homem, os modelos animais são úteis, pois apresentam relativamente curto período de vida. Esta característica permite a avaliação rápida de ambas as manipulações genéticas e intervenções ambientais. Esses modelos experimentais também possibilitam o estudo de doenças clinicamente relevantes em função do envelhecimento, oferecendo dados e reflexões críticas dos processos fisiológicos básicos e moleculares do envelhecer.

ENZIMAS SIRTUÍNAS: REGULADORAS DOS MECANISMOS DE SOBREVIVÊNCIA

Em praticamente todos os mamíferos, e aqui se inclui o homem, submetidos a curtos períodos de RC, é possível observar rápida adaptação fisiológica, como a mobilização de gordura presente no tecido adiposo branco para a produção de energia, indicando mudanças na expressão gênica, bem como complexa interação entre enzimas, hormônios e outros efetores. Atualmente, o foco dos estudos sobre longevidade é a enzima Sir2, denominada *silent information regulation*, ou seja, regulador silencioso de informações. O gene que codifica essa enzima pertence a uma família de genes chamados sirtuínas (SIRTs), que foram conservados evolutivamente. Em organismos inferiores, tais como a levedura e o nematódeo, as sirtuínas regulam uma grande variedade de atividades celulares que afetam a vida, incluindo a modulação do DNA e a duração da vida. Em células de mamíferos, as sirtuínas atuam como reguladores da morte celular programada e maturação celular. Estudos de longevidade em organismos inferiores demonstraram que a Sir2 é necessária para aumentar o tempo de vida. Outro importante fator no envelhecimento é a perda celular decorrente da apoptose, principalmente em tecidos não renováveis como o coração e o cérebro, e mais uma vez as sirtuínas podem ajudar a promover saúde e longevidade, por meio do retardamento da morte celular.

Durante a RC, a família dos genes SIRTs modula vias bioquímicas de lipídios e carboidratos. Dentre as enzimas dessa família, merecem destaque as enzimas SIRTs1, 3 e 4. As sirtuínas removem grupos acetil das histonas, nome dado a um complexo de proteínas que envolve o DNA celular. As histonas carregam marcas químicas, como os grupos acetil, que determinam o grau de recobrimento do DNA. A remoção dos grupos acetil (deacetilação) aumenta o envolvimento e torna o DNA inacessível às enzimas responsáveis pelo surgimento dos círculos de rDNA. Acredita-se que essa forma deacetilada de DNA está silenciada porque quaisquer genes nessas regiões do genoma ficam inacessíveis para serem ativados. Especialmente a sirtuína 1 (SIRT1) é dependente de NAD^+ (nicotinamida adenina dinucleotídeo oxidada) e age tanto no núcleo como no citoplasma. Para cada grupo acetil removido de um substrato proteico, um NAD^+ é consumido. A reação de deacetilação feita pela SIRT1 é bastante complexa. A nicotinamida e o NADH (nicotinamida adenina dinucleotídeo reduzida) são inibidores das sirtuínas. Em humanos, há sete homólogas de sirtuínas, sendo a SIRT1 a mais relacionada com a longevidade e RC. Nesse sentido, muitos estudos elegem o gene que codifica a enzima Sir2, homólogo da SIRT1, como a chave para os eventos celulares que levam a longevidade modulada pela RC em diferentes organismos.

Nas leveduras, os trabalhos realizados com RC mostram que ocorre aumento da atividade do gene Sir2 e da respiração celular devido ao aumento da razão NAD/NADH, ou seja, a forma oxidada de NAD^+ aumenta significativamente a atividade da Sir2. No *C. elegans,* o gene Sir2 promove a regulação do fator de transcrição FoxO (*forkhead box O*) em alguns tecidos, promovendo a longevidade. Resultados semelhantes foram encontrados em drosófilas, sugerindo uma combinação entre a longevidade e a sinalização da insulina.

Durante a RC, tanto em humanos como em roedores, a expressão da SIRT1 encontra-se modulada. A expressão da SIRT1 em mamíferos induz respostas fisiológicas, incluindo metabolismo de lipídios, homeostasia glicêmica, respostas ao estresse e secreção de insulina. Assim, em mamíferos, o aumento da atividade da SIRT1 no tecido adiposo reprime o *peroxisome proliferator-activated receptor gama* (PPARγ), resultando na mobilização dos estoques de lipídios em resposta à restrição alimentar. O PPARγ estimula a diferenciação e síntese de adipócitos no tecido adiposo. No fígado, o aumento da atividade da SIRT1 ativa a gliconeogênese. Nesse tecido, os alvos da enzima SIRT1 foram o PPARγ e PGC-1α (*peroxisome proliferator-activated receptor gama coactivator 1 alpha*), que, ativados, favorecem a gliconeogênese. O gene da PGC-1α está envolvido na biogênese mitocondrial, na oxidação de ácidos graxos e na respiração celular. Em células beta-pancreáticas, a SIRT1 funciona como uma reguladora positiva da secreção de insulina. Células de insulinoma (tipo de tumor que secreta insulina) que tiveram o RNA da SIRT1 reprimido mostraram redução na secreção de insulina. O camundongo *knockout* para SIRT1 apresentou redução na secreção de insulina estimulada por glicose, e os camundongos transgênicos que superexpressaram a SIRT1, especificamente em células β, tiveram um aumento na secreção de insulina em resposta à sobrecarga de glicose durante o GTT (teste de tolerância à glicose) *versus* o animal controle. O aumento da secreção de insulina apresentada pelo camundongo *knockout* da SIRT1 foi devido à inibição da UCP-2 (proteína desacopladora 2), pela SIRT1. A UCP-2 é uma proteína da membrana mitocondrial que pode modular negativamente a síntese de ATP durante a respiração celular. Assim, a repressão da SIRT1 na UCP-2 aumenta a eficiência na síntese do ATP, justificando a regulação positiva da secreção de insulina com a enzima SIRT1 (Figura 17.5).

Além de algumas proteínas e fatores de transcrição regulados pela SIRT1, mencionados acima, ela também regula nos mamíferos a proteína chamada p53 (fator de transcrição que desencadeia a morte programada de células danificadas), a apoptose regulada por Bax, sobrevivência neuronal, a família de fatores de transcrição FoxO e a morte celular mediada por NF-κB. A FoxO está envolvida nas defesas celulares e no metabolismo da glicose, enquanto o NF-κB está envolvido no controle da inflamação, sobrevivência e crescimento celular. A SIRT1 promove resistência das células à morte induzida por estresse, por meio da atenuação da p53, e estimula o sistema antiapoptótico Ku70-Bax, que promove o reparo do DNA e a sobrevivência das células.

Quanto à SIRT3, esta é produzida no tecido adiposo marrom em resposta à exposição ao frio, e seus níveis de expressão parecem estar diretamente relacionados com o metabolismo. Especificamente, o aumento da expressão da SIRT3 leva ao aumento da respiração celular e à redução de espécies reativas de oxigênio. Em mamíferos, a SIRT3 parece regular a entrada do acetato no ciclo de Krebs. Ela promove a remoção do grupamento acetil da acetil-CoA sintetase, ativando o metabolismo do acetato. Essa reação bioquímica é especialmente importante durante a limitação de alimentos, em que o acetato será oxidado no fígado durante a cetogênese. Estudos de polimorfismos em humanos sugerem uma correlação positiva entre a SIRT3 e o envelhecimento. Idosos de 90 anos apresentaram aumento na SIRT3. Esses dados merecem atenção, pois indicam que o aumento na expressão da SIRT3 possa promover a longevidade em humanos.

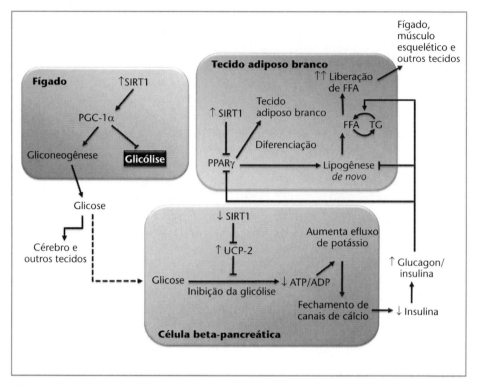

Figura 17.5. Regulação da via de sinalização da insulina em diferentes tecidos durante a RC ou jejum pela SIRT1. Durante a RC ou jejum ocorre aumento da gliconeogênese fornecendo glicose diretamente para o cérebro. Nessa situação, o metabolismo da glicose no pâncreas diminui devido à baixa viabilidade da via glicolítica. Isso explica por que a redução na atividade da SIRT1 leva à regulação da UCP-2 que diminui a síntese de ATP a partir de glicose, resultando em queda da secreção de insulina. Ainda sob RC ou jejum, a razão glucagon/insulina aumenta. Assim, no tecido adiposo branco a regulação da SIRT1 reprime o PPARγ, levando à redução da síntese/diferenciação de adipócitos e ao aumento da liberação de ácidos graxos. TG = triacilglicerol. Adaptado de Gomez-Cabrera et al., 2007.

Finalmente, a $SIRT_4$ inibe a enzima glutamato desidrogenase (GDH) impedindo a conversão de glutamato e glutamina em α-cetoglutarato, um composto intermediário do ciclo de Krebs. Durante a RC, a inibição feita pela SIRT4 na GDH disponibiliza o glutamato e a glutamina para a gliconeogênese no fígado. Uma vez que esses aminoácidos possam ser usados como fonte de energia durante uma RC, faz sentido também que eles estejam sensibilizando a célula beta-pancreática e alterando a secreção de insulina. Dessa forma, a glutamina pode ser usada para gerar ATP e estimular a secreção de insulina. No entanto, a glutamina, ao contrário da glicose, não é metabolizada eficientemente em condições normais pela célula β. A oxidação da glutamina pode ser promovida pela ativação da GDH por meio da leucina. A sensibilidade da GDH à leucina é regulada pela razão GTP/ADP. Desse modo, condições que favoreçam uma razão baixa de GTP/ADP, como em baixas concentrações de glicose, a GDH está sensibilizada pela leucina, resultando na formação de α-cetoglutarato e subsequente aumento da secreção de insulina (Figura 17.6). A importância da GDH na secreção de insulina em humanos é verificada com mutações nessa enzima, que resulta em hiperinsulinemia e hiperamonemia. Nota-se que a SIRT4 é altamente expressa em células beta-pancreáticas. O *knockout* da SIRT4, tanto em células quanto em camundongos, apresentou aumento na secreção de insulina estimulada por aminoácidos. Com base em tais fatos, tem sido atribuído à SIRT4 a função de repressora da secreção de insulina estimulada por aminoácidos. Contudo, permanece ainda obscuro o mecanismo pelo qual a SIRT4 regula a capacidade secretória da célula β. Então, sob RC, a atividade da SIRT4 diminui e estimula a secreção de insulina estimulada por aminoácidos. A SIRT4 é particularmente interessante em indivíduos em estado pré-diabético. Nesse caso, a SIRT4 estaria

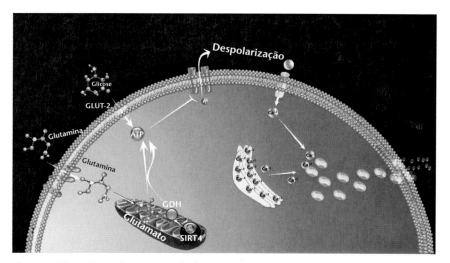

Figura 17.6. Controle mitocondrial da SIRT4 e da secreção de insulina estimulada por aminoácidos na célula beta-pancreática. A glicose é o estimulador mais potente da secreção de insulina. A glicose é absorvida pelos transportadores de glicose das células beta-pancreáticas e metabolizada via glicolítica e ciclo de Krebs, resultando na formação de ATP. Isso implica o fechamento dos canais de potássio dependentes de ATP, e na abertura dos canais de cálcio tipo L, dependentes de voltagem com subsequente secreção de insulina pelas células beta-pancreáticas. A GDH mitocondrial controla a secreção de insulina estimulada por aminoácido, regulando o metabolismo oxidativo da glutamina e do glutamato. Após a exposição da célula β à glutamina e, dependendo do estado de energia da célula, o glutamato formado é convertido por GDH em α-cetoglutarato, um intermediário do ciclo de Krebs. Isto promove a ativação mitocondrial, geração de ATP e secreção de insulina. A atividade do GDH está sob o controle da ADP e leucina que ativam a GDH, enquanto GTP inibe. A GDH também é modulada pela SIRT4, que bloqueia a atividade dessa e, portanto, impede a secreção de insulina estimulada por aminoácido.

estimulando a secreção de insulina em indivíduos com intolerância à glicose. Em resumo, as sirtuínas são proteínas antienvelhecimento que apresentam propriedades terapêuticas para uma série de doenças associadas ao envelhecimento, incluindo metabólicas, doenças neurodegenerativas, cardiovasculares e câncer.

OPORTUNIDADES TERAPÊUTICAS

Apesar da atual epidemia de obesidade nas sociedades ocidentais ou industrializadas, comer menos por causa da longevidade não é garantia de respeito generalizado. O mais agradável e conveniente seria o uso de uma droga que mimetizasse os efeitos da RC – uma substância química que permitisse ao indivíduo comer normalmente, enquanto enganam o corpo a reagir como se o alimento estivesse escasso.

Principalmente a SIRT1 tem funções específicas nos tecidos adiposo, hepático, muscular e pâncreas endócrino para promover alterações metabólicas interessantes para o organismo. Estas alterações ajudam o organismo a se manter mais jovem e com funções celulares conservadas apesar da idade. Nesse sentido, torna-se viável uma intervenção farmacológica sobre a atividade da SIRT1. As funções da SIRT1 são alvos de estudos para o desenvolvimento de uma farmacoterapia que beneficie doenças como adiposidade e diabetes. Quando há aumento da atividade da SIRT1 em tecido adiposo, ocorre a redução da diferenciação dos adipócitos, no fígado há o favorecimento da gliconeogênese, e na ilhota pancreática o aumento da atividade promove incremento na secreção de insulina. Assim, a redução da atividade da SIRT1 no pâncreas induz à redução na secreção de insulina.

Na obesidade, o aumento da atividade farmacológica da SIRT1 pode ser responsável por diminuir a atividade do fator de transcrição do PPARγ. Este, que é responsável pela adipogênese no tecido adiposo, e o aumento da atividade da SIRT1 diminuiriam a síntese de gordura, trazendo vantagens para o indivíduo obeso. No entanto, é importante salientar que as drogas TZD (tiazolidinedionas) são agonistas do PPARγ e utilizadas no tratamento do *diabetes mellitus* tipo 2 (DM tipo 2) e do risco cardiovascular. Então, essa hipótese requer estudo cuidadoso em população que seja propensa ao diabetes, pois o aumento da atividade da SIRT1 no fígado aumenta a gliconeogênese e consequentemente a glicose circulante. Já para o portador do diabetes, as abordagens farmacológicas, tanto na ativação como na inibição da SIRT1, devem ser consideradas. A ativação pode reduzir a adipogênese e possivelmente aumentar a liberação de insulina no pâncreas. Contudo, ainda deve-se ter atenção com o aumento de atividade da SIRT1, que, como dito acima, promove no fígado a gliconeogênese, e esse efeito bioquímico seria contraindicado para o diabético. Inversamente, a inibição da SIRT1 poderia diminuir a sinalização de glicose no pâncreas e assim reduzir a secreção de insulina, conforme verificado no camundongo *knockout* da SIRT1. Todavia, no fígado, a inibição da SIRT1 diminuiria a gliconeogênese e, dessa forma, a disponibilidade de glicose circulante, o que seria uma vantagem para o paciente diabético. A inibição da produção hepática de glicose é uma terapia valiosa no controle da glicose no sangue.

Portanto, os resultados da ativação ou inibição da SIRT1 sobre as vias bioquímicas, moleculares e fisiológicas da insulina merecem ainda estudos minuciosos. Nesse sentido, o resveratrol, um ativador polifenólico da SIRT1, mimetiza os efeitos antienvelhecimento da RC em organismos inferiores, e em camundongos obesos reduz a resistência à insulina e prolonga a vida. O resveratrol é uma molécula pequena presente na casca de uvas vermelhas e, consecutivamente, no vinho tinto. Essa propriedade funcional das uvas surge como um produto do metabolismo secundário de plantas, gerado a partir do estresse dessas plantas quando provocadas por fungos ou insetos predadores desse vegetal. Contudo, essa mesma propriedade agressora aos predadores das uvas tem-se revelado uma substância funcional de enorme valia para a saúde humana. Fornecer resveratrol a levedo, nematoides ou moscas ou submetê-los à RC aumenta o tempo de vida em cerca de 30%, mas somente se eles forem dotados do gene Sir2. Além disso, uma variedade de fenótipos celulares apresenta-se associada à capacidade do resveratrol em estimular a SIRT1 *in vivo*, incluindo a supressão de vias inflamatórias do NF-κB, proteção de neurônios primários do peróxido de hidrogênio (H_2O_2), modulação do metabolismo de ácidos graxos via PPARγ e metabolismo de glicose via PGC1-α.

Em particular, ativadores da SIRT1 costumam ser descritos, prometendo melhorar o perfil metabólico em indivíduos geneticamente obesos ou induzidos por dieta. Além do resveratrol, existem ativadores da SIRT1 que são 1.000 vezes mais potentes. Esses compostos são estruturalmente distintos do resveratrol, embora possuam o mesmo mecanismo enzimático da SIRT1. Apresentam boa disponibilidade oral e, como o resveratrol, aumentam a homeostasia glicêmica e insulínica em ratos *ob/ob* (deficientes em leptina), em ratos obesos induzidos por dieta e na linhagem Zucker *fa/fa* (deficientes em receptores de leptina), também obesa e resistente à insulina. A sigla para tais compostos são SRT 2183, SRT 1460 e SRT 1720. Eles aumentam a atividade enzimática da SIRT1 por diminuir seu Km (constante de Michaelis) para seus substratos acetilados (por exemplo, da p53 e da FoxO1a). O uso desses compostos em camundongos obesos indicou aumento de sensibilidade periférica à insulina, redução das concentrações de glicose e aumento da capacidade mitocondrial. Esses resultados são consistentes com a função da SIRT1 na RC, que, como terapêutica, tem-se mostrado eficaz em promover alterações fisiológicas em roedores, mamíferos, macacos e seres humanos.

Em adição, drogas que previnam a produção de IGF-1 em resposta ao GH teriam grande vantagem em reduzir os níveis de IGF-1 sem diminuir os níveis de GH. Devido ao GH poder estimular diretamente o crescimento, ativação e diferenciação de células, é possível que a redução de IGF-1, mas não de GH, contribua para aumentar a longevidade e diminuir os efeitos colaterais. Drogas que bloqueiam a ativação do receptor de IGF-1 podem exercer efeito similar. Contudo, camundongos com níveis plasmáticos muito baixos de IGF-1 e elevados de GH apresentam aumento de quatro vezes nos níveis de insulina e resistência insulínica específica do músculo, sugerindo que a redução somente do IGF-1 está também associada com alguns efeitos colaterais adversos.

A busca por potenciais moléculas que mimetizem a RC pode também ser centrada sobre aquelas que modulam o metabolismo energético. Dois exemplos proeminentes incluem a 2-deoxiglicose (2DG) e a metformina. A 2DG é um análogo sintético da glicose que inibe a enzima glicolítica isomerase fosfo-hexose. A 2DG injetada em roedores inibe o crescimento de tumores, diminui a insulina e temperatura corporal e aumenta os glicocorticoides. Infelizmente, a administração crônica de 2DG aumenta a massa cardíaca (aumento concêntrico) e com isso a probabilidade de falência congestiva cardíaca, tornando improvável o aumento da longevidade desses animais. A metformina é um membro da classe de drogas das biguanidas, geralmente usada no tratamento do DM tipo 2. De maneira interessante, a administração de suas moléculas resulta em mudanças muito semelhantes às características metabólicas e de expressão gênica de animais com RC. A metformina age, pelo menos em grande parte, por meio da estimulação da AMPK (proteína quinase ativada por AMP), um sensor de energia celular que modula o apetite, a glicose e o metabolismo de insulina. A AMPK reduz a produção de glicose hepática por inativação da expressão da glicose-6-fosfatase e fosfoenolpiruvato carboxiquinase. No músculo esquelético, ela aumenta a eficiência da captação de glicose estimulada por insulina, pelo aumento da expressão de GLUT-4.

Compreender os exatos mecanismos que envolvem a RC e longevidade e desenvolver drogas ou medicamentos que produzam tais benefícios são objetivos tentadores há algum tempo e, provavelmente, continuará a ser nos próximos anos.

CONSIDERAÇÕES FINAIS

A restrição calórica surge como estratégia de prolongamento da vida, e a compreensão sobre como se desdobram tais mecanismos é de importância e interesses diversos. Para isso, torna-se necessário identificar as direções que estão surgindo nas investigações científicas sobre o aumento da expectativa de vida e longevidade. Exemplos disso são o desenvolvimento de ferramentas para avaliação de envelhecimento saudável, descoberta de novas proteínas potenciais para o surgimento de fármacos e planejamento de novos modelos animais. Porém, alguns pontos devem ser considerados: 1º) nem todos os animais de laboratório que foram submetidos ao estudo de RC foram longevos; 2º) animais de laboratório não morrem das mesmas enfermidades que acometem os humanos; 3º) os paradigmas da RC são observados em sua maioria em animais de laboratório que estão geralmente protegidos de infecções; e 4º) revelar todos os eventos fisiológicos e moleculares que levam à longevidade em modelos animais e comparar os achados com humanos será um grande desafio. A longo prazo, esperamos que o desvendamento dos segredos da longevidade permita não apenas tratar as doenças da velhice, mas também impedir que elas apareçam. Progressos nas investigações científicas e sua aplicabilidade em humanos são baseados em histórias de sucessos e frustrações. Por exemplo, é surpreendente a descoberta da SIRT1, que conduziu à identificação do resveratrol, e que atualmente já está na fase de ensaio clínico para tratar o DM tipo 2, e pode ainda surgir como um tratamento para outras doenças relacionadas com a idade. Este capítulo é meta para a contínua busca do saber embutida em projetos de pesquisa conduzidos por pesquisadores apaixonados pela ciência.

BIBLIOGRAFIA

1. Argmann C, Auwerx J. Insulin secretion: SIRT4 gets in on the act. Cell 2006;126:837-9.
2. Barzilai N, Bartke A. Biological approaches to mechanistically understand the healthy life span extension achieved by calorie restriction and modulation of hormones. J Gerontol Biol Sci 2009;2:187-91.
3. Berner YN, Stern F. Energy restriction controls aging through neuroendocrine signal transduction. Ag Res Rev 2004;3:189-98.
4. Gomez-Cabrera MC, Zaragoza R, Pallardo FV, Vin JR. SIRT1 regulation of insulin-signalling pathways in liver, white adipose tissue and pancreas during fasting or calorie restriction. Trends in Endocr Metabol 2007; 18:91-2.
5. Holloszy JO, Fontana L. Caloric restriction in humans. Experim Gerontol 2007;42:709-12.
6. Liang F, Kume S, Koya D. SIRT1 and insulin resistance. Nat Rev Endocrinol 2009;5: 367-73.
7. Longo VD, Finch CE. Evolutionary medicine: from dwarf model systems to healthy centenarians? Science 2003;299(5611):1342-6.
8. McCay CM, Crowel MF, Maynard LA. The effect of retarded growth upon the length of life span and upon the ultimate body size 1935. J Nutrition 1989;63-79.
9. Redman LM, Ravussin E. Endocrine alterations in response to calorie restriction in humans. Molecular Cell Endocrinol 2009;299: 129-36.
10. Smith JJ, Kenney RD, Gagne DJ, Frushour BP, Ladd W, Galonek HL et al. Small molecule activators of SIRT1 replicate signaling pathways triggered by calorie restriction in vivo. BMC Systems Biol 2009;3:31.

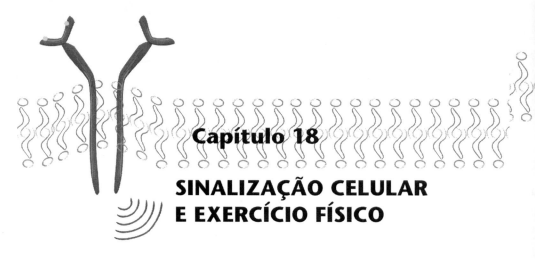

Capítulo 18

SINALIZAÇÃO CELULAR E EXERCÍCIO FÍSICO

Eduardo Rochete Ropelle
Dennys Esper Cintra
Adelino Sanches Ramos da Silva
Claudio Teodoro de Souza
José Rodrigo Pauli

CONTRAÇÃO MUSCULAR NO CONTROLE DA EXPRESSÃO GÊNICA

O músculo esquelético representa aproximadamente 40% da massa corporal total e exerce papel fundamental no metabolismo da glicose. Esse tecido é responsável por aproximadamente 30% do consumo energético, além de ser um dos principais tecidos responsáveis pela captação, liberação e estocagem de glicose. Dessa forma, a baixa capacidade das células musculares em responder ao sinal da insulina no músculo torna-se crucial para o estabelecimento da intolerância à glicose e do *diabetes mellitus* tipo 2 (DM tipo 2) a longo prazo. Dentre as estratégias terapêuticas não farmacológicas para a prevenção e tratamento da obesidade e diabetes, a atividade física regular é uma das alternativas mais utilizadas da atualidade. Há mais de um século, sabe-se que a contração muscular promovida pelo exercício físico (aeróbico ou anaeróbico) promove efeitos benéficos na ação da insulina em estados de resistência à insulina. No entanto, apenas no final da década de 1990 é que pesquisadores passaram a desvendar os efeitos moleculares pós-exercício sobre a captação de glicose no músculo esquelético. As mais novas descobertas apontam que a supressão da expressão de moléculas inflamatórias é um fenômeno importante para a melhora da homeostase da glicose após a atividade física. Neste capítulo abordaremos os mais novos achados relacionados aos mecanismos intracelulares por meio dos quais o exercício físico controla a homeostase da glicose.

BASES MOLECULARES DO EXERCÍCIO FÍSICO E A HOMEOSTASE DA GLICOSE

O meio intracelular é repleto de cascatas de sinalização com as mais variadas funções, como, por exemplo, crescimento celular, proliferação, morte, dentre outras. Algumas dessas vias são responsáveis por aumentar a disponibilidade de glicose no meio intracelular e, consequentemente, removê-la da corrente sanguínea. Graças às técnicas de biologia molecular, especialmente desenvolvida na última década, foi possível determinar como o exercício físico sensibiliza componentes no interior das células capazes de captar glicose. Coletivamente, evidências obtidas em modelos experimentais e em seres humanos mostram que o exercício físico, além de promover efeitos positivos sobre a via de sinalização da insulina por meio de sua via clássica IR/IRS/PI3-q/Akt (receptor de insulina/substrato do receptor de insulina/fosfatidilinositol-3-quinase/Akt), pode, adicionalmente, modular vias intracelulares que independem da insulina para a captação de glicose. O aumento na concentração do íon cálcio no interior da célula, a atividade da óxido nítrico sintase (NOS), a síntese de óxido nítrico (NO), o aumento na concentração de bradicinina ou até mesmo a hipóxia podem estimular a captação de glicose por meio da elevação da translocação do GLUT-4 para a membrana durante a contração muscular. Outra biomolécula fundamental ativada em resposta ao exercício físico, a proteína quinase ativada por AMP (AMPK), tem sido intensamente estudada, com participação relevante para o aumento da captação de glicose no músculo esquelético. Essas e outras considerações acerca dos efeitos do exercício físico agudo e crônico sobre mecanismos moleculares envolvidos no processo de captação de glicose serão abordados no decorrer deste capítulo.

EFEITOS DO EXERCÍCIO FÍSICO NA VIA DE SINALIZAÇÃO DA INSULINA

Em diversas condições fisiológicas, o transporte de glicose por meio da membrana celular é um fator limitante na utilização de glicose pelo músculo esquelético. A insulina e o exercício físico são os estimuladores fisiologicamente mais relevantes do transporte de glicose no músculo esquelético. O exercício potencializa o efeito da insulina na fosforilação do receptor de insulina, e dos seus substratos 1 e 2 (IRS-1 e IRS-2) com consequente aumento da atividade da PI3-q no músculo esquelético. Além disso, ocorre também maior fosforilação em serina da Akt, proteína fundamental para iniciar a translocação do GLUT-4 para a membrana citoplasmática. Em roedores o exercício físico aumenta a fosforilação do IRS-1 e IRS-2, bem como a associação dessas proteínas com a PI3-q no músculo esquelético após estímulo com insulina. Em humanos, uma sessão única de cicloergômetro na intensidade equivalente a 65% do consumo máximo de oxigênio (VO_2 máximo) também se mostrou eficaz em aumentar a atividade das proteínas da via de sinalização da insulina supracitada.

Recentemente, descobriu-se que a molécula AS160 é determinante para a captação de glicose, e foi implicada como a proteína responsável por aumentar a translocação do GLUT-4 para a membrana celular. Em indivíduos saudáveis, foi observado aumen-

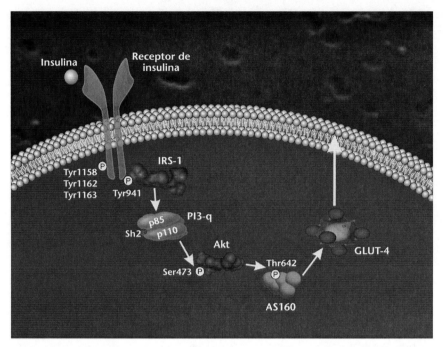

Figura 18.1. A sinalização intracelular da insulina inicia-se com a ligação do hormônio a um receptor específico de membrana, uma proteína heterotetramérica com atividade quinase, composta por duas subunidades alfa e duas subunidades beta, denominada receptor de insulina (IR). A ativação do IR resulta em fosforilação em tirosina de diversos substratos, incluindo substrato do receptor de insulina 1 (IRS-1). Após a fosforilação em tirosina, IRS-1 associa-se e ativa a fosfatidilinositol-3-quinase (PI3-q). A ativação da PI3-q aumenta a fosforilação no resíduo serina, na posição 473 da proteína quinase B (Akt), que por sua vez fosforila seu substrato (AS160) que então estimula a translocação do GLUT-4 para a membrana celular.

to da fosforilação da AS160 no músculo vastolateral após exercício resistido em cadeira extensora. Essa ativação foi decorrente do aumento da fosforilação da Akt após infusão de insulina. Dessa forma, a AS160 pode ser considerada a molécula-chave para a captação de glicose em resposta ao sinal da insulina (Figura 18.1).

É importante destacar que os níveis séricos de insulina apresentam redução durante o esforço físico, por conta da ação de agentes contrarregulatórios como catecolaminas, glucagon e cortisol, que atuam para manter a concentração de glicose em níveis adequados. Mesmo com a queda da insulinemia, o músculo esquelético aumenta sua sensibilidade à ação do hormônio. O aumento da sensibilidade à insulina após o exercício físico pode ser observado por aproximadamente 18 horas. No entanto, além da via da insulina, a célula muscular utiliza outras vias intracelulares para aumentar a captação de glicose, como, por exemplo, a ativação da AMPK.

EXERCÍCIO FÍSICO E ATIVAÇÃO DA AMPK

A contração muscular estimula uma via de sinalização distinta da cascata da insulina. Tal confirmação foi estabelecida por experimentos *in vitro*, em que o bloqueio farmacológico da PI3-q por meio do wortmannin não bloqueou o transporte de glicose estimulada por contração do músculo esquelético. Portanto, são diferentes as vias que conduzem o sinal intracelular para que ocorra o transporte de glicose mediado pela insulina e exercício no músculo esquelético. Dentre as moléculas responsáveis pela captação de glicose induzida pelo exercício, destaca-se a AMPK. Essa enzima participa de diversos eventos metabólicos e está expressa em diferentes tecidos como, hipotálamo, coração, fígado, músculo esquelético, adiposo, pâncreas, dentre outros, desempenhando suas funções de maneira específica ao tecido-alvo.

Na última década, a AMPK surgiu como uma importante estratégia para o tratamento da obesidade e do diabetes. Atualmente, observa-se um papel determinante para a AMPK em relação aos benefícios terapêuticos mediados pela metformina, tiazolidinedionas e pelo exercício físico, que formam os pilares do manejo clínico do DM tipo 2 e distúrbios metabólicos associados. A ativação da AMPK é resultado do decréscimo do estado energético celular. Na situação em que a relação AMP:ATP aumenta, ocorre uma mudança conformacional da molécula, deixando-a suscetível à fosforilação. A AMPK fosforilada ativa vias que geram o aumento de ATP, tais como a oxidação de ácidos graxos, ao mesmo tempo que desativa as vias anabólicas que consomem o ATP, como a síntese de ácidos graxos. Esse aumento da atividade da AMPK em resposta à necessidade em gerar ATP durante o exercício físico promove a translocação das vesículas contendo GLUT-4, o que facilita o transporte de glicose para o músculo de maneira semelhante à da insulina; no entanto, postula-se que o mecanismo intracelular ocorra por meio de vias diferentes e independentes do sinal da insulina. Durante sua ativação, é possível observar a redução na concentração da malonil-CoA, o que permite, por sua vez, o aumento da ação da carnitina aciltransferase-1; esse processo facilita o transporte de ácidos graxos para as mitocôndrias e consequentemente sua oxidação.

Além do controle da captação da glicose, a AMPK modula a homeostase energética interagindo com outras moléculas, como, por exemplo, a molécula da família das sirtuínas, a SIRT1. A SIRT1 é uma proteína com capacidade de modificar a atividade de outras proteínas por meio de um mecanismo pós-transcricional conhecido como deacetilação. Popularmente conhecida como proteína da juventude, a SIRT1 está envolvida em funções celulares importantes, como homeostase da glicose, biogênese mitocondrial e sobrevida em mamíferos. No músculo esquelético, a SIRT1 é capaz de deacetilar seus substratos como a PGC1-α. Uma vez deacetilada, a PGC1-α aumenta sensivelmente a biogênese mitocondrial em diversos tecidos, incluindo o músculo esquelético. Neste contexto, um importante estudo demonstrou que a administração do ativador farmacológico da AMPK, o AICAR, ou uma única sessão de exercício físico em esteira, durante 40 minutos em intensidade moderada, foram capazes de aumentar a atividade da AMPK e da SIRT1, reduzindo a acetilação da PGC1-α no músculo gastrocnêmio de camundongos. Esse fenômeno mostrou-se determinante para aumentar a expressão gênica da carnitina palmitoiltransferase 1B (CPT-1B), piruvato desidrogenase quinase 4 (Pdk4) e de GLUT-4 no tecido muscular. Dessa forma, além de promover a captação de glicose, a ativação da AMPK é essencial para o controle do metabolismo energético e da biogênese mitocondrial, atuando por meio da via SIRT1/PGC1-α no músculo (Figura 18.2).

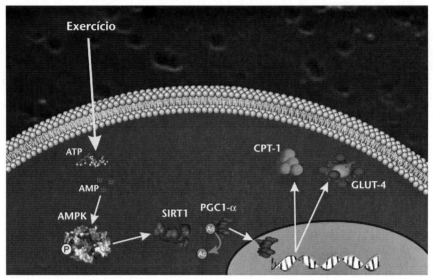

Figura 18.2. O exercício físico aumenta a razão AMP:ATP ativando a AMPK. Uma vez ativada, a AMPK aumenta a atividade deacetilase da SIRT1, que, por sua vez, deacetila um de seus substratos a PGC1-α. Na forma deacetilada, a PGC1-α aumenta sua atividade, amplificando a função mitocondrial e o metabolismo de lipídios.

MECANISMOS DE RESISTÊNCIA À INSULINA E EXERCÍCIO FÍSICO

Os mecanismos intracelulares envolvidos no desenvolvimento da resistência à insulina ainda não são totalmente conhecidos. Contudo, alterações moleculares nas etapas iniciais da via de sinalização da insulina, que envolvem seu receptor e seus substratos, são determinantes no estado de resistência à insulina em tecidos periféricos, como o músculo esquelético e o tecido adiposo. O funcionamento correto das etapas iniciais da sinalização insulínica é determinante para dirigir as ações metabólicas da insulina, incluindo a captação de glicose. Durante a manifestação da obesidade, ocorrem alterações em diversos pontos da via de transdução do sinal da insulina, como, por exemplo, a redução da expressão e a atividade quinase do IR, expressão e fosforilação do

IRS-1 e IRS-2, redução da atividade da PI3-q, diminuição da fosforilação da Akt e, consequentemente, menor translocação do GLUT-4 para a membrana celular. Isso atenua a captação de glicose nos tecidos insulinodependentes, como músculo esquelético e tecido adiposo.

A obesidade é determinada pelo ganho excessivo de massa corporal. Muitos dos efeitos deletérios da obesidade ocorrem em virtude do acúmulo de gordura corporal, uma vez que o tecido adiposo passou a ser compreendido como tecido metabolicamente ativo e com caráter endócrino. O tecido adiposo é responsável pela produção de diversas substâncias controladoras do metabolismo, como hormônios e adipocinas. O aumento da massa tecidual adiposa está diretamente relacionado com a instalação de um estado inflamatório subclínico observado em indivíduos obesos, conhecido como a base para a evolução da resistência à insulina, como demonstrado anteriormente. A seguir são apresentados diferentes mecanismos de resistência à insulina, bem como os efeitos da atividade física sobre esta.

ATIVAÇÃO DE PROTEÍNAS COM ATIVIDADE SERINA QUINASE E RESISTÊNCIA À INSULINA E EXERCÍCIO FÍSICO

Proteínas que apresentam atividade de serina quinases são conhecidas por sofrerem fosforilação em seus resíduos serina. Além disso, podem ainda fosforilar seus substratos nestes mesmos resíduos. No início deste século, importantes estudos demonstraram que a inflamação decorrente da obesidade é responsável direta pelo aumento da fosforilação de algumas dessas proteínas serina quinases responsáveis pela resistência à insulina. Dentre elas se destacam a JNK e o IKK-β.

A JNK e o IKK-β são proteínas intracelulares responsivas ao estresse celular e à inflamação. A inflamação subclínica observada em indivíduos obesos ou portadores do DM tipo 2 é capaz de ativar tanto a JNK como o IKK-β. Proteínas inflamatórias como a IL-1β, IL-6 e principalmente o TNF-α são considerados elementos extracelulares importantes para a ativação da JNK e do IKK-β no meio intracelular, tornando este um fenômeno de retroalimentação positiva.

A ativação da JNK pelo TNF-α ou por outros componentes inflamatórios pode levar à fosforilação em serina de algumas moléculas, dentre elas destaca-se o IRS-1. Uma vez fosforilado em serina, essa proteína sofre alteração conformacional que impossibilita a fosforilação em resíduos de tirosina e, consequentemente, deixa de transmitir o sinal da insulina de maneira adequada.

Em meio a este cenário, a inibição da JNK passou a ser um potencial alvo para o tratamento da resistência à insulina. A atividade física é capaz de modular negativamente a atividade da JNK no músculo esquelético. Experimentos conduzidos em roedores obesos com resistência à insulina determinaram que 16 horas após uma única sessão de exercício físico moderado, a fosforilação da JNK foi reduzida em aproximadamente 50% no músculo gastrocnêmio (Figura 18.3).

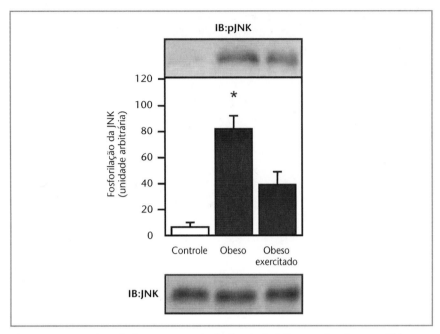

Figura 18.3. A obesidade aumenta a fosforilação da JNK no músculo esquelético em roedores. Este aumento está diretamente associado à resistência à ação da insulina. Ratos obesos exercitados apresentaram redução significativa da fosforilação da JNK 16 horas após o término do exercício, contribuindo com o aumento da sensibilidade à insulina. Adaptado de Ropelle et al., 2006.

Esses resultados também foram obtidos em humanos. Indivíduos submetidos à sessão única de exercício em cicloergômetro e esteira durante 90 minutos com intensidade leve a moderada (65% de VO_2 máximo) apresentaram redução de aproximadamente 60% da fosforilação da JNK no músculo esquelético. Embora estas evidências apontem que o exercício físico agudamente seja capaz de reduzir a fosforilação da JNK, não foi possível determinar se este evento está correlacionado com a redução dos níveis séricos de TNF-α. Dessa forma, o mecanismo pelo qual a atividade física controla a atividade da JNK no músculo esquelético permanece obscuro.

Outra via pró-inflamatória que pode levar à fosforilação em serina de substratos do receptor de insulina é a via IKK/IκB/NF-κB. Essa via pode ser ativada por diferentes receptores de membrana relacionados ao processo inflamatório, como, por exemplo, os receptores de TNF-α e IL-1β, bem como os receptores da família dos *Toll like receptors* (TLRs). A ativação do IKK promove a fosforilação e degradação do IκBα, que resulta em dissociação do complexo IκBα/NF-κB, permitindo a translocação do fator nuclear κB (NF-κB) para o núcleo da célula, iniciando sua atividade transcricional. Além de ativar esta via clássica inflamatória, a ativação do IKK é determinante para a instalação da resistência à insulina, modulando negativamente a transmissão do sinal da insulina, fosforilando o IRS-1 no seu resíduo de serina 307, comprometendo a transdução do sinal da insulina. A administração de altas doses de salicilato em animais com obesidade induzida por dieta rica em gordura promoveu melhoras substanciais na sensibilidade à insulina por meio do bloqueio da atividade da IKKβ. De forma semelhante ao salicilato, o exercício físico agudo moderado reduz a ativação da via IKK/NF-κB, aumentando a expressão do IκBα na porção citoplasmática das células musculares de roedores resistentes à insulina. Resultados semelhantes foram encontrados em humanos portadores do DM tipo 2, quando submetidos a oito semanas de atividade aeróbica com duração de 45 minutos por sessão a 70% do VO_2 máximo. Amostras de músculo esquelético revelaram que a expressão de IκBα e IκBβ foram restauradas após o período de treinamento, demonstrando que o exercício de forma aguda ou crônica é capaz de atenuar a via IKK/NF-κB no músculo esquelético durante o estado de resistência à insulina.

PTP1B E EXERCÍCIO FÍSICO

Dentre os mecanismos intracelulares envolvidos na resistência à insulina, a atividade da proteína tirosina fosfatase 1B (PTP1B) vem recebendo destaque nos últimos anos. Indivíduos com resistência à insulina apresentam níveis teciduais elevados da PTP1B e esses níveis são diretamente correlacionados com o descontrole da homeostase da glicose. Dessa forma, compostos químicos capazes de bloquear a ação da PTP1B representam importante estratégia para restabelecer a sensibilidade à insulina em humanos. Embora muitos especialistas tenham centrado esforços nesse sentido, nenhum agente farmacológico se mostrou capaz de alcançar esses efeitos. A importância da PTP1B para a homeostase da glicose fica evidente em camundongos geneticamente modificados que não expressam esta molécula. A ausência da PTP1B no organismo protege contra o desenvolvimento da resistência à insulina.

A PTP1B é uma das tirosina fosfatases mais estudadas. Seus efeitos negativos sobre a sinalização da insulina ocorrem nas primeiras etapas da sinalização, mais especificamente junto ao receptor de insulina (IR) e no substrato do receptor de insulina 1 (IRS--1). Esta proteína encontra-se elevada na porção citoplasmática e é capaz de se associar fisicamente ao IR e ao IRS-1 e remover o fosfato ligado ao resíduo de tirosina destas proteínas, reduzindo, consecutivamente, a fosforilação em tirosina destas moléculas e, portanto, inibindo a transmissão do sinal da insulina. A maior expressão do TNF-α é capaz de aumentar a expressão e a atividade da PTP1B durante o desenvolvimento da resistência à insulina. As funções biológicas da PTP1B estão relativamente bem descritas no músculo esquelético, fígado e hipotálamo de mamíferos.

Embora nenhum composto com a finalidade de inibir a função da PTP1B tenha sido desenvolvido, algumas evidências apontam que a atividade física tem papel determinante no controle da atividade da PTP1B no tecido muscular. Observou-se que, em modelo experimental de obesidade, uma única sessão de natação de longa duração e baixa intensidade reduziu a expressão da atividade da PTP1B no tecido muscular. De

344 NOVAS PERSPECTIVAS MOLECULARES NA COMPREENSÃO E TRATAMENTO DA OBESIDADE E DIABETES

maneira contrária, à medida que a expressão da PTP1B foi reduzida, observou-se aumento na fosforilação em tirosina do IR no músculo, nas horas subsequentes ao exercício. Além desse modelo de obesidade, a atividade física é igualmente eficaz em reduzir a atividade da PTP1B e melhorar a sensibilidade à insulina em modelo experimental de envelhecimento. Embora pareçam consistentes, esses dados ainda não foram investigados em pacientes com resistência à insulina e necessitam de novos estudos.

S-NITROSAÇÃO E EXERCÍCIO FÍSICO

Em diversas circunstâncias, a resposta inflamatória pode levar à resistência à insulina. A endotoxemia é uma situação clínica relacionada à resistência à insulina, situação na qual pode ser observada maior produção hepática de glicose e menor captação muscular de glicose induzida por insulina. A infusão de lipopolissacarídeos (LPS), obtidos de bactérias gram-negativas, em ratos ou humanos, é um modelo experimental de endotoxemia. Algumas horas após a infusão de LPS, dependendo da dose utilizada, observa-se resistência à ação da insulina. Nessas condições, dentre as citocinas pró-inflamatórias envolvidas no desenvolvimento da resistência à insulina destaca-se a óxido nítrico sintase induzível (iNOS).

A iNOS produz NO a partir da conversão de L-arginina em L-citrulina, e é um importante componente do sistema imune inato, tendo sua expressão tecidual aumentada tanto após estímulo com algumas interleucinas, quanto após a infusão de LPS. Está relacionada ao controle de infestações celulares, além de agir como bactericida, e também é capaz de bloquear a via metabólica de certos patógenos. Inicialmente descrita em macrófagos, pode ter sua expressão tecidual induzida em diversos tecidos, inclusive em tecidos insulinossensíveis, como muscular, adiposo e hepático.

Em tecido muscular, a indução da iNOS está associada ao desenvolvimento de resistência à insulina. O tratamento de culturas de células musculares com LPS, TNF-α e interferon γ diminui a captação de glicose induzida por insulina, em paralelo ao aumento da expressão da iNOS. Esse efeito sobre a captação de glicose foi impedido com o tratamento concomitante com um bloqueador da iNOS, a saber, aminoguanidina. Além disso, observa-se aumento da expressão da iNOS em músculo de modelos animais de obesidade e DM tipo 2, como os ratos Zucker e os camundongos *db/db*. Esse aumento da expressão da iNOS em modelos experimentais de obesidade também foi caracterizado em humanos e sugere que esta é outra via da resposta imune inata que está ativada na obesidade, podendo ter participação na gênese da resistência à insulina, de forma semelhante às vias inflamatórias, que sabidamente induzem resistência à ação da insulina.

Além de suas ações vasodilatadoras, o óxido nítrico (NO) tem também papel fundamental como sinalizador intracelular, controlando várias funções da célula. O óxido nítrico (NO) produzido pela enzima óxido nítrico sintase (NOS) é um importante sinalizador intracelular capaz de modificar a função proteica por diversos mecanismos em etapas pós-transcricionais, incluindo nitrosilação, nitração e S-nitrosação. A

S-nitrosação ocorre pela adição de um grupamento NO ao radical tiol (S–H) de um resíduo de cisteína, formando um nitrosotiol (S–NO). Drogas doadoras de NO, nitrosoglutationa (GSNO) ou nitrosocisteína (CISNO) e a própria indução da iNOS são capazes de provocar S-nitrosação e com isso modificar a função de diversas proteínas, incluindo aquelas envolvidas na via de sinalização da insulina.

Nesse contexto, o fenômeno da S-nitrosação vem sendo intensamente valorizado como um novo mecanismo de resistência à insulina. A elevação intracelular de NO é diretamente proporcional ao aumento da S-nitrosação das proteínas que compõem a sinalização da insulina. Durante o processo de S-nitrosação das proteínas IR/IRS-1/Akt, nota-se redução importante das funções biológicas da insulina no músculo esquelético. A S-nitrosação observada nas moléculas IR, IRS-1 e Akt é responsável por reduzir a fosforilação em tirosina do IR e do IRS-1 e da fosforilação em serina da Akt e determinante para o desenvolvimento da resistência à insulina no músculo (Figura 18.4).

Camundongos geneticamente modificados, que não expressam a iNOS, não apresentam resistência à insulina nem a S-nitrosação do IR, IRS-1 e da Akt no tecido muscular, mesmo quando submetidos à dieta rica em gordura. Coletivamente, esses e outros achados determinaram que a S-nitrosação das proteínas que compõem a via de sinalização da insulina (IR/IRS-1/Akt) representa um novo mecanismo molecular de resistência à insulina associado à indução da iNOS.

A atividade física tem a capacidade de reduzir a expressão da iNOS no músculo esquelético de roedores e seres humanos e ainda parece estar associada à menor expressão dessa proteína no tecido cardíaco. Roedores obesos com severa resistência à insu-

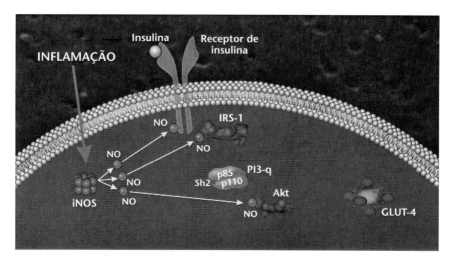

Figura 18.4. Mecanismo de resistência à insulina mediado pela iNOS. O processo inflamatório aumenta os níveis citoplasmáticos da proteína iNOS, que, por sua vez, é precursora da produção de óxido nítrico (NO). As moléculas de NO livres associam-se aos resíduos de cisteína do receptor de insulina (IR), do substrato do receptor de insulina 1 (IRS-1) e da Akt, promovendo a S-nitrosação destas moléculas, reduzindo a capacidade da transdução do sinal mediado pela insulina.

lina apresentam maior sensibilidade à insulina devido à redução da expressão da iNOS no tecido muscular nas horas subsequentes à atividade física de intensidade moderada. De forma interessante, uma única sessão de natação com intensidade moderada é capaz de reduzir a expressão da iNOS, e a S-nitrosação do IR, do IRS-1 e da Akt, restabelecendo a sensibilidade à insulina na musculatura esquelética. Além disso, a AMPK parece ser a principal proteína responsável por inibir a S-nitrosação no músculo após a atividade física, pois a ativação da AMPK reduz a produção exacerbada de NO mediada pela iNOS.

É fundamental enfatizar, no entanto, que a atividade física induz à síntese das isoformas neuronal e endotelial da enzima óxido nítrico sintase (nNOS e eNOS, respectivamente) e não somente da iNOS. Contudo, é preciso compreender que o efeito do NO na sensibilidade à insulina é dose-dependente e varia também de acordo com a enzima geradora de NO, que é expressa em diferentes sítios. Por exemplo, o aumento da síntese de NO pela eNOS promovida pelo exercício físico aumenta a captação de glicose. Além disso, vale destacar que a iNOS não é expressa constitutivamente no músculo esquelético, e sim induzidas em diferentes doenças associadas ao processo inflamatório como obesidade, diabetes, artrite reumatoide, dentre outras.

SISTEMA IMUNE, RESISTÊNCIA À INSULINA E EXERCÍCIO FÍSICO

Atualmente, sabe-se que existe uma relação bastante estreita entre o sistema imunológico e o desenvolvimento da obesidade e da resistência à insulina. Esse elo foi descrito após a identificação de uma família de receptores que fazem parte do sistema imune, conhecido como *Toll like receptors* (TLRs). Uma vez ativado, esses receptores desencadeiam respostas inflamatórias, aumentando a transcrição gênica de diversas proteínas inflamatórias (IL-6, IL-1β, TNF-α). No entanto, além de serem responsáveis pela resposta do sistema imune inato mediante determinado agente patogênico, esses receptores são também ativados por ácidos graxos saturados, presentes principalmente em alimentos de origem animal como carne vermelha. Estabeleceu-se, dessa forma, o elo entre o sistema imune e o sistema metabólico, mais especificamente à resistência à insulina, uma vez que os TLRs (principalmente o TLR-2 e o TLR-4) são receptores que ativam a via IKK/NF-κB em tecidos insulinossensíveis, gerando inflamação e, consequentemente, resistência à ação da insulina, como discutido até aqui. A relevância da atividade do TLR-4 para o desenvolvimento da resistência à insulina foi determinada por experimentos com inibição da expressão do TLR-4 por meio de diferentes abordagens genéticas. A redução da expressão do TLR-4 por meio da manipulação genética reduziu marcadamente a atividade desse receptor em camundongos diabéticos, diminuindo a resposta inflamatória e melhorando a homeostase da glicose.

Os estudos sobre os efeitos do exercício físico sobre a atividade dos receptores TLRs iniciaram em 2003. Foi demonstrado que a atividade física é capaz de controlar a expressão desses receptores de membrana. Um programa de 12 semanas de exercício que combinou exercício físico aeróbico e resistido proporcionou redução significativa da expressão do TLR-4 no músculo esquelético de indivíduos obesos. Resultados similares foram observados em mulheres idosas inseridas em um programa de atividade física composto por exercícios resistidos. A expressão do TLR-4 mostrou-se significativamente reduzida 2 horas após o término da atividade física. Esses dados sugerem que o exercício físico executado de forma regular reduza a inflamação subclínica e melhora a sensibilidade à insulina, por meio da inibição da expressão de receptores da família dos TLRs, principalmente pela inibição dos TLR-4 e da via IKK/NF-κB.

INTERLEUCINA-6: PRÓ OU ANTI-INFLAMATÓRIA?

Apesar de a ação anti-inflamatória do exercício físico estar bem documentada, pouco se sabe sobre como são produzidas, no interior das células musculares, as sinalizações para as respostas anti-inflamatórias mediadas pela atividade física. Um acumulado de evidências científicas sugere que a resposta anti-inflamatória observada no músculo esquelético após sessão aguda de exercício ocorra por meio de mecanismos distintos.

Assim como o tecido adiposo, o músculo esquelético é também entendido atualmente como componente do sistema endócrino, não apenas por estocar nutrientes, mas também por produzir substâncias bioativas importantes para o metabolismo. Dentre as substâncias produzidas e secretadas pelas células musculares, destacam-se as "miocinas". Durante a década de 1990, um estudo conduzido em humanos revelou que a fase excêntrica da contração muscular é responsável por aumentar os níveis séricos de uma importante citocina, chamada interleucina-6 (IL-6). Embora seja classicamente definida como uma citocina desencadeante do processo inflamatório, nota-se que essa miocina possui também atividade anti-inflamatória, dependendo principalmente da circunstância do microambiente em questão.

Em altas concentrações, a IL-6 está associada ao desenvolvimento de processos patológicos distintos como: anorexia, caquexia, febre, inflamação aguda, dentre outros. No entanto, em doses baixas, essa proteína tem estreita relação com o desenvolvimento da resistência à insulina. Uma vez que em baixas ou altas concentrações no organismo a IL-6 está relacionada com o desenvolvimento de diversos eventos fisiopatológicos, surge uma questão: como a IL-6 produzida pela contração muscular poderia promover respostas benéficas ao nosso organismo? Essa linha de raciocínio evidencia um paradoxo existente na relação IL-6 e metabolismo, sendo que esta relação até hoje permanece sem uma resposta concreta, uma vez que os estudos encontrados na literatura são ao mesmo tempo intrigantes e conflitantes.

Em relação aos efeitos metabólicos positivos da IL-6, produzida pelo exercício físico, o mais estudado, sem dúvida, são os efeitos aditivos na captação de glicose. Além disso, a IL-6 produzida pelo exercício físico está relacionada ao controle de enzimas responsáveis pela gliconeogênese hepática e também no controle de neuropeptídios relacionados ao controle da ingestão alimentar no hipotálamo.

348 NOVAS PERSPECTIVAS MOLECULARES NA COMPREENSÃO E TRATAMENTO DA OBESIDADE E DIABETES

IL-6 no músculo

Os níveis séricos dessa citocina são diretamente proporcionais à intensidade e ao volume do exercício praticado. Maratonistas de elite podem apresentar aumento dos níveis da IL-6 em 100 vezes ao final da prova. Além dos exercícios aeróbicos, sabe-se que a contração muscular promovida por exercícios resistidos também é capaz de aumentar as concentrações séricas de IL-6. Na condição de repouso, a concentração sérica da IL-6 é de aproximadamente 14pg/mL e durante a contração muscular sistemática a liberação dessa citocina é da ordem de 15ng/min. Este aumento da IL-6 é transitório, tendo seus níveis normalizados pouco tempo após a atividade física.

Durante o exercício crônico, a secreção de IL-6 tende a ser menor em resposta à adaptação ao treinamento. Inversamente, observa-se redução tecidual do receptor de IL-6 e aumento dos níveis de glicogênio. Em esquiadores de elite, observou-se que os níveis basais de IL-6 eram menores durante o período de treinamento, quando comparado ao período pré-treinamento. Embora o mecanismo pelo qual a produção dessa citocina seja apenas parcialmente conhecido, sabe-se que a participação do NF-κB é determinante. Além da IL-6, a atividade física pode modular diversas outras citocinas, dentre elas destacam-se a interleucina-8 (IL-8), a interleucina-10 (IL-10) e a interleucina-15 (IL-15), cada uma com efeito biológico específico.

Em indivíduos obesos ou portadores de DM tipo 2, a IL-6 parece desempenhar papel importante, auxiliando o transporte de glicose no músculo e aumentando a lipólise no tecido adiposo. No tecido muscular, o aumento da expressão da IL-6 leva à ativação da AMPK, contribuindo para o aumento da captação de glicose, independente do sinal insulínico. Acredita-se que essa ativação seja dependente da modulação dos níveis de AMP; no entanto, essa observação necessita de novas investigações. Grande parte dos estudos que envolvem a IL-6 na melhora da homeostase da glicose se concentra nos efeitos anti-inflamatórios promovidos por essa citocina.

Adicionalmente, a IL-6 exerce atividade antagônica na via de sinalização do TNF-α, contribuindo com a redução da inflamação e melhora da sensibilidade à insulina. Um estudo clássico demonstrou que a IL-6 secretada durante o exercício impediu o aumento nas concentrações de TNF-α induzido pela infusão de uma determinada endotoxina. Essa resposta anti-inflamatória está diretamente associada ao aumento de marcadores também anti-inflamatórios, como o antagonista do receptor de IL-1 (IL-1ra), o receptor solúvel de TNF-α (TNFsr-α) e a IL-10. Após o término da atividade física, o nível de IL-6 retorna ao patamar inicial e logo em seguida ocorre o aumento sistêmico destes marcadores anti-inflamatórios, sugerindo que a IL-6 seja a precursora da resposta antagônica à inflamação. Esse fenômeno pode ser determinante para a melhora da sensibilidade à insulina no músculo. Um exemplo é a ação da IL-10. Essa citocina possui a capacidade de atenuar a sinalização inflamatória por meio de um mecanismo de *feedback* negativo, inibindo a atividade do IKK, resposta essa que, por sua vez, consecutivamente impede a ligação do NF-κB no sítio específico do DNA, reduzindo a propagação do sinal pró-inflamatório. Contrariamente, a atenuação da IL-6 através do anticorpo anti-IL-6 gerou aumento dos níveis de TNF-α. Resultados similares foram observados em camundongos que não expressam IL-6. Coletivamente, esses dados apontam que a IL-6 tem papel importante na resposta anti-inflamatória e, consequentemente, na homeostase da glicose.

IL-6 no fígado

No tecido hepático, as funções biológicas da IL-6 não são menos importantes. Durante o exercício físico, a demanda energética deve ser rigorosamente controlada para a manutenção da contração muscular, principalmente nos exercícios de longa duração. Por meio da sua capacidade de ação parácrina, a IL-6 secretada a partir do músculo desempenha papel importante no fígado para a manutenção dos níveis glicêmicos. Estudos realizados em roedores determinaram que a IL-6 produzida pelo músculo ou administrada de forma exógena pode aumentar a produção de glicose hepática, independente de sinais hormonais. A corrida em esteira até a exaustão aumentou em aproximadamente seis vezes os níveis séricos de IL-6 e reduziu drasticamente os estoques de glicogênio hepático. Esses resultados foram acompanhados pelo aumento substancial dos níveis de RNA mensageiro da fosfoenol piruvato carboxiquinase (PEPCK), enzima responsável pelo aumento da produção da glicose a partir do fígado. Esses e outros resultados fortalecem o importante papel biológico mediado pela IL-6 e indicam que essa citocina atua de maneira tecido-específico.

IL-6 no hipotálamo: o papel do exercício físico no controle da ingestão alimentar

Os efeitos decorrentes da prática de exercícios físicos resultam em aumento do gasto energético, colaborando para a redução da adiposidade e, consequentemente, do peso corporal. Além disso, há relação entre a ação do exercício a algumas funções do sistema nervoso central que, conforme a modulação do balanço energético, também é mediada por moléculas sinalizadoras produzidas durante a realização da atividade física. Uma vez que o exercício impede o aumento na ingestão alimentar como mecanismo de *feedback*, diante do aumento do gasto energético, fica claro que a atividade física induz à produção e liberação de algum fator responsável por inibir esse *feedback*.

No início deste século foi descrito, primeiramente em mamíferos, que a atividade física promove melhoras significativas na sensibilidade à ação de hormônios anorexigênicos como insulina e leptina no tecido hipotalâmico e, com isso, estabeleceu-se a relação direta entre o exercício no controle da ingestão alimentar. Testes em animais demonstram que quando inseridos em sessão única de natação há menor ingestão alimentar quando tratados com insulina ou leptina diretamente no hipotálamo, quando comparado aos animais não exercitados. Em modelos de obesidade, esses resultados mostraram-se ainda mais interessantes, uma vez que os sinais mediados pela insulina e pela leptina no hipotálamo se apresentam atenuados em virtude da obesidade. Em modelos experimentais de obesidade, a prática de exercícios aeróbicos moderados durante três semanas é capaz de restabelecer a sinalização da leptina no hipotálamo, aumentando significativamente a fosforilação da STAT-3 no núcleo arqueado hipotalâmico.

Acredita-se que a principal molécula responsável pelas ações anorexigênicas produzidas pelo exercício seja a IL-6. Estudos conduzidos em seres humanos demonstraram que a contração muscular aumentou o fluxo da IL-6 no sistema nervoso central. Esses dados indicam que, além do aumento sérico da IL-6, ocorre também a produção dessa citocina no cérebro, em resposta ao exercício físico. Embora as ações biológicas da IL-6 não estejam completamente estabelecidas no sistema nervoso central, evidências indicam forte associação entre a presença dessa molécula no hipotálamo com o aumento do gasto energético e a redução da ingestão alimentar. Camundongos *knockouts* para IL-6 apresentam maior ganho de peso, de tal forma que a administração exógena de IL-6 diretamente no hipotálamo aumenta o gasto energético e corrige o peso corporal. As ações da IL-6 no controle da ingestão alimentar não são totalmente conhecidas, mas sabe-se que há envolvimento direto dos sinais controlados pela insulina e pela leptina, além daqueles emitidos pela via de sinalização AMPK/mTOR. Dessa forma, a atividade física pode ser uma estratégia terapêutica para restaurar a sensibilidade à insulina e leptina em indivíduos obesos, e essencial para a manutenção a longo prazo do fenótipo magro (Figura 18.5).

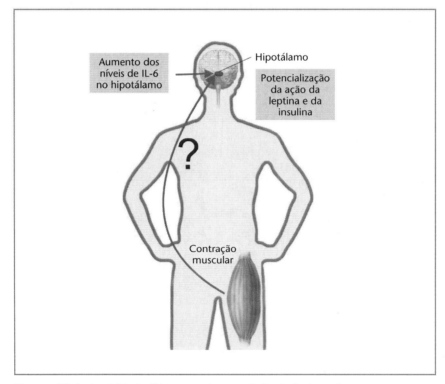

Figura 18.5. A atividade física aumenta os níveis de IL-6 no sistema nervoso por meio de mecanismos desconhecidos. Essa citocina no tecido hipotalâmico atua aumentando o gasto energético e os sinais anorexigênicos mediados pela insulina e pela leptina.

CONSIDERAÇÕES FINAIS

Dentre as estratégias terapêuticas não farmacológicas para a prevenção e tratamento da obesidade e diabetes, a atividade física regular é uma das alternativas mais utilizadas da atualidade. Há mais de um século, sabe-se que o esforço físico promove efeitos benéficos na ação da insulina em estados de resistência à insulina. Em um passado não muito distante, os ensaios fisiológicos ditavam quais eram os impactos da atividade física sobre nosso organismo. Hoje, com o desenvolvimento tecnológico e científico, compreendemos melhor como as células gerenciam determinadas respostas diante do esforço físico. Neste capítulo foram apresentadas algumas evidências de que a atividade física tem capacidade de alterar a expressão gênica e dessa forma promover adaptações importantes no organismo. Nesse sentido, a biologia molecular do exercício poderá elucidar cada vez mais os mecanismos de ação intracelular responsáveis pela melhora da saúde.

BIBLIOGRAFIA

1. Cantó C, Gerhart-Hines Z, Feige JN, Lagouge M, Noriega L, Milne JC et al. AMPK regulates energy expenditure by modulating NAD^+ metabolism and SIRT1 activity. Nature 2009;458(7241):1056-60.
2. Carvalho-Filho MA, Ueno M, Hirabara SM, Seabra AB, Carvalheira JB, de Oliveira MG et al. S-nitrosation of the insulin receptor, insulin receptor substrate 1, and protein kinase B/Akt: a novel mechanism of insulin resistance. Diabetes 2005;54(4):959-67.
3. Deshmukh AS, Hawley JA, Zierath JR. Exercise-induced phospho-proteins in skeletal muscle. Int J Obes (Lond) 2008;32(Suppl 4): S18-23.
4. Flores MB, Fernandes MF, Ropelle ER, Faria MC, Ueno M, Velloso LA et al. Exercise improves insulin and leptin sensitivity in hypothalamus of Wistar rats. Diabetes 2006;55(9): 2554-61.
5. Jørgensen SB, Richter EA, Wojtaszewski JF. Role of AMPK in skeletal muscle metabolic regulation and adaptation in relation to exercise. J Physiol 2006;574(Pt 1):17-31.
6. Pauli JR, Ropelle ER, Cintra DE, Carvalho-Filho MA, Moraes JC, De Souza CT et al. Acute physical exercise reverses S-nitrosation of the insulin receptor, insulin receptor substrate 1 and protein kinase B/Akt in diet-induced obese Wistar rats. J Physiol 2008; 586(2):659-71.
7. Pedersen BK, Febbraio MA. Muscle as an endocrine organ: focus on muscle-derived interleukin-6. Physiol Rev 2008;88(4):1379-406.
8. Ropelle ER, Pauli JR, Prada PO, de Souza CT, Picardi PK, Faria MC et al. Reversal of diet-induced insulin resistance with a single bout of exercise in the rat: the role of PTP1B and IRS-1 serine phosphorylation. J Physiol 2006;577(Pt 3):997-1007.
9. Schenk S, Horowitz JF. Acute exercise increases triglyceride synthesis in skeletal muscle and prevents fatty acid-induced insulin resistance. J Clin Invest 2007;117(6):1690-8.
10. Thyfault JP. Setting the stage: possible mechanisms by which acute contraction restores insulin sensitivity in muscle. Am J Physiol Regul Integr Comp Physiol 2008;294(4): R1103-10.

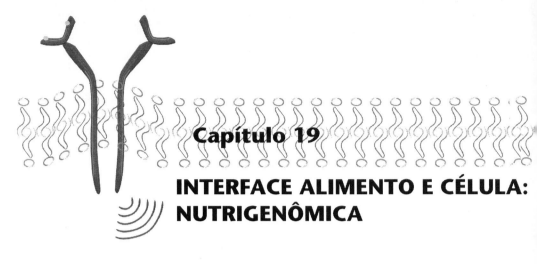

Capítulo 19
INTERFACE ALIMENTO E CÉLULA: NUTRIGENÔMICA

Dennys Esper Cintra
Eduardo Rochete Ropelle
José Rodrigo Pauli

A INFLUÊNCIA ALIMENTAR NO CONTROLE DA EXPRESSÃO GÊNICA

Grande parte do processo saúde-doença depende da informação genética de cada um e de suas interações ambientais, o que dá lugar às características fenotípicas. Nesse sentido, a diversidade genética interindividual pode determinar os requerimentos nutricionais, e isto é nutrigenética. A dieta e seus componentes ativos modificam a expressão gênica de maneira constante e dinâmica, para a manutenção do estado homeostático, de acordo com as necessidades de cada etapa no ciclo de vida, e isto é a nutrigenômica. Tais ciências juntas têm emergido como uma nova e importante área de pesquisa em saúde, devido às evidências cada vez mais comuns de risco para o desenvolvimento de doenças degenerativas, em consequência aos danos no DNA (ácido desoxirribonucleico). O DNA torna-se dependente do estado nutricional para a prevenção de erros genômicos, também dependentes dos polimorfismos genéticos que alteram as funções dos genes envolvidos direta ou indiretamente na captação e metabolismo dos nutrientes requeridos para a reparação de tais danos e à própria replicação do DNA. Diante de tais fatos e agora, na vanguarda do conhecimento, as ciências nutricionais associadas às técnicas de acesso genômico revelam um novo potencial na investigação de comportamentos celulares, remodelando antigas estruturas e vias metabólicas. Para elucidar os principais mecanismos envolvidos nas intrincadas redes de sinalizações celulares, esse capítulo vem propor e desvendar novos caminhos para o entendimento da ação funcional dos alimentos no organismo, dando subsídios pontuais ao nutricionista para a escolha adequada de alimentos que farão parte dos seus instrumentos de ações em nutrição.

DIETA PERSONALISADA: DAS AÇÕES NUTRIGENÔMICAS ÀS CONSEQUÊNCIAS NUTRIGENÉTICAS

Por volta do século III a.C., um dos fascículos de uma grande obra denominada *Corpus Hippocraticus*, de autoria de Hipócrates e seus colegas contemporâneos, já tratava acerca da importância que o alimento e a atividade física compunham no tratamento e, principalmente, na prevenção de males que acometiam as populações da época. Com suas ideias, para sempre atuais, Hipócrates certamente não imaginaria com que profundidade e capacidade de conexões tais hábitos teriam na imensidão celular que continuamente insistimos em desnudar.

Recentemente, o desenvolvimento tecnológico possibilitou a identificação de mutações em genes específicos, os quais interferem dramaticamente no metabolismo, conduzindo a distúrbios nutricionais. Além disso, o potencial preventivo da dieta em relação às alterações monogênicas foi demonstrado, por exemplo, pelo tratamento de pacientes com galactosemia (intolerância ao açúcar galactose) e fenilcetonúria (intolerância ao aminoácido fenilalanina). Os esforços para desvendar a etiologia das doenças humanas frequentemente acabam por recapitular o velho debate entre a natureza e o nutrir, entretanto, os biologistas de hoje entendem que nem a natureza nem tão só a nutrição são capazes de explicar sozinhos os processos moleculares que governam a saúde humana. Estudos recentes mostram que o efeito das modificações dietéticas sobre as características fenotípicas do organismo (lipídios plasmáticos, ganho ou perda de peso, alterações pressóricas etc.) difere significativamente entre os indivíduos.

Já em 1986 estudiosos discutiam hipóteses, até então empíricas, sobre a ação específica dos alimentos em cada indivíduo e não apenas em populações ou grupos populacionais. Portanto, parecia haver indivíduos insensíveis (hiporresponsivos) às intervenções dietéticas, enquanto outros apresentavam sensibilidade elevada (hiper-responsivos). Este fenômeno vinha sendo extensivamente estudado nas intervenções dietéticas para a prevenção de doenças cardiovasculares, alterando-se a composição lipídica da dieta. Tal estudo evidenciou dramática diferença interindividual nas respostas às dietas, e isso pode ser uma das principais características do sucesso limitado de certas recomendações alimentares na prevenção de doenças. Outras evidências que corroboram a ideia prescrita surgiram, ao compararem as duas dietas em indivíduos de uma mesma população. Para um grupo foi oferecida a dieta do programa americano de redução do colesterol (NCEP), que apresentava oferta reduzida em gordura saturada e rica em frutas, legumes e verduras, e os efeitos dessa dieta foram comparados com usuários da dieta americana normal. O consumo da dieta do NCEP foi correlacionado principalmente com a redução nas concentrações de LDL-c, entretanto, com alta variabilidade, encontrando-se diferenças que foram de +3% a –55%.

Dentro desse contexto, o objetivo deste capítulo é demonstrar as hipóteses responsáveis pelas respostas individuais dos organismos perante os fatores ambientais, como a alimentação, e ainda elucidar os principais mecanismos moleculares desempenhados pelos nutrientes na execução de suas atividades, trazidos à luz da ciência pela nutrigenômica.

Respeitando os importantes e bem conduzidos estudos sobre as alterações do estilo de vida e suas implicações na saúde humana, assim como demonstra o estudo INTERSALT, que avalia de forma prospectiva o consumo de sal por índios Yanomamis, ou o famoso estudo transversal do "Paradoxo Francês", em que o consumo de dieta rica em gordura e vinho tinto é avaliado, deixamo-los de lado para, dessa vez, recorrermos aos meandros celulares, na tentativa de compreender a diferença nas respostas geradas pelo consumo de diferentes alimentos, diante ou não das agressões ao organismo.

A alteração ou mutação de um gene em particular, na maioria dos casos, meramente conota uma predisposição ao desenvolvimento de uma doença. Para que esse potencial genético eventualmente venha a se manifestar na forma de uma doença, isso dependerá de uma interação complexa entre o genoma humano, fatores ambientais e comportamentais. Isto nos conduz hoje para duas diferentes situações a serem analisadas com cautela: os polimorfismos genéticos e as interações entre os alimentos e os genes.

Os polimorfismos são alterações (inserções, deleções, trocas e repetições) na sequência do DNA que, em última instância, podem gerar trocas de aminoácidos durante a síntese proteica, comprometendo possivelmente a função dessa nova proteína. Por exemplo, indivíduos que apresentam polimorfismo no gene da apolipoproteína E (apo E) podem apresentar concentrações elevadas de colesterol no organismo, uma vez que esta desempenha importante papel no seu *clearance* (eliminação). Portadores desse polimorfismo podem ser hiporresponsivos tanto à dieta quanto aos medicamentos ou atividade física. Em todos os organismos, ocorrem variações naturais na sequência do DNA e por todo o genoma. Isso é chamado de variabilidade genética e é justamente isso que nos diferencia uns dos outros. Considerando que a maior parte do genoma humano não codifica proteínas, grande parte da variação das sequências é aceitável em nossa espécie. Estima-se que em humanos diferenças de nucleotídios entre indivíduos sejam detectadas mais ou menos a cada 200 dessas moléculas.

NUTRIGENÔMICA: A GRANDE CIÊNCIA

A nutrigenômica nada mais é do que a velha ciência munida de novo nome ou, ainda, dos mesmos olhares sob perspectivas diferentes. Logo, a nutrigenômica é a ciência que estuda todas as formas de interações entre nutrientes e genes, incluindo o produto dessas interações. Daí, derivam-se os termos: estudos genômicos, proteômicos, metabolômicos, transcriptômicos etc., o que gerou recentemente a revolução ômica. Isso tem promovido um aumento no entendimento de como a nutrição influencia as vias metabólicas e as reações que controlam a homeostase de um organismo.

Diferentes respostas decorrentes da variabilidade genética diante do alimento ingerido também são estudadas pela nutrigenômica, entretanto, a divisão científica que realiza essa investigação é chamada de nutrigenética. Esses estudos observam basicamente o efeito da dieta e sua relação com os polimorfismos, isto é, ela ajuda a identificar o gene variante que está associado com as diferentes respostas perante os nutrien-

INTERFACE ALIMENTO E CÉLULA: NUTRIGENÔMICA

tes. O objetivo da nutrigenética é criar recomendações individuais sobre os riscos e benefícios dos componentes específicos de uma dieta. Surge então a "Nutrição Personalizada" propriamente dita.

POLIMORFISMOS *VERSUS* NUTRIENTES: NUTRIGENÉTICA

De todas as mutações genéticas que ocorrem em humanos, aproximadamente 90% acometem um único nucleotídio, e esse é o principal foco da nutrigenética. Fatores dietéticos podem alterar o efeito de um ou mais nucleotídios polimórficos, aumentando ou diminuindo o risco de doenças. Muitos polimorfismos são relacionados com o comportamento alimentar e gasto energético, portanto são amplamente estudados. São exemplos desses polimorfismos as alterações nos genes do receptor de leptina (LEPR), o qual permite a conexão entre o sinal da leptina e seus efetores intracelulares, controlando a fome; alterações no gene do PPARγ (*peroxisome proliferator-activated receptor gama*), que é uma proteína controladora da lipogênese, e alterações no gene da UCP-1 (proteína desacopladora mitocondrial), que controla a termogênese adaptativa, aumentando o gasto energético.

Um exemplo interessante do comportamento dietético perante nucleotídios polimórficos envolve a alteração no gene responsável pela sequência da enzima metilenotetra--hidrofolato redutase (MTHFR), na qual há substituição na posição 677 do nucleotídio citosina por uma timina (C677T). A mutação nessa enzima causa diminuição em até 50% de sua atividade por criar uma variável termolábil. No ciclo de metabolização do ácido fólico, a MTHFR tem sua principal atividade voltada para a conversão do 5,10-metilenotetra-hidrofolato (5,10-MTHF) em 5-metilenotetra-hidrofolato (5-MTHF). O 5-MTHF é o principal doador de radicais metil necessários para o funcionamento correto de outra enzima, a metionina sintase (MS). A MS converte homocisteína em metionina, que dá continuidade à sequência do ciclo, por gerar S-adenosilmetionina (SAM) e S-adenosil-homocisteína (SAH), que pode ou não retornar à homocisteína, dependendo da demanda de substratos. O SAM é um importante provedor de grupamentos metil para a manutenção da metilação das histonas do DNA. Já o 5,10-MTHF é o principal doador de metil para a atividade da enzima timidilato sintase (TS), responsável pela conversão da deoxiuridina-monofosfato (dUMP) em deoxitimidina--trifosfato (dTTP). A ineficiência da TS permite o aumento na concentração de dUMP, que, por sua vez, incorpora de forma errônea os radicais uracila no DNA. Esse desequilíbrio gera danos genômicos, por quebras cromossômicas, com formação de pontos de mutação e surgimento de micronúcleos. Com o polimorfismo da MTHFR, há comprometimento da conversão de homocisteína em metionina. O acúmulo de homocisteína apresenta importante correlação com a incidência de doenças cardiovasculares.

Contudo, há também o acúmulo de 5,10-MTHF, o que, por sua vez, melhora a oferta de radicais metil para a enzima TS, que aumenta a conversão de dUMP em dTTP. Se de uma forma isso diminui a incorporação de radicais uracila no DNA e evita os danos supracitados, por outra, tal polimorfismo correlaciona-se com a redução de certos tipos de cânceres, como leucemias, linfomas e câncer colorretal. Evidências demonstram que portadores homozigotos de polimorfismo no gene C677T, que consomem poucos alimentos fontes de folato, são mais propensos a distúrbios no metabolismo dessa substância, contudo, podem tornar-se protegidos contra os tipos de cânceres anteriormente mencionados.

Um aumento no consumo de alimentos ricos em ácido fólico parece melhorar esta via metabólica, além disso, alimentos fontes das vitaminas piridoxina, riboflavina e cianocobalamina podem ajudar a diminuir os efeitos causados pelo polimorfismo da MTHFR, uma vez que tais vitaminas participam como cofatores para enzimas envolvidas em diversos pontos do ciclo do ácido fólico (Figura 19.1). Por outro lado, a produção elevada de radicais metil pode causar a hipermetilação de histonas, dificultando o acesso de fatores de transcrição ao código genético. Dependendo da região do DNA onde houve a hipermetilação, substâncias importantes para a célula podem deixar de ser produzidas, gerando transtornos impossíveis de serem previstos. Outro exemplo nutrigenético interessante ocorre com a hipertensão arterial, na qual, além das variações genéticas, a ingestão de sal, o estresse e a inatividade física interatuam em seu desenvolvimento. Por exemplo, em virtude de apenas 50% dos pacientes com hipertensão serem sensíveis ao sal, as recomendações gerais para reduzir a ingestão tornam-se ineficientes para contro-

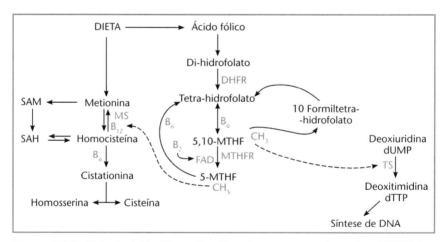

Figura 19.1. Ciclo do ácido fólico. O polimorfismo no gene da enzima MTHFR impede a continuação da via clássica do metabolismo do ácido fólico. Isso aumenta o oferecimento de radicais CH_3 para a enzima TS, que tem sua eficiência aumentada, facilitando a conversão de dUMP em dTTP, impedindo, com isso, a incorporação errônea de radicais uracila no DNA. O perfeito funcionamento da enzima MS também é dependente dos radicais CH_3 derivados da conversão mediada pela MTHFR. O SAM é o responsável por parte da metilação do DNA, também pelo oferecimento de grupamentos metil. DHFR = di-hidrofolatorredutase; MTHFR = metilenotetra-hidrofolato redutase; TS = timidilato sintase; MS = metionina sintase; dTTP = deoxitimidina-trifosfato; dUMP = deoxiuridina-monofosfato; B_2, B_6, B_{12} = vitaminas do complexo B que atuam como cofatores enzimáticos nos pontos de localização; SAM = S-adenosilmetionina; SAH = S-adenosil-homocisteína.

INTERFACE ALIMENTO E CÉLULA: NUTRIGENÔMICA

lar toda a população de hipertensos. Por outro lado, é bastante conhecida a participação do sistema renina-angiotensina na gênese da hipertensão, e por isso olhares voltados para os genes que controlam essas substâncias recentemente identificaram uma variação (G-6A) na região promotora do gene do angiotensinogênio. Em decorrência disso, pode-se concluir que essa é uma região-chave para o aparecimento do fenótipo hipertensivo. Isso foi demonstrado no estudo DASH (*Dietary Approaches to Stop Hypertension*), no qual maior redução na pressão arterial dos indivíduos com genótipo AA (−6,93/−3,68 mmHg) e AG (−5,56/−3,15 mmHg) foi observada em comparação aos indivíduos com genótipo GG (−2,80/0,20 mmHg). Isso demonstra claramente que a restrição de sódio nos indivíduos com genótipo AA e AG reduziu de forma impactante a pressão arterial em relação aos portadores do genótipo GG, que foram insensíveis à redução do sódio.

Uma forma interessante de avaliar a relação gene *versus* nutriente foi demonstrada em um estudo em que ofereceram a duas distintas cepas puras de animais (*inbread*) dois tipos diferentes de dieta. Camundongos C57BL/6 e BALB/c receberam durante quatro meses, dietas contendo 4 ou 20% de óleo de coco ou 4 ou 20% de óleo de milho, tendo seus triacilgliceróis e outros lipídios séricos analisados. Os triacilgliceróis aumentaram nos BALB/c alimentados com 20% de óleo de milho, mas não foram significantemente aumentados nos que ingeriram 20% de óleo de coco. Os C57BL/6 manifestaram resposta oposta, de forma que o óleo de milho não apresentou efeito nesses animais, mas o óleo de coco causou aumento significante. Tais respostas são clássicos exemplos de interações entre o genótipo e os estímulos ambientais.

NUTRIGENÔMICA

Alguns estudos em humanos, animais e em culturas celulares demonstram que macro e micronutrientes como carboidratos, lipídios, proteínas, vitaminas e minerais são capazes de regular a expressão gênica em diversos pontos de vias intracelulares. Além dos tradicionais integrantes da dieta, diversas substâncias químicas bioativas, de origem natural nos alimentos, como os fitoquímicos (cumarinas, carotenos, tocoferóis, ácidos fenólicos, taninos etc.) e os zooquímicos (ácidos eicosapentaenoico, docosa-hexaenoico etc.) demonstram habilidades cada vez mais inusitadas com interface celular. O quadro 19.1 demonstra exemplos de algumas propriedades funcionais e suas fontes alimentares.

Muitos micronutrientes e compostos bioativos presentes em alimentos estão diretamente envolvidos nas reações metabólicas, equilibrando, por exemplo, sistemas hormonais e imunológicos, processos de detoxificação orgânica e até mesmo a forma como os macronutrientes deverão ser utilizados, se para a produção de energia ou composição corporal. Algumas dessas propriedades funcionais presentes nos alimentos (genisteína e daidzeína encontrados na soja, e resveratrol, na casca de uva) podem atuar como ligantes para fatores de transcrição e assim alterar diretamente a expressão gênica. Outros, como a colina e o ácido diacilglicerol, podem alterar as vias de transdução de sinais e estruturas da cromatina e, portanto, indiretamente alterar a expressão gênica.

Quadro 19.1. Propriedades funcionais e suas fontes alimentares.

Componente	Fonte alimentar
Ácidos graxos ômega-3	Peixes de águas frias (principalmente em suas vísceras); óleo de soja, semente de linhaça
Flavonoides	Uva, amora, framboesa, frutas cítricas, brócolis, berinjela, repolho, chá-verde
Antocianinas	Frutas em geral (principalmente em frutas vermelho-escuras e roxas), berinjela
Catequinas	Uva, morango, chá-verde, chá-preto, chá-branco
Resveratrol e quercetina	Casca de uva, vinho tinto, maçã
Isoflavonas	Soja, leguminosas, amendoim, alcaçuz, semente de linhaça, ervilha etc.
Isotiocianatos e indol	Brócolis, repolho, couve-flor, rabanete, folhas de mostarda
Betaglucana	Aveia, cevada, legumes e outros grãos
Licopeno	Molho de tomate, goiaba e melancia
Luteína e zeaxantina	Folhas verdes (luteína) Pequi e milho (zeaxantina)
Lignanas	Semente de linhaça
Sulfetos alílicos (alilsulfetos)	Alho e cebola

COMPOSTOS BIOATIVOS E EXPRESSÃO GÊNICA

Por definição, os alimentos funcionais são aqueles capazes de exercer benefícios ao organismo que vão além do efeito de nutrir. Os compostos bioativos presentes nesses alimentos são alvos de estudos, devido aos benefícios comprovados como fonte primária na prevenção de doenças, por meio da ingestão dos alimentos que os contém. Algumas espécies utilizadas como fonte desses compostos são encontradas na alimentação diária, compondo as especiarias e as plantas aromáticas ou como corantes naturais. Embora muitas substâncias químicas derivadas de alimentos sejam metabolizadas a água e CO_2, produzindo energia para a vida, alguns desses compostos presentes nos alimentos têm a capacidade de alterar direta ou indiretamente a expressão gênica. A genisteína, um composto com propriedades bioativas, classificada como fitoestrógeno, é um exemplo de como um elemento dietético pode afetar diretamente a expressão gênica.

O receptor de estrógeno faz parte de uma grande família de receptores nucleares, com capacidade de ativação de fatores de transcrição. Atualmente, são conhecidos dois receptores de estrógeno, o ER-α e o ER-β. Compostos de derivados estrogênicos são capazes de ativar esses receptores, que se dimerizam e migram até o núcleo, ligando-se ao seu fator de transcrição, conhecido como elemento responsivo ao estrógeno (ERE). O ERE acopla-se às regiões promotoras específicas no DNA, dando início à transcrição de genes sensíveis ao estrógeno (Figura 19.2A). Dentre os estrógenos endógenos mais potentes, está o estradiol (E_2), que tem afinidade idêntica por

INTERFACE ALIMENTO E CÉLULA: NUTRIGENÔMICA 359

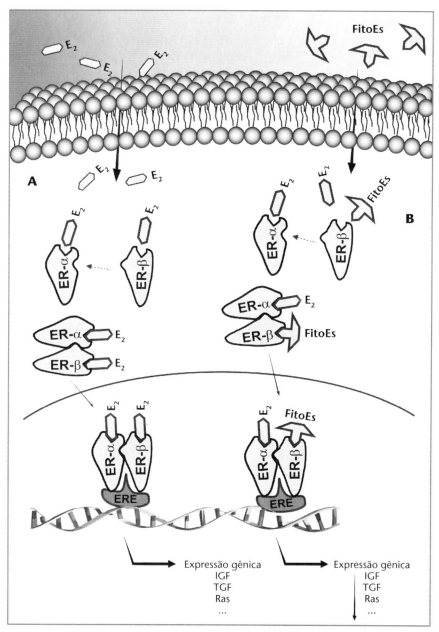

Figura 19.2. Compostos bioativos nas interações diretas com a expressão gênica. **A)** Sinalização celular mediada por estrógeno. **B)** Sinalização celular mediada pelos fitoestrógenos. Os fitoestrógenos possuem afinidade pelo mesmo sítio de ligação do estrógeno no receptor β, mas menor capacidade de fixação (ver texto). E_2 = estrógeno; ER-α = receptor de estrógeno alfa; ER-β = receptor de estrógeno beta; FitoEs = fitoestrógenos, daidzeína, genisteína etc.; ERE = elemento responsivo ao estrógeno; IGF = fator de crescimento semelhante à insulina; TGF = fator de crescimento transformador.

ambos os receptores α e β. O E$_2$ ativa a transcrição de genes responsáveis pelo crescimento e desenvolvimento celular, assim como o fator de transformação de crescimento α (TGF-α), fator de crescimento epidérmico (EGF), fator de crescimento epidérmico humano (HER-2), fator de crescimento semelhante à insulina (IGF), proteína ras (oncogene), c-fos e c-jun (proto-oncogenes), entre outros. Proteínas geradas por esses genes podem atuar nos sistemas autócrinos e parácrinos, aumentando a proliferação de células, culminando em tumores de mama, por exemplo. Estudos demonstraram, a partir de técnicas cristalográficas, a visualização da interação entre a genisteína e o ER-β. A partir disso, foi possível concluir que a genisteína se liga no sítio ativo onde o E$_2$ também se conecta, realizando atividade antiestrogênica. A afinidade pelo receptor β ocorre na maioria dos fitoestrógenos, e embora a genisteína se conecte com menor afinidade ao ER-β em relação ao E$_2$, isso, entretanto, diminuiu a ativação dos genes de crescimento celular (Figura 19.2B). Atualmente, não há consenso na literatura sobre a atividade específica da genisteína e outros fitoestrógenos perante a interferência no desenvolvimento de células cancerígenas, devido às quantidades utilizadas nos experimentos.

Um estudo de meta-análise avaliou os efeitos da genisteína no crescimento de células tumorais da mama e concluiu que essa, em níveis suprafisiológicos mas em concentrações menores que 10 μmol/L, estimula positivamente os ERs das células tumorais, porém os inibem caso em concentrações maiores que 10 μmol/L. É importante notar dificuldade na aquisição de níveis circulantes de fitoestrógenos maiores que 10 μmol/L adquiridos apenas por meio da ingestão dietética. Já algumas análises epidemiológicas demonstram relação entre tais eventos, contudo, torna-se necessário acrescentar que as relações celulares com os fitoestrógenos vão além da competição pelo mesmo sítio de ligação do receptor de E$_2$. Uma via examinada, baseada em tais reflexões, inclui o fato de a genisteína inibir proteínas quinases, principalmente a autofosforilação e a ativação do fator de crescimento epidérmico, o qual é um importante regulador de apoptose e da proliferação celular. Outros mecanismos parecem envolver a ativação de sistemas antioxidantes e diminuir os efeitos da angiogênese. Na prática, isso pode significar que o consumo de genisteína poderia apresentar possível efeito redutor na incidência de câncer, embora as respostas sejam indivíduo-dependente.

Existem também formas indiretas pelas quais os nutrientes interferem na expressão gênica. O chá-verde (*Camellia sinensis*) é rico em polifenóis, como a epigalocatequina-galato (EGCG), e tem sido descrito em diversos trabalhos não mais apenas por sua importante atividade antioxidante, mas agora com grande interesse em seu poder inibitório da proliferação celular em diversos tipos de tumores, como o de mama, próstata, cervical, pancreático, entre outros. O EGF promove crescimento e diferenciação celular por meio de diversas vias integradas de sinalizações. Anormalidades na expressão de fatores de crescimento e de seus receptores iniciam uma função crítica no desenvolvimento de malignidades humanas. Assim, diversos tipos de cânceres superexpressam tanto os receptores para os fatores de crescimento quanto os seus ligantes. A EGCG parece inibir a fosforilação em tirosina do receptor do EGF, inibindo o disparo de sua sinalização (Figura 19.3A).

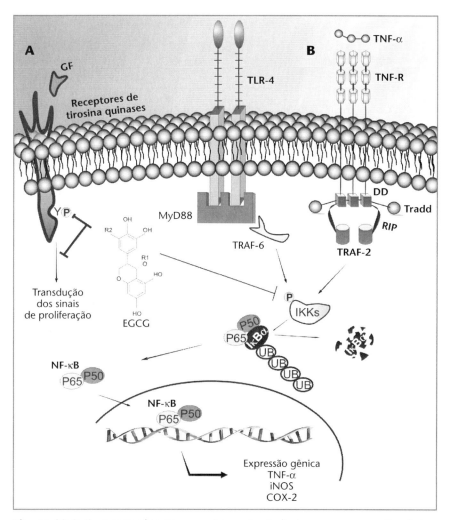

Figura 19.3. Compostos bioativos nas interações indiretas com a expressão gênica. EGCG impedindo a propagação de sinais oriundos de diferentes ligantes. **A)** A EGCG impede a fosforilação em tirosina dos receptores de tirosina quinases, bloqueando a propagação do sinal intracelular disparado por fatores de crescimento. **B)** Ativação dos receptores TLR e TNF por seus ligantes específicos. Sinais pró-inflamatórios mediados pelo complexo NF-κB são impedidos de dar continuidade ao processo inflamatório devido à inativação dos IKKs (IKKα e IKKβ) pela EGCG. GF = fatores de crescimento; NF-κB = fator nuclear κB; EGCG = epigalocatequina-galato; P65 e P50 = subunidades inativas quando acopladas ao IκB-α e ativas após a desaconjugação; TNF-R = receptor de TNF; TNF-α = fator de necrose tumoral-alfa; iNOS = óxido nítrico sintase induzível; COX-2 = ciclo-oxigenase 2; UB = ubiquitinas; TRAF-2 ou TRAF-6 = receptor do TNF associado ao fator 2 ou 6; Tradd = receptor do TNF-α associado ao domínio de morte; DD = domínio de morte; TLR = receptores *Toll like*; Proteínas como o MyD88, TRAF-6 e Tradd, RIP e TRAF-2 são integrantes da maquinaria dos receptores TLR-4 e TNF-α, respectivamente.

Mais de 40 estudos experimentais em roedores demonstraram que o chá-verde ou seus constituintes podem inibir a carcinogênese ou o crescimento celular em cânceres estabelecidos em diversos órgãos e tecidos. Em alguns estudos que demonstram essa atividade inibitória, porém, por meio de outras vias são usados diferentes doses de EGCG, no tratamento de várias linhagens celulares de tumores, que apresentaram inibição na ativação do NF-κB (fator nuclear kappa B), quando provocados com a dose de 80 μL/mL. O NF-κB é um fator de transcrição que ativa genes envolvidos com a sobrevivência celular, angiogênese, inflamação pela produção de citocinas, moléculas de adesão e enzimas como a ciclo-oxigenase 2 (COX-2) e óxido nítrico sintase induzível (iNOS). O NF-κB pode ser acionado também por meio de fatores de crescimento com a ativação do IKKα/β (*inhibitory kappa kinase*), que por sua vez fosforila o complexo IκB-P50-P65, liberando o fator de transcrição (NF-κB) para a atividade nuclear.

Os estudos que avaliam a genômica nutricional surgem como importantes instrumentos de pesquisa e apoio às futuras estratégias de manipulação dietética, pois é importante ressaltar que, como mencionado anteriormente, a EGCG reduziu a fosforilação tanto do IKKα quanto do IKKβ, interrompendo a continuação da cascata de eventos celulares (Figura 19.3B). Isso demonstra de forma pontual a ação dos nutrientes sobre moléculas no interior da célula. Futuramente, talvez seja possível planejar estratégias alimentares que objetivarão a modulação de pontos intracelulares específicos, com mais ou menos intensidade, e com isso coordenar de forma orquestrada as ações desejadas do alimento no organismo humano.

Interações, frequentemente descritas, entre genes e nutrientes auxiliam a expansão dos conhecimentos sobre importantes eventos celulares cada vez mais desnudados pela ciência. Alguns dos nutrientes mais versáteis nessa orquestração de arranjos moleculares são os ácidos graxos insaturados, principalmente o ácido oleico (ω-9 – C18:1) e os da família do ômega-3 (ω-3), como o ácido α-linolênico (ALA – C18:3), o ácido eicosapentaenoico (EPA – C20:5) e o ácido docosa-hexaenoico (DHA – C22:6). Suas implicações intracelulares repercutem nos âmbitos genômicos, proteômicos e metabolômicos. Os ômegas desempenham nobres atividades, como a benéfica alteração do perfil plasmático de indivíduos hipercolesterolêmicos; auxiliam na redução da pressão arterial; melhoram a qualidade de vida de portadores de artrite reumatoide; oferecem melhores substratos para o aumento na eficiência do sistema imunológico; além disso, especula-se que estas moléculas apresentem atividades em situações como câncer, esquizofrenia, demência, asma, alcoolismo, entre outras complicações. Tais ácidos graxos demonstram-se benéficos também no controle de doenças que atingem milhões de pessoas no mundo, como é o caso daqueles acometidos pelo risco cardiometabólico, que compreende principalmente os estados de obesidade, diabetes, hipertensão e dislipidemias.

Como intersecção, a obesidade e o diabetes apresentam como pivô de suas instabilidades a inflamação. O processo inflamatório subclínico provocado pelo consumo excessivo de calorias e, em decorrência disso a obesidade, pode levar à resistência à insulina, tanto no sistema nervoso central quanto nos órgãos periféricos, perpetuando o ciclo hiperfágico e aumentando a intolerância à glicose (para revisão do elo entre obesidade e inflamação ver Capítulos 5 e 8). Os ácidos graxos ω-3, tradicionalmente anti-inflamatórios, modulam classicamente as prostaglandinas, prostaciclinas e tromboxanos. Vistos agora sob a óptica molecular, eles entram novamente em cena como protagonistas de uma modulação complexa e intrincada. Sinais intracelulares disparados por ligantes que estimulam receptores do fator de necrose tumoral (TNF-R) e *Toll like*, invariavelmente, culminam com a ativação do NF-κB. Como supradescrito, o NF-κB transcreve genes para diversas proteínas pró-inflamatórias, entre elas iNOS, COX-2 e diversas citocinas. Dentre elas, a iNOS produz o óxido nítrico (NO) a partir da conversão de L-arginina em L-citrulina. Uma vez produzido, o NO pode modificar a função de proteínas envolvidas em diversas vias, por meio de processos químicos diferentes, como a S-nitrosação, nitrosilação ou nitração. A S-nitrosação tem sido valorizada por ser uma das principais formas de modificação proteica induzida pelo NO. Isso ocorre devido à alta reatividade do NO, pela ocorrência em condições fisiológicas e também pela grande quantidade de processos celulares que são regulados pela S-nitrosação, assim como tem sido demonstrado nos últimos anos. A S-nitrosação é um mecanismo de modulação da função proteica associado à produção de NO. Tal fenômeno ocorre pela adição de um grupamento NO a um radical tiol (S–H) de um resíduo de cisteína. Pode ocorrer ou por ação direta do NO ou a partir da oxidação do NO a N_2O_3, ou ainda por transnitrosação. Por exemplo, as proteínas envolvidas com a transdução do sinal de insulina são passíveis de S-nitrosação e, com isso, sofrem modulação negativa. Isso tem caracterizado um novo e importante mecanismo de resistência à insulina associada à indução de proteínas inflamatórias, no caso a iNOS.

Dentro desse contexto e raciocínio inflamatório, a COX-2 atua sobre o ácido araquidônico (ω-6 – C20:4), que por sua vez induz a formação de prostaglandinas, as quais são responsáveis diretas pelos sinais clínicos da inflamação. Os ácidos ω-3 reduzem a inflamação por inibirem a liberação do NF-κB para a transcrição gênica, diminuindo consecutivamente a produção de COX-2 e seus subprodutos. Além disso, o EPA e o ácido oleico aumentam a expressão da interleucina-10 (IL-10), que é uma proteína anti-inflamatória da família das citocinas. A IL-10, por sua vez, desmobiliza as células de defesa, produtoras da reação inflamatória, e inibe a produção das citocinas que favorecem a inflamação, atuando então nessa resposta por *feedback* negativo. Na obesidade e diabetes, o desarranjo metabólico e molecular que se sucede tem proporções bastante significantes, que se somam aos distúrbios causados pela inflamação.

Nos anos 1990 foi descrita uma nova família de receptores nucleares, responsáveis por uma série de eventos fisiológicos e moleculares, que vieram ganhando notoriedade ao longo dos anos, devido à importância e ao número de genes que controlam. Os PPARs, ou receptores ativados por proliferadores de peroxissomo (PPARα, β e γ, principalmente), possuem como ligantes numerosos tipos de ácidos graxos e derivados, como eicosanoides e prostaglandinas, e atuam como controladores de fatores de transcrição envolvidos principalmente no balanço energético. Os ácidos graxos EPA e DHA apresentam afinidade pelo PPARα, que impede a transcrição e a atividade de proteínas lipogênicas, como a proteína de ligação ao elemento de resposta a esterol (SREBP-1C), a do receptor X hepático (LXR) e a do receptor do ácido 9-cis retinoico (RXR). Além disso, o PPARα aumenta a β-oxidação, por aumentar a expressão da carnitina palmitoiltransferase-1 (CPT-1). Tanto na obesidade como no diabetes, tais desacertos são proeminentes, logo, os ácidos graxos insaturados e de cadeia longa surgem como coadjuvantes no tratamento dessas enfermidades.

Uma numerosa quantidade de trabalhos recém-lançados nos acessos científicos foi capaz de demonstrar os vários mecanismos fisiológicos e moleculares positivamente modulados pela maioria dos ácidos graxos insaturados, mas principalmente os da série ω-3. Além disso, são ainda demonstradas as diversas proteínas e as formas pelas quais esses ácidos graxos as governam. Devido à maciça presença de artigos e outras referências que enaltecem esses ácidos graxos em específico, é necessário saber que o consumo de tais ácidos deve sempre seguir o recomendado pela RDA (*Recommended Dietary Allowence*), órgão de referência sobre recomendações nutricionais. Isso poderá evitar a presunção de que o ω-3 é uma panaceia, deixando de ser uma importante ferramenta de apoio nutricional, por gerar mais prejuízos do que benefícios, no caso do consumo exagerado ou acima do recomendado. O número elevado de duplas ligações em sua cadeia carbônica o torna elemento frágil e instável diante dos processos oxidativos exógenos (luz, temperatura e oxigênio) e endógenos (radicais livres), tornando-os potencialmente prejudiciais à saúde.

As oportunidades de estudos no campo da nutrição ampliam-se agora de forma vertiginosa, com o advento das técnicas de acesso genômico. Entretanto, é fato olhar não só a capacidade que um alimento tem em proteger ou danificar o DNA, de acordo com curtos testes *in vivo* ou *in vitro*, mas também a função que desenvolverá no ser humano ao longo de toda uma vida.

CONSIDERAÇÕES FINAIS

Em breve, as dietas não mais serão prescritas mediante apenas o conhecimento dos requerimentos nutricionais de um indivíduo ou do seu estado nutricional, mas dependerão também do conhecimento do genótipo deste indivíduo, concretizando então a nutrição personalizada. Conceitos que emergem do cruzamento de informações das ciências epidemiológicas, nutricionais, moleculares e genéticas serão chaves para as associações entre genes e doenças. Com base nisso, é possível inferir que mais um extenso leque de oportunidades em nutrição é aberto, aumentando as possibilidades de pesquisa e da criação de novos produtos. Os resultados das lições desses diferentes campos do conhecimento afetarão os desenhos, as estratégias e os métodos das pesquisas em genômica nutricional, identificando especificamente quais os genes afetados e regulados pelos nutrientes e que podem estar envolvidos na suscetibilidade, início, incidência, progressão ou severidade de doenças crônicas. Os olhares devem também contemplar a função que os alimentos podem desempenhar ao longo de uma vida toda, do modo como imaginava Hipócrates, e não só em curto espaço-tempo, assim como são desenvolvidos os experimentos em laboratórios, antes de decidir se determinado alimento irá ou não proteger e manter a integridade celular e suas funções.

BIBLIOGRAFIA

1. Carvalho-Filho MA, Ueno M, Hirabara SM, Seabra AB, Carvalheira JB, de Oliveira MG et al. S-nitrosation of the insulin receptor, insulin receptor substrate 1, and protein kinase B/Akt: a novel mechanism of insulin resistance. Diabetes. 2005;54(4):959-67.
2. Corella D, Ordovas JM. Single nucleotide polymorphisms that influence lipid metabolism: interaction with dietary factors. Annu Rev Nutr 2005;25:341-90.
3. Ferguson LR. Nutrigenomics approaches to functional foods. J Am Diet Assoc 2009;109 (3):452-8.
4. Kaput J. Diet-disease gene interactions. Nutrition 2004;20(1):26-31. javascript:PopUp Menu2_Set(Menu14698010).
5. Mariman EC. Nutrigenomics and nutrigenetics: The 'omics' revolution in nutritional science. Biotechnol Appl Biochem 2006;44 (Pt 3):119-28.
6. Mead MN. Nutrigenomics: the genome-food interface. Environ Health Perspect 2007;115(12):A582-9.
7. Minihane AM, Jofre-Monseny L, Olano-Martin E, Rimbach G. ApoE genotype, cardiovascular risk and responsiveness to dietary fat manipulation. Proc Nutr Soc 2007; 66(2):183-97.
8. Muller M, Kersten S. Nutrigenomics: goals and strategies. Nat Rev Genet 2003;4:315-22.
9. Ordovas JM, Kaput J, Corella D. Nutrition in the genomics era: cardiovascular disease risk and the Mediterranean diet. Mol Nutr Food Res 2007;51(10):1293-9.
10. Pauli JR, Ropelle ER, Cintra DE, Carvalho-Filho MA, Moraes JC, De Souza CT et al. Acute physical exercise reverses S-nitrosation of the insulin receptor, insulin receptor substrate 1 and protein kinase B/Akt in diet-induced obese Wistar rats. J Physiol 2008; 586(2):659-71.

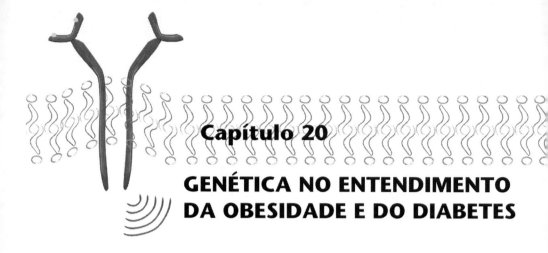

Capítulo 20
GENÉTICA NO ENTENDIMENTO DA OBESIDADE E DO DIABETES

Regina S. Moisés

OBESIDADE E DIABETES: DETERMINANTES GENÉTICOS

A prevalência de obesidade e *diabetes mellitus* tipo 2 vem aumentando em proporções alarmantes em todo o mundo. Ambas as condições são associadas com o aumento de morbidade e mortalidade, sendo importante o conhecimento dos mecanismos etiopatogênicos envolvidos para que medidas preventivas e terapêuticas possam ser estabelecidas. Na maioria dos casos, o diabetes e a obesidade são caracterizados por interações entre fatores genéticos e ambientais. Discutiremos a contribuição genética para a obesidade e o *diabetes mellitus* tipo 2.

OBESIDADE

A obesidade é uma condição complexa, multifatorial, cuja prevalência global vem aumentando progressivamente. É um importante fator contribuidor para maior morbidade e mortalidade, sendo um fator de risco para o desenvolvimento de *diabetes mellitus* tipo 2 e doença cardiovascular. Esse aumento na prevalência da obesidade tem sido associado com a urbanização, inatividade física e tipo de dieta, criando um ambiente "obesogênico". Apesar desse impacto ambiental significativo, é atualmente claro que a obesidade tem um importante componente genético. Estudos realizados em gêmeos estimaram a herdabilidade de 0,78 para o peso, chegando a 0,81 em um seguimento de 25 anos. Ainda, outros estudos com gêmeos, filhos adotivos e em famílias indicam que 80% da variação no índice de massa corporal (IMC) é atribuída a fatores genéticos. A taxa de concordância para obesidade é maior entre gêmeos monozigóticos do que dizigóticos; o peso de filhos adotivos é mais próximo ao de seus pais biológicos do que dos pais adotivos. Esses e outros dados são evidências para a existência de um componente genético na suscetibilidade ao desenvolvimento da obesidade. Entretanto, a obesidade apresenta ampla variação fenotípica, apresentando-se desde formas leves até obesidade severa, de início na infância ou na idade adulta. É possível que a contribuição relativa do fator ambiental e da suscetibilidade genética varie entre essas diferentes formas. Fatores ambientais e de estilo de vida talvez tenham um papel maior no desenvolvimento das formas mais brandas, de início na idade adulta; enquanto os fatores genéticos podem ter maior influência nas formas de início mais precoce. Essas complexas interações afetando a suscetibilidade ao desenvolvimento da obesidade dificultam a identificação dos determinantes genéticos envolvidos. Progressos têm sido feitos nas formas familiares de obesidade com padrão mendeliano de herança em que um número significativo de genes foi identificado, entretanto nas formas poligênicas o sucesso tem sido mais limitado.

FORMAS MONOGÊNICAS DE OBESIDADE

As formas mais comuns de obesidade monogênica são causadas por mutações em genes que têm papel fisiológico no sistema hipotalâmico leptina-melanocortina de balanço energético. A leptina é um hormônio cujos níveis plasmáticos são proporcionais à massa de tecido adiposo e exerce seus efeitos por meio da ligação ao seu receptor (LEPR). A leptina liga-se ao seu receptor em duas populações de neurônios presentes no núcleo arqueado do hipotálamo: os neurônios orexígenos que expressam AGRP (*agouti-related protein*)/NPY (neuropeptídio Y) e os neurônios anorexígenos que expressam POMC (*proopiomelanocortin*). POMC sofre modificações pós-tradução para gerar uma série de peptídios, incluindo α, β e γ-MSH (*melanocortin-stimulating hormone*), por ação da enzima pró-hormônio convertase 1 (PC1). O MC4R (*melanocortin 4 receptor*) é altamente expresso no núcleo paraventricular, em que tem um papel importante no controle do apetite. Quando a leptina se liga ao seu receptor nos neurônios POMC, α-MSH é liberado, ativando MC4R e gerando um sinal de saciedade que causa diminuição na ingestão alimentar. Já a ligação do AGRP ao MC4R leva a um aumento da ingestão alimentar. A leptina ativa os neurônios POMC e inibe os neurônios AGRP.

Formas monogênicas de obesidade também podem ser resultantes de mutações em genes necessários para o desenvolvimento do hipotálamo: SIM1 (*single-minded 1*), BDNF (*brain-derived neurotrophic factor*) e NTRK2 (*neurotrophic tyrosine kinase receptor type 2* ou TRKB – *tropomyosin-related kinase* B). SIM1 é um fator de transcrição que tem papel essencial na formação dos núcleos supraóptico e paraventricular do hipotálamo. BDNF regula o desenvolvimento, sobrevivência e diferenciação de neurônios por meio de seu receptor NTRK2. Esses genes estão envolvidos no funcionamento do hipotálamo, região responsável pelo balanço energético; e a consequência da inativação desses genes é a hiperfagia.

Ainda, a obesidade pode fazer parte de síndromes complexas frequentemente associadas com características dismórficas, retardo mental e outras anormalidades. Esses casos são referidos como obesidade sindrômica e resultam de alterações genéticas ou cromossômicas. Como exemplo dessas formas de obesidade podemos citar as síndromes de Prader-Willi, Bardet-Biedl, Alström, entre outras.

Mutações em genes que afetam o sistema leptina-melanocortina

Deficiência de leptina – foi a primeira causa de obesidade monogênica identificada. Montague et al. reportaram o caso de dois primos de origem paquistanesa com obesidade importante de início precoce em que se identificou uma mutação *frameshift* em homozigose no gene da leptina (LEP). Posteriormente, uma mutação *missense* foi descrita em outra família. Todos os indivíduos afetados apresentaram peso normal ao nascimento, porém nos primeiros meses de vida há uma hiperfagia intensa com ganho ponderal rápido, resultando em obesidade severa. Há também hipogonadismo hipogonadotrófico, disfunção do sistema imune, hiperinsulinemia e hipotireoidismo de origem hipotalâmica. O tratamento com leptina recombinante leva à reversão completa da obesidade e efeitos benéficos em outras anormalidades associadas com a deficiência congênita de leptina. O principal efeito da leptina foi a normalização da hiperfagia, indicando seu papel na sinalização para um estado de adequação nutricional, em vez de prevenção da obesidade.

Deficiência no receptor de leptina – uma família com três indivíduos afetados por mutação em homozigose no gene do receptor da leptina (LEPR) foi descrita por Clement et al. em 1998 com fenótipo similar aos portadores da mutação no gene LEP.

Deficiência de POMC – mutações em homozigose ou heterozigose composta do gene POMC foram reportadas. Os indivíduos afetados apresentam insuficiência adrenal devido à deficiência de ACTH, pois o POMC é precursor do ACTH na pituitária. Boa resposta à reposição de glicocorticoide é observada, mas posteriormente há desenvolvimento de hiperfagia e obesidade importante devido à perda da sinalização da melanocortina no MC4R.

Deficiência de MC4R – é a forma mais comum de obesidade monogênica, com prevalência variando de 0,5-1% em adultos obesos a 6% em indivíduos com obesidade severa de início na infância. Os indivíduos afetados apresentam hiperfagia que se inicia no primeiro ano de vida e, além do aumento na massa gorda, há também aumento da massa magra. Ainda se observa aumento na densidade mineral óssea, crescimento linear acelerado e hiperinsulinemia. A hiperfagia intensa das crianças afetadas tende a diminuir na adolescência, assim como os níveis de hiperinsulinemia. O fenótipo dos indivíduos adultos afetados pode não ser distinto dos adultos obesos não carreadores da mutação. Os indivíduos homozigotos são mais obesos do que os heterozigotos, indicando um padrão de herança codominante.

Deficiência de PC1 – os pacientes afetados por mutações em heterozigose composta ou homozigose no gene PC1 apresentam obesidade severa, hipogonadismo hipogonadotrófico, hipoglicemia pós-prandial, hipocortisolemia e alterações intestinais. Atualmente há apenas três famílias reportadas com mutações nesse gene.

Mutações em genes que afetam o desenvolvimento do hipotálamo

SIM1 – há descrição de um caso de obesidade severa associada a hiperfagia e crescimento linear acelerado em uma paciente com translocação balanceada do gene SIM1. A presença de obesidade em pacientes com deleções no cromossomo 6q que envolve o *locus* do SIM1 são outras evidências do papel do SIM1 no desenvolvimento de obesidade.

BDNF e NTRK2 – descrições de haploinsuficiência do BDNF e mutação em heterozigose no gene NTRK2 foram reportadas em pacientes com obesidade de início na infância, hiperfagia e alterações neurológicas.

Apesar de as formas monogênicas de obesidade representarem uma condição rara, seu estudo fornece importantes contribuições para o conhecimento das vias metabólicas e endocrinológicas que regulam o peso corporal. Pois, apenas com a elucidação dos mecanismos moleculares essa condição pode ser efetivamente tratada.

FORMAS COMUNS DE OBESIDADE

Evidências indicam que as formas comuns da obesidade resultam de uma interação entre variantes em múltiplos genes e um ambiente favorável. A industrialização e suas consequências econômicas, levando ao fácil acesso à alimentação e à redução no grau de atividade física, permitiram um rápido aumento na prevalência de obesidade em indivíduos geneticamente suscetíveis. Diferentemente das formas monogênicas, vários genes ou regiões cromossômicas contribuem para o fenótipo das formas comuns de obesidade.

Estudos de associação de genes candidatos

Estudos de associação têm por objetivo identificar relações entre um ou mais polimorfismos e um fenótipo qualitativo ou quantitativo. Dado o grande número de vias metabólicas envolvidas na obesidade, é grande o número de potenciais genes candidatos para essa condição. Esses genes candidatos são implicados a uma variedade de funções biológicas, tais como regulação da ingestão alimentar, gasto energético, metabolismo lipídico e da glicose e desenvolvimento do tecido adiposo. Muitos genes envolvidos nas formas monogênicas de obesidade têm sido investigados quanto a um possível papel nas formas comuns de obesidade.

Um dos problemas da abordagem pelo gene candidato é que muitos estudos publicados têm pequeno número de indivíduos avaliados e consequentemente pequeno poder para identificar as possíveis associações. Quanto menor o efeito de uma variante genética e menor a frequência do alelo mais raro, maior o tamanho da amostra necessário para ser possível a identificação de uma associação.

Duas variantes no gene MC4R (V130I e I251L) têm sido associadas com efeito protetor contra a obesidade. Heid et al., em um estudo com grande número de indivíduos, reportaram risco reduzido para obesidade em carreadores do alelo 103I. Recente meta-análise com mais de 29.000 indivíduos confirmou que o polimorfismo V103I protege contra a obesidade. Em relação à variante I251L, Stutzmann et al. demonstraram associação negativa com obesidade classe III em crianças e adultos e modulação do IMC na população em geral. Nesse estudo, também foi feita meta-análise dos estudos disponíveis e verificou-se redução de cerca de 50% no risco de obesidade entre os carreadores do alelo I251L.

Variantes nos genes LEP e LEPR têm sido associadas com obesidade em adultos, sendo o gene LEPR também associado como obesidade infantil. Interessantemente, polimorfismos nesses genes foram associados, além da obesidade, com preferência pelo sabor doce. Entretanto, meta-análise de três variantes (K109R, Q223R e K656N) do gene LEPR não mostrou evidências de associação com IMC ou circunferência abdominal na população em geral.

Na última atualização do *Human Obesity Genome Map* (http://obesitygene.pbrc.edu/), que cobre a literatura até o final de outubro de 2005, 12 genes (ADIPOQ, ADRB2, ADRB3, GNB3, HTR2C, NR3C1, LEP, LEPR, PPARG, UCP-1, UCP-2 e UCP-3) mostraram evidências de associações positivas com fenótipos relacionados à obesidade em pelo menos 10 estudos. Entretanto, associações negativas também foram reportadas, sendo as mais frequentes relacionadas a marcadores nos genes PPARG, ADIPOQ, ADRB3, IL-6 e ESR1. Os estudos de associação de genes candidatos não proporcionam resultados inequívocos, mas fica evidente que alguns genes contêm variantes que contribuem para o fenótipo obesidade.

GWAS (*genome-wide association study*)

Nas duas últimas décadas, a pesquisa de genes ou variantes genéticas associadas com doenças complexas comuns foi feita principalmente por meio da abordagem pelo gene candidato ou *genome-wide linkage studies*. Apesar de essas metodologias terem fornecido um número grande de variantes e *loci* associados com a obesidade, poucos foram confirmados sistematicamente. GWAS é uma abordagem que envolve o rastreamento de marcadores em todo o genoma para a identificação de variantes genéticas que são associadas com uma doença em particular. Diferentemente da abordagem pelo gene candidato, não há a pressuposição de nenhum conhecimento prévio sobre a função dos genes a serem investigados e tipicamente utiliza estudo tipo caso-controle. Os estudos de *linkage* baseiam-se na cossegregação de *loci* cromossômicos com a doença dentro de famílias, enquanto GWAS baseia-se na associação de um grande número de variantes, geralmente SNPs (*single nucleotide polymorphisms*), e um traço ou doença em grandes coortes de casos e controles. Essa abordagem é particularmente útil em doenças comuns e complexa tais como obesidade, *diabetes mellitus* tipo 2, hipertensão arterial, entre outras. Entre as variantes identificadas podemos citar:

FTO (*fat mass and obesity associated*) – dois grupos independentes identificaram associação de variantes no gene FTO e obesidade. FTO é um gene de função desconhecida, porém estudos de expressão em camundongos e ratos identificaram expressão diferencial em centros cerebrais que governam o balanço energético. Em um GWAS para o *diabetes mellitus* tipo 2, foi identificado forte associação de variantes no primeiro íntron do FTO com a doença. Porém, após ajustes para IMC essa associação foi abolida, indicando que o IMC seria o responsável pela associação positiva. Outro estudo demonstrou em um GWAS para IMC que foram identificadas as associações mais fortes com variantes nos genes FTO e PFKP, porém apenas as associações com FTO foram replicadas. Estudos posteriores replicaram os mesmos achados iniciais, principalmente com as variantes rs9930506 e rs8050136, entre crianças e adultos. Entretanto, variantes no FTO parecem não afetar o IMC ou risco para obesidade entre chineses, japoneses ou negros americanos. A influência do FTO na obesidade ou sobrepeso é modesta, sendo que cada alelo de risco aumenta o IMC 0,4-0,66 kg/m^2. Porém, o efeito do gene não deve ser subestimado, pois 63% da população de origem europeia carrega pelo menos um alelo de risco e 16% são homozigotos.

MC4R – dois GWAS identificaram fortes associações entre IMC, circunferência abdominal e obesidade com SNPs localizados perto do gene MC4R. Uma meta-análise de 15 GWAS totalizando mais de 32.000 indivíduos confirmou a associação com variantes nos genes FTO e MC4R e identificou seis novos *loci* (TMEM18, GNPDA2, SH2B1, NEGR1, MTCH2 e KCTD15) associados com IMC em adultos, sendo que os quatro primeiros também mostraram evidências de associação com obesidade em adultos e crianças. Vários desses genes são altamente expressos ou agem no sistema nervoso central, enfatizando o papel do SNC na obesidade. O desafio a seguir é identificar as variantes causais e definir seu papel biológico na obesidade.

Apesar de as variantes identificadas até o momento representarem apenas uma pequena fração da contribuição herdada na variação do IMC, os GWAS trouxeram considerável contribuição no entendimento das bases genéticas da obesidade, permitindo a identificação de novas vias envolvidas. Entretanto, o estudo dos genes candidatos permanece ainda um instrumento importante, pois permite uma análise mais detalhada de candidatos biológicos.

DIABETES MELLITUS

O *diabetes mellitus* (DM) é uma alteração genética que quando superimposta a fatores ambientais leva à expressão fenotípica da doença. O DM tipo 2, forma mais prevalente, representa um grupo heterogêneo de distúrbios metabólicos que apresentam em comum a hiperglicemia crônica. Apesar de os defeitos bioquímicos dessa forma de DM não serem ainda precisamente identificados, sabe-se que a deficiência na secreção e ação da insulina estão presentes. Há atualmente fortes evidências de que fatores genéticos estão implicados na gênese da doença. Essas evidências provêm de estudos em gêmeos que mostram uma taxa de concordância mais elevada em monozigóticos do que em dizigóticos; da grande variação nas taxas de prevalência do DM tipo 2 entre diferentes grupos étnicos vivendo no mesmo ambiente e a forte agregação familiar da doença. Entretanto, na maioria dos casos o padrão de herança não segrega na forma mendeliana clássica. O DM tipo 2 é provavelmente poligênico, significando que em um único indivíduo a presença simultânea de vários genes alterados é necessária para o desenvolvimento da doença. Além disso, o DM tipo 2 é também provavelmente multigênico, o que significa que diferentes combinações de alterações genéticas podem existir entre os portadores dessa forma de diabetes.

Apesar de a contribuição genética ser bem reconhecida, a influência de fatores ambientais e de estilo de vida não devem ser subestimadas. Estudos demonstram que o padrão alimentar e o sedentarismo têm um grande impacto no desenvolvimento do DM tipo 2. Por exemplo, entre os nipo-brasileiros, uma população que apresenta uma das mais elevadas taxas de prevalência de diabetes, os dados do Japanese-Brazilian Diabetes Study Group mostram que a dieta tradicional japonesa assumiu um "estilo ocidental" caracterizado por alto consumo de gordura. Essas mudanças no hábito alimentar juntamente com um estilo de vida sedentário têm sido associados à maior ocorrência de DM nessa população. O DM tipo 2 é, portanto, uma doença multifatorial, na qual os genes não apenas interagem entre si, mas também com fatores ambientais, e essa complexa interação dificulta a identificação dos fatores de suscetibilidade genética para a doença.

Entretanto, nos últimos 20 anos, várias formas monogênicas de diabetes têm sido identificadas e caracterizadas. A maior parte delas resulta em defeitos na função das células beta-pancreáticas com consequente alteração na secreção de insulina. As formas que resultam em defeitos na ação da insulina afetam moléculas envolvidas na transmissão do sinal insulínico ou no desenvolvimento do tecido adiposo.

FORMAS MONOGÊNICAS DE DM

As formas monogênicas correspondem a aproximadamente 5% dos casos de DM, sendo a maioria caracterizada por disfunção das células β e uma minoria por alterações na ação da insulina.

Defeitos genéticos na função das células β

MODY (*maturity onset diabetes of the young*) – é um grupo de desordens clinicamente heterogêneas de herança autossômica dominante que corresponde à forma mais frequente de diabetes monogênico. Caracteriza-se pela alta penetrância fenotípica, início precoce (usualmente na segunda ou terceira década de vida), ausência de obesidade e características clínicas e bioquímicas de deficiência de insulina. MODY é geneticamente heterogêneo, sendo até o momento identificado sete genes causadores (HNF-1α, HNF-1β, HNF-4α, PDX-1, GCK, NEUROD1 e CEL). Esses subtipos apresentam diferenças na idade de apresentação da doença, padrão de hiperglicemia, resposta ao tratamento e manifestações extrapancreáticas associadas. Mutações no gene GCK, que codifica uma enzima que catalisa a fosforilação da glicose em glicose-6-fosfato, causam uma forma leve e não progressiva de hiperglicemia presente desde o nascimento. Mutações nos fatores de transcrição HNF-1α ou HNF-4α associam-se com diabetes diagnosticado na segunda ou terceira décadas de vida e falência progressiva da função das células β, resultando em hiperglicemia que aumenta no decorrer da vida. Uma característica dos pacientes afetados por mutações nesses dois genes é a sensibilidade à terapia com sulfonilureias, permitindo a transferência de insulina para esses agentes orais. Mutações no fator de transcrição HNF-1β caracterizam-se pelo desenvolvimento de doença renal (cistos, displasia ou malformações do trato renal), anormalidades no trato genital feminino e diabetes de início precoce. Mutações nos genes PDX-1 e NEUROD1 são bastante raras e o fenótipo do diabetes é similar ao associado com mutações no HNF-1α. Mutações no CEL causam uma síndrome de diabetes e disfunção exócrina pancreática. Mutações nos genes HNF-1α e GCK são as causas mais frequentes de MODY. O diagnóstico molecular de MODY permite a predição do curso clínico, terapia mais adequada e aconselhamento genético.

Diabetes mitocondrial – o DNA mitocondrial é uma molécula circular de 16.569 pares de bases que codifica 37 genes, sendo 13 subunidades da cadeia respiratória, 2 RNAs ribossômicos e 22 RNAt. Sendo o DNA mitocondrial uma estrutura altamente organizada e composta quase exclusivamente de regiões codificadoras, as mutações nessa molécula apresentam significância funcional e frequentemente levam a doenças. O envolvimento de fatores genéticos codificados pelo DNA mitocondrial na patogênese do *diabetes mellitus* tem sido verificado nos últimos anos. Demonstrou-se que a inibição da fosforilação oxidativa da mitocôndria nas ilhotas pancreáticas diminui a secreção de insulina, e um decréscimo na expressão de genes mitocondriais foi associado com deficiência de insulina em ratos. Portanto, os defeitos em genes mitocondriais podem ter como consequência redução na secreção de insulina. Várias anormalidades em DNA mitocondrial têm sido descritas em associação com diabetes, porém a mais comumente reportada é a substituição de A por G na posição 3.243 no RNAt Leu (UUR). Como resultado, um subtipo de diabetes de herança materna associado com surdez, também referido como MIDD (*maternally inherited diabetes and deafness*), tem sido reconhecido (OMIM – *online mendelian inheritance in man* 520.000). Essa mesma mutação (A3243G) é também associada com uma doença neuromuscular severa, referida como MELAS (*mitochondrial miopathy, encephalopathy, lactic acidosis, stroke-like episodes*), na qual o diabetes não faz parte da síndrome, sugerindo que essa mutação mitocondrial possa ser expressa em diferentes fenótipos. O diabetes mitocondrial caracteriza-se por uma transmissão materna e a maioria dos pacientes é classificada como portadora de *diabetes mellitus* tipo 2, porém, em geral, tende a ser mais magra e necessitar de tratamento com insulina com mais frequência do que classicamente observado. Há, porém, relatos de casos que foram inicialmente diagnosticados com DM tipo 1 devido ao início abrupto dos sintomas, idade de aparecimento e severidade da doença. Entretanto, na maioria dos casos, os marcadores imunológicos do DM tipo 1 não estão presentes nesse tipo de diabetes. Em geral, os pacientes são inicialmente controlados com dieta ou agentes orais, mas frequentemente necessitam de terapia com insulina durante a evolução da doença. A presença de surdez ou disacusia neurossensorial é um achado importante, sendo reportado em até 98% dos indivíduos afetados. Adicionalmente, esses pacientes podem exibir sinais e sintomas de envolvimento em outros órgãos, tais como miocardiopatia e distúrbios de condução, alterações neuromusculares e nefropatia. Em relação a sua frequência, a mutação A3243G foi detectada em 1-3% dos casos de DM tipo 2 entre os japoneses, em 2% entre os franceses, e entre os americanos descendentes do norte europeu não se verificou a presença da mutação. Em nosso meio, onde 733 indivíduos classificados como portadores de DM tipo 1, tipo 2 ou pré-diabetes foram avaliados, a mutação foi identificada em apenas três deles. Essa forma de diabetes, apesar de rara, merece ser pesquisada em pacientes com herança materna do diabetes, diminuição progressiva da secreção de insulina e disacusia. A identificação de diabetes associado à mutação A3243G oferece a possibilidade da introdução precoce de insulinoterapia, pesquisa de possível envolvimento em outros órgãos e, eventualmente, aconselhamento genético.

Síndrome de Wolfram – é uma forma monogênica de DM e doença neurodegenerativa de herança autossômica recessiva. O diagnóstico clínico é feito pela presença de DM com início na infância ou juventude (em geral antes dos 15 anos) associado à atrofia óptica. Pode haver ainda associação com *diabetes insipidus* e surdez, explicando o acrônimo DIDMOAD (*diabetes insipidus, diabetes mellitus, optic atrophy and deafness*) pelo qual a doença é conhecida. Ainda outras manifestações incluem alterações no trato urinário (incontinência e bexiga neurogênica), hipogonadismo primário, complicações neurológicas (ataxia cerebelar e mioclonia) e doenças psiquiátricas (depressão, demência). O DM é o resultado de uma deficiência de insulina de etiologia não autoimune e não associado aos antígenos do sistema HLA. Em 1998, foi identificado o gene responsável pela síndrome de Wolfram, que foi denominado de WFS1. Esse gene localiza-se no braço curto do cromossomo 4 e estende-se por 33,4kb do DNA genômico e contém 8 éxons, sendo o primeiro éxon não codante. Codifica uma proteína de 890 aminoácidos de localização no retículo endoplasmático e que tem um papel na homeostase do cálcio. Desde a identificação do gene WFS1, diferentes mutações *missense, nonsense,* deleções e inserções foram identificadas nos indivíduos com síndrome de Wolfram, sendo a maioria dos indivíduos heterozigotos compostos para duas mutações. Em nosso meio, realizamos a pesquisa de mutações no gene WFS1 em portadores da síndrome de Wolfram e verificamos que, à semelhança de outros estudos, a maioria das mutações são localizadas no éxon 8 e um fenótipo mais brando foi associado com a mutação no éxon 5. Além disso, parece que os carreadores em heterozigose têm risco aumentado de desenvolvimento das desordens associadas com a síndrome, tais como doenças psiquiátricas, surdez e DM. Enquanto a maioria dos portadores de SW apresenta mutações no gene WFS1, heterogeneidade genética foi demonstrada por meio da identificação de um *locus* adicional na região 4q22-24 em famílias jordanianas consanguíneas, que foi denominado *locus* WFS2. Os portadores da síndrome nessas famílias não apresentaram *diabetes insipidus* e sintomas adicionais não observados anteriormente, tais como tendência a sangramentos e defeitos na agregação plaquetária foram notados em muitos desses indivíduos. Ainda, úlcera péptica com tendência a sangramentos levando à hemorragia gastrointestinal também foi observada. Posteriormente, identificou-se mutação no gene CISD2 como a responsável pelo fenótipo nos indivíduos afetados. Semelhantemente ao gene WFS1, o gene CISD2 também codifica uma proteína, ERIS (*endoplasmatic reticulum intermembrane small protein*), de localização no retículo endoplasmático.

Diabetes neonatal devido a mutações no canal de potássio ATP-dependente – o canal de potássio ATP dependente (K^+ATP) pancreático tem um papel importante na secreção de insulina convertendo o metabolismo da glicose intracelular em mudanças no potencial de membrana. Esse canal é formado por quatro subunidades Kir6.2 e quatro subunidades SUR1. A subunidade Kir6.2, codificada pelo gene KCNJ11, forma o poro pelo qual o K^+ passa e também contém o sítio de ligação para o ATP. A subunidade SUR1, codificada pelo gene ABCC8, modifica a atividade do canal e contém o sítio de ligação para as sulfonilureias. Mutações ativadoras nesses genes levam a uma insensibilidade a mudanças na concentração intracelular de ATP, prevenindo o fechamento do canal e consequente secreção de insulina. Diabetes neonatal tem sido definido na literatura como a presença de hiperglicemia, que necessita de tratamento, nos primeiros meses de vida. Em aproximadamente metade dos casos, o diabetes neonatal é transitório, entrando em remissão em média em três meses e podendo recidivar durante a infância ou adolescência, enquanto na outra metade dos casos o diabetes é permanente. Recentemente, mutações ativadoras nos genes KCNJ11 e ABCC8 foram descritas em pacientes com diabetes neonatal. As mutações no gene KCNJ11 são as causas mais comuns de diabetes neonatal permanente, ocorrendo em 40-64% dos casos, enquanto mutações no gene ABCC8 correspondem acerca de 27% dos casos. Já no diabetes neonatal transitório a maioria dos casos apresenta anormalidades do *locus imprinted* no cromossomo 6q24, porém nos casos em que não se verificam anormalidades nesse *locus* mais de 80% apresentam mutações nos genes do K^+ATP. Em pacientes com diabetes neonatal permanente, apenas mutações em heterozigose foram descritas para o gene KCNJ11, enquanto para o gene ABCC8 há descrições de mutações em heterozigose, homozigose ou heterozigose composta. A maioria dos indivíduos afetados por mutações no gene KCNJ11 não apresenta história familiar, uma vez que em 90% dos casos as mutações são espontâneas, ocorrendo *de novo*. Para o gene ABCC8, em cerca de 50% dos casos as mutações também ocorrem *de novo*, entretanto diabetes neonatal pode também ser o resultado de mutações herdadas. Existem evidências para uma relação fenótipo-genótipo nas mutações do gene KCNJ11. Apesar de não ser absoluto, em geral mutações associadas apenas com diabetes neonatal (permanente ou transitório) localizam-se na região do sítio de ligação do ATP, enquanto mutações que além do diabetes também causam alterações neurológicas ocorrem em resíduos mais distantes do sítio de ligação do ATP, sendo principalmente dentro da porção helicoidal.

A identificação de mutações no K+ATP em portadores de diabetes neonatal tem implicações terapêuticas. As sulfonilureias ligam-se à subunidade SUR1 do K+ATP e provocam o fechamento do canal independente das concentrações de ATP. Cerca de 90% dos portadores de diabetes neonatal associado com mutações no gene KCNJ11 podem ter a terapia com insulina transferida para sulfonilureia e apresentar melhora no controle metabólico, e parece que com mutações no gene ABCC8 padrão similar é observado.

Defeitos genéticos na ação da insulina

Síndromes de resistência à insulina extrema – nas últimas décadas, tem sido demonstrado que várias síndromes são associadas com a resistência à insulina, decorrentes de mutações no gene do receptor de insulina. Clinicamente, há três síndromes causadas por mutações no gene do receptor de insulina: resistência à insulina tipo A, leprechaunismo e síndrome de Rabson-Mendenhall. A resistência à insulina tipo A é definida pela presença da tríade de resistência à insulina, *acanthosis nigricans* e hiperandrogenismo na ausência de obesidade ou lipoatrofia. O leprechaunismo caracteriza-se por restrição do crescimento intrauterino e pós-natal, diminuição do tecido adiposo subcutâneo e *acanthosis nigricans*. O prognóstico é pobre e poucas crianças sobrevivem após o primeiro ano de vida. A síndrome de Rabson-Mendenhall é associada com baixa estatura, abdome protuberante, anormalidades em dentes e unhas e hiperplasia pineal. Leprechaunismo e síndrome de Rabson-Mendenhall são transmitidas de forma autossômica recessiva, ou seja, os indivíduos afetados herdam os dois alelos mutantes. Mais de 70 mutações já foram identificadas no gene do receptor de insulina, e a severidade do defeito na função do receptor parece correlacionar-se com a severidade da síndrome clínica. As mutações mais severas causam leprechaunismo, enquanto as menos severas causam resistência à insulina tipo A. A síndrome de Rabson-Mendenhall é associada com defeitos que são intermediários em severidade.

Lipodistrofias – são condições raras caracterizadas por perda seletiva do tecido adiposo. São geralmente associadas com complicações metabólicas, tais como *diabetes mellitus*, resistência à insulina e dislipidemia. Podem ser formas adquiridas ou familiares, generalizadas ou parciais.

A lipodistrofia generalizada congênita ou síndrome de Berardinelli-Seip (OMIM 269700) é de herança autossômica recessiva e caracteriza-se por ausência quase completa de tecido adiposo reconhecida desde o nascimento ou na infância. Os pacientes com essa condição apresentam na infância crescimento linear acelerado e avanço da idade óssea. Posteriormente, há desenvolvimento de *acanthosis nigricans* e esteatose hepática. O DM geralmente desenvolve-se durante a adolescência. Pelo menos duas alterações moleculares foram identificadas como causa da síndrome de Berardinelli-Seip: mutações no gene AGPAT2 (1 acilglicerol fosfato aciltransferase 2) no cromossomo 9 e mutações no gene BSCL2 (seipina). A AGPAT2 catalisa uma reação de acilação durante a síntese de triglicerídios e fosfolipídios e os pacientes afetados apresentam

GENÉTICA NO ENTENDIMENTO DA OBESIDADE E DO DIABETES

ausência de tecido adiposo metabolicamente ativo (subcutâneo, intra-abdominal e intratorácico) e preservação do tecido adiposo mecânico (articular, regiões plantar, palmar e perineal). Várias mutações em homozigose ou heterozigose composta foram identificadas nesses pacientes. Já o gene BSCL2 codifica uma proteína de 398 aminoácidos de função desconhecida. Pacientes com mutação nesse gene apresentam ausência de tecido adiposo metabolicamente ativo e mecânico e maior prevalência de retardo mental e miocardiopatia hipertrófica do que pacientes com mutações no gene AGPAT2. Em nosso meio, identificaram-se mutações tanto no gene AGPAT2 quanto no gene seipina em portadores da síndrome de Berardinelli-Seip, indicando uma heterogeneidade genética no Brasil. Apesar de as mutações nos genes AGPAT2 e BSCL2 corresponderem a 95% dos casos, há pacientes com lipodistrofia congênita generalizada que não apresentam mutações nesses genes, sugerindo o envolvimento de outros *loci* nessa entidade. De fato, alguns trabalhos vêm recentemente identificando mutações em um terceiro gene, CAV1, em uma paciente brasileira com lipodistrofia congênita generalizada.

As lipodistrofias parciais familiares (LDPF) são desordens heterogêneas, de herança autossômica dominante, com vários fenótipos. A forma mais prevalente é a LDPF tipo 2, variante de Dunnigan (OMIM 151660). Os pacientes afetados apresentam distribuição normal do tecido adiposo até o início da puberdade, quando então iniciam perda de gordura em extremidades e região glútea, conferindo-lhes um aspecto musculoso. Ocorre também acúmulo de gordura em face e pescoço, frequentemente resultando em queixo duplo e face arredondada, com fenótipo semelhante ao de pacientes com síndrome de Cushing. Além da face, pode haver acúmulo de gordura em regiões supraclavicular, giba, axila e região intra-abdominal. O diagnóstico clínico é mais evidente nas mulheres, enquanto nos homens é mais difícil, uma vez que estes apresentam normalmente um *habitus* mais musculoso. Em relação às alterações metabólicas, os pacientes afetados apresentam resistência à insulina severa, com consequente desenvolvimento de *diabetes mellitus*, *acanthosis nigricans*, hirsutismo e síndrome dos ovários policísticos. O DM desenvolve-se por volta dos 20 anos de idade, e em muitos dos casos há necessidade de altas doses de insulina para controle metabólico. Também são características as alterações nos lipídios, que precedem as anormalidades no metabolismo dos carboidratos, com hipertrigliceridemia e baixos níveis de HDL-c. Como resultado, esses pacientes são predispostos a quilomicronemia e pancreatite aguda. As mulheres apresentam o dobro da prevalência de diabetes e mais que o triplo da prevalência de doença vascular aterosclerótica do que os homens com essa doença. A gravidade dessas complicações metabólicas também parece estar relacionada à extensão da perda do tecido adiposo, já que pacientes com as formas generalizadas de lipodistrofia são mais afetados do que os com as formas parciais. As bases genéticas da LPDF tipo 2 são mutações em heterozigose no gene LMNA que codifica as lamininas A e C, mapeado no cromossomo 1q21-q23, importante para a diferenciação e sobrevida dos adipócitos. As lamininas pertencem à família de proteínas que compõem a lâmina nuclear, uma estrutura entre a cromatina e a membrana nuclear. O gene LMNA contém 12 éxons e as mutações são principalmente localizadas dentro de uma região altamente conservada (éxon 8) que codifica a porção carboxiterminal. Aproximadamente 80% dos pacientes apresentam substituição em heterozigose na posição 482 (R482W/Q/L). Outras mutações na porção globular carboxiterminal da proteína, codificadas pelos éxons 8 e 11, também já foram descritas. Forma mais branda da doença foi associada com a mutação Arg582His no éxon 11.

A LDPF tipo 3 (OMIM 604367), associada com mutações no gene PPARG, caracteriza-se por perda de gordura subcutânea em extremidades com preservação da gordura visceral e subcutânea em região abdominal e facial. As manifestações de resistência à insulina e hipertensão arterial são mais severas do que na LDPF tipo 2. PPARγ é um receptor nuclear essencial para a transcrição de genes envolvidos na sensibilidade à insulina, inflamação e adipogênese. Devido ao papel crítico do PPARγ na adipogênese e sua alta expressão em adipócitos, as mutações no PPARγ podem causar lipodistrofia, porém não é claro porque a condição é restrita a certas localizações.

LDPF associada a mutações no gene Akt 2 (OMIM 164731) foi descrita em uma família com resistência à insulina, *diabetes mellitus* e hipertensão arterial. Akt 2 é expresso predominantemente em tecidos insulinossensíveis e está envolvido na sinalização insulínica pós-receptor. A lipodistrofia é possivelmente relacionada a uma menor diferenciação dos adipócitos e alterações na sinalização pós-receptor. Ainda, outros *loci* envolvidos na LDPF devem existir, pois há pacientes afetados em que não se identificou alteração em nenhum dos genes acima citados.

FORMAS NÃO MENDELIANAS DE DM TIPO 2

Enquanto os estudos genéticos das formas monogênicas de diabetes têm sido bem-sucedidos, o estudo genético das formas mais comuns da doença apresenta inúmeras dificuldades. O início tardio da doença, a alta de morbidade e mortalidade que dificultam a obtenção de mais de duas gerações de indivíduos afetados e as amplas variações fenotípicas que refletem uma heterogeneidade clínica e patogênica têm sido um desafio para a identificação dos genes que conferem suscetibilidade ao DM tipo 2. Nos últimos anos, uma série de genes envolvidos na secreção de insulina, na sensibilidade à insulina, no metabolismo e transporte de glicose têm sido implicados como potenciais genes de suscetibilidade para o DM tipo 2. Entretanto, poucas associações gene-doença têm sido replicadas a um nível de significância que sugere um papel na etiologia da doença. Entre as variantes nas quais as associações foram avaliadas em um grande número de casos e controles, replicadas em coortes independentes e os resultados foram consistentes podemos citar a variante Pro12Ala no gene PPARγ e E23K no gene KCNJ11.

O PPARγ é um fator de transcrição com um papel importante na diferenciação dos adipócitos, suscetibilidade à obesidade e sensibilidade à insulina. É expresso predominantemente no tecido adiposo e existe em duas isoformas: PPARγ1 e PPARγ2, que são produtos do mesmo gene e diferem entre si por 28 aminoácidos adicionais presentes na porção aminoterminal da forma γ2. Uma variante na isoforma PPARγ2 que resulta na substituição de prolina por alanina na posição 12 (Pro12Ala) foi associada com o DM em diversos estudos. O alelo mais comum, prolina (presente em 85% dos caucasianos e 95% dos japoneses), confere um risco moderado para o *diabetes mellitus* tipo 2. Entretanto, devido à alta prevalência do alelo Pro, o risco populacional atribuído torna-se importante, cerca de 25%. Estudos clínicos de traços quantitativos mostram que a presença do alelo Pro é associado com a diminuição da sensibilidade à insulina. Dados de meta-análises reforçam o alelo Pro12 como um alelo de risco para o diabetes.

Há atualmente evidências significantes de que o polimorfismo E23K no gene KCNJ11 esteja associado com o *diabetes mellitus* tipo 2. E23K é uma variante *missense* localizada na porção aminoterminal da subunidade Kir6.2 e estudos iniciais não detectaram correlação significante, porém estudos em larga escala e meta-análise confirmaram esta associação com diabetes com risco variando de 1,15 a 1,65. Ainda, o alelo de risco (K) foi também associado com diminuição da secreção de insulina.

Por meio da exploração de um sinal de *linkage*, pesquisadores do Decode identificaram o gene TCF7L2 (*transcription factor 7-like 2*) como um dos mais fortes contribuidores para o *diabetes mellitus* tipo 2. Essa associação foi replicada na maioria dos estudos realizados e em duas meta-análises (cerca de 50.000 indivíduos), mostrando consistência dos achados, com risco relativo de cerca de 1,4. Identificou-se uma variante intrônica como a principal fonte de associação em populações europeias. Os dados mostram efeito aditivo, com uma única cópia do alelo de risco conferindo cerca de 40% de risco e duas cópias cerca de 80% de risco de diabetes. O alelo de risco leva à diminuição da secreção de insulina, possivelmente pela diminuição do efeito incretina.

Os GWAS para o diabetes validaram genes previamente identificados e revelaram novos *loci*. O primeiro GWAS confirmou a associação com a variante no TCF7L2 e identificou os genes SLC30A8 e HHEX. O gene SLC30A8 codifica o transportador de zinco ZnT-8 ligado à produção de insulina e o HHEX é um fator de transcrição envolvido no desenvolvimento pancreático. Estudos subsequentes confirmaram as associações com TCF7L2, KCNJ11 e PPARγ e também com SLC30A8 e HHEX e identificaram novos *loci*: IGFBP2, CDKAL1 e CDKN2A/B. Interessantemente, a maioria das variantes identificadas parece estar associada com o diabetes por meio de uma influência na secreção de insulina em vez de influência na resistência a insulina.

CONSIDERAÇÕES FINAIS

Progressos consideráveis foram feitos recentemente na compreensão das bases genéticas da obesidade e do *diabetes mellitus*, porém ainda estão por serem identificados muitos dos genes de suscetibilidade. O estudo de formas mais raras e severas pode ser um instrumento importante na identificação de genes que podem ser relevantes também para as formas mais comuns da doença. É possível que mutações *missense* ou *nonsense* em determinados genes sejam responsáveis por formas mendelianas da doença, enquanto variações menos deletérias possam afetar o risco para o desenvolvimento das formas não mendelianas comuns da doença. O conhecimento das bases genéticas permitirá o tratamento dos diferentes grupos de pacientes estratificados de acordo com seu genótipo; também facilitará intervenções precoces para prevenção da doença.

BIBLIOGRAFIA

1. Clément K, Vaisse C, Lahlou N, Cabrol S, Pelloux V, Cassuto D et al. A mutation in the human leptin receptor gene causes obesity and pituitary dysfunction. Nature 1998; 392:398-401.
2. Diabetes Genetics Initiative of Broad Institute of Harvard and MIT, Lund University and Novartis Institutes for Biomedical Research. Genome-wide association analysis identifies loci for type 2 diabetes and triglycerides levels. Science 2007;316:1331-36.
3. Fu M, Kazlauskaite R, Baracho MFP, Nascimento MG, Brandão-Neto J, Villares S et al. Mutations in Gng3lg and AGPAT2 in Berardinelli-Seip congenital lipodystrophy and Brunzel Syndrome: phenotype variability suggests important modifier effects. J Clin Endocrinol Metab 2004;89:2916-22.
4. Gasparin MR, Crispim F, Paula SL, Freire MB, Dalbosco IS, Manna TD et al. Identification of novel mutations of the WFS1 gene in Brazilian patients with Wolfram syndrome. Eur J Endocrinol 2008;160:309-16.
5. Gomes KB, Fernandes AP, Ferreira ACS, Pardini H, Garg A, Magré J et al. Mutations in the seipin and AGPAT2 genes clustering in consanguineous families with Berardinelli-Seip congenital lipodystrophy from two separate geographical regions of Brazil. J Clin Endocrinol Metab 2004;89:357-61.
6. Heid IM, Vollmert C et al. Association of the MC4R V103I polymorphism with the metabolic syndrome: the KORA Study. Obesity (Silver Spring). 2008;16:369-76.
7. Kim CA, Delépine M, Boutet E, El Mourabit H, Le Lay S, Meier M et al. Association of a homozygous nonsense caveolin-1 mutation with Berardinelli-Seip congenital lipodystrophy. J Clin Endocrinol Metab 2008;93: 1129-34.
8. Montague CT, Farooqi IS, Whitehead JP, Soos MA, Rau H, Wareham NJ et al. Congenital leptin deficiency is associated with severe early-onset obesity in humans. Nature 1997;387:903-8.
8. Salles JE, Kalinin LB, Ferreira SR, Kasamatsu T, Moisés RS. Diabetes mellitus associado à mutação mitocondrial A3243G: freqüência e caracterização clínica. Arq Bras Endocrinol Metab 2007;51:559-65.
10. Scott LJ, Mohlke KL, Bonnycastle LL, Willer CJ, Li Y, Duren WL et al. A genome-wide association study of type 2 diabetes in Finns detects multiple susceptibility variants. Science 2007;316:1341-45.
11. Stunkard J, Foch TT, Hrubec Z. A twin study of human obesity. JAMA 1986;256:51-4.
12. Stutzmann F, Vatin V, Cauchi S, Morandi A, Jouret B, Landt O et al. Non-synonymous polymorphisms in melanocortin-4 receptor protect against obesity: the two facets of a Janus obesity gene. Hum Mol Genet 2007; 16:1837-44.
13. Willer CJ, Speliotes EK, Loos RJ, Li S, Lindgren CM, Heid IM et al. Genetic investigation of anthropometric traits consortium. Six new loci associated with body mass index highlight a neuronal influence on body weight regulation. Nature Genet 2009;41:25-34.
14. Zeggini E, Weedon MN, Lindgren CM, Frayling TM, Elliott KS, Lango H et al. Wellcome Trust Case Control Consortium (WTCCC). Replication of genome-wide association signals in UK samples reveals risk loci for type 2 diabetes. Science 2007;316:1336-41.

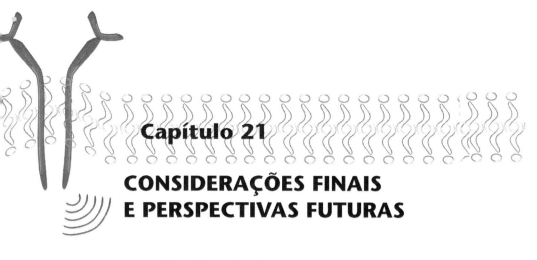

Capítulo 21

CONSIDERAÇÕES FINAIS E PERSPECTIVAS FUTURAS

José Rodrigo Pauli
Eduardo Rochete Ropelle
Dennys Esper Cintra

A CIÊNCIA SOB DESAFIO

Epidemiologicamente, nota-se crescimento no número de obesos e diabéticos em todo o globo, atingindo dos jovens aos idosos. Com uma expansão veloz a partir da década de 1980, essas doenças mostram-se atreladas a mudanças do estilo de vida moderno. Má alimentação e sedentarismo são considerados os dois grandes vilões do século.

A estreita relação entre obesidade e diabetes parece ser mediada pela hipertrofia do tecido adiposo, que tem capacidade de secretar biomoléculas de efeito nocivo ao metabolismo intermediário. Esse intrigante processo parece ter relação evolutiva no qual o genótipo que predispõe a resistência à insulina associada à ampla resposta a citocinas pode ter sido vantajoso em condições históricas de jejum prolongado e doenças infecciosas, mas desvantajoso em situações de plenitude alimentar do homem moderno.

A resistência à insulina e o *diabetes mellitus* tipo 2 (DM tipo 2) estão associados à ativação do sistema imune inato manifestada por elevação dos níveis circulantes de marcadores inflamatórios. As citocinas pró-inflamatórias ou reagentes de fase aguda que as próprias citocinas estimulam induzem resistência à insulina, bem como alterações na secreção desse hormônio. A origem da associação entre inflamação e DM tipo 2 ainda é incerto. No entanto, é sabido que o tecido adiposo secreta citocinas (TNF-α e IL-6) em resposta aos ácidos graxos provenientes da alimentação e da lipólise dos adipócitos. A hipótese é que o receptor de membrana denominado *Toll like receptor* (TLR) esteja associado ao processo inflamatório de baixo grau, sendo capaz de reconhecer tanto produtos microbianos como o lipopolissacarídeo (LPS), quanto ácidos graxos de cadeia saturada provenientes da alimentação. A ligação desses produtos a alguns tipos de TLR ativa as vias pró-inflamatórias clássicas envolvidas na resistência à insulina.

Em indivíduos obesos, nota-se que a ativação dessas vias inflamatórias está diretamente associada à menor captação de glicose pelo músculo esquelético, maior produção hepática de glicose e descontrole dos sinais de saciedade no sistema nervoso central. A longo prazo, esse processo pode levar ao diabetes propriamente dito. Em meio a este cenário, diversas estratégias (farmacológicas ou não) são constantemente elaboradas e testadas para atenuar o programa inflamatório de baixo grau com a finalidade de melhorar principalmente a sensibilidade à insulina. Embora muitos avanços tenham sido alcançados, atualmente não há uma única estratégia capaz de reverter completamente o processo inflamatório mediado pela obesidade.

Os capítulos deste livro tiveram o objetivo de aproximar o leitor a muitas das questões moleculares relacionadas a essas duas doenças. Como visto, o cenário é enigmático e cheio de surpresas. Inúmeras proteínas e genes estão envolvidos no ganho excessivo de peso corporal e na gênese da resistência à insulina. Proteínas de vias de sinalização inflamatórias desempenham papel fundamental no prejuízo na ação da insulina em diversos tecidos, no entanto, as mais novas descobertas apontam para novos alvos de estudos para desvendar a origem dos problemas associados à homeostase da glicose. Dentre os principais fenômenos atualmente estudados figuram: o papel da microbiota intestinal, o estresse de retículo endoplasmático, as modulações epigenéticas, os polimorfismos genéticos e as drogas gênicas.

MICROBIOTA INTESTINAL

NOVOS HORIZONTES NO ENTENDIMENTO DA OBESIDADE

O ser humano contém um número extenso de micro-organismos, coletivamente conhecidos como microbiota, microflora ou ainda popularmente conhecida como flora intestinal. Esta comunidade formada especialmente por bactérias anaeróbias inclui aproximadamente 500 a 1.000 espécies, as quais se estimam que coletivamente possuam cerca de 100 genes a mais se comparadas ao genótipo humano. A microbiota intestinal protege as mucosas, estimula o sistema imunológico e auxilia na degradação do alimento. No entanto, além desses benefícios, esses microinquilinos participam do processo de armazenamento de energia nas células. Devido a essa função, a microbiota tem sido considerada participante importante da causa de obesidade.

A microbiota intestinal é composta de bactérias potencialmente patogênicas e também de numerosos micro-organismos não patogênicos promotores de saúde. O intestino fetal é estéril, mas colonizado imediatamente após o nascimento, o que é influenciado pelo modelo de parto, dieta infantil (aleitamento), higiene e medicação. De início, a colonização intestinal é influenciada pela flora vaginal, material fecal materno e bactérias presentes no meio ambiente, sendo formada após o período perinatal, no mínimo até 12 a 24 meses, antes de uma única flora ser estabelecida.

NA OBESIDADE

No trato digestório há trilhões de bactérias que normalmente residem dentro do intestino humano e afetam a aquisição de nutrientes e a regulação de energia. Além disso, bactérias gram-negativas, com parede celular constituída por lipopolissacarídeo (LPS), derivadas da microbiota intestinal, podem atuar como fator desencadeador da inflamação induzida pelo alto consumo de gordura na obesidade.

A colonização da microbiota em camundongos livres de germes pela microbiota de camundongos obesos resulta em aumento significativo no conteúdo de gordura corporal total; no entanto, a colonização com uma microbiota de animal magro não resulta em alterações no peso. Adicionalmente, a caracterização do microbioma intestinal de camundongos obesos *ob/ob* (deficientes em leptina) indica que eles apresentam maior proporção de *Firmicutes* intestinais com redução correspondente no número de *Bacteroidetes*, quando comparado aos animais magros. É observado ainda que menos calorias permanecem nas fezes de animais obesos, o que significa que os roedores com maior conteúdo de gordura corporal conseguem extrair mais energia de sua alimentação em virtude da sua microbiota intestinal.

Tais diferenças abordadas acima foram também encontradas nas fezes de humanos (voluntários obesos) em relação a outros participantes magros. Nos dois grupos já era esperado que a maioria das bactérias presentes nas amostras, cerca de 90%, seria *Firmicutes* e *Bacteroidetes*. No entanto, os obesos apresentaram cerca de 20% mais de *Firmicutes* do que os indivíduos magros, assim como tinham 90% menos conteúdo de *Bacteroidetes* em relação ao grupo saudável.

Portanto, nosso tubo digestório possui ampla diversidade de bactérias que ajudam na digestão de alimentos, combatendo bactérias agressivas que nos invadem provocando a tradicional "gastroenterocolite" (doença diarreica). Os seres humanos, no entanto, propiciam ambientes ricos em nutrição e calor para que as bactérias benignas sobrevivam, estabelecendo uma simbiose útil para ambos.

As *Firmicutes* ganham destaque nesse microssistema, pois são capazes de converter alguns tipos de carboidratos, os chamados de oligossacarídeos, comumente não digeríveis, em açúcares simples como a glicose. Portanto, aquele alimento que seria eliminado nas fezes sem ser digerido pela atividade das *Firmicutes* é absorvido e utilizado como forma de energia, resultando em maior incorporação de gordura.

A importância das *Firmicutes* no processo de aquisição de maior massa corporal na forma de gordura foi testada em experimentos com animais. Após divisão de cobaias em dois grupos, foram testados: ratos com bactérias intestinais normais e ratos nos quais foram eliminadas as *Firmicutes*. Em seguida, forneceram aos animais dieta rica em gordura e açúcares. Os resultados mostraram que os animais sem bactérias *Firmicutes* permaneceram magros, enquanto os outros ganharam peso. Isso mostra que, desde que haja mais alimento e mais carboidrato, as bactérias *Firmicutes* digerem e aumentam o ingresso de um excesso de calorias destinadas a formar mais gordura.

Portanto, o efeito da microbiota em promover ganho excessivo de peso reside na sua capacidade de atuar na promoção e absorção de monossacarídeos do intestino e indução da lipogênese hepática no hospedeiro, mediante a regulação de duas proteínas: ChREBP (*carbohydrate response element-binding protein*) e SREPB-1 (*sterol response element-binding protein type-1*). Estas proteínas estão envolvidas na lipogênese e na síntese de triacilgliceróis no fígado.

NA INFLAMAÇÃO SUBCLÍNICA

Nesse contexto, cria-se uma nova hipótese de que a microflora intestinal possa ser capaz de influenciar a homeostase metabólica com participação na inflamação sistêmica de baixo grau relacionada a obesidade e DM tipo 2. Postula-se que bactérias que possuem LPS (lipopolissacarídeo), residindo no intestino, atuam como um fator desencadeador de inflamação relacionado à obesidade e ao diabetes. A alimentação a partir de dieta rica em gordura saturada resulta em modulação significante da população de bactérias dominante dentro da microbiota intestinal. A redução no número de bifidobactéria, *Eubacterium rectale, Clostridium coccoides* e *Bacteroides* favorece o aumento na razão entre bactérias gram-negativas para gram-positivas. Essa modulação da microbiota intestinal está associada com um aumento significativo de lipopolissacarídeo no plasma, massa de gordura, ganho de peso corporal, acúmulo de triacilglicerol hepático, resistência à insulina e diabetes. Por outro lado, alguns estudos mostram que o tratamento de ratos com polimixina B, um antibiótico direcionado especialmente a bactérias gram-negativas, reduz a presença de LPS e de esteatose hepática.

Em humanos, essas evidências também são confirmadas. Os níveis de LPS são significativamente maiores em pacientes diabéticos do tipo 2 do que os indivíduos sem a doença. Estes dados reforçam a ideia de que o LPS pode atuar como um fator relacionado à microbiota intestinal envolvida no desenvolvimento de DM tipo 2 e obesidade em humanos. Além disso, a modificação da microbiota intestinal por meio do uso de dois antibióticos (norfloxacino e ampicilina) parece melhorar a tolerância à glicose, além de redução da esteatose. O tratamento com os antibióticos pode também modular a microbiota intestinal reduzindo os níveis de LPS plasmáticos, a permeabilidade intestinal e a ocorrência de inflamação do tecido adiposo visceral e infiltração de macrófagos em camundongos alimentados com dieta rica em gordura.

Embora o genoma humano tenha elucidado toda a sequência de bases do corpo humano, estabelecendo um amplo mapeamento genético, não foi considerado que 90% das células do nosso corpo das 100 trilhões delas são micro-organismos que habitam o intestino, estômago, boca, nariz, garganta, aparelho respiratório e sistema geniturinário. Estes micro-organismos são encarregados de várias tarefas essenciais para a saúde humana e animal, incluindo a proteção contra patógenos e a conversão metabólica de nutrientes. Portanto, agregado ao genoma humano temos o genoma bacteriano suplementar, denominado de microbioma, com cem vezes mais genes do que nosso próprio organismo. A ideia dos cientistas é realizar, por meio do projeto "microbioma", a identificação das bactérias em amostras de fezes, salivas, secreções vaginais e esfregaços de pele humana.

OBESIDADE, DIABETES E ESTRESSE DE RETÍCULO ENDOPLASMÁTICO

O retículo endoplasmático (RE) desempenha função central na biossíntese de lipídios e proteínas. Sua membrana é o sítio de produção de todas as proteínas transmembrana e lipídios, para a maioria das organelas da célula. Todas as proteínas destinadas à secreção e todas as proteínas destinadas ao próprio RE, além do aparelho de Golgi, lisossomos, endossomos e membrana plasmática, são primeiramente importadas para o RE a partir do citosol. No lúmen do RE, as proteínas assumem sua conformação e oligomerizam-se. Pontes dissulfeto são formadas e oligossacarídeos N-ligados são adicionados.

A membrana do RE também oferece uma contribuição importante para as membranas das mitocôndrias e dos peroxissomos, pois produz a maioria de seus constituintes lipídicos. Em condição de estresse patológico, a homeostase do RE é rompida, levando ao acúmulo de proteínas mal formadas no seu lúmen. Nessa situação, as células acometidas ativam um complexo sistema de sinalização conhecido como *unfolded protein response* (UPR). Os eventos subsequentes à ativação deste complexo mecanismo denominam-se "estresse de retículo endoplasmático", que por sua vez tem como objetivo a preservação da integridade da célula afetada.

Privação ou excesso de glicose ou nutrientes, infecção viral, hipóxia, toxinas, presença de determinados ácidos graxos, aumento na síntese de proteínas secretoras e expressão de proteínas mutantes ou mal formadas são algumas das situações que podem desencadear tal processo. Várias dessas condições ocorrem na obesidade. Além disso, na obesidade ocorrem também: aumento da demanda da maquinaria sintética das células em vários sistemas secretórios, estresse mecânico por acúmulo excessivo de lipídios, anormalidades no fluxo energético intracelular e disponibilidade de nutrientes.

Recentes estudos com modelos experimentais indicam que estresse de RE inicia e integra as vias inflamatórias e as vias de sinalização de insulina com obesidade e desenvolvimento de resistência à insulina e diabetes tipo 2. As principais proteínas responsivas ao estresse de RE são: IRE-1 (*inositol-requiring enzyme-1*), PERK (*PKR-like endoplasmic-reticulum kinase*) e ATF-6 (*activating transcription factor 6*). As duas principais vias inflamatórias que interferem na ação da insulina, JNK e IKK, são ativadas em resposta a IRE-1 e PERK durante a resposta ao estresse de RE.

A ativação de JNK pela IRE-1 envolve TRAF2 (*TNF-receptor-associated factor 2*). O IKK/NF-κB pode ser ativado tanto por IRE-1, que interage com IKK por meio do TRAF2, quanto pela ativação da PERK, que leva à degradação do IκB, facilitando a atividade do NF-κB. Além disso, a indução de estresse de RE leva a ativação de CREB-H, um importante mediador inflamatório no fígado, aumento na produção de espécies reativas de oxigênio (ROS) e, consequentemente, estresse oxidativo celular. O estresse oxidativo, característico na obesidade, é considerado um dos fatores mais importantes no desenvolvimento de resistência à insulina em obesos.

A análise de amostras obtidas a partir de biópsias feitas em pacientes magros e obesos demonstrou evidências claras de estresse de retículo no músculo esquelético de obesos e que a expressão de proteínas envolvidas no estresse de retículo é determinante para o desenvolvimento da resistência à insulina. Embora estes resultados sejam promissores, são necessárias novas investigações para determinar a real importância do estresse de retículo no desenvolvimento da resistência à insulina.

TRANSPLANTE DE CÉLULAS BETA-PANCREÁTICAS

As ilhotas, que representam 2% do pâncreas, são agrupamentos de cerca de 300 células nas quais se encontram as células beta, produtoras de insulina. A parte do diabetes relativa à hiperglicemia é conceitualmente simples: a quantidade de células beta não é suficiente para a manutenção da glicemia em níveis normais. Em pessoas com DM tipo 1, ocorre a destruição total ou parcial das células beta causada por reações autoimunes. Para esses casos, uma das técnicas mais promissoras para os próximos anos é, sem dúvida, o transplante de célula beta. Essa técnica tem como objetivo introduzir células pancreáticas íntegras em pacientes com incapacidade de produzir insulina.

Estudos conduzidos em roedores demonstraram que a injeção de células com capacidade de produzir insulina, foi capaz de reverter o quadro de diabetes. Esses resultados despertaram grande interesse para tornar esta técnica aplicável em seres humanos. Em 2006, um importante estudo demonstrou que o transplante de célula beta em 36 pacientes reverteu o diabetes tipo 1 em 45% dos casos. No entanto, dois anos após o transplante, apenas cinco pacientes (13,8%) continuaram sem utilizar insulina, e os demais participantes voltaram a apresentar hiperglicemia e retornaram a utilizar a insulinoterapia. Este e outros estudos demonstraram que os maiores problemas relacionados ao transplante de células beta são: a capacidade de obtenção de células viáveis capazes de produzir insulina e o processo de rejeição após o transplante. No entanto, novos estudos buscam a utilização de células embrionárias humanas. As células embrionárias humanas são atrativas, pois em teoria podem produzir um número ilimitado de células de ilhotas pancreáticas e representam potencial promissor em um futuro a médio prazo.

EPIGENÉTICA

Uma das ilusões científicas mais cultivadas na década de 1990 foi a de que o Projeto Genoma Humano seria capaz de desvendar os elementos responsáveis por disparar mecanismos responsáveis pelo surgimento de diversas doenças como câncer, mal de Parkinson, Alzheimer e diabetes. Ao identificar os elementos químicos que guardam instruções sobre o funcionamento dos seres vivos, os pesquisadores produziram um marco na história da biologia. Mas o grande salto ainda depende de mais um passo, o desenvolvimento da epigenética, a ciência que pretende esclarecer como fatores ambientais (hábitos alimentares e estresse, por exemplo) podem interferir no funcionamento dos genes mesmo sem produzir mutações na sequência do DNA. Os fatores ambientais podem ser mais determinantes na gênese de uma doença do que a presença do próprio gene predisponente.

A busca por um completo entendimento da base molecular da obesidade e diabetes, que compreende a identificação dos genes envolvidos, além de sua caracterização funcional, é um grande desejo dos pesquisadores da área da saúde. Sem dúvida, o progresso acentuado dos últimos anos, amplamente relacionado à identificação de genes, já transformou de maneira permanente a percepção da fisiopatologia de diversas doenças humanas.

UMA VISÃO GERAL DA REGULAÇÃO EPIGENÉTICA

Embora não exista uma definição uniforme, a epigenética é descrita como um fenômeno responsável por mudanças hereditárias na função do gene, que ocorrem sem que haja mudança na sequência de nucleotídios. Modificações epigenéticas podem ser passadas de uma geração celular para a herança (próximo mitótico) e entre as gerações de uma espécie (herança meiótica). Nas plantas, é bem estabelecido que as modificações epigenéticas podem ser herdadas de uma geração para a seguinte. No entanto, há apenas informações limitadas sobre a herança de traços epigenéticos entre as gerações de animais. Notavelmente, os efeitos epigenéticos também podem ser afetados pelo ambiente, o que os tornam potencialmente complexos como mecanismos de patogenicidade nas doenças multifatoriais, tais como diabetes tipo 2. Dentre os fatores epigenéticos mais estudados estão: metilação e acetilação do DNA, modificações das histonas e microRNAs. Coletivamente, esses fatores podem ajudar a explicar como as células com DNA idêntico podem diferenciar-se em diferentes tipos de células com fenótipos diferentes.

Recentes estudos demonstram que drogas, alimentos e até mesmo a atividade física são capazes de modular fatores como, por exemplo, a metilação do DNA e interferir diretamente na expressão de diversas proteínas e, consequentemente, no ambiente intracelular. Essa perspectiva incidirá sobre o papel de novos medicamentos, novas dietas e programas de atividade sobre a metilação e modificação das histonas na patogênese da obesidade e do DM tipo 2.

ESTUDO DE POLIMORFISMOS E DO PROTEOMA: ÁREAS EMERGENTES NA CIÊNCIA MOLECULAR

Um importante aspecto da biologia moderna, e que gradualmente tem sido enfatizado, refere-se a variações entre indivíduos e seu potencial impacto para o desenvolvimento das mais diversas doenças. Essas variações, chamadas de variabilidade genética, são determinadas pelos polimorfismos, ou seja, diferentes tipos de alterações responsáveis pelo "embaralhamento" dos nucleotídios presentes nos genes. Essas alterações são frequentes ao longo de todo o genoma. Estima-se que haja próximo de 2 milhões de polimorfismos de um único nucleotídio (*single nucleotide polymorphism* – SNP) distribuídos pelo genoma, dos quais a maior parte se localiza em regiões não codificadoras e apenas uma minoria resulta em modificação do aminoácido codificado. Essas alterações são as responsáveis pelas diferenciações entre os seres e também por parte das adaptações genéticas acumuladas durante a evolução. Os polimorfismos podem tanto influenciar o desenvolvimento de doenças, quanto conferir resistência a sua gênese.

Existem atualmente diversos estudos e programas multicêntricos envolvidos na caracterização da natureza das variações polimórficas de genes humanos, com a intenção de construir um "catálogo" abrangente de tais polimorfismos para estudos de associação. O avanço tecnológico na área de *chips* permite atualmente a análise simultânea de milhares de SNPs e as aplicações dessa metodologia crescem a uma velocidade avassaladora. Essas pequenas plataformas podem ser empregadas para a caracterização de perfis populacionais, para estudos epidemiológicos, correlações genotípicas com doenças específicas, utilização comparativa em tecidos anormais e normais para análise global de defeitos consistentes, como, por exemplo, áreas de *deleções* em tumores, associações entre o perfil genotípico e a resposta terapêutica, entre outros.

A função de polimorfismos na modulação de fenótipos, que se estende muito além do seu tradicional papel de "marcador" genômico, foi recentemente caracterizada em uma descrição de uma região promotora de um gene chamado "PIG3". O sequenciamento desse gene representou-o como um clássico marcador dinucleotídio para certos tipos de câncer. As variações da extensão desse marcador afetavam a eficiência da sua resposta promotora. Nesse caso, o promotor é responsivo ao supressor de tumor p53.

Este achado proporciona enormes implicações, pois, se confirmado em análises de maior amplitude, pode indicar que a resposta supressora de tumor de alguns indivíduos pode ser prevista com base no tamanho do alelo associado ao polimorfismo do promotor. É possível que este seja apenas o primeiro exemplo de outras funções moduladoras de fenótipo exercidas por polimorfismos. Contudo, as variações da sequência genômica, embora relevantes, quase que certamente não são o único fator na diversidade fenotípica. A integração desse conhecimento com o perfil transcricional de múltiplos genes oferece valiosa informação para associações com situações patológicas específicas. Um terceiro nível de análise em larga escala, além do perfil polimórfico e transcricional, está tornando-se conhecido, como o estudo do proteoma. Essa subárea emergente na ciência moderna engloba a identificação em massa de proteínas e seu papel nas regulações pós-traducionais e nas análises comparativas do perfil proteico global em diferentes situações de saúde e doença. Além disso, essa ciência corrobora para o entendimento das relações entre proteínas e entre os genes e proteínas, ou ainda em suas "redes regulatórias", que definem de forma global as múltiplas interações que fazem um complexo organismo como o humano a operar de forma balanceada.

DROGAS GÊNICAS

Talvez essa não seja a nomenclatura mais adequada, contudo, por hora é suficiente. Drogas gênicas não passam de substâncias sinteticamente desenvolvidas para controlar a expressão de certos genes. Um nome tecnicamente mais apropriado seria oligonucleotídio antissenso, ou apenas antissenso. Os antissensos talvez sejam o futuro das ciências farmacêuticas. Como dito anteriormente, o descobrimento do genoma humano viria possibilitar inúmeras interpretações perante as diferentes ciências. É possível que uma das principais interpretações seja executada pelas ciências farmacêuticas, imbuída no seu novo atributo chamado de farmacogenômica/genética, ou seja, o estudo das interações dos genes com as drogas e a resposta dessas interações. De posse do sequenciamento de um gene conhecidamente envolvido com a gênese de alguma doença, seria possível então construir uma substância que interagisse com esse gene, bloqueando sua atividade? A sequência de um gene transcrito, informação esta carreada pelo RNAm ao ribossomo para sua tradução em proteína, encontra-se no sentido 5' → 3', ou seja, senso. Sabe-se que o ribossomo "interpreta" apenas sequências simples de RNAm. A partir daí, surgiu a ideia de se construir uma sequência que se complementasse ao RNAm, formando então uma dupla fita de RNA, para bloquear a "interpretação" da sequência realizada pelo ribossomo. Foram desenvolvidas sequências contrárias ao RNAm, no sentido 5' ← 3', chamadas de antissenso. Veja o exemplo:

Parte do gene da proteína hemoglobina (*Homo sapiens*):

	→	
RNAm (senso):	5'... u g a c u c c u g a	g g a g a a g u c u...3'
Antissenso:	5'... a g a c u u c u c c	u c a g g a g u c a...3'
		←

Tomando esse exemplo como base, uma substância (sequência de nucleotídios) construída inversamente ao RNAm poderia ser capaz de bloquear a tradução do código em proteína, impedindo sua atividade. O exemplo foi o da hemoglobina, mas, caso fosse uma proteína envolvida na gênese de um câncer ou de uma doença metabólica qualquer, tal interferência seria no mínimo interessante.

As ciências farmacêuticas têm concentrado seus esforços no estudo de genes envolvidos na propensão ao desenvolvimento de doenças, construindo sequências de pequenos nucleotídios (oligonucleotídios) e experimentando tais respostas.

Então, não se trata mais do desenvolvimento de substâncias químicas oriundas de plantas ou outras sintéticas semelhantes, e sim do jogo de embaralhamento correspondente aos nucleotídios presentes nos genes, ou seja, adenina, uracila, guanina e citosina.

Com experiência própria, demonstramos que o antissenso para a proteína PGC-1a (*PPAR gama coactivator 1 alfa*) foi capaz de reverter experimentalmente o diabetes tipo 2 em camundongos.

Outra influência importante de estudos farmacogenômicos se dá às novas interpretações sobre novos ou antigos tratamentos medicamentosos. Por exemplo, as glitazonas foram inicialmente concebidas para tratar distúrbios glicêmicos, como é o caso do diabetes tipo 2. Contudo, com o advento da biologia molecular, soube-se que seu efeito não estava apenas sobre o controle da expressão de genes como o do PPARγ, e estava estendido para o controle de proteínas inflamatórias como a JNK e o IKK. Efeitos pleiotrópicos ou colaterais de antigas drogas vêm sendo redescobertos pela velha ciência, mas com rótulo novo, a farmacogenômica.

Em futuro a curto a médio prazo será possível atribuir medicamentos específicos a pessoas específicas. Por exemplo, nem todo medicamento antidiabético é bem tolerado ou efetivo para todos os portadores de diabetes. Outro exemplo mais próximo de nossa realidade é: por que um anticoncepcional se adequa perfeitamente à mulher A e nem tanto à B? Perguntas como essas são cada vez mais frequentes em consultórios, salas de aula, reuniões científicas e também no cotidiano popular.

Há algum tempo não seria possível imaginar ingerir um anticorpo sintetizado em laboratório para o tratamento de enfermidades. Vários medicamentos já em comercialização apresentam este objetivo. Por exemplo, o infliximabe, um anticorpo anti TNF-α, apesar de ainda possuir custo muito elevado, tem sido utilizado com sucesso nos tratamentos de artrite reumatoide, uma inflamação crônica que acomete as cartilagens do corpo. Mas se um produto com ação tão específica, como é o caso de anticorpos, pode atuar positivamente contra uma inflamação ainda que em cartilagens, seria também capaz de atuar na obesidade, já que esta é uma doença de caráter inflamatório, com ação preponderante de TNF-α? A resposta é sim. Importantes estudos demonstraram que a droga foi efetiva para a melhora metabólica como um todo em obesos. Agregada a essa curiosidade, outra questão se forma: já que a obesidade é um processo inflamatório e talvez seja possível ser controlada ou manejada com medicamentos específicos como o infliximabe, por que não são utilizados medicamentos clássicos como ácido acetilsalicílico ou diclofenacos? Apesar de serem importantes anti-inflamatórios disponíveis com bom custo no mercado, seus alvos terapêuticos se diferem dos alvos acometidos pela obesidade e também diabetes. Tais medicamentos apresentam potente ação sobre proteínas como as prostaglandinas, derivadas das outras enzimas, das ciclo-oxigenases (ver capítulo 8). Estudos demonstram que seriam necessárias grandes doses para que o efeito se propagasse a alvos como a JNK, IKK, iNOS etc.

Como demonstrado, essas e outras grandes questões ainda estão por serem feitas e respondidas pelas ciências farmacêuticas. Grandes revoluções terapêuticas estão prestes a surgir, derivadas do conhecimento acerca dos genes e de suas funções.

CONSIDERAÇÕES FINAIS

As mais novas descobertas científicas discutidas neste capítulo ampliam ainda mais as possibilidades para a prevenção e tratamento dessas doenças. Os últimos anos permitiram a observação e a conclusão de que a adoção de iniciativas multidisciplinares como forma de obter uma melhor compreensão e exploração deste abundante volume de informação disponível sobre obesidade e diabetes é fundamental. A identificação do gene responsável por doenças específicas na verdade é o primeiro passo no longo processo de entendimento dos mecanismos regulatórios que regem nosso organismo e a evolução humana através dos tempos. Novos modelos e paradigmas biológicos estão sendo propostos e construídos a cada dia, impostos pela pressão desta imensa massa de conhecimento que tem sido gerada. Espera-se que estas informações sejam por fim traduzidas no desenvolvimento de novas estratégias que proporcionarão o avanço no tratamento de doenças, não apenas da obesidade e diabetes, mas de todas as que aflingem a humanidade.

BIBLIOGRAFIA

1. De Souza CT, Araújo EP, Prada PO, Saad MJ, Boschero AC, Velloso LA. Short-term inhibition of peroxisome proliferator-activated receptor-gamma coactivator-1alpha expression reverses diet-induced diabetes mellitus and hepatic steatosis in mice. Diabetologia 2005; 48(9):1860-71.
2. Ling C, Groop L. Epigenetics: a molecular link between environmental factors and type 2 diabetes. Diabetes 2009;58(12):2718-25.
3. Ozcan U, Cao Q, Yilmaz E, Lee AH, Iwakoshi NN, Ozdelen E et al. Endoplasmic reticulum stress links obesity, insulin action, and type 2 diabetes. Science 2004;15;306(5695):457-61.
4. Ozcan U, Yilmaz E, Ozcan L, Furuhashi M, Vaillancourt E, Smith RO et al. Chemical chaperones reduce ER stress and restore glu-

cose homeostasis in a mouse model of type 2 diabetes. Science 2006;25;313(5790):1137-40.
5. Ridderstråle M, Groop L. Genetic dissection of type 2 diabetes. Mol Cell Endocrinol 2009; 15;297(1-2):10-7.
6. Shapiro AM, Ricordi C, Hering BJ, Auchincloss H et al. International trial of the edmonton protocol for islet transplantation. N Engl J Med 2006;28;355(13):1318-30.
7. Stolerman ES, Florez JC. Genomics of type 2 diabetes mellitus: implications for the clinician. Nat Rev Endocrinol 2009;5(8):429-36.
8. Tsukumo DM, Carvalho BM, Carvalho-Filho MA, Saad MJ. Translational research into gut microbiota: new horizons in obesity treatment. Arq Bras Endocrinol Metabol 2009;53 (2):139-44.

BIBLIOGRAFIAS SUGERIDAS PARA LEITURA

Parte I

Arner E, Rydén M, Arner P. Tumor necrosis factor alpha and regulation of adipose tissue. N Engl J Med 2010;362(12):1151-3.

Balkau B, Simon D. Survival in people with type 2 diabetes as a function of HbA(1c). Lancet 2010;375(9713):438-40.

Bellisari A. Evolutionary origins of obesity. Obes Rev 2008;9(2):165-80.

Blakemore AI, Froguel P. Is obesity our genetic legacy? J Clin Endocrinol Metab 2008;93(11 Suppl 1):S51-6.

Bickel PE, Tansey JT, Welte MA. PAT proteins, an ancient family of lipid droplet proteins that regulate cellular lipid stores. Biochim Biophys Acta 2009;1791(6):419-40.

Franks PW, Hanson RL, Knowler WC, Sievers ML, Bennett PH, Looker HC. Childhood obesity, other cardiovascular risk factors, and premature death. N Engl J Med 2010;362(6):485-93.

Kahn BB, Flier JS. Obesity and insulin resistance. J Clin Invest 2000;106(4):473-81.

Hu FB, Malik VS. Sugar-sweetened beverages and risk of obesity and type 2 diabetes: epidemiologic evidence. Physiol Behav 2010;100(1):47-54.

Jitrapakdee S, Wutthisathapornchai A, Wallace JC, MacDonald MJ. Regulation of insulin secretion: role of mitochondrial signalling. Diabetologia 2010;53(6):1019-32.

Nguyen DM, El-Serag HB. The epidemiology of obesity. Gastroenterol Clin North Am 2010; 39(1):1-7.

Osório J. Risk factors: diabetes and cardiovascular risk: insights from clinical trials. Nat Rev Cardiol 2010;7(5):239.

Prentki M, Nolan CJ. Islet beta cell failure in type 2 diabetes. J Clin Invest 2006;116(7):1802-12.

Roth CL, Reinehr T. Roles of gastrointestinal and adipose tissue peptides in childhood obesity and changes after weight loss due to lifestyle intervention. Arch Pediatr Adolesc Med 2010; 164(2):131-8.

Scheinfeldt LB, Biswas S, Madeoy J, Connelly CF, Schadt EE, Akey JM. Population genomic analysis of ALMS1 in humans reveals a surprisingly complex evolutionary history. Mol Biol Evol 2009;26(6):1357-67.

Shi H, Kokoeva MV, Inouye K, Tzameli I, Yin H, Flier JS. TLR4 links innate immunity and fatty acid-induced insulin resistance. J Clin Invest 2006;116(11):3015-25.

Speakman JR. Thrifty genes for obesity, an attractive but flawed idea, and an alternative perspective: the 'drifty gene' hypothesis. Int J Obes (Lond) 2008;32(11):1611-7.

Tripathy D, Chavez AO. Defects in insulin secretion and action in the pathogenesis of type 2 diabetes mellitus. Curr Diab Rep 2010;10(3): 184-91.

Waring ME, Eaton CB, Lasater TM, Lapane KL. Incident diabetes in relation to weight patterns during middle age. Am J Epidemiol 2010; 171(5):550-6.

Parte II

Allen TL, Febbraio MA. IL6 as a mediator of insulin resistance: fat or fiction? Diabetologia 2010;53(3):399-402.

Crisóstomo J, Rodrigues L, Matafome P, Amaral C, Nunes E, Louro T et al. Beneficial effects of dietary restriction in type 2 diabetic rats: the role of adipokines on inflammation and insulin resistance. Br J Nutr 2010;24:1-7.

Cummings DE, Overduin J. Gastrointestinal regulation of food intake. J Clin Invest 2007;117(1): 13-23.

Gnacioska M, Małgorzewicz S, Lysiak-Szydłowska W, Sworczak K. The serum profile of adipokines in overweight patients with metabolic syndrome. Endokrynol Pol 2010;61(1): 36-41.

Kadowaki T, Yamauchi T, Kubota N, Hara K, Ueki K, Tobe K. Adiponectin and adiponectin receptors in insulin resistance, diabetes, and the metabolic syndrome. J Clin Invest 2006; 116(7):1784-92.

Morton GJ, Cummings DE, Baskin DG, Barsh GS, Schwartz MW. Central nervous system control of food intake and body weight. Nature 2006;443(7109):289-95.

O'Connell J, Lynch L, Cawood TJ, Kwasnik A, Nolan N, Geoghegan J et al. The relationship of omental and subcutaneous adipocyte size to metabolic disease in severe obesity. PLoS One 2010;5(4):e9997.

Prentice AM, Hennig BJ, Fulford AJ. Evolutionary origins of the obesity epidemic: natural selection of thrifty genes or genetic drift following predation release? Int J Obes 2008; 32(11):1607-10.

Polyzos SA, Kountouras J, Zavos C, Tsiaousi E. The role of adiponectin in the pathogenesis and treatment of non-alcoholic fatty liver disease. Diabetes Obes Metab 2010;12(5):365-83.

Schwartz MW, Woods SC, Porte D Jr, Seeley RJ, Baskin DG. Central nervous system control of food intake. Nature 2000;404(6778):661-71.

Speakman JR. FTO effect on energy demand versus food intake. Nature 2010;464(7289):E1; discussion E2.

Zhang X, Zhang G, Zhang H, Karin M, Bai H, Cai D. Hypothalamic IKKbeta/NF-kappaB and ER stress link overnutrition to energy imbalance and obesity. Cell 2008;135(1):61-73.

Wisse BE, Kim F, Schwartz MW. Physiology. An integrative view of obesity. Science 2007;318 (5852):928-9.

Woods SC. The control of food intake: behavioral versus molecular perspectives. Cell Metab 2009;9(6):489-98.

Parte III

Allcock DM, Sowers JR. Best strategies for hypertension management in type 2 diabetes and obesity. Curr Diab Rep 2010;10(2):139-44.

Brunzell JD. Clinical practice. Hypertriglyceridemia. N Engl J Med 2007;357(10):1009-17.

Calle EE, Rodriguez C, Walker-Thurmond K, Thun MJ. Overweight, obesity, and mortality from cancer in a prospectively studied cohort of U.S. adults. N Engl J Med 2003;348(17):1625-38.

Chamarthi B, Williams JS, Williams GH. A mechanism for salt-sensitive hypertension: abnormal dietary sodium-mediated vascular response to angiotensin-II. J Hypertens 2010; 28(5):1020-6.

de Vere White R, Hackman RM, Kugelmass J. The dogmas of nutrition and cancer: time for a second (and maybe third) look. Ann N Y Acad Sci 2010;1190(1):118-25.

Gallagher EJ, LeRoith D. Insulin, insulin resistance, obesity, and cancer. Curr Diab Rep 2010;10(2):93-100.

Landman GW, Van Hateren KJ, Kleefstra N, Bilo HJ. The relationship between obesity and cancer mortality in type 2 diabetes: a ten-year follow-up study (ZODIAC-21). Anticancer Res 2010;30(2):681-2.

Lombardi C, Hedner J, Parati G. Sex and age differences in the relationship between sleep duration and hypertension. J Hypertens 2010; 28(5):883-6.

López-Miranda J, Pérez-Jiménez F, Ros E, De Caterina R, Badimón L, Covas MI et al. Olive oil and health: summary of the II international conference on olive oil and health consensus report, Jaén and Córdoba (Spain) 2008. Nutr Metab Cardiovasc Dis 2010;20(4):284-94.

Mancia G, Bombelli M, Facchetti R, Casati A, Ronchi I, Quarti-Trevano F et al. Impact of different definitions of the metabolic syndrome on the prevalence of organ damage, cardiometabolic risk and cardiovascular events. J Hypertens 2010;28(5):999-1006.

Park EJ, Lee JH, Yu GY, He G, Ali SR, Holzer RG et al. Dietary and genetic obesity promote liver inflammation and tumorigenesis by enhancing IL-6 and TNF expression. Cell 2010; 140(2):197-208.

Parte IV

Balducci S, Zanuso S, Fernando F, Fallucca S, Fallucca F, Pugliese G. Italian Diabetes Exercise Study (IDES) Group. Physical activity/exercise training in type 2 diabetes. The role of the italian diabetes and exercise study. Diabetes Metab Res Rev 2009;(Suppl 1):S29-33.

Brown T, Avenell A, Edmunds LD, Moore H, Whittaker V, Avery L, Summerbell C. Systematic review of long-term lifestyle interventions to prevent weight gain and morbidity in adults. Obes Rev 2009;10(6):627-38.

Boor P, Celec P, Behuliak M, Grancic P, Kebis A, Kukan M et al. Regular moderate exercise reduces advanced glycation and ameliorates early diabetic nephropathy in obese Zucker rats. Metabolism 2009;58(11):1669-77.

Burr JF, Rowan CP, Jamnik VK, Riddell MC. The role of physical activity in type 2 diabetes prevention: physiological and practical perspectives. Phys Sportsmed 2010;38(1):72-82.

Frøsig C, Richter EA. Improved insulin sensitivity after exercise: focus on insulin signaling. Obesity (Silver Spring) 2009;3:S15-20.

Gersh BJ, Sliwa K, Mayosi BM, Yusuf S. Novel therapeutic concepts: the epidemic of cardiovascular disease in the developing world: global implications. Eur Heart J 2010;31(6): 642-8.

Horton ES. Effects of lifestyle changes to reduce risks of diabetes and associated cardiovascular risks: results from large scale efficacy trials. Obesity (Silver Spring) 2009;(Suppl 3):S43-8.

MacLean PS, Higgins JA, Wyatt HR, Melanson EL, Johnson GC, Jackman MR et al. Regular exercise attenuates the metabolic drive to regain weight after long-term weight loss. Am J Physiol Regul Integr Comp Physiol 2009; 297(3):R793-802.

Ploeger HE, Takken T, de Greef MH, Timmons BW. The effects of acute and chronic exercise on inflammatory markers in children and adults with a chronic inflammatory disease: a systematic review. Exerc Immunol Rev 2009; 15:6-41.

Qin L, Knol MJ, Corpeleijn E, Stolk RP. Does physical activity modify the risk of obesity for type 2 diabetes: a review of epidemiological data. Eur J Epidemiol 2010;25(1):5-12.

Rajpathak SN, Aggarwal V, Hu FB. Multifactorial intervention to reduce cardiovascular events in type 2 diabetes. Curr Diab Rep 2010;10(1): 16-23.

Slentz CA, Houmard JA, Kraus WE. Exercise, abdominal obesity, skeletal muscle, and metabolic risk: evidence for a dose response. Obesity (Silver Spring) 2009;3:S27-33.

Smiechowska J, Utech A, Taffet G, Hayes T, Marcelli M, Garcia JM. Adipokines in patients with cancer anorexia and cachexia. J Investig Med 2010;58(3):554-9.

Parte V

Barsh GS, Farooqi IS, O'Rahilly S. Genetics of body-weight regulation. Nature 2000;404 (6778):644-51.

Burcelin R, Luche E, Serino M, Amar J. The gut microbiota ecology: a new opportunity for the treatment of metabolic diseases? Front Biosci 2009;14:5107-17.

Corella D, Ordovas JM. Nutrigenomics in cardiovascular medicine. Circ Cardiovasc Genet 2009;2(6):637-51.

Concannon P, Rich SS, Nepom GT. Genetics of type 1A diabetes. N Engl J Med 2009;360(16): 1646-54.

Covas MI, Konstantinidou V, Fitó M. Olive oil and cardiovascular health. J Cardiovasc Pharmacol 2009;54(6):477-82.

Edeas M. Anti-oxidants, controversies and perspectives: how can the failure of clinical studies using anti-oxidants be explained? J Soc Biol 2009;203(3):271-80.

Engler MB. Nutrigenomics in cardiovascular disease: implications for the future. Prog Cardiovasc Nurs 2009;24(4):190-5.

Fischer J, Koch L, Emmerling C, Vierkotten J, Peters T, Brüning JC, Rüther U. Inactivation of the Fto gene protects from obesity. Nature 2009;458(7240):894-8.

Fontana L, Partridge L, Longo VD. Extending healthy life span-from yeast to humans. Science 2010;328(5976):321-6.

García AP, Palou M, Priego T, Sánchez J, Palou A, Picó C. Moderate caloric restriction during gestation results in lower arcuate nucleus NPY- and alphaMSH-neurons and impairs hypothalamic response to fed/fasting conditions in weaned rats. Diabetes Obes Metab 2010;12(5):403-13.

Garrett WS, Gordon JI, Glimcher LH. Homeostasis and inflammation in the intestine. Cell 2010;140(6):859-70.

Hotamisligil GS. Endoplasmic reticulum stress and the inflammatory basis of metabolic disease. Cell 2010;140(6):900-17.

Hooper LV, Macpherson AJ. Immune adaptations that maintain homeostasis with the intestinal microbiota. Nat Rev Immunol 2010; 10(3):159-69.

Kussmann M. Role of proteomics in nutrigenomics and nutrigenetics. Expert Rev Proteomics 2009;6(5):453-6.

Lairon D, Defoort C, Martin JC, Amiot-Carlin MJ, Gastaldi M, Planells R. Nutrigenetics: links between genetic background and response to Mediterranean-type diets. Public Health Nutr 2009;12(9A):1601-6.

Maltepe E, Bakardjiev AI, Fisher SJ. The placenta: transcriptional, epigenetic, and physiological integration during development. J Clin Invest 2010;120(4):1016-25.

Matthews VB, Aström MB, Chan MH, Bruce CR, Krabbe KS, Prelovsek O et al. Brain-derived neurotrophic factor is produced by skeletal muscle cells in response to contraction and enhances fat oxidation via activation of AMP-activated protein kinase. Diabetologia 2009;52(7): 1409-18.

Pauli JR, Cintra DE, Souza CT, Ropelle ER. New mechanisms by which physical exercise improves insulin resistance in the skeletal muscle. Arq Bras Endocrinol Metabol 2009;53(4): 399-408.

Pedersen BK, Febbraio MA. Muscle as an endocrine organ: focus on muscle-derived interleukin-6. Physiol Rev 2008;88(4):1379-406.

Raqib R, Cravioto A. Nutrition, immunology, and genetics: future perspectives. Nutr Rev 2009;67(Suppl 2):S227-36.

Schenk S, Horowitz JF. Acute exercise increases triglyceride synthesis in skeletal muscle and prevents fatty acid-induced insulin resistance. J Clin Invest 2007;117(6):1690-8.

Shastry BS. SNPs: impact on gene function and phenotype. Methods Mol Biol 2009;578:3-22.

Szkudelska K, Szkudelski T. Resveratrol, obesity and diabetes. Eur J Pharmacol 2010;635(1-3):1-8.

Stefanyk LE, Dyck DJ. The interaction between adipokines, diet and exercise on muscle insulin sensitivity. Curr Opin Clin Nutr Metab Care 2010;13(3):255-9.

Vrieze A, Holleman F, Zoetendal EG, de Vos WM, Hoekstra JB, Nieuwdorp M. The environment within: how gut microbiota may influence metabolism and body composition. Diabetologia 2010;53(4):606-13.

Wells JC. Thrift: a guide to thrifty genes, thrifty phenotypes and thrifty norms. Int J Obes 2009; 33(12):1331-8.

ÍNDICE REMISSIVO

A

ABCA1 174
ABESO 216
Acanthosis nigricans 290, 376, 377
ACC 39, 42, 45, 252, 255
Acetil-CoA 252
Acetil-CoA carboxilase 252, 281
Acetoacetato 41
Acetona 41
Acidente vascular encefálico isquêmico 170
Ácidos
- acético 261
- araquídico 112, 145, 275
- butírico 264, 265
- esteárico 112, 281
- fenólicos 357
- fólico 355, 356
- graxo poli-insaturado (PUFA) 44, 297, 355
- graxo sintase (FAS) 42, 46, 281
- graxos livres 19, 37, 39, 43, 70, 89, 129, 162, 173, 249, 278, 297, 311
- graxos ômega-3 19, 275, 362
- graxos ômega-6 19, 363
- graxos saturados 40, 46, 112, 134, 141, 145, 257, 275, 346
- láurico 276, 283
- mirístico 276, 283
- nicotínico 186, 187
- oleico 277, 362, 363
- propiônico 261
- α-linolênico 275, 278, 281, 297, 362
Acilcarnitina 39, 40
ACTH 311, 368
Acupuntura 220

Adaptação biológica 7
Adenina 328, 389
Adipocina 116, 124, 127, 133, 199, 233, 287
Adipócitos 37, 70, 89, 94, 127, 155, 181, 250, 378
Adipogênese 37, 332, 378
Adiponectina 124, 126, 154, 160, 162, 320, 201, 233, 322
Adiposidade abdominal 18, 64, 153, 164, 174, 193, 199
Adrenal 155, 368
Adrenalina 38
AGCC 261, 264, 276
Agilidade 8, 82, 303
AGM 275, 277
AGPI 275, 277, 280
Agregação plaquetária 375
AGRP 48, 106, 119, 128, 367
Água corporal total 29
AICAR 39, 339
Aids 4
Akt 58, 60, 70, 157, 207, 246, 264, 274, 322, 325, 337, 345, 378
Albumina 37, 39
Aldosterona 154, 155, 164
Alelo 369, 379, 388
ALT 289, 291
Alzheimer 28, 185, 322, 323, 386
American Diabetes Association 194
Aminoácidos 37, 53, 69, 79, 104, 108, 139, 265, 267, 270-272, 330, 353
Aminorex 222
AMPc 38, 44, 187
AMPK 38, 41, 47, 63, 106, 108, 179, 208, 252, 253, 255, 267, 274, 309, 337, 339

α-MSH 106, 113, 119, 125, 367
Anfepramona 222
Anfetamina 119, 122
Angiotensina II 154, 156, 164, 167, 357
Angiotensinogênio 154, 357
Anorexia 222, 347
Anorexigênicos 48, 86, 105, 108, 119, 281, 349
Antibióticos 9, 181, 384
Anti-inflamatórios 126, 248, 347
Apetite 4, 159, 167, 220, 225, 231, 334, 367
APM-1 124
Apneia do sono 28, 154, 164, 289
ApoA-I 174, 185
ApoA-II 174
ApoB 178, 180
ApoC 174, 175, 185
ApoE 175, 180
Apoptose 53, 96, 112, 130, 143, 157, 204, 208, 277, 324, 328, 360
Arginina 139, 266, 267, 344, 363
Arrays 267
Arritmias 31, 168, 185, 221
Artrite reumatoide 344, 362, 390
AS160 62, 63, 254, 337
AST 289
AT1 154, 167
Aterosclerose 52, 70, 171, 181, 183, 185, 300, 320
Atividade física 237, 286, 336, 353, 369, 387
ATP 38, 45, 125, 253
Australopithecus afarensis 6

B

11-beta-HSD1 162, 163
BAD 207
Barreira hematoencefálica 77, 118, 122, 272
BCR-Abl 205
Betabloqueadores 167
Betaglucana 358
Beta-hidroxibutirato 41
Betaoxidação 40, 47, 73, 124, 174, 276
Bifidobactérias 261, 384
Bifidogênicas 261
Biogênese 48, 67, 208, 250, 264, 329, 339
Bioimpedância 29, 289
Biologia molecular 75, 245, 337
Bloqueadores alfa-1 adrenérgicos 168
BNDF 113
Bradicinina 131, 337
Bulimia 288, 310

Bupropiona 171, 224
Bypass gástrico 225, 226, 229, 231

C

C3G 64
Cadeia respiratória 41, 373
Caenorhabiditis elegans 65, 93, 324, 328
Cálcio (Ca^{2+}) 38, 106, 139, 167, 171, 228, 262, 264, 268
Camundongos *db/db* 76, 111, 117, 122, 255, 344
Camundongos *ob/ob* 71, 77, 127
Câncer 4, 28, 67, 142, 186, 196, 197, 198, 199, 200, 201, 202, 203, 204, 210, 318, 356, 360, 388
CAP/Cbl 64, 87
Caquexia 142, 347
Carcinogênese 196, 199, 210, 362
Carnitina palmitoil transferase (CPT) 39, 265, 276, 339, 364
Carotenos 357
CART 48, 106, 119, 128, 281
Carvedilol 168
Caspases 143, 144, 145
Catalase 41, 280, 324
Catecolamina 37, 41, 156, 311, 338
Catequinas
CCK 104, 269
CD117 205
CD4 322, 134
CD8 322
Células
  - beta-pancreática
  - beta 30, 32, 53, 74, 270, 329, 331, 386
  - de Kupffer 93
  - dendríticas 134, 145
  - espumosas 172
Ceramidas 89
Cetoacidose 33, 41, 311
Cetonúria 41
Chá-verde 358, 360, 362
Chaperona 172, 270, 325
ChoER 44
ChREBP 44, 71, 384
Ciclo de Krebs 41, 45, 329
Ciclo-oxigenase 131
Circunferência abdominal 30, 153, 200, 289
Cirurgia
  - bariátrica 4, 148, 165, 181, 227, 228, 270, 370

- de Fobi-Capella 228, 231
- de Scopinaro 226, 228, 231
Cisteína 142, 267, 345
Citocinas 33, 74, 90, 94, 111, 116, 127, 131, 135, 140, 160, 171, 174, 207, 247, 277, 281, 324, 344, 362, 381
Citosina 355, 389
Citosol 60, 263, 385
Citrato 45, 46
Citrulina 266, 272, 344, 363
cKIT 205
Clamp euglicêmico-hiperinsulinêmico 233, 302
Clatrinas 180
cMAF 277, 278
Coenzima A 39
Colesterol 70, 128, 172, 176, 182, 232, 265, 296, 354
- biossíntese 182
Comitê da Associação Europeia para o Estudo do Diabetes 191
Comitê de Prática Profissional da Associação Americana de Diabetes 191
Complexo de Golgi 177, 385
Complexo
- íntima-média carotídeo 171
- maior de histocompatibilidade 134
Consumo máximo de oxigênio 8, 301, 313, 337
Corpos cetônicos 41, 71
Corpus Hippocraticus 353
Córtex
- insular 109
- orbitofrontal 109
CPAP 164
Creatinina 269
CREB 66, 385
CRH 109, 120, 122
CrkII 64, 68
Cromatina 357, 377
Cross-talk 174
CRTC2 66, 67
Cumarinas 357

D

DAG 90, 250, 251
Daidzeína 357, 359
Deoxiglicose -2DG 333
Depressão 288, 310, 313, 374
Derivação biliodigestiva 226, 228, 231

Desidratação 31, 242, 244
Desnutrição 13, 94, 189, 228, 231, 319
DGAT 180, 250
DHA 276, 280, 281, 297, 362
DHEA 317, 320
Diabesidade 11, 89
Diabetes
- gestacional 30
- *mellitus* 11, 30, 288, 371
- mitocondrial 373
- neonatal 375
- tipo 1 30, 162
- tipo 2 11, 33
Diacilglicerol 89, 180, 250, 357
Dimetilarginina 266
Dinitrofeno 222
Disfunção endotelial 17, 155, 162, 172, 296
Dislipidemia 23, 28, 52, 162, 167, 170, 171, 172, 178, 181, 189, 193, 232, 289, 296, 313
Dispêndio energético 80, 237, 301, 304
Diurese osmótica 31
Dizigóticos 366, 372
DMH 119
DNA 44, 209, 278, 322, 328, 348, 352, 373, 387
Doença cardiovascular 18, 29, 153, 160, 162, 165, 170, 181, 183, 186, 189, 191
Doença renal 153, 295, 373
Domínios PH 59
DPP-4 184, 272
DRIs 292
Drogas gênicas 382, 289
Drosophila 9, 93, 324
dTTP 355
dUMP 355, 356
Duplo produto 301
DXA 29

E

4EBP1 69
Efeito térmico da atividade física – ETAF 75, 81, 238, 307
Efeito térmico do alimento – ETA 75, 238
EGCG 360, 362
EGF 57, 59, 360
Emulsão de Scott 297
Endocitose 61, 172, 177, 180, 186
Endométrio 197, 199, 204, 209
Endossomos 385
Endotelina 1 154, 160, 163
eNOS 139, 157

Envelhecimento 22, 27, 33, 51, 317, 318, 319, 320, 323
Enzima
- enolase 263
- fosfoglicerato quinase 263
- glicoquinase 44, 71, 263
- glicose-6-fosfatase 65, 125, 255, 263, 334
- hexoquinase 263
- málica 46
- piruvato quinase 65, 263
enzima pró-hormônio convertase 1 367
EPA 276, 281, 297, 362
Epigenética 382, 386, 387
EPOC 81, 239
ERK1, 2 138
ERK 38, 119, 174, 208
Esfigmomanômetro 289
Espaço de Disse 180
Espécies reativas de oxigênio – EROS 139, 322, 324
Esquizofrenia 4, 362
Estatinas 171, 174, 182, 186
Estearoil-CoA dessaturase (SCD) 43, 47
Esteatose hepática 43, 64, 71, 290
Estradiol (E_2) 358
Estradiol 199, 208, 209, 358
Estresse de retículo endoplasmático 277, 282, 385
Estrógeno 200, 208, 320, 358
Etiologia 5, 18, 33, 74
Etiopatogenia 74
Exercício
- aeróbico 255, 302
- combinado 303
- resistido 303
Ezetimibe 185

F

6-fosfofrutoquinase-2/frutose-2,6-bifosfatase 44, 45
Farmacogenética 88, 389
Farmacogenômica 389, 390
Fator ativador de plaquetas 131
Fator de transcrição 44, 65, 71, 91, 107, 126, 135, 278, 325, 328, 358, 367, 379
FATP 39, 94
Feedback negativo 59, 69, 93, 145, 263, 277, 348, 363
Femproporex 222
Fenfluramina 222

Fenilcetonúria 353
Fenótipo 55, 111, 205, 217, 238, 253, 327, 350, 368, 373, 388
Fibratos 185
Fitoestrógeno 358, 360
Fitoquímicos 357
Flavonoides 358
Fluoxetina 224
Forkhead Box O (FoxO1) 65, 71, 173, 207, 328, 333
Fosfatidilinositol-3,4,5-trifosfato 59
Fosfatidilinositol-3-quinase (PI3-q) 55
Fosfodiesterase (PDE) 70
Fosfodiesterase-3 38, 70
Fosfoenolpiruvato carboxiquinase (PEPCK) 65, 66, 125, 255, 349
Fosfolipase 38, 131, 178
Fosfolipídios 70, 131, 176, 376
Fosforilação oxidativa 210, 222, 373
Fósforo 322
FoxA2 71, 73
FOXO – *Forkhead Box O* 328, 329, 333
Fruto-oligossacarídeos (FOS) 262

G

Gab 1 55
GABA 270
GAD 33
Galacto-oligossacarídeos (GOS) 262
Galactose 353
Galactosemia 353
Galectinas 258
Gastroplastia 226, 231, 234
Gastroplastia de Mason 228
Genes poupadores 82
Genisteína 357, 358, 360
Genoma humano 354, 384, 389
Genótipo econômico 4, 5
Glicerol 37, 178
Glicocorticoide 154, 162, 368
Glicogênio 50, 64, 140, 207, 242, 246, 303
Glicogenólise 33, 53, 64, 78, 311
Glicólise 63, 263, 268
Gliconeogênese 33, 65, 67, 78, 125, 256, 270, 311, 330, 347
Glicoquinase 44, 65, 71, 263
Glicosúria 31
Glomerulopatia 165
Glutamina 269
Glutationa peroxidase 271, 280

GMPc 267

Gordura
- central 89
- saturada 19, 86, 145, 240, 287, 296, 353, 384
- visceral abdominal 172, 178, 189

gp130 56

Grb2 55, 59, 69, 157

Grelina 48, 79, 105, 225, 231

GSK-3 60, 65, 207

GTPase 62, 69, 183, 208

GTT 329

Guanina 389

H

HbA1c 290, 301

HDL-c 52, 172, 174, 178, 185, 232, 297

Helicobacter pylori 265

Hepatócitos 67, 71, 72, 93, 124, 173, 180, 211

HER-2 360

Heterozigose 368, 369, 374, 375

Hipercortisolismo 86, 162

Hiperfagia 88, 367

Hiperglicemia 28, 33, 124, 242, 371

Hiperinsulinemia 52, 72, 86, 93, 157, 192, 200, 331

Hiperlipídica 111, 122, 266

Hiperplasia do adipócito 287, 376

Hipertensão arterial 153, 163, 165, 189, 232

Hipertrigliceridemia 52, 175, 192, 377

Hipertrofia do adipócito 153

Hipocortisolemia 368

Hipoglicemia 67, 93, 240, 241, 242, 300, 311, 368

Hipoglicemiante 26, 51, 129, 230, 240, 268

Hipogonadismo 368, 374

Hipogonadotrófico 368

Hipolipemiantes 181

Hipotálamo 47, 48, 53, 74, 79, 86, 103, 104, 141, 159, 252, 264, 271, 311, 339, 367, 369
- lateral 86, 119, 142
- ventromedial 157, 159, 160

Hipotireoidismo 86, 117, 221, 320, 368

Histamina 131

HIV-1 180

HNF-4 44, 173, 372

HOMA 233, 290, 293

Homocisteína 266, 355

Homozigose 368, 375, 377

Hormônios
- adipostáticos 113, 142
- esteroides 52, 199, 209

Hsp70 270, 324

HSPG 180

Human Obesity Genome Map 370

I

IA2 33

IAA 33

ICA 33

ICAM 183

IDL 178

IGF 54, 199, 202, 205, 320, 326, 360

IGF-1R 54

IGFBP 200, 205, 209, 379

IκB (inibidores κB) 136

IKK (complexo Iκb kinases) 90, 94, 111, 136, 145, 210, 288, 341, 362, 385

Ilhotas pancreáticas 74, 262, 268, 270, 311, 373, 386

IMTG 250, 251

Incretinas 232, 271

Inflamação 90, 130, 139, 210, 247, 384

iNOS 139, 271, 344, 362

Insidiosidade 32

Interleucinas
- IL-1 86, 91, 116, 126, 131, 247, 271, 277, 346, 348
- IL-15 348
- IL-1ra 126
- IL-2 322
- IL-6 91, 116, 126, 171, 174, 212, 247, 277, 321, 326, 347, 370
- IL-8 348
- IL-10 126, 248, 277, 348, 363

International Diabetes Federation 189

Intolerância à glicose 15, 25, 30, 52, 89, 157, 240, 250, 290, 321, 332, 362

Inulina 258, 261

IP3 38

IR 50, 53

Isocitrato desidrogenase 45

Isoprenoides 183

Isoproterenol 38, 39

Isotiocianatos indol 358

J

JAK2 55, 106, 113, 119, 160

JNK (*janus quinase*) 90, 92, 111, 113, 138, 174, 183, 210, 250, 287, 341, 385

K

Knockout 10, 55, 64, 162, 181, 325, 331

L

Lactobacilus 261
LDL-c 143, 172, 174, 176, 178, 182, 268, 296, 353
LDLR 180, 182, 185, 186
LEPR 355, 367, 370
Leprechaunismo 88, 376
Leptina 41, 56, 76, 104, 109, 117, 122, 139, 150, 225, 367, 368
Leptos 77, 117
Leucina 69, 266, 272, 274, 283, 331
Leucotrienos 313
Linfócito T helper 278
Linfócitos 90, 134, 145, 270
Linoleico 112, 297
Lipase hormônio sensível (HSL) 37, 38
Lipase lipoproteica (LPL) 174, 175, 185
LIPID RAFT 180, 186
Lipidização 172, 176
Lipodistrofia 376
Lipogênese 36, 43, 246, 355, 384
 - hepática *de novo* 177
Lipólise 9, 36, 37, 53, 70, 98, 140, 187, 210, 250, 267, 287, 311, 348, 381
Lipo-oxigenase (LOX) 131
Lipopolissacarídeo (LPS) 9, 94, 131, 279, 344, 381, 383, 384
Lipoproteína 37, 43, 173, 174, 178, 180
Lipostato 225
Lipotoxicidade 89, 97, 181, 231, 249
Lisossomos 385
LRP 180
LXR 173, 363

M

Macaco Rhesus 27, 319, 321
Macrófagos 90, 116, 126, 134, 210, 247
Magnésio (Mg^{2+}) 263
Mal de Hansen 4
Malonil-CoA 42, 48, 70, 281, 339
MAPK 56, 69, 137, 174, 206, 324
Mazindol 222
MC3R 113
MC4R 113, 367, 371
MCH 86, 109, 120
MCP-1 133, 183
MEK 138, 208

Melanocortina 225, 274, 367, 113, 160
Metabolômico 354, 362
Metformina 26, 240, 255, 266, 333, 339
mGPAT 392
Microalbuminúria 32, 191, 244, 289, 295
Microbioma 383
Microbiota 261, 296, 382
Miocardiopatia 222, 374, 377
Mitocôndria 39, 110, 139, 143, 174, 210, 250, 264, 276, 282, 324, 329, 339, 355, 373
mLST8 69
MMP 143, 171
Monoamino-oxidade (MAO) 224
Monoinsaturados 47, 296
Monozigóticos 366, 372
Morte celular programada 143, 328
MSH 106, 113, 120, 225, 367
MTHFR 355
mTOR 67, 69, 208, 273, 327
mTORC 1, 2 67, 69
MTP 172, 173
Multigênico 372
Myd88 136, 361

N

NADH 41, 47, 328
NADPH 44, 46, 70
NAFLD 293
Nebivolol 168
Nefropatia diabética 28
Neoplasias 142, 185, 197, 198, 203
Neurônios
 - anorexígenos 367
 - orexígenos 367
Neuropatia
 - autonômica 242, 244
 - periférica 31, 87, 244, 299
Neuropeptídio Y (NPY) 48, 106, 119, 274, 281, 367
Neuropeptídios 47, 86, 128, 347
Neurotransmissores 107, 109, 113 119, 142, 266, 281
Neutrófilos 270
NFκB (NF *kappa* B) 126, 133, 210, 278, 362
Niacina 186
Nicotinamida 328
Nitrosocisteína 142, 345
Nitrosoglutationa 142, 345
Nitrosotiol 142, 345
NO 53, 134, 140, 157, 159, 162, 266, 267, 344, 363

ÍNDICE REMISSIVO

Noradrenalina 38, 156, 167, 223
NOS 139, 267, 337, 346
NPC1L1 186
Núcleo
  - arqueado hipotalâmico 48, 86, 104, 106, 108, 119, 142, 145, 160, 349, 367
  - do trato solitário (NTS) 104
  - dorso medial 119, 160
  - paraventricular 104, 120, 367
  - ventral pré-mamilar (PMv) 119
Nutrigenética 258, 284, 352, 353
Nutrigenômica 138, 258, 297, 352, 354, 357

O

Obesidade
  - androide 29, 217
  - ginoide 29, 217
  - monogénica 113, 367, 368
Obesogênico 15, 24, 82, 366
Oligonucleotídeo antissenso 389
Oligossacarídeos 261, 262, 383, 385
Orexina 86, 108, 120
Orlistat 166, 223
Ornitina 266, 272
Osteoporose 184
Oxaloacetato 45, 66

P

p21 ras 119
p38-MAP quinase 138, 145, 174, 324
p60dok 55
p70S6k 208, 263
PAF 131
PAI-1 289
Palmitato 70, 267
PAMP 134, 143
Pancreatite aguda 377
Pandemia 5, 84, 171, 196
Parabiose 76
Paradoxo francês 354
Paraoxonase 183
Patogenicidade 387
Patógenos 9, 93, 134, 141, 276, 344, 384
PDGF 59
PDK 59, 63, 69, 207, 340
Pé-diabético 31
Peptídio 1 semelhante ao glucagon (GLP -1) 80, 104, 232, 271, 272
Peptídio C 199, 200
Perilipina 38

Peroxissomos 40, 127, 174, 385
PGC1-α 85, 264, 267, 277, 329, 333, 339, 389
PKA 38, 44, 70, 187
PKB 58, 322
PKC 38, 63, 85, 90, 97, 133, 250, 269
Placas ateroscleróticas 171, 183
Pleiotrópico 183, 209, 390
PLPT 176
Poliaminas 266
Polidipsia 31, 263
Polifagia 31
Polimorfismos 355, 387
Poli-insaturado 43, 145, 257, 275, 278, 297
Polipeptídio gastrointestinal (GIP) 271, 272
Polissonografia 289
Poliúria 31, 242, 263
POMC 48, 106, 113, 119, 145, 274, 281, 367
PP2A 44, 71
PPAR 40, 94, 127, 173, 174, 183, 264, 278, 329, 355
PPARE 174
PPP3CA 67
Pré-bióticos 258, 261, 262
Pró-bióticos 261, 262
Prolina 210, 266, 272, 378
Prostaglandina 131, 187, 297, 363, 390
Proteína C-reativa (PCR) 126, 185, 248, 289
Proteína de ligação de ácidos graxos (FABP) 39
Proteína quinase ativada por AMP (AMPK) 38, 42, 47, 60, 63, 106, 125, 179, 208, 252, 265, 274, 309, 334, 339, 346
Proteoglicanas 175
Proteômicos 354, 362
PTP1B 111, 343
PYY 105, 225

Q

Quelação 262
Quilomicronemia 377
Quilomícrons 37, 175, 179
Quimiocina 131
Quitina 258

R

Rabdomiólise 185
Raf 208, 391
RAS 69, 70, 208
Ratos Zucker 85, 122, 344
Receptor *scavenger* 172

Relação cintura-quadril 29, 153, 217, 289
Resistência à insulina 10, 28, 51, 70, 86, 96, 127, 139, 157, 172, 192, 230, 247, 249, 271, 304, 340, 346, 376
Resistina 127, 233, 289
Restrição 27, 198, 201, 307, 318, 323
Resveratrol 333, 347
Retículo endoplasmático 40, 46, 172, 177, 174, 385
Retinopatia 87, 240, 243, 392
Rheb 69, 208
Rho 88, 183
Rictor 69
Rimonabanto 171
Risco cardiometabólico 18, 52, 98, 138, 189, 287, 294, 312
Rsk 208
RTKs 54
RXR 363

S

SAH 355
SAM 355
Saprófitos 4
SCAP 177, 182
Senescência 11, 22, 97, 322
Serina quinase 59, 92, 111, 140, 341
Serotonina 166, 222, 224, 266
SH2 55, 58, 59, 157
SH3 58
SHBG 209
SHC 55, 59, 140, 207
SHP2 59, 119, 123
Sibutramina 166, 171, 223, 224
SIM1 113, 367, 369
Simbiontes 4
Síndromes
 - de Berardinelli-Seip 376
 - de Pickwick 233
 - de Rabson-Mendehall 88, 376
 - de Wolfram 374
 - do ovário policístico 28, 52, 209, 277, 377
 - metabólica 52, 189, 191, 193, 298
 - nefrótica 165
 - X 52, 189
Sirtuínas (SIRT1) 328, 329, 339
Sistema imune 8, 93, 134, 143, 344, 346, 368, 381
Sistema nervoso central (SNS) 36, 48, 76, 88, 103, 117, 130, 156, 272, 327, 349, 362, 371
SNARE 61

S-nitrosação 141, 344, 363
SOCS 92, 111, 123, 160
Src2 55
SREBP 43, 44, 70, 173, 176, 182, 363
STAT 56, 94, 97, 104, 119, 123, 349
Substrato do receptor de insulina (IRS) 38, 55, 59, 90, 119, 133, 159, 206, 210, 245, 264, 322, 337, 345
Superóxidos dismutases 280, 324
Syndecan-1 180

T

Taninos 357
Taurina 267, 272, 274, 283
Taxa metabólica de repouso (TMR) 75, 80, 238, 298, 304, 307
TC10 64, 88
Tecido adiposo marrom 48, 77, 110, 264, 281, 329
Termogênese 78, 80, 108, 109, 148, 181, 355
TGF 360
Tiazolidinedionas 44, 124, 127, 266, 332, 339
Timina 355
TIRF 392
Tiroxina 221, 317, 320, 325
TLR 9, 93, 96, 134, 136, 143, 276, 281, 287, 342, 346, 381
Bi-α 86, 90, 126, 133, 139, 141, 171, 210, 233, 248, 281, 341, 348, 390
Tocoferóis 357
Tomografia computadorizada 29, 171, 289
Topiramato 171, 224
tPA 183
Tradd 95
TRAF 136, 385
Transcricional 138, 174, 177, 209, 273, 339, 342, 388
Transcriptômicos 354
Translocase de ácidos graxos (FAT) 39
Transportador de glicose isoforma 4 (GLUT-4) 61
Transportadores de glicose (GLUTs) 50, 61, 79
Transporte reverso de colesterol 174, 176, 178
TRH 109, 120
Triacilgliceróis (TG) 27, 37, 43, 45, 71, 89, 124, 172, 178, 180, 217, 232, 250, 289, 296
Triacilglicerol lipase do tecido adiposo (ATGL) 37
Tri-iodotironina 317, 320
Triptofano 266

TRKB 113, 367
TRL 174, 176
Tromboxanos 131, 297, 363
TSC 69, 208
TSH 109, 320, 325
Tub 113
TUG 62

U

UCP 48, 110, 264, 281, 329, 355, 370
Úlceras 31, 92, 210, 228, 311, 375
Unfolded protein response (UPR) 385
Uracila 355, 389
Ureia 266, 289

V

VAMP 61

Variabilidade genética 257, 258, 284, 354, 387
VCAM 183, 289
VEGF 268
Visfatina 128
v-kit 205
VLDL-c 37, 52, 172, 180, 268

X

Xilo-oligossacarídeos (XOS) 262
Xilulose-5-fosfato 44, 71
Xu-5-P 71

Y

Y de Roux 226, 228

Z

Zinco 220, 265, 280, 379